U0261004

疾病图文史

从远古到当代，
用图片和文字讲述
疾病背后的故事

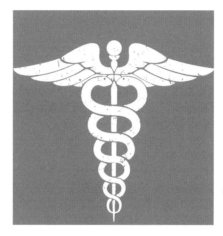

彩色修订版

DISEASE

THE EXTRAORDINARY STORIES BEHIND
HISTORY'S DEADLIEST KILLERS

影响世界历史的7000年

[英] 玛丽·道布森（Mary Dobson）—————————— 著

苏静静 ————————————————————— 译

金城出版社
GOLD WALL PRESS

· 北京 ·

图书在版编目（CIP）数据

疾病图文史：影响世界历史的 7000 年：彩色平装修订版 /（英）玛丽·道布森
(Mary Dobson) 著；苏静静译 . —北京：金城出版社有限公司，2020.11
（世界人文史系列 / 朱策英主编）
书名原文：Disease: The Extraordinary Stories Behind History's Deadliest Killers
ISBN 978−7−5155−2013−1

I. ①疾⋯ II. ①玛⋯ ②苏⋯ III. ①疾病 − 医学史 − 世界 − 普及读物 IV. ① R-091

中国版本图书馆 CIP 数据核字（2020）第 060732 号

疾病图文史（修订版）
JIBING TUWENSHI

作　　　者	[英] 玛丽·道布森（Mary Dobson）
译　　　者	苏静静
策划编辑	朱策英
责任编辑	李晓凌
责任校对	李凯丽
责任印制	李仕杰
开　　　本	710 毫米 ×1000 毫米　1/16
印　　　张	33.25
字　　　数	511 千字
版　　　次	2020 年 11 月第 1 版
印　　　次	2020 年 11 月第 1 次印刷
印　　　刷	小森印刷（北京）有限公司
书　　　号	ISBN 978−7−5155−2013−1
定　　　价	158.00 元

出版发行	**金城出版社有限公司**　北京市朝阳区利泽东二路 3 号　邮编：100102
发 行 部	(010) 84254364
编 辑 部	(010) 64271423
投稿邮箱	gwpbooks@yahoo.com
总 编 室	(010) 64228516
网　　　址	http://www.jccb.com.cn
电子邮箱	jinchengchuban@163.com
法律顾问	北京市安理律师事务所　（电话)18911105819

目录
Contents

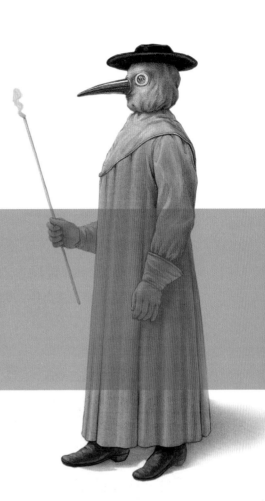

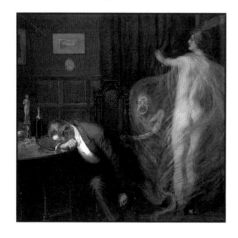

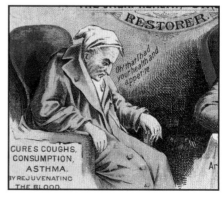

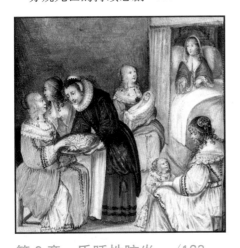

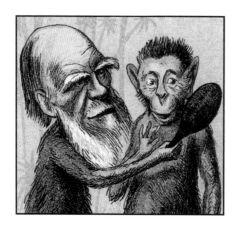

第三部分　病毒性疾病

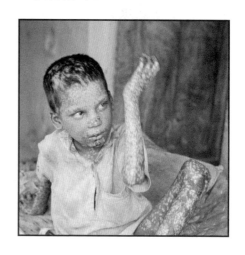

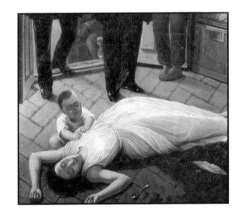

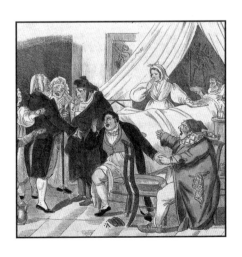

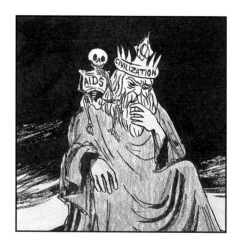

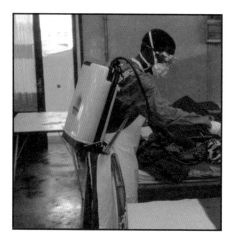

第四部分　生活方式病

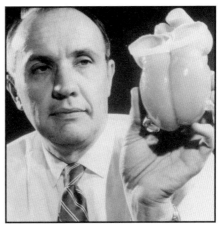

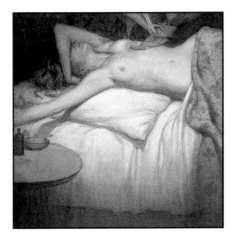

修订版序言

　　2016 年，我倍感荣幸和高兴地收到了苏静静（北京大学医学史与医学哲学系副教授）的电子邮件，得知她已将我的两本医学史专著翻译成中文。这两本书分别是《疾病图文史：影响世界历史的 7000 年》（*Disease: The Extraordinary Stories Behind History's Deadliest Killers*）和《医学图文史：改变人类历史的 7000 年》（*The Story of Medicine: From Bloodletting to Biotechnology*），最初都是由 Quercus 出版社的 Richard Milbank 委托我来写的，如今中文版将由金城出版社再版。很高兴能有机会为这两本书，更是为中国读者，写一个修订版序言。疾病是和时间一样久远的主题，人类寻找治疗的努力亦是如此，因此这两本书虽然分列两题，但却是极其互补的。我希望这两本书能让读者更好地理解历经千年的医学史中我们所克服的挑战。当然，更重要的是，了解当今世界依然面临的挑战。

　　我是如何从一名牛津大学地理学专业的本科生一路走来研究疟疾、流感和天花，而不去研究尼罗河或戈壁沙漠的呢？起初，我的兴趣是在"**医学地理学**"（medical geography，现在可能被更广泛地称为"全球健康"或"星球健康"）上，这主要是我在做博士论文（牛津大学，1982 年）时受到的启发。我开始专注于将现在与过去建立联系，并在 1997 年出版了专著《现代英格兰早期死亡与疾病概略》（*Contours of Death and Disease in Early Modern England*, Cambridge University Press, 1997）。这本书涵盖了大量的疾病，特别是 17—18 世纪英格兰地区疟疾发病率与英格兰东南部沼泽地之间的关系。使我对疾病及其治疗产生兴趣的第二个，也是更为个人层面的原因，来自我的丈夫——克里斯托弗·道布森教授（Christopher Dobson，爵士，英国皇家学会会士），他是享誉国际的顶尖科学家，在研究疾病在分子水平上都是源于相同的功能紊乱，即科学界所熟知的"蛋白质错误折叠"疾病方面颇有建树。毫无疑问，得益于这一理解，这类疾病新的治疗方法将会出现，包括阿尔兹海默症、帕金森氏病，甚至 II 型糖尿病。正是缘于这一原因和其他因素，我谨将这两本书献给克里斯托弗和我们的儿子，理查德和威廉。他们都在我的职业生涯中发挥了重要的作用。我还感谢那些为我的研究提供帮助的同事们，我将他们的名字写在了书后的致谢中。

对于我这个从医学地理学家转行来的医学史学家来说，这两本书中的基本信息就是进化的重要性。所谓进化，我并不是指达尔文的进化论，而是**科学思想**（scientific thinking）的进化。换言之，新发现和新观察的方式，科学共同体内部信息共享的方式，带来了更多的发现，最终是疾病预防、诊断和治疗的巨大进步。正如《医学图文史》英文书副标题所言，从古代的放血术到生物技术进步带来的现代药物革命，我们确实取得了很大的进展。

并不意外的是，医学史充满了错误的开端、走不通的死胡同和无效的治疗，这也是医学史之所以有趣的原因之一。比如，人类历史上最为古老的致死性疾病——疟疾。现在，虽然已经很清楚它是一种寄生虫病，但它曾被认为是"坏空气"（mal'aria，疟疾正是因此而得名）所致，与散发臭味的沼泽和湿地有关。与其他疾病一样，也曾经使用一些十分奇怪的疗法（试想吃浸在黄油中的整只蜘蛛！），而南美洲金鸡纳树皮是自然植物药之典范，后来分离出其中的有效成分——奎宁。自 19 世纪 20 年代以来，奎宁作为抗疟药物被广泛地引用（包括作为印度通宁水的成分）。药物并不是克服疟疾的唯一路径：19 世纪晚期，蚊子被发现是疾病传播的媒介，进而高风险的人群会更多地使用蚊帐，联合使用植物或化学杀虫剂。在疟疾漫长的发展史上，矗立着一座座的里程碑。到 20 世纪 50 年代，预防性药物氯喹得以问世，其他抗疟药物也相继成功合成。不过，耐药性也一直是一个严峻的问题，激励着进一步的研究。1967 年，得益于中国启动寻找疟疾治疗药物的计划，古方青蒿（*Artemisia annua*，一种植物）的抗疟性被"再发现"。其有效成分青蒿素被分离出来，并经过临床试验，发现是高度有效的药物，（其抗疟复方可以有效预防抗药性）已惠及几百万名患者。**屠呦呦**作为团队中最重要的科学家，2015 年名副其实地荣获诺贝尔生理学或医学奖，也是首位获得诺贝尔生理学或医学奖的中国公民。这份荣誉实至名归，在初版的《医学图文史》中已做详述，但我很高兴能够在此再着一笔。她的工作对于中国通过**群体治疗**（mass drug administration，MDA）实施抗疟之路发挥着核心作用，尤其是在肯尼亚等非洲国家。

《疾病图文史》介绍了世界上最可怕的 30 种疾病的历史，大致分为细菌性疾病（如鼠疫、斑疹伤寒和霍乱），寄生虫病（如疟疾、钩虫病和淋巴丝虫病），病毒性疾病（如天花和流感）和生活方式病四个类别，最后一类包括癌症和心脏病（尽管它们通常是多病因的）。而在《医学图文史》中，我主要关注了疾病在不同的年代是如何被治疗的，按照章节分别讨论了炼金术士和药剂师，泻药与水蛭，鸦片与吗啡（作为麻醉剂，被用于消除外科手术的恐惧和疼痛），抗生素和现代全球制药产业的"重磅炸弹"药物（又称畅销药物）。读者们将会欣喜地发现，从针灸到草药，从太极到气功，中国对医学的很多领域都做出了重要的贡献，脱胎于东西文化的传统治疗（比如芳香疗法、放松技术、锻炼和正念）对于躯体和精神健康都是弥足重要的。

当然，流行病学的图景始终在改变，新的威胁仍将继续出现。实际上，自《疾病图文史》英文版 2007 年首次出版以来，"猪流感"、埃博拉、寨卡病毒等主要的流行病都受到了媒体的广泛关注。另外，近年来，随着对新挖掘的人类遗骸进行古代 DNA 的研究，不论是历史学家还是科学家，对疾病起源的理解都已经颠覆。我的新书 *Murderous Contagion: A Human History of Disease*（Quercus Editions, 2015）对这方面的部分发展有所讨论。

对于书中内容除了历史，还涵盖了医学科学最新的发展，我并无意致歉。因为我们只有认识过去才能审视当下。在这一层面，可以看到一些鲜明的对比。比如，中世纪时期鼠疫和瘟疫已基本被"21 世纪的瘟疫"所取代，即很多人罹患且深受其苦的阿尔兹海默症和其他形式的老年痴呆症：这是老龄化社会的一个严峻问题。这个问题曾经是我和克里斯托弗从各自研究兴趣出发一起做的一个讲座，后来讲座的内容单独作为一章，被收录在由乔纳森·希尼（Jonathan L. Heeney）和斯文·弗里德曼（Sven Friedemann）共同主编的《瘟疫》（*Plagues*，Cambridge University Press，2017，第 32—65 页）一书中。

历史还告诉我们，一般来说，只有了解疾病真正的原因才能找到合理的治疗方法。您在书中会发现，腺鼠疫肆虐时，全世界大量的人口一茬茬地死去（14 世纪中期时被称为"黑死病"），但病因被归咎为人类原罪的惩罚、恒星和行星的运动或者臭气。尽管也基于常识或实证经验采用了控制疾病传播的措施，比如隔离检疫或认识到疾病与污水的关系，但有效的预防或治疗还得等到 19 世纪末疾病"细菌理论"的广泛接受和病原微生物的发现，法国科学家路易·巴斯德（Louis Pasteur）和德国科学家罗伯特·科赫（Robert Koch）等人做出的重要贡献。事实上，1894 年，法国细菌学家亚历山大·耶尔森（Alexandre Yersin）在亚洲暴发鼠疫流行时，发现了鼠疫杆菌，现在被命名为耶尔森氏菌。有一个特例，那就是牛痘接种（来自拉丁语 *vacca*，意思是"牛"）的成功，是在理解疾病的原因之前就采取了有效的治疗措施。这是基于 18 世纪末英国科学家爱德华·詹纳（Edward Jenner）的工作，他通过认真观察，发现牛痘的脓液可以预防天花（当然，有证据显示中国在几百年之前已经了解这一关联，并掌握了更为古老的"种人痘"技术！）。尽管如此，直到致病的细菌、寄生虫和病毒被发现并分离出来，生产疫苗进而实施大规模的预防接种才得以成为可能。

如前文所述，如今我们在进一步深耕疾病的分子基础，比如找到不同癌症的致病基因。令人惊讶的是，科学家们已经能够"读取"基因组，准确程度甚至达到了根据病人的 DNA 图谱来实施**"个体化医疗"**（personalised medicine）。在未来，**人工智能** [Artificial Intelligence（AI），中国在该领域已经取得了开创性的进展] 将在医学的众多领域——从疾病确诊到药物发现的加速——发挥关键作用，显然医学和科学将密不可分地关联在一起。

我想以几个反思作为结语。现代医学着实令人惊叹，不论是在已有的医学和外科治疗方面，还是在一系列复杂精深的诊断工具（MRI、CT 扫描等）方面。然而，这一切似乎又难以为继：成本在攀升，不过可以理解的是，所有国家都想获得最好的卫生保健。自抗生素被发现以来，在不到 100 年的时间里，已经发挥了十分强大的效用，但抗生素的耐药性也已成为一个重要的问题，其中至少部分原因是抗生素的滥用和误用。科学家正在急迫地寻找新型抗生素，但事实证明这一过程很艰难。这就使预防医学变得尤其关键。另外，在高收入国家，我们似乎更加关注延长寿命，关心与静态生活方式相关的疾病（肥胖的问题依然在加重），而低收入国家基本药物的可及性问题还有很长的路要走。此外，所谓"被忽视的热带病"在很多地区依然问题严峻，那里往往伴随着贫困、营养匮乏、基础卫生条件低下、清洁水源缺乏和健康教育缺乏等复杂的问题。我们预防儿童（和其他）疾病时，广泛的疫苗接种运动是我们最美好的愿望之一。然而，尽管针对很多疾病都已有了安全的疫苗，但其分发和接种却并不总是高效：在有些国家，反对免疫接种的游说已经构成威胁，而在另外一些国家，人们对免疫接种总是持怀疑态度。

但我们还是保有一种乐观积极的态度吧。在《医学图文史》中介绍了联合国千年发展目标（2000—2015），如今已被可持续发展目标所取代，其中目标 3（良好的健康与福祉）试图解决上述问题，计划完成的时间为 2030 年。另外，继世界卫生组织在 1979 年宣布根除天花以来，我们已接近消灭另外两种宿疾：小儿麻痹症（仅 60—70 年前，因为尚无有效的疫苗，曾使数万名儿童患病）和麦地那龙线虫病（Guinea worm，仅仅通过卫生措施已接近消灭，并未采用药物）。另外，就在这两本书在中国再版之时，世界上第一种疟疾疫苗将在撒哈拉以南的非洲开展临床试验——这将是未来巨大的希望。

所有试图诊断和治疗疾病的男男女女们，他们的努力写就了气势如虹的历史。我衷心地希望中国的读者们都能够跟我书写他们一样感到酣畅淋漓。

玛丽·道布森

剑桥大学圣约翰学院

2019 年 7 月

序　言

我希望您和格雷勋爵身体健康；每天面对着1500种疾病，这可不是一件容易的事。

——西德尼·史密斯致格雷夫人的信，1836年2月

在过去数千年里，本书所论及的疾病已经从各个方面影响了人类历史。诚如英国牧师西德尼·史密斯（Sydney Smith, 1771—1845年）所说，从1500多种疾病中遴选30种绝非易事。最后决定选择的依据是世界上最重要的疾病，其中涵盖了那些曾经、正在和继续对世界上很多地区产生重要影响的疾病。我选择了一系列如今对一些最贫穷的国家产生严重影响的疾病（21世纪，在最贫穷的国家，人们的期望寿命可能还不到50岁，而在最富裕的国家，人们的期望寿命可能达到80多岁），其中包括一些影响人类数个世纪的更不常见和神秘的疾病。

在本书选取的疾病中，疟疾和血吸虫病等属于"古代

的"疾病，大概是在 7000 年前随着人类及其驯养动物生活的逐渐密集而兴起，由动物疾病成为人类疾病。人类感染天花和麻疹等疾病（很容易在人与人之间传播）则是在公元前 3000 年左右，伴随着早期城市化的步伐而出现的。随着陆上和海上贸易通路的打开，特别是在 15 世纪末环球航行之后，很多疾病在不同地区之间、不同大陆之间的传播速度大大加快。其他一些疾病尤其是艾滋病，对于人类社会是"新的"，它们在过去 50 年左右的时间内开始兴起并迅速地传播。有些疾病似乎是兴起了又消失。SARS 是 21 世纪第一种严重而且很容易传播的新型疾病，2003 年，它在短期内传遍全球然后消失在人类视线中，并且至今再也没有重新出现。

在本书中，巴布亚新几内亚的库鲁病等已经对当地产生了严重且广泛的影响。有些疾病，特别是通过昆虫传播的疟疾和非洲锥虫病（昏睡病），依然在对热带和亚热带地区产生毁灭性的影响。14 世纪中期的黑死病，16 世纪初的天花和麻疹，19 世纪的霍乱大流行，1918—1919 年的西班牙流感和当前的艾滋病大流行，都在全球范围产生了灾难性的后果，对整个社会乃至每个人都具有深远的影响。最近，禽流感（H5N1 流感）的暴发对全球造成了威胁，这是我们不希望看到的。这本书中覆盖的一些重大疾病已经在人为干预的作用下被消灭。1979 年，世界卫生组织（WHO）宣布人类最可怕的瘟疫之一——天花已经在全球消失，它被一种近 200 年前发明的疫苗消灭了。我们只能希冀，将来会有更多类似的成功消灭疾病的故事，使疾病的全球负担在不远的将来大大减少。

笔者最终选定的 30 种疾病被归为四大类别，在每一大类中，根据最早的记录对疾病按照编年顺序进行整理。前三大类包括传染病：细菌性疾病（从瘟疫到昏睡性脑炎）、寄生虫病（从疟疾到盘尾丝虫病）和病毒性疾病（从天花到 SARS）。第四大类疾病（从坏血病到心脏病）并不符合细菌性、寄生虫和病毒性疾病的模式，于是被贴上了"生活方式病"的标签，由于饮食、吸烟、体育锻炼和职业等也是重要的（尽管不是唯一的）致病因素。事实上，对于每种疾病来说，不论是传染性的还是非传染性的疾病，相互关联的生物、环境和社会因素的复合体，面对不断传播的致病体和可能致命的疾病，有的人倒下了，有的人活了下来，还有的人能够安然无恙。

每一章内容对一种疾病的历史、它对人类社会的影响，及其过去和现在累及数量进行概览和编年的记录。笔者还试图涵盖与每种疾病相关的主要科学和医学发现，强调人们在识别、预防和治疗每种疾病时所付出的艰辛努力以及不时取得的卓越成就。文中所引述的名人名言和引用的插图，意图展示在几百年的历史过程中，人们在经历这些疾病时所遭遇的痛苦、苦难、迷惘和困惑，及其在思索解决问题之道时坚韧的决心和意志。在某些章节中，也提及了一些在思索疾病的起源、性质和原因及其对人类社会和全球人民的影响过程中，让学者、科学家、医生和病人疑惑不解的谜团。

医学史是一个让很多人饶有兴趣并且不断拓展的领域。每项新的学术研究和科学研究都会为它填充新的事实、发现和数据。新技术（比如 DNA 探针技术）的应用使我们在将来更容易找到过去那些神秘的病原体，从而解决历史上争论不休的一些纷扰。随着人类和微生物的基因组测序的完成、在分子生物学等领域的进展，我们也可以看到：在 21 世纪，更清楚地理解人类患病的易感性和诱因，发现微生物、动物和虫媒的神秘作用，并且研发新的诊断、疫苗和治疗手段，将会被置于更重要的位置。在世界上很多地区，消除贫困和饥饿，改善卫生状况和提高教育水平，仍将是促进人们健康和福祉最基本且重要的因素之一。

我要衷心地感谢所有为这本书的面世提供了帮助的人们。致谢和对延伸阅读的建议，请查阅文末。

玛丽·道布森

剑桥大学圣约翰学院

2007 年 10 月

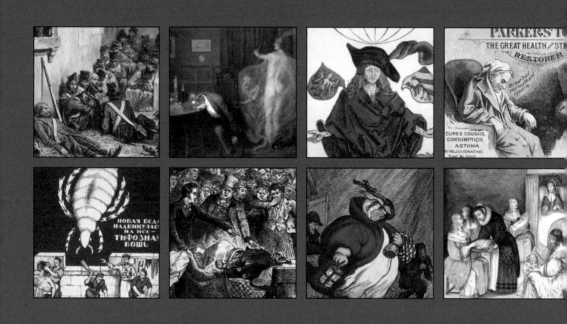

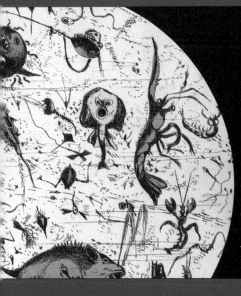

part 1 第一部分

细菌性疾病

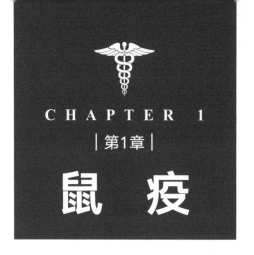

CHAPTER 1

|第1章|

鼠 疫

　　仅仅是提到鼠疫这个名字，就会让成年人像小孩子一样吓到发抖。鼠疫在人类历史上引发了几次巨大的灾难，不止一次改变了人类历史的进程。腺鼠疫是由鼠疫耶尔森杆菌所致，这种病菌主要是由跳蚤从被感染的啮齿目动物，尤其是大体型家鼠这种黑色的老鼠，传染给人类。虽然大部分历史学者假定这是大多数鼠疫流行的传播模式，但仍然有一些专家质疑过去所谓的"瘟疫"是否真的是腺鼠疫或肺鼠疫。鼠疫的故事一度成为最为恐怖，也最引人注目的医学之谜。

　　4月16日上午，贝尔纳·里厄医生（Dr. Bernard Rieux）从诊所走出来时，感觉自己踩到一个软乎乎的东西。那是一只死在楼梯口的老鼠。

　　这是法国哲学家阿尔贝·加缪（Albert Camus，1913—1960年），在1947年发表的小说《鼠疫》(*The Plague*)开头部分所描述的令人不安的一幕。

当时他只是踢开了这只小动物，就下楼了，并没有把它当一回事。但是当他走到了街上，突然想起他的楼梯不应该出现老鼠，于是又走回去把这事告诉了看门人，让看门人把耗子挪开。

就这样，在这本描写阿尔及利亚奥兰市鼠疫的小说中，一只死老鼠、一位医生和一个看门老汉被联系在一起。这个故事影射了纳粹对于法国的占领，隐喻了生活和苦难的意义，同样也描写了鼠疫的典型场景。里厄医生第一次看到死老鼠之后，发现整个城市都充斥着这种生物。地下室、地窖和下水道中，老鼠"摇摇晃晃地走到光亮处踟蹰不前，在原地打上几个转，最后就死在人的脚旁，让人惶恐不安"。一些老鼠口吐鲜血而死，还有的已经肿胀腐烂。人们到处都能踩到耗子的死尸——有些仍然在痛苦地呻吟着，挣扎在死亡的边缘。4月30日，看门人 M.米歇尔死于腺鼠疫。他最后说道："这些耗子！这些该死的耗子！"

随着鼠疫在整个城市蔓延，这位

大事表

公元 540 年—8 世纪中期　第一次鼠疫大流行，可能起源于亚洲，散播到北非，之后传播到地中海和中东地区。

541—544 年　查士丁尼鼠疫暴发。

14 世纪 30 年代—18 世纪　第二次鼠疫大流行，在欧洲有很多次严重暴发。

1347—1353 年　黑死病——人类历史上最为致命的一次大规模传染病暴发。

1665—1666 年　伦敦鼠疫大流行。

1720—1722 年　马赛鼠疫——西欧最后一次大规模暴发。

自 1855 年始　鼠疫第三次大流行，起源自亚洲。1898—1948 年间，印度有 1260 万人死于鼠疫。在 20 世纪第一个 10 年，鼠疫抵达了北美太平洋沿岸地区，澳大利亚及英国（格拉斯哥、卡迪夫和利物浦）等地出现了一些死亡病例。

1894 年　中国广州和香港出现了严重的流行。亚历山大·耶尔森（Alexandre Yersin, 1863—1943 年）确认鼠疫病菌。

1895 年　在巴黎，耶尔森等人从马血中研发出抗鼠疫血清，以增强人类免疫力。

1896 年　出生于俄国的细菌学家瓦尔德马尔·哈夫克伊纳（Waldemar Hafflkine, 1860—1930 年），在孟买设立了小型试验室，成功研发出一种疫苗。

1898 年　在孟买和卡拉奇工作的法国细菌学家保罗－路易·西蒙（Paul-Louis Simond,1858—1947 年），推断得出跳蚤是老鼠和人类之间重要的传播链条。

1900—1904 年　旧金山暴发了北美历史上第一次鼠疫流行。

1904—1907 年　鼠疫研究委员会证实了老鼠和跳蚤在鼠疫传播中的作用。

1907—1909 年　1906 年旧金山大地震后鼠疫暴发，人们捕获了约 10 万只老鼠。

1910—1911 年　中国东北地区肺鼠疫开始流行。这次流行的起因是当地的旱獭皮毛贸易活动逐渐繁荣，猎人捉到带菌旱獭并吃了旱獭肉。疾病沿着新建成的铁路线暴发，造成 6 万人死亡。

1924—1925 年　洛杉矶鼠疫暴发。

20 世纪 50 年代　链霉素和庆大霉素这两种抗生素开始被用于治疗鼠疫。

1994 年　印度鼠疫暴发，再次为世界敲响警钟。

2001 年　科学家揭开了鼠疫杆菌的全部基因的结构。

21 世纪　每年大约有 2000 例新增病例，其中约 180 例死亡，98.7% 的病例出现在非洲地区。

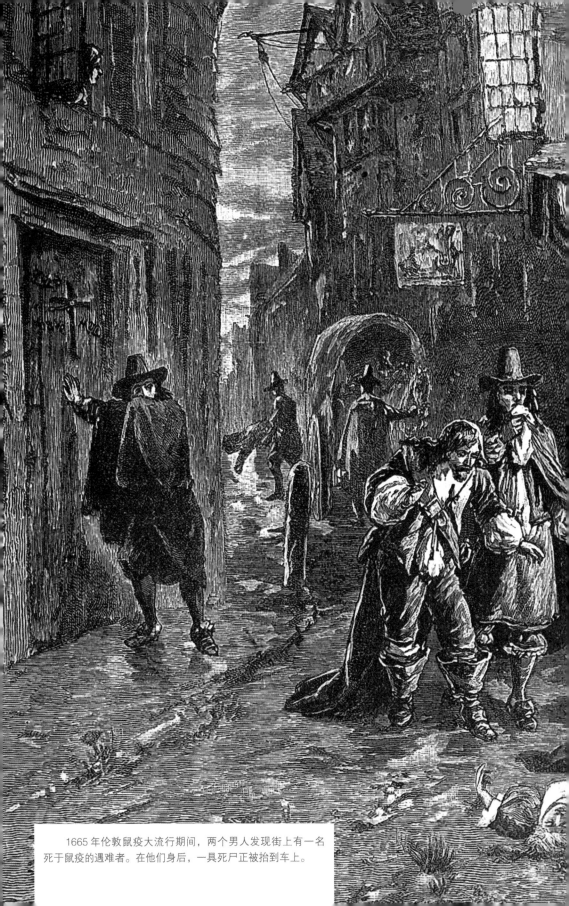

1665 年伦敦鼠疫大流行期间，两个男人发现街上有一名死于鼠疫的遇难者。在他们身后，一具死尸正被抬到车上。

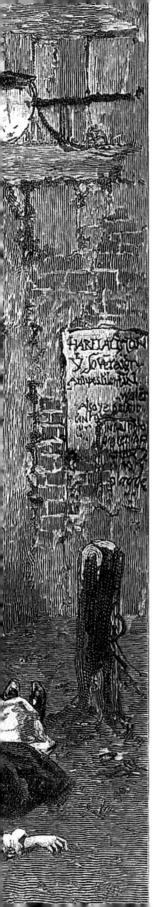

> 我们看到死神就像一团黑烟一样，飘到我们中间，这是一场屠戮年轻人的瘟疫，一个不会怜香惜玉的幽灵。痛苦的根源是我腋窝里的淋巴结；滚烫，恐怖，不管出现在哪里，总伴随着痛苦和尖叫，这是臂下的重负，是愤怒的结节，是白色的肿瘤。
>
> ——让·格辛（Jeuan Gethin, 卒于 1349 年），威尔士诗人

医生描述了这个城市对于死亡的恐慌、恐惧，人们的痛苦不堪，亲人的隔离，封锁、清洁这座城市的企图。在鼠疫逐渐退去、城门再次打开时，城市里充满了欢乐和解脱。但是里厄医生明白，"鼠疫杆菌从来没有消亡或消失……这一天可能会再次出现……它会再次驱使老鼠行动起来，让它们前往一座幸福的城市，并在那里死去。"

死老鼠和现代人的想象

在我们的想象中，总是把老鼠和鼠疫跳蚤联系在一起，认为它们是鼠疫暴发的前兆。一场典型的鼠疫流行开始时，通常有大量的啮齿目动物被感染。就像在加缪的小说中所描写的，当老鼠开始大量死去的时候，感染了病菌的跳蚤（印鼠客蚤），在饥饿的驱使下开始吸食人类的血液。这些跳蚤浑身都是病菌，就像注射器一样把细菌注射到人体的淋巴系统中。

疾病最开始的征兆是腹股沟、腋窝和颈部等部位靠近跳蚤叮咬处的淋巴结肿胀变硬（buboes，来自希腊语 *boubon,* 原意为"肿胀的腹股沟"）。当鼠疫

开始在人与人之间传播的时候，这种细菌会进入肺部引起肺鼠疫。败血性鼠疫是最致命的鼠疫，这种鼠疫在病原菌直接进入血液的情况下发生，会使身体大量出血，全身都被视为不祥征兆的黑斑所覆盖。如果不经过治疗，腺鼠疫的死亡率高达60%，肺鼠疫接近90%，而败血性鼠疫则接近100%。人蚤（*Pulex irritans*）也可能在鼠疫的人际传播过程中起到一定作用，这一理论有些道理，但是存在争议。

作家和见证者

老鼠"跌倒"或"死亡"是预测人间鼠疫暴发的一大主要特征。在

鼠疫的传播者跳蚤从受感染的老鼠身上跑到人的身上。跳蚤是一种很小的、扁平的昆虫，在吸血时能传播疾病。

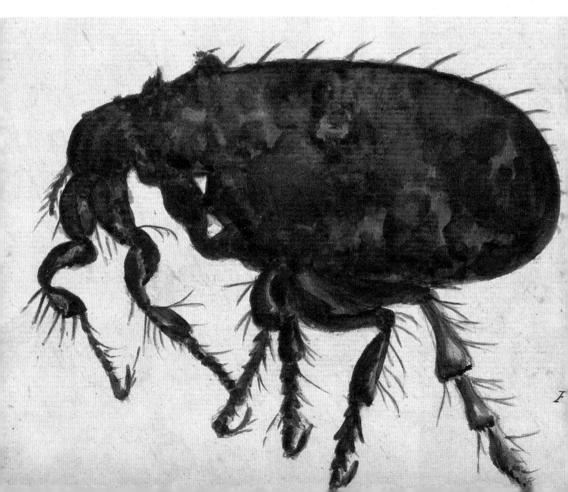

印度等国，民间都有关于老鼠开始大批死亡，人们就要准备逃命的经验。但很奇怪的是，在欧洲早期对于鼠疫的描写中，没有见到死老鼠的情节。在丹尼尔·笛福（Daniel Defoe, 1660—1731年）的《大疫年日记》（*A Journal of a Plague Year*, 1722年）一书中，他半纪实半虚构地描写了1665—1666年在伦敦暴发的鼠疫大流行。笛福所描写的事件顺序与加缪《鼠疫》一书较为相似，但笛福没有提到死老鼠的事情。塞缪尔·佩皮斯（Samuel Pepys, 1633—1703年），这位亲身经历过鼠疫大流行的日记作家，也没有提及死老鼠。

什么是黑死病？

大部分历史学家仍然坚持传统的观点，即黑死病和后来的瘟疫流行是腺鼠疫、肺鼠疫和败血性鼠疫等疾病的统称，而且黑色家鼠及跳蚤（即便在大部分的文献来源中都没有提到）在鼠疫流行过程中起到了一定的作用。推翻传统结论并非易事，尤其是这一结论在我们的认知中已经根深蒂固。

但是，有一些学者认为第一轮和第二轮的"瘟疫"并非腺鼠疫。炭疽（一种细菌性疾病）或某些具有高度传染性的出血热（很像埃博拉病毒）都是可能暴发的疾病。

受到这些争论的影响，现在科学家们正在挖掘埋葬古代瘟疫患者的墓地，希望能够确定致病菌，从而解开部分谜团。另外一些科学家在寻找黑色家鼠的遗迹，希望能够获知更多的信息。

在14世纪中期的黑死病大流行中，乔万尼·薄伽丘（Giovanni Boccacio，1313—1375年）等见证者都曾提及墓地甚至街头的死尸堆积如山，但是也没有描写过老鼠的大量死亡。更早些时候，公元542年恺撒利亚的普罗科匹厄斯（Procopius of Caesarea, 约公元500—约565年）记录了君士坦丁堡暴发的鼠疫。这场鼠疫被认为是欧洲历史上第一次大规模的腺鼠疫暴发，但也没有提到这场鼠疫是否由老鼠和跳蚤引起。

科学家们做出鼠疫杆菌是由受感染的啮齿目动物和跳蚤传播给人类这一结论的时间，比加缪写作小说的时间早了近50年。普罗科匹厄斯、薄伽丘、笛福和其他作家对于鼠疫的描写，比科学家们得出正确结论的时间早了数百年。他们对于鼠疫的症状体征，这种疾病所导致的凄惨景象、人类的恐惧与对社会、经济、人类心理影响的描写较为相似。然而，这是同一种疾病吗？大部分历史学家会说"是的"，但也有一些历史学家持不同的看法（参见文本框"什么是黑死病？"）

第一次瘟疫大流行

瘟疫（plague）一词来源于希腊语 *plege* 和拉丁语 *plaga*，意思是"打击"或"冲击"。与"疫病"（pest）、"时疫"（pestilence）、"痘症"（pox）等词语类似，瘟疫一词主要用于描述一系列毁灭性的流行性疾病。在圣经时代暴发的几次"瘟疫"和古代的一些"瘟疫"，例如雅典瘟疫（Plague of Athens，公元前 430—前 427 年）、古罗马第一次大瘟疫（Plague of Orosius，公元 125 年）、古罗马第二次大瘟疫（Plague of Antoninus，公元 164—189 年）和古罗马第三次大瘟疫（Plague of Cyprian，公元 250—266 年），都是致命的流行病。虽然尚不能确定这些瘟疫是什么疾病，但很可能不是腺鼠疫。

公元 541—544 年发生的查士丁尼鼠疫，是第一次以淋巴结肿胀为特征的鼠疫流行。查士丁尼鼠疫从埃及扩散至欧洲，可能是促使罗马帝国最终灭亡的原因之一。

公元 4 世纪，罗马帝国分裂为东罗马帝国和西罗马帝国，分别以君士坦丁堡和罗马作为首都。到公元 6 世纪，西罗马帝国接连被哥特人和汪达尔人入侵，陷于四分五裂之中；东罗马帝国的查士丁尼大帝（公元 527—565 年在位）下定决心要重新征服西罗马帝国并再次统一东西罗马帝国，但一场以其姓氏命名的鼠疫浇熄了他的雄心壮志。在疫情流行的高峰时期，君士坦丁堡（现在的伊斯坦布尔）每天会有 1 万人死于鼠疫，从沿海港口到内陆城镇，疫情像野火一样肆虐蔓延。据估计，在疫情发生后短短几年内，欧洲的环地中海地区可能有四分之一的人口死亡。

拜占庭编年史学家、恺撒利亚的普罗科匹厄斯生动地描述了此次流行病给人们带来的恐慌："这是一种几乎可以灭绝全人类的疾病。"他描写道，患者们为发热和淋巴结肿胀所苦。一些人甚至神志昏迷出现了幻觉，另外一些人呕吐或吐血而亡——这暗示了可能有腺鼠疫和肺鼠疫两种疾病存在。需要埋葬的尸体太多了。君士坦丁堡防御主塔的塔顶也被拆除，以便能够把尸体堆得更高。一些尸体被肢解后抛到了船上，随船漂泊到大海里。恐慌、无助和疯狂充斥在人们的脑海中。这就是第一次腺鼠疫流行时的情景。

黑死病的起源

鼠疫第二次暴发的情景深深地烙印在人们的脑海中。这场灾难性的黑死病，在14世纪中叶从亚洲扩散到中东、北非和欧洲。黑死病被描述为淋巴结呈鸡蛋甚至苹果般大小，伴随斑点、疖子、瘀青、脓疱，咯血、呕吐、吐痰等症状，暗示黑死病可能是腺鼠疫、败血性鼠疫和肺鼠疫的混合体。目前还有很多关于黑死病的未解之谜，但是大部分历史学家赞同，1347—1353年间，仅仅在欧洲至少有2500万人死于该病。从死亡人口比例来看，这是中世纪最大的人口危机，也是人类有史以来最为悲惨的流行病学事件。

黑死病起源自哪里？如何开始？为什么会发生？这些问题都没有确定的答案。可能是14世纪30年代起源自中亚的某个地区，之后随着大篷车队逐渐向西传播。关于它在欧洲传入最广为人知（但不一定最可信）的说法是，一群热那亚商人在黑海克里米亚半岛上一个叫作卡法的通商口岸遭到了鞑靼人的埋伏暗算，把黑死病带到了欧洲。

> 多少英俊的男子，美丽的姑娘，健康活泼的青年，早晨时分还和亲友们共享早点，晚上却已然到了另一个世界，和他们的祖先共进晚餐去了。
>
> ——乔万尼·薄伽丘

鞑靼人被鼠疫感染后，被迫撤退，沿途把数百具尚未埋葬的尸体丢弃在野外。在加布里埃尔·德·穆西（Gabriele de'Mussis，卒于1356年）的记述中，鞑靼领袖札尼别可汗（Khan Jani Beg，卒于1357年）面对突如其来的鼠疫"目瞪口呆、一片茫然"，随后，他"下令用弹射器把尸体丢到城里，企图用尸体发出的令人难以忍受的恶臭杀死城里的每一个人……"

很明显，"令人难以忍受的恶臭"没有杀死热那亚商人。一部分热那亚人成功逃脱了，但他们无意间把鼠疫带回了地中海沿岸。1347年秋天，当抵达西西里的墨西拿时，他们跌跌撞撞地从船上走下来，已经"病入骨髓"。而此时，黑死病已经到达了欧洲。

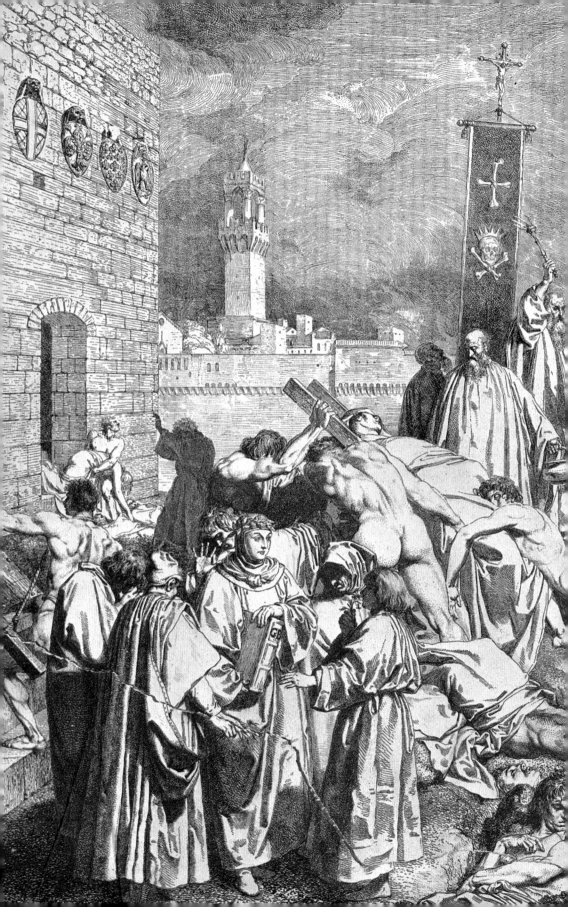

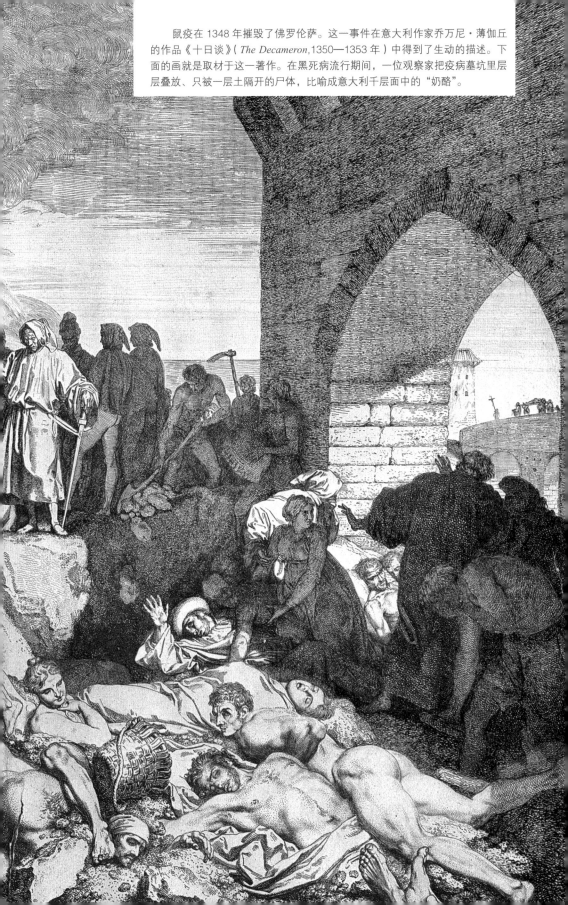

鼠疫在 1348 年摧毁了佛罗伦萨。这一事件在意大利作家乔万尼·薄伽丘的作品《十日谈》（*The Decameron*，1350—1353 年）中得到了生动的描述。下面的画就是取材于这一著作。在黑死病流行期间，一位观察家把疫病墓坑里层层叠放、只被一层土隔开的尸体，比喻成意大利千层面中的"奶酪"。

悲伤与怜悯

"黑死病"这个词出现得很晚,"黑"一方面是用来影射人们对于这一瘟疫的恐惧,另一方面指的是死亡后身体变成了黑色。当时,人们称之为"大死亡"(Great Mortality)或"大疾病"(Big Sickness)。一些作家留下了生动的记录,充分展示了这一疾病过后人们心中巨大的悲伤。

意大利诗人彼特拉克(Petrarch,1304—1374年)描写了幸存者所感到的困惑和孤独:

我们亲爱的朋友如今身在何处?那些挚爱的面孔去了哪里?那些深情的

鼠疫在欧洲的传播

▨ 1347年	▨ 1350年
▨ 1348年中期	▨ 1351年
▨ 1349年初	▨ 鼠疫小范围流行
▨ 1349年底	➡ 鼠疫传播路径

鼠疫大流行,也被称为黑死病大流行,14世纪中期在欧洲迅速传播。这种疾病最初可能是从中亚开始,沿着通商路线,随着大篷车队传播到欧洲,后来随着商船传播到西欧港口城市。

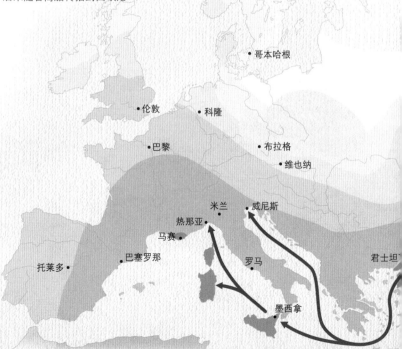

话语、轻松的交谈去了哪里？是什么样的闪电吞噬了他们？是什么样的地震摧毁了他们？是什么样的风暴淹没了他们？又是什么样的深渊吞没了他们？曾几何时，我们一群人熙熙攘攘，如今却孤孤零零。

意大利锡耶纳的阿尼奥多·迪·图拉（Agnolo di Tura），是一位税务官，也是一位制鞋商，他和其他人一样，认为"这就是世界末日了"。他的家人都死了，"而我，迪·图拉，亲手埋葬了我的五个孩子"。

从中国海到地中海，不论是在广袤的欧洲大陆，还是在不列颠群岛，一直到北部的斯堪的纳维亚半岛和俄国，在世界的各个角落，无数的尸体或被活着的亲人朋友掩埋，或被抛到运尸车上，丢到坟场里，或被弃于太阳下任其腐烂，遭到野狼、猪狗吞食。在威尼斯，尸体被丢到贡多拉小船上，在"死尸！死尸！"的呼喊声中漂泊出海。

腐烂的尸体和寂静的钟声

空气中弥漫着死尸的气味：患者的呼吸和肿大的淋巴结，散发出恶臭；拥挤的城镇、肮脏的小巷，气味熏天；几乎无人幸免的海船上，塞满腐烂尸体的坟墓中，臭气令人窒息。乔万尼·薄伽丘在《十日谈》中曾经如此描写佛罗伦萨：

不论白天黑夜，都有很多人死在大街上，还有很多人虽然死在家里，但他们的邻居关注的却只是尸体的臭气。整个城市里到处都是尸体。

伴随着悲伤和恶臭的是可怕的寂静。在一些地方，丧钟和哭声都消失了——因为"所有人都难逃一劫"。1348 年，彼特拉克深爱的劳拉在阿维尼翁死于鼠疫后，他注意到了世上的沉寂。他问道："我们都不敢相信这一切，我们的后代会相信现在所发生的事情吗？"

随着"大死亡"逐渐消退，欧洲出现了大批以"死神"为主题的文

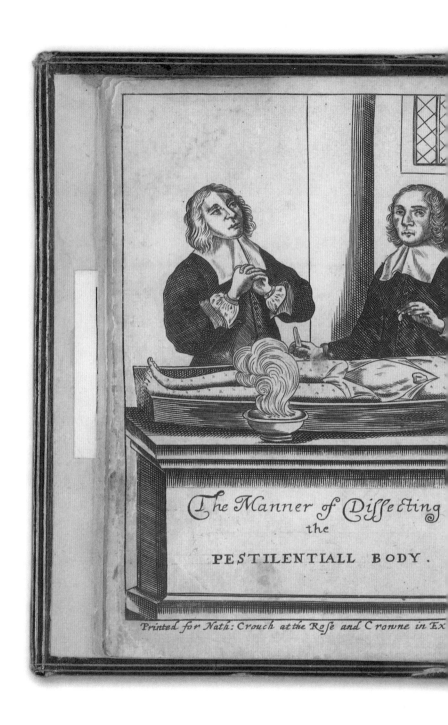

The Manner of Dissecting
the
PESTILENTIALL BODY.

Printed for Nath: Crouch at the Rose and Crowne in Ex

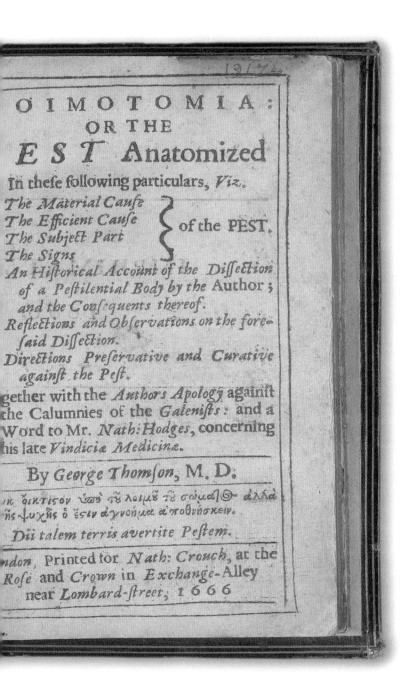

ΟΙΜΟΤΟΜΙΑ:
OR THE

EST Anatomized

In thefe following particulars, *Viz.*

The *Material Caufe*
The *Efficient Caufe*
The *Subject Part*   } of the PEST.
The *Signs*

An *Hiftorical Account of the Diffection*
of a *Peftilential Body* by the Author;
and the *Confequents thereof*.

Reflections and Obfervations on the fore-
faid *Diffection*.

Directions Preservative and Curative
against the *Peft*.

gether with the *Authors Apology* against
the *Calumnies* of the *Galenifts*: and a
Word to Mr. *Nath: Hodges*, concerning
his late *Vindicia Medicina*.

By *George Thomfon*, M.D.

ικ ὅικτιϲον ὑπὸ τỡ λοιμễ τễ σώμα[ ]⊙ ἀλλὰ
ῆϲ ψυχῆϲ ὁ ἐϲιν ἀγνόημα ἀποθνήϲκειν.

Dii talem terris avertite Peftem.

ndon, Printed for *Nath: Crouch*, at the
Rofe and Crown in *Exchange-Alley*
near *Lombard-ftreet*, 1 6 6 6

内科医师乔治·汤姆森（George Thomson）详细记录了对一名死于鼠疫的患者进行解剖的过程，成为重要的史料。图中，人们在碗里烧着香，以遮盖尸体的恶臭。

为什么是我？为什么在这儿？为什么是现在？

中世纪和现代早期关于鼠疫大流行的文字记载，告诉我们当时人们是如何解释鼠疫的起源、发病原因和传播途径的。

其中一种解释站在神学的高度——认为是上帝对人类罪行做出的反应，或是某些不祥的星相所致。

还有一些"实际"的解释：地震、不寻常的天气，尤其是街道上和垃圾堆里堆积如山的腐烂垃圾。

再就是人们自身的原因：是否有罪，是否带着臭味或身体虚弱。人类总是与世间的沉沦腐败紧密联系在一起，并通过在呼吸中排出具有传染性的气体、肿大的淋巴结或污染的衣物等方式扩散疾病。

学艺术作品。死神之舞（Dance of Death）、死神（Grim Reaper）、令人恐惧的地狱、恶魔、天启四骑士、骷髅头和交叉腿骨，这些令人毛骨悚然的象征，提醒人们勿忘中世纪晚期关于黑死病记忆的伤疤。

鼠疫继续肆虐

在黑死病之后，鼠疫并没有消失。它继续充当着死神的先行官。从 14 世纪到 18 世纪，鼠疫周期性地从东向西席卷欧洲，夺去了 5000 万左右欧洲人的生命。

1665—1666 年伦敦发生大鼠疫，7 万至 10 万人因此丧生，占伦敦人口的五分之一至四分之一，人们感到恐慌失措，这一切被塞缪尔·佩皮斯和丹尼尔·笛福生动地记录下来。"搜寻者"，通常是老年文盲妇女，上街搜寻、辨认患者，把他们隔离在家中，用红十字在他们家的门上做好标记，并在旁边写上"上帝保佑我们"。晚上就会有马车出来收尸，尸体堆满了城市边缘的巨型墓地。教堂里弥漫着悲伤、忏悔和虚弱的气息。有能力的人都出逃了，不仅是法庭的法官，连神父和医生也是如此。

佩皮斯在 1665 年 10 月 16 日的日记中写道：

但是，主啊！街道是多么空旷，多么令人悲伤！街道上拥满了贫穷的病人，充斥着痛苦，我行走时就可以听到许多悲伤的故事。每个人都在谈论这个人死了、那个人病了，这个地方是这样，那个地方也是这样。

佩皮斯活了下来，在那个时期，他偶尔会去狂欢。而他的妻子，被他送到伍尔维奇（Woolwich），当地的官员会把流浪狗和流浪猫集中起来杀死，所以她一直在担心她的宠物狗。这位女士用醋洗头，而佩皮斯"对于自身和自己的气味有着不正确的认识"，被"强迫购买大量卷烟闻味道和咀嚼——这样能够驱赶内心的恐惧"。

鼠疫还扩散到英国其他小镇和村庄。在传播到德比郡皮克区的伊亚姆村之后，当地教区牧师威廉·蒙派森（William Mompesson）下令把整个村子隔离，以防鼠疫传播到周围的村庄。村子边界的门柱上有很多小孔洞，里面灌满了醋，村民们把钱放进这些小洞里，请邻居帮忙买些食物。到1666年秋天，蒙派森的教众已经有250人死亡，可能是伊亚姆村人口的三分之一。曾经有一位编年史学家如此描述："被隔离之后，村民们就像一群羊，无助地消失了。"这位牧师的妻子也是受害者之一。蒙派森活了下来，回忆这场悲剧时，他写道：

这个地区的条件太令人恐惧，这是我前所未见的。这个小村庄简直成了各各他（Golgotha，耶稣被钉死在十字架的地方。——编者），到处是骷髅……

因为不抽烟而挨鞭子

在1665—1666年的伦敦大鼠疫期间，伊顿公学的一位小学生曾经写道："有生以来从没有挨过这么重的鞭子，今天被抽是因为早上没有抽烟。"抽烟在当时被认为是预防黑死病的方法。

现在，四处都是绝望的沉寂……商铺紧闭……人烟稀少……只有几个人在街上闲逛……各个地方几乎都是一片死气沉沉。如果说还有任何声音，那就是病人临死前的呻吟，以及葬礼上的丧钟声。人们随时准备把尸体丢进墓地里。

——托马斯·文森特（Thomas Vincent），描述1665—1666年伦敦大鼠疫的场景我从未听过如此沮丧的哀叹，从未闻过这么难闻的气味，从未见过这么可怕的景象。

老鼠竞赛

西欧最后一次鼠疫流行发生在 1720—1722 年的法国马赛，大约有 5 万人失去生命。在这次鼠疫暴发中，人们对死老鼠重视起来：渔夫们把 1 万只死老鼠收集起来，丢进了海里。然而，这次还是没能建立起老鼠和腺鼠疫暴发之间的时间联系。随后，除了偶尔几次小流行之外，鼠疫"从欧洲消失了——至少没有再出现"。

历史学家对于西欧鼠疫的消失提出了各种理论，相关的讨论也维持了很长时间。以英格兰为例，各式理论辈出，都被提出来供大家讨论。诸如 1666 年 9 月的伦敦大火，城市环境的清洁，黑大鼠（*Rattus rattus*）逐渐表现出对鼠疫的耐受，黑大鼠慢慢被棕大鼠或褐家鼠（*R. norvegicus*）所取代，气候变化等等，但也受到了不少质疑。不少历史学家极力强调隔离措施的效果（参见文本框"隔离检疫"），然而为何鼠疫传播的周期性会被打破，仍然是个谜。虽然鼠疫从西欧消失，但它仍然会在东欧、亚洲和非洲突然暴发，最终传播到北美洲和澳大利亚。19 世纪中期，第三次鼠疫大流行，到 19 世纪 90 年代已在东南亚许多地区造成大量的人口死亡。1894 年，鼠疫肆虐中国香港，两名顶尖科学家前来调查原因。

一位是在瑞士出生的法国细菌学家亚历山大·耶尔森，另一位是曾在柏林与罗伯特·科赫（Robert Koch，1843—1910 年）共同工作过的日本细菌学家北里柴三郎（Shibasaburo Kitasato，1852—1931 年），两人相互竞争，希望能抢先找到答案。北里柴三郎得到港英当局的支持，可以接触到坚尼地城医院里大量的尸检结果。耶尔森需要在草棚里工作，只有一些最基本的医学工具，甚至需要向守墓人行贿，从等待埋葬的尸体上切下一些肿大的淋巴结。1894 年夏天，两位科学家都认为自己发现了

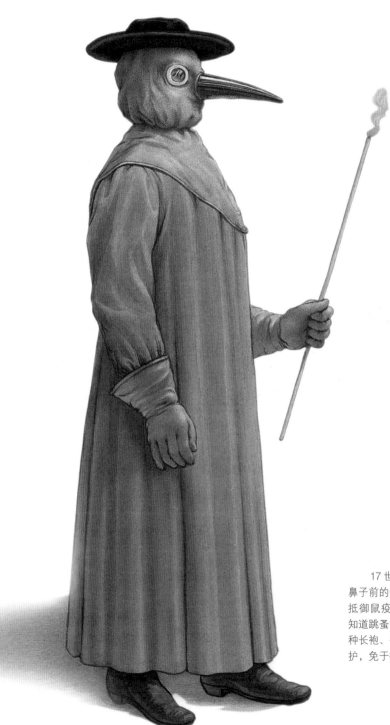

17 世纪内科医生穿着鼠疫防护服。鼻子前的长喙状部分里装满了香料，以抵御鼠疫造成的恶臭。虽然当时还不知道跳蚤和鼠疫传播之间的关系，但这种长袍、手套和面罩会给使用者提供保护，免于被跳蚤叮咬。

"早逃，远离，晚归"

鼠疫暴发时，如果不想被感染，人们通常的建议是：逃离。对于医生和牧师而言，这是一个两难的选择，因为他们的逃离意味着病人和穷人只能单独面对疾病和死亡。

在黑死病和其他几次鼠疫流行的过程中，许多人采取了苦行赎罪和祈祷的办法，企图不被疾病感染。有些人把赎罪行为极端化，使用打着无数小结的皮鞭或是铁链子对自己或他人进行鞭笞。更为恐怖的是，在当时的欧洲，数以千计的犹太人和其他被认为有罪的人，遭受到大规模的虐待和谋杀。人们认为是这些人向水井里投毒，传播了疾病。这些大屠杀使得黑死病时代更为黑暗。

在之后的鼠疫流行过程中，官员们下令清理粪堆，隔离被感染的人。人们也会采取吸烟，待在臭气熏天的厕所里，或是闻玫瑰等方法自救。市场上也有毒蛇油脂、蜘蛛网、蟾蜍毒、木虱、螃蟹眼等"解药"销售。当鼠疫威胁伦敦时，一些人建议在船中装满剥了皮的洋葱，让其沿着泰晤士河顺流而下，期望靠洋葱的吸附能力保护这座城市。

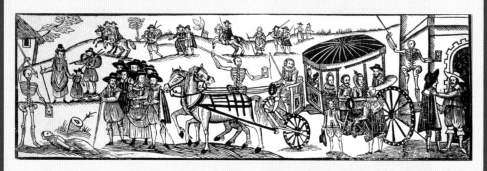

那些有财力的人，例如富人们，从受鼠疫影响的地区逃走了。这幅 1630 年的木刻画生动展示了这一场景。

鼠疫致病菌。然而，后来证明，耶尔森所发现的一种革兰氏阴性细菌才是真正的鼠疫致病菌。他把这种细菌命名为鼠疫巴斯德杆菌（*Pasteurella pestis*），用以纪念他的法国资助人路易·巴斯德（Louis Pasteur，1822—1895 年）。1954 年，这种病菌被重新命名为耶尔森杆菌。

耶尔森还研发了一种抗血清，成为第一种治疗鼠疫的方法。但是，耶尔森和北里柴三郎都没能破解鼠疫之谜的关键一步，即这种疾病是怎样传播的。虽然耶尔森注意到，在中国香港疫情暴发的地方，大量的死老鼠横尸马路，也猜想到这种疾病可能是由老鼠传播的，但最终证实鼠疫是经由跳蚤叮咬从老鼠传播给人类的，由在中国台湾工作的日本人绪方正则（Masanori Ogata，1853—1919年）和在孟买工作的法国科学家保罗－路易·西蒙，于1898年得出这一结论。最初这一结论并不被接受，甚至受到了不少嘲讽，用了近10年时间才被科学界所接受。

鼠疫潜藏的"口袋"

鼠疫在第三次大流行时第一次传播到北美和澳大利亚。1900年，"日本丸"号抵达旧金山，虽然对这艘船进行了隔离，但鼠疫还是传播到当地的唐人街。一位名叫金吉（音译，Chick Gin）的移民成了第一个患病者。他死在一个肮脏、拥挤、名为"全球旅社"的廉价旅馆中，脸上被泡沫状的血色唾液覆盖，皮肤灰暗，腹股沟和腋窝部位淋巴结肿大。他的死亡使当局很快采取了严格的隔离、预防措施，以及针对唐人街的"清洁"措施。

1906年旧金山大地震之后，鼠疫再次来袭，这时大家已经认识到老鼠和跳蚤在鼠疫传播中的作用。当局号召"对老鼠宣战"：四处张贴海报，鼓励人们捕捉、毒杀老鼠，警告人们不要捡拾死老鼠，不要用手指掐死跳蚤或是把跳蚤放在嘴里咬死。疫情第一次暴发时，共发生121例鼠疫病例，其中113例死亡（几乎全部是移民）。第二次暴发时，共发生160例鼠疫病例，其中78例死亡（这次大部分是美国人）。

1924—1925年，洛杉矶遭遇鼠疫流行，美国部分地区在20世纪70—80年代也发生了零星病例。对这些病例进行追溯研究后，却发现有些病例与土拨鼠有关，而与大鼠无关。现在，人们了解到还有很多小型哺乳类动

隔离检疫

采用隔离检疫的手段防止传染性流行病从港口进入，这一方法兴起于黑死病时期。1377年，威尼斯殖民地拉古萨（现为克罗地亚杜布罗夫尼克）要求从疫区来的人必须在附近一座小岛上停留30天，后来人们发现效果不佳，于是时间延长到40天，由此衍生出"隔离检疫"（quarantine）一词。14—15世纪发生鼠疫时，意大利诸国执行了严格的隔离检疫措施，不久后其他国家纷纷开始效仿。

最令人印象深刻的，是哈布斯堡王朝采用的卫生警戒线。18世纪早期，这一警戒线从多瑙河延伸到巴尔干地区，有10万名农民作为检查站和隔离检疫站的工作人员，防止受感染的人们从邻近的土耳其帝国进入欧洲。

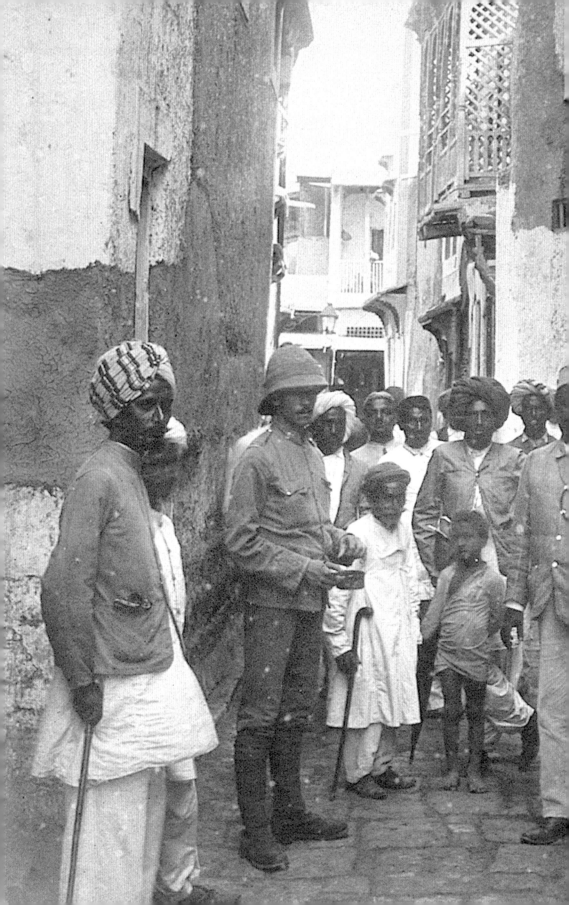

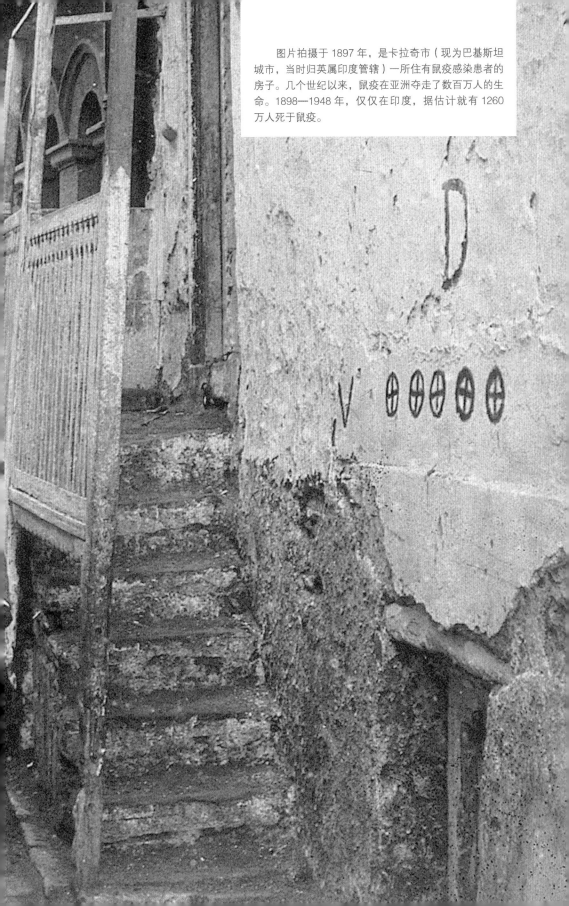

图片拍摄于 1897 年，是卡拉奇市（现为巴基斯坦城市，当时归英属印度管辖）一所住有鼠疫感染患者的房子。几个世纪以来，鼠疫在亚洲夺走了数百万人的生命。1898—1948 年，仅仅在印度，据估计就有 1260 万人死于鼠疫。

物是鼠疫病菌的野生宿主，包括地松鼠、旱獭、金花鼠和兔子等等。除了西欧，世界其他地区都是鼠疫潜伏藏匿的"口袋"。正如加缪小说中的人物里厄医生提醒我们的："鼠疫病菌永远不会死亡或消失。"

鼠疫永远存在

今天，我们有了抗生素可以控制鼠疫，有了可以为我们提供一些防御力的疫苗，但在非洲、东欧、美洲和亚洲的很多国家，鼠疫仍然是一种地方性流行疾病，每年大约会出现 2000 例（其中美国有 10—20 例）。1994 年，印度古吉拉特邦的苏拉特市暴发肺鼠疫，有些场景又让人们想起了黑死病：恐慌，人们仓皇逃离，穿着防护服的科学家们，尤其是一片混乱的情景。虽然这次鼠疫暴发被广泛的保护性疫苗接种和抗生素的使用所压制，但它提醒着世界：鼠疫仍然是一种令我们恐慌失措的疾病。

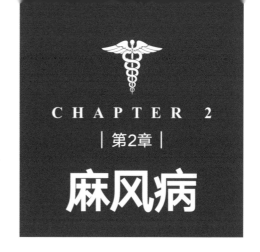

CHAPTER 2
| 第2章 |

麻风病

麻风病，也被称为汉森氏病，是麻风分枝杆菌所导致的慢性细菌感染。在严重病例中，这种疾病（经过较长的潜伏期）最终会导致生物体的神经、皮肤和骨骼的损伤。与人们的普遍认识不同，麻风病是所有主要传染病中传染性最低的一种。中世纪的麻风病医院（也被称为麻风病院，Leprosaria）不仅为患者提供身体上的治疗，也提供精神上的照护。在 19 世纪和 20 世纪，世界各地建起了很多麻风病区，对麻风病患者实施隔离管理。现在人们已经掌握了很多更为适宜的方式来治疗这种疾病，包括有效的抗生素。在过去的 20 年中，这种疾病的患病率有了大幅下降。然而，在非洲、拉丁美洲和亚洲，仍然会出现麻风病例，我们仍然需要继续努力，争取早期检测、治疗这种疾病，以消除麻风病，帮助人们克服对这种疾病的偏见。

大事表

约公元前 1550 年　埃及纸草书中首次出现了有关麻风病的记录。

公元前 600 年　印度历史文献中出现了有关麻风病证据的历史记录。

约公元前 475 年　中国文字记录中开始出现有关麻风病的记录。

公元 758 年　日本光明天皇在奈良建造了日本第一所麻风病院。

约公元 1085 年　英国南部赫尔敦（位于坎特伯雷附近）建立了第一所已知的麻风病医院。

1100—1350 年　英格兰先后建立了超过 300 所麻风病医院，虽然大部分医院的存在时间不长。

约 1350—1500 年　欧洲麻风病发病率下降。

1847 年　挪威医生丹尼尔·丹尼尔森（Daniel Danielssen, 1815—1894 年）和卡尔·伯克（Carl Boeck, 1805—1875 年）出版了《论麻风》（On Leprosy）一书。他们列举出麻风病的主要类型，并讨论了它和一系列有类似症状的疾病的区别，例如梅毒、坏血症、牛皮癣和疥疮等。

1867 年　伦敦皇家内科医师学会报告了一项基于对整个大英帝国进行调查所得到的结果，认为麻风病不是传染性疾病，最好的解决方法就是改善人们的健康状况、膳食结构和居住条件。

1873 年　挪威医师杰哈德·亨里克·阿莫尔·汉森（Gerhard Henrik Armauer Hansen, 1841—1912 年）使用显微镜确认了导致麻风病产生的病菌。这是人类历史上最早确认的几种致病菌之一。

1873 年　比利时牧师、传教士戴明神父（Father Damien）抵达夏威夷摩洛凯岛，协助建立麻风病院。

1885 年　挪威通过一项麻风病人隔离法案，要求所有患者都必须待在家里单独的房间内，或是进入麻风病院。

1892 年　南非通过法令，要求所有麻风病患者都必须被隔离到罗宾岛。

1894 年　美国路易斯安那州卡维尔建立了麻风病院。

1897 年　德国柏林首次召开国际麻风病大会，建议对麻风病人实施隔离措施。

1921 年　美国公共卫生服务部接管卡维尔的国家麻风病院。

1924 年　英帝国麻风病解救协会（British Empire Leprosy Relief Association, BELRA）成立，以"消灭麻风帝国"，后来更名为英国麻风病解救协会（British Leprosy Relief Association）。

1927 年　美国伦纳德·伍德纪念馆（Leonard Wood Memorial）研究所成立，致力于根除麻风病，共有 200 万美元的基金。

1931 年　卡维尔麻风病院的一名患者斯坦利·司邓恩（Stanley Stein），创办了《星报》（The Star）。这份报纸最初只是在小范围内供大家阅读的内部读物，但随后吸引了其他地方患者的注意。

1941 年　一种砜类药物普罗明研制成功，这是第一种治疗麻风病的药物（注射使用）。

1945 年　第二种治疗麻风病的药物氨苯砜（口服）进入临床实验，50 年代开始广泛使用。60 年代，麻风致病菌开始对氨苯砜产生抗药性。

1948 年　美国公共卫生服务部正式决定采用"汉森氏病"这一称谓，取代麻风病。

1960 年　世界卫生组织建议废除对麻风病患者的强制隔离措施。

1971 年　科学家们成功地在九带犰狳中培养出大量麻风分歧杆菌，这是自 1873 年发现麻风病致病菌以来首次在动物身上成功培养此种细菌，可以用来对致病菌进行研究。但是，这种病菌迄今为止还不能在体外进行培养。

1981 年　世界卫生组织建议采取联合使用氨苯砜、利福平、氯法齐明这种联合化疗（Multi-Drug Therapy，MDT）治疗麻风病。

1996 年　日本通过《废止麻风预防法案》，终结了日本强制执行将麻风病患者隔离在麻风病院中的历史。

1999 年　世界卫生组织与其他机构一同建立了全球消除麻风病联盟。

2000 年　国际麻风病协会开设了全球麻风病史项目，它依托英国牛津大学惠康（Wellcome）医学史研究部而建立。该项目的一个重要组成部分是，采集那些多年来被隔离在麻风病聚集区的患者的口述经历。

2006 年　随着过去 20 年中麻风病病例的急剧下降，世界卫生组织实施了全球进一步降低麻风病负担、维持麻风病控制活动的战略，继续强调做好早期病例检测、实施联合化疗、帮助人们克服偏见、改善麻风病人的社会和心理状况。

挪威医师杰哈德·亨里克·阿莫尔·汉森在 1873 年发现了麻风的致病菌。他曾回忆 1868 年在卑尔根国立第一麻风病院工作时的情景：

> 我非常难过，从来没有见过哪个地方像这里一样，集中了这么多的难民。逐渐地，随着我开始接收病人，我的厌恶之情消失了，我迫切地想要详细地了解这种疾病……几个月之后，我又热切地希望能够照料好那些身心受创的患者。

挪威政府给汉森医师提供了一笔非常慷慨的资助，汉森开始对挪威麻风病进行综合全面的流行病调查。他沿着挪威的峡湾地区，遍访麻风病人的家庭，最终确信麻风病是一种传染病。经过进一步的临床和实验研究，汉森和其他科学家证明了麻风是一种细菌感染病。

麻风病的临床表现（许多症状需要很长时间后才会出现）各异，构成了一个连续谱，在这个连续谱的两端是两种极端表现形式。一种（麻风结节型）特征表现是结节，如果不经治疗，最终可能会毁容，导致皮肤、神经、肢体及眼部出现永久的

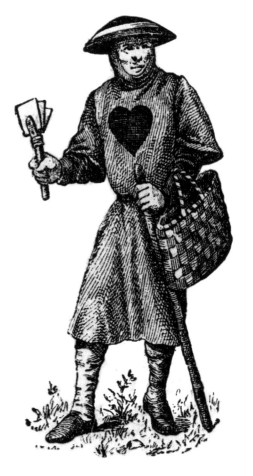

中世纪的麻风病人要带着响板或铃铛上街，一方面是为了引起人们的注意，发善心施舍给自己一些东西，另一方面也是为了提醒人们，周围有麻风病人。

损伤。另外一种（类结节型）发展较为缓慢，程度较轻，会导致皮肤上成片区域的感觉丧失。

20世纪40年代，麻风病被正式命名为汉森氏病，既是为了纪念这位挪威籍麻风病研究先驱，也是为了减少社会大众对"麻风病"和"麻风病患者"的偏见。事实上，"麻风病"这一名称在历史记录和医学记录中仍然被大量使用（为了真实地记录历史，在此我们也使用麻风病这一名称）。

中世纪的麻风病

在汉森的发现之前，麻风病一直被笼罩在虚幻、误解和谜团之中。人们通常认为麻风病是一种古老的疾病，其起源可能追溯到印度和埃及等国的古文明时代。在欧洲，中世纪时这种疾病成为严重的问题。当然，不是所有的"麻风"病例都是汉森氏病患者（很多是患有当时流行的其他会造成毁容的皮肤疾病）。最近在英国出土的骨骼提供了很多生物考古学证据，这种疾病证实至少在公元4世纪就已开始肆虐，因为出土的骨骼上留下了麻风病特有的损伤。

从1100年到16世纪30年代废除修道院，英国至少建立了320所麻风病院，绝大部分是由外行的宗教捐赠者建立，一般会由教堂或是城镇进行管理。欧洲大陆同样也有很多麻风病院，但具体是多少所就不得而知了。

毫无疑问，中世纪时，有很多不同的方法用于确诊（或误诊）、治疗麻风病。中世纪，英格兰人对麻风病患者的印象通常是：被社会所抛弃，带着一个提醒他人的响板或铃铛，或是被强制关在麻风病院以防止传染给他人。然而，有研究显示，这些观点是19世纪有些人为了对麻风病患者采取强制隔离措施所进行的辩护，从而篡改了英国中世纪的历史记录，强行把这些观点添加到历史记录当中。另外，骨骼证据显示，大部分带有明显麻风病的骨骼，不是被埋葬在麻风病医院的墓地里，而是埋在其他墓地中，这同样也提示当时社会对麻风病的接受程度比我们想象的要高。

对于患者的照护可能也比通常认为的更为仁慈。对于该疾病的许多反

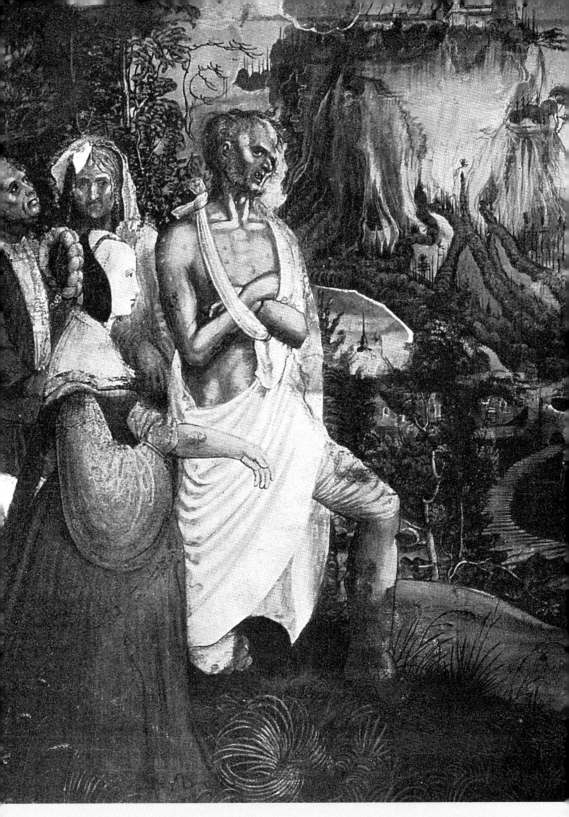

尼科劳斯·曼纽·多伊奇（Nikolaus Manuel Deutsch, 约 1484—1530 年）的作品，描述了麻风病从早期（左）到后期（右）的表现。后期表现包括皮肤和神经的永久损伤，面部的畸形毁容。

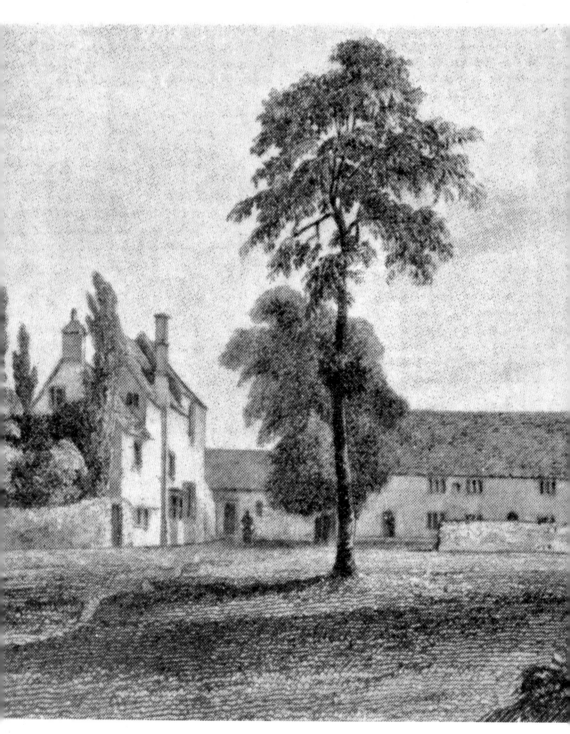

古老的麻风病医院——圣巴塞洛缪，位于英格兰牛津。

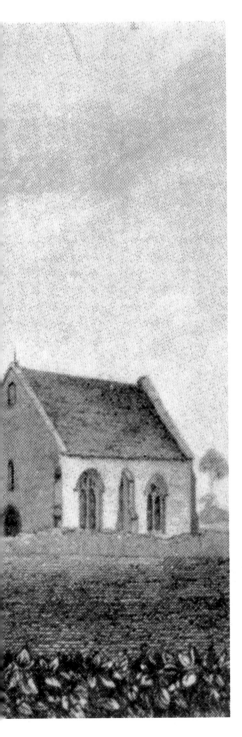

麻风病可能是人类最为恐怖的疾病。这种疾病让人面目可憎，把人体的组织器官扭曲得令人难以忍受，无法治愈。难以想象患者的命运……

——《英国医学杂志》（1887 年）

应都是基于神学观念而非医学理念。例如，在基督教社会中有"基督就像麻风病患者一样"（*Christus quasi leprous*）的概念，这提醒众人，基督在受难时就像麻风病患者一样痛苦。防治措施需要从灵魂和身体两方面进行，包括祈祷、忏悔、健康的饮食、草药浴、放血和涂抹油膏（用于放松或治疗）。

11—14 世纪，麻风病在欧洲的流行达到顶峰，但在之后的 5 个世纪里，这种疾病逐渐消退，原因至今尚不明确。在英格兰，14 世纪之后就几乎没有新建麻风病院；到了 1400 年，已经有很多麻风病院被遗弃，或者被改为他用，成为养老院或是照顾其他疾病患者（如鼠疫患者或是天花患者）的医院。这种疾病为何消退，是如何消退的，麻风病院又是如何被弃用的，这些问题需要结合流行病学、宗教和社会经济等方面的变化才能给出答案。正如疾病史上的很多不解之谜一样，这种疾病的消退也引起了很多争论，几乎没有确定性的答案。

麻风病继续肆虐欧洲：遗传病还是传染病？

直到 19 世纪中期，麻风病在斯堪的纳维亚半岛仍然是一种地方性流行病。汉森发现麻风致病菌时，据称挪威仍然有 3000 人患有麻风病。关于麻风病最早的科学研究，是由挪威人口学家丹尼尔·丹尼尔森和他在圣约尔根医院工作的朋友卡尔·伯克一起开展的。丹尼尔森有时也被称为 "麻风病学之父"，他们在 1847 年出版了一本很有名的著作，即《论麻风》。

然而，丹尼尔森十分确信麻风病是一种遗传病。1856 年，为了证

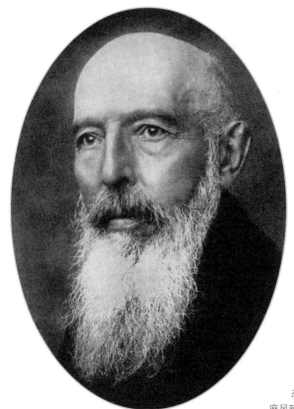

杰哈德·亨里克·阿莫尔·汉森，
麻风致病菌的发现者。

明自己的观点，他和一些助手多次注射了从患者结节中提取的"麻风物质"。他们没有感染麻风病，这使丹尼尔森更加坚定地认为这种疾病不是传染病。

1873年，汉森（丹尼尔森的女婿）从其患者鼻子的皮肤上取了两块活检标本，放在显微镜下观察。他在其中看到了大量杆状小体。汉森确认自己发现了麻风的致病菌。他尝试做了一系列的动物实验，试图证实这种细菌的传染性，以及这种杆菌（麻风分枝杆菌，或汉森氏菌）就是导致麻风产生的病原菌，但没有取得成功。

而且，汉森开展的一项试验令他失去了工作。汉森无法用动物模型证明麻风病的传染性，1879年倍感挫折的他把从一位麻风结节型（多菌型麻风，最为严重的慢性麻风）患者身上提取的麻风物质，接种到一位妇女的角膜上。她叫卡莉·聂尔斯达特尔（Kari Neilsdatter），33岁，患有结核样型麻风（少菌型，较轻的一种）。这一操作没有损害患者健康，但事先没有取得患者的同意。最终汉森被告上法庭，并被终身禁止行医。他仍然是挪威负责麻风病的医学官员，但他从事临床研究的生涯就此终结了。然而，汉森最先在显微镜下观察到的病菌一直让之后的科学家们十分沮丧，因为先后有五代科学家都试图在试管中培养这种病菌，或者用它感染实验动物，却无法成功。

"隔离病"

虽然麻风病仅仅在19世纪和20世纪早期流行于欧洲少数地区，但对这些感染者进行隔离引发了很多敏感而又矛盾的问题。越来越多的人担心这种疾病的传染性很强，可能会成为全球流行病，因此世界各地都开始兴建麻风病隔离区，其中大部分都是在岛上。在夏威夷摩洛凯岛，1866年兴建了一处麻风病隔离区，当地人对该病的称呼也变成了"隔离病"。传教

> 麻风病的污名不是因人患病而存在，而是由于社会不够包容而存在。我们有责任诊断并治疗这种疾病。
> ——约翰·曼顿（John Manton），国际麻风病协会的全球麻风病史项目负责人（2007年）

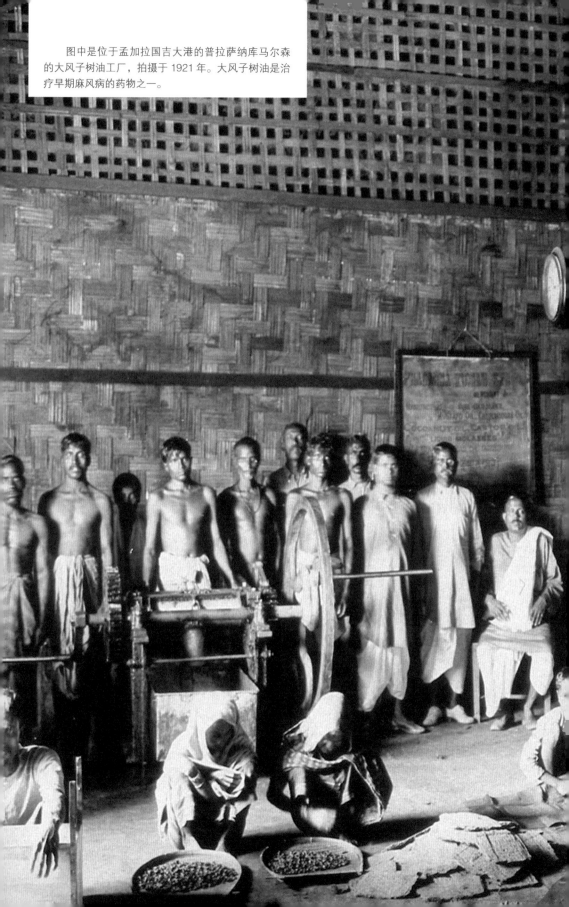

图中是位于孟加拉国吉大港的普拉萨纳库马尔森的大风子树油工厂，拍摄于 1921 年。大风子树油是治疗早期麻风病的药物之一。

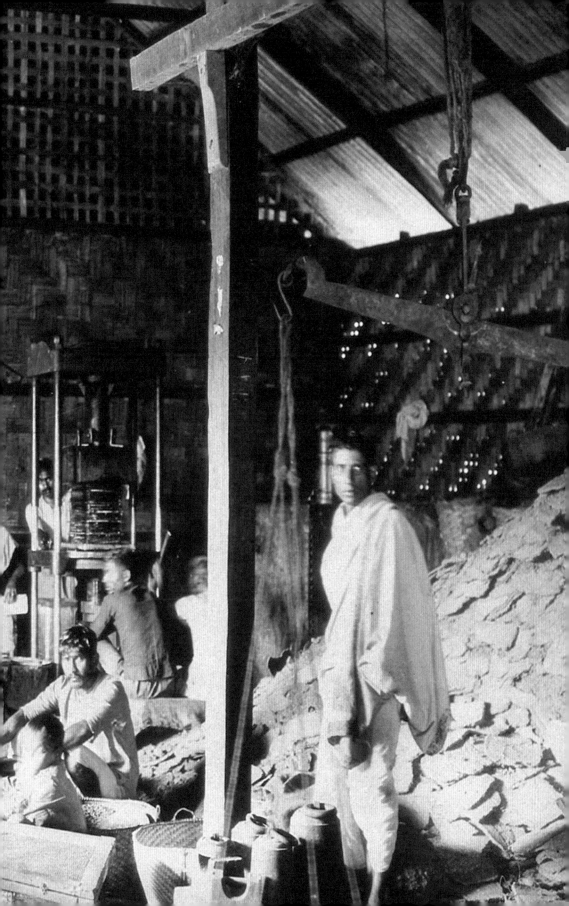

戴明神父

1873 年，比利时牧师、传教士约瑟夫·德·沃斯特（Joseph de Veuster, 1840—1889年）——更广为人知的称呼是戴明神父——来到夏威夷摩洛凯岛，帮助麻风病村落卡拉沃县的麻风病患者。1866 年，国王卡美哈梅哈五世颁布了《防止麻风扩散法案》，强制要求所有麻风病患者在摩洛凯岛上进行隔离。同年，第一名患者被乘船送抵该岛。戴明神父抵达时所看到的是让人极为伤心绝望的情景。约有 800 名麻风病患者生活在极差的环境中：

几乎所有的麻风病人都躺在床上，他们住在潮湿的草棚里，身体状况极差。他们身体散发的气味，混杂着伤口的气味，令人作呕，刚来的人几乎无法忍受。很多时候，我在他们的草棚里工作时，不得不捏着鼻子，完成牧师的工作后，必须赶紧跑到棚外呼吸新鲜空气……在这个时候，病情的发展令人恐惧，死亡率很高……

戴明神父尽其所能地帮助麻风病村落里的居民，不仅仅发挥牧师的作用，也承担着医师的职责。不久他就改变了这些病人的生活状况。

不幸的是，他自己也感染了麻风病，并在 1889 年去世。戴明神父成为国际知名人士，他的事迹感染并激励着很多人。然而，他死于麻风病的事实，却让麻风病传染性很强的错误观念深入人心。

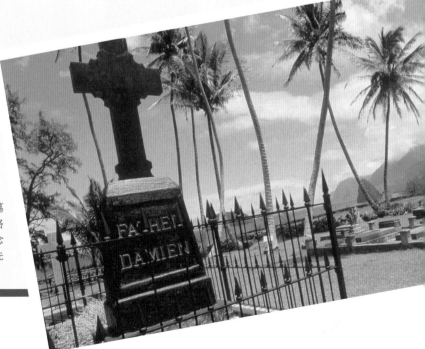

戴明神父的墓地，位于夏威夷摩洛凯岛，已经成为纪念这位对抗麻风病的先驱的纪念碑。

士们会到麻风病隔离区照顾患者，戴明神父便是其中的一位（参见文本框"戴明神父"）。印度的麻风使团（现在为了避嫌，改名为麻风病使团）成立于 1873 年，即汉森发现麻风杆菌的同一年。其使命主要是为了调查麻风病在英属印度的情况，建立若干麻风病院，给那些被社会冷落的患者提供身体和精神上的慰藉。

从 19 世纪中期到 20 世纪中期，世界各地为抑制麻风病的流行，控制麻风病扩散趋势或治疗麻风病做出了各种努力。其中，宗教方法和医学方法，本土方法和"殖民者"或"政府"干预，是否采取强制隔离等理念，也经常会发生冲突。这些冲突主要在于，是认为该病具有高度传染性还是完全没有传染性。

早期的治疗

1915 年，在印度工作的英国医生伦纳德·罗杰斯爵士（Sir Leonard Rogers, 1868—1962 年，也是英帝国麻风病解救协会的创建者之一），开始尝试一种新型的静脉注射的治疗方法。这种方法是基于一种在亚洲使用了长达几个世纪的传统自然疗法——大风子树油而开展的，该治疗方式以往主要是采用口服，但会带来恶心等副作用。

1941 年，在路易斯安那州卡维尔麻风病医院中，一种名叫普罗明的新药被用到 22 名麻风患者身上。实验结果令人印象深刻，一名患者把这种药物的疗效称为"奇迹"（参见文本框"卡维尔的故事"）。随后出现了叫作氨苯砜的药物，该药更为有效，甚至可以不用注射，只需要通过口服给药。卡维尔同时也是最早使用重建手术技术的治疗中心。在 20 世纪后半叶，有了其他多种药物可以治疗麻风。60 年代，考虑到这种疾病传染性不强，并且有药物治疗方案，世界卫生组织建议各国废除对麻风病患者采取的强制隔离政策。然而，部分国家直到 90 年代中期才废止强制隔离措施，例如日本。

卡维尔的故事

美国唯一的一座麻风病院位于路易斯安那州的卡维尔。麻风病可能是由欧洲殖民者和非洲黑奴带到美洲的。19 世纪在路易斯安那，麻风病曾被称为"名字不能被提及的疾病"。1894 年，5 名男性患者和 2 名女性患者被隔离于密西西比河旁一个废弃的制糖工厂中。之后，他们在卡维尔建立了路易斯安那麻风病院。

这座位于卡维尔的麻风病院从一个"沼泽里的鬼窟"逐渐变身为一座美丽的建筑。这所疗养院里的患者和医护人员（仁爱修女会）的历史故事十分感人。在这里发生了很多充满悲伤与别离、拒绝与绝望、包容与理解的故事。虽然原则上，这个地方是"避难所而不是禁闭室，是治疗和研究的场所而不是拘留所"，但与 19 世纪及 20 世纪上半叶的其他麻风病院一样，卡维尔也推行了严格的隔离政策。卡维尔疗养院的故事里包括了麻风病史中善良与悲哀的部分。

很多新型麻风病治疗方法首先在卡维尔实施，同时它也是人类社会对麻风病认知态度转变的焦点。1952 年之前，这里的患者是不允许结婚的，已婚的患者不能与未患病的配偶在一起生活。患者们在选举中没有投票权。从这里寄送的邮件也要经过消毒。患者出院时会被颁发一个证书，称他们为"公共卫生服务麻风病人"（Public Health Service Leper），证书下方标有出院的理由："不再对公共卫生构成威胁"。

从 20 世纪 30 年代开始，一位名叫斯坦利·司邓恩的患者，做出了艰辛的努力，试图让社会认识到麻风病患者的境遇并予以改变。他创办了一份名为《星报》的报纸，借此帮助社会改变对这种疾病的认知。正是通过卡维尔患者和员工的不断努力，1948 年"汉森氏病"取代了"麻风病"成为该疾病的正式名称。

1945 年之后，卡维尔的患者可以被氨苯砜成功治愈，他们开始想象围墙之外的社会生活。他们选取了一首当时非常流行的歌曲《不要把我关起来》作为改变麻风病人处境的主题曲。1948 年，隔离网被撤离。对于已经被治愈、试图在其他地方开始新生活的患者而言，社会对他们仍然有很多偏见。1959年，一位名叫贝蒂·马丁（Betty Martin）的患者出版了一本回忆录《没有人曾经知道》（ *No One Must Ever Know* ），描述了她本人和其他患者在摆脱过去阴影时所面临的巨大挑战。

1986 年，卡维尔麻风病院被重新命名为 Gillis W. Long 汉森氏病中心。现在这一中心坐落在巴吞鲁日（美国路易斯安那州首府），仍然处于汉森氏病研究的前沿。

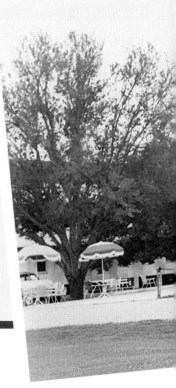

路易斯安那州麻风病院，拍摄于 1955 年。

麻风病现状

科学家们继续尝试揭开麻风病的免疫学机制及传播模式，认为这种疾病的传播模式可能是由于吸入了携带病原体的微粒，但这并不是该病传染的唯一途径。同时，科学家们也在试图解释这种疾病的感染水平低而潜伏期长的原因。如汉森曾经怀疑的那样，这种疾病具有传染性，但作为传染病而言，它是传染性最低的一种疾病。人群中约 95% 的人对这种疾病有自然免疫。

在过去的几十年中，世界卫生组织认为有足够多的治疗药物，对消除麻风病感到很乐观。20 世纪 60 年代出现氨苯砜的耐药病例，世界卫生

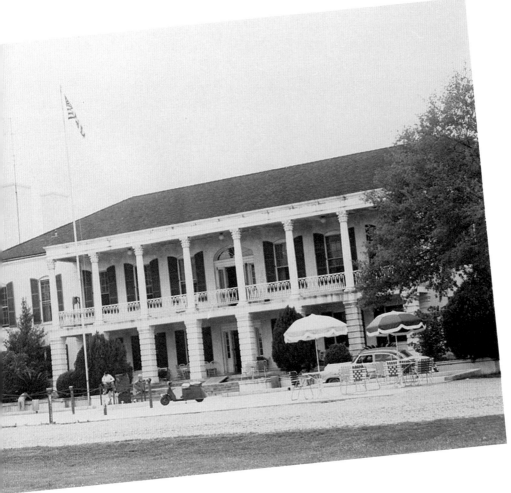

组织推动了多种药物联合化疗的发展，联合使用氨苯砜、氯法齐明和利福平。虽然现在仍然没有麻风疫苗，但广泛使用联合化疗已大大减轻了麻风病的负担。据估计，在过去的 20 年中，有 1400 余万名患者已被治愈。

从 1995 年起，世界卫生组织开始免费提供治疗药物。目前，很多国家已经消灭了麻风病。不过，直到 80 年代中期，麻风病在一些国家仍然是重要的社会问题。现在，麻风病主要集中在非洲、亚洲和拉丁美洲的若干国家。虽然麻风病全球患病率已大大降低，但每年仍然会查出 25 万新发病例，同时也有许多患者已经因为这种疾病而落下残疾，还有很多患者根本没有希望获得治疗。有些人仍然对麻风病存有偏见，不愿意在早期接受治疗。这种疾病正在逐渐消退，但仍没有被消灭，我们必须牢记这一点。

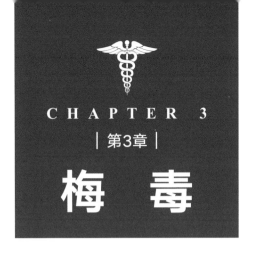

CHAPTER 3

| 第3章 |

梅 毒

梅毒，又称"大疮"，15世纪后半叶侵袭欧洲，造成了极为严重的后果。在意大利、法国、西班牙、英国和欧洲其他地区，有很多人受到了感染，其主要感染途径是性接触。这种疾病伴生的可怕症状引发了人们的恐慌和厌恶的情绪，多数情况下会导致患者死亡。在之后的几个世纪里，梅毒的致死率降低了很多，但仍然给世界各地的人们带来病痛甚至导致死亡。20世纪早期，人们确认它的致病体是一种名叫苍白密螺旋体的病菌，直到20世纪中期，才研发出有效治疗这种疾病的抗生素。在艾滋病病毒/艾滋病（HIV/AIDS）出现之前，梅毒是最为可怕的性病。

1530年，意大利医师吉罗拉莫·弗拉卡斯托罗（Girolamo Fracastoro，约1476/1478—1553年）发表了一首名为《西菲勒斯，或高卢病》（*Syphilis，sive*

大事表

1492 年 克里斯托弗·哥伦布（Christopher Columbus, 1451—1506 年）成为首个抵达西印度群岛的欧洲人。

1495 年 法国包围那不勒斯期间，一种名为高卢病的疾病在欧洲流行。

1497 年 意大利医生尼古拉斯·雷奥尼锡勒（Nicholas Leoniceno, 1428—1524 年）撰写了首部关于梅毒的著作，即《论俗称为法国病的流行病》（*De epidemia quam vulgo morbum gallicum vocant*）。

1530 年 吉罗拉莫·弗拉卡斯托罗首次在《西菲勒斯，或高卢病》这首诗中使用 syphilis 一词指代梅毒。

1746—1747 年 伦敦洛克性病医院开始营业，该医院位于海德公园附近。

1879 年 德国细菌学家阿尔伯特·奈瑟（Albert Neisser, 1855—1916 年）首次确认了淋病的致病菌。

1905 年 德国学者弗里茨·绍丁（Fritz Schaudinn, 1871—1906 年）和埃里希·霍夫曼（Erich Hoffmann, 1868—1959 年）分离出导致梅毒的细菌，被命名为梅毒螺旋体，随后更名为苍白密螺旋体。

1906 年 另外一名德国科学家奥古斯特·冯·瓦瑟曼（August von Wassermann, 1866—1925 年）和他的同事们共同研发出一种用血液检测梅毒的方法，被称为"瓦瑟曼反应"。

1910 年 德国细菌学家保罗·埃利希（Paul Ehrlich, 1854—1915 年）和他的日本同事秦佐八郎（Sahachiro Hata, 1873—1938 年）宣布，发现了一种治疗梅毒的"魔弹"——砷凡纳明。

1927 年 奥地利神经学家朱利叶斯·冯·瓦格纳-尧雷格（Julius von Wagner-Jauregg, 1857—1940 年），因发明用疟疾治疗梅毒的方法而获得诺贝尔奖。

1928 年 亚历山大·弗莱明（Alexandaer Fleming, 1881—1955 年）发现了青霉素，但直到 40 年代科学家们发现其治疗作用后，它才被作为一种治疗方案得以广泛应用。

1943 年 青霉素开始大量生产。这种药物对于梅毒、淋病和一系列细菌感染性疾病有治疗作用。

1945 年 亚历山大·弗莱明、霍华德·弗洛里（Howard Flory, 1898—1968 年）和恩斯特·钱恩（Ernst Chain, 1906—1979 年）共同获得诺贝尔奖，理由是"发现青霉素及其对于一系列感染性疾病的治疗作用"。

20 世纪 50 年代 梅毒发病率下降至历史最低点。

20 世纪 80 年代 HIV/AIDS 成为 15 世纪 90 年代以来最为可怕的"新型"性传播疾病。

21 世纪 随着性传播疾病在世界范围内的复苏，梅毒会继续引起人们关注。

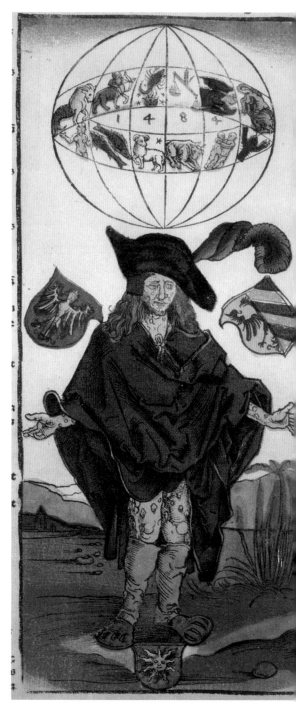

15 世纪末期的梅毒患者。阿尔布雷希特·丢勒（Albrecht Dürer）的木刻。

morbus Gallicus）的诗歌。讲述了一个名叫西菲勒斯（Syphilus）的猪倌，由于对太阳神阿波罗不敬，受到神灵的惩罚，身上长满了散发恶臭的脓疮。这个猪倌的名字是希腊语"猪圈"和"爱情"的结合。虽然几十年前这种病已经出现在欧洲，并且有许多不同的名字，但syphilis（梅毒现在的通用名。——译者）首次出现了。

肮脏的疾病

在15世纪90年代中期，战乱频仍的欧洲国家遭遇了这种流行病的侵袭。对于当时的人们而言，它显然是一种全新的、可怕的疾病。它让人全身长满难看的脓疮，脓液会侵蚀患者的骨骼，他们脸上的肌肉会不断减少。大部分情况下，患者最终的结果是死亡。据说，这种疾病于1495年法国国王查理八世（1483—1498年在位）包围那不勒斯（之后被西班牙统治）时出现。城市陷落之后，法国军队被一种未知的恶疾所侵袭，迫使查理终止了自己的行动。法国人认为，这种疾病是由那不勒斯人带来的。然而，染病的法国军人和营地妓女被解散、撤回家乡之后，他们把这种瘟疫也带回了家乡。

没人愿意为这种肮脏的疾病负责。英国人、德国人和意大利人把它叫作"高卢病"或"法国病"；法国人把这种疾病称为"那不勒斯病"或"西班牙疮"；波兰人称之为"俄国病"；土耳其人称之为"基督徒病"；16世纪中叶这种疾病传至南亚和东亚地区时，在印度和日本被称为"葡萄牙病"。这种疾病成为有史以来人们最不愿意承认与自己有关的疾病。不过，在欧洲大部分地区，该疾病还是被称为法国病，而法国人称之为"大疮"。

"大疮"起源之谜

Syphilis是弗拉卡斯托罗在他有关高卢病的拉丁诗中首创，虽然此诗发表于1530年，并且已经被翻译成很多种语言的版本，但直到19世纪早

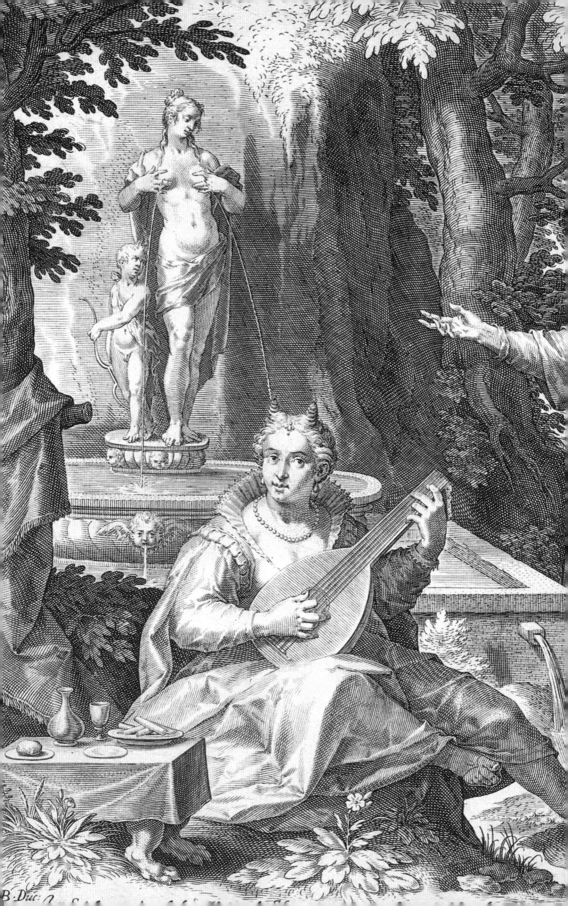

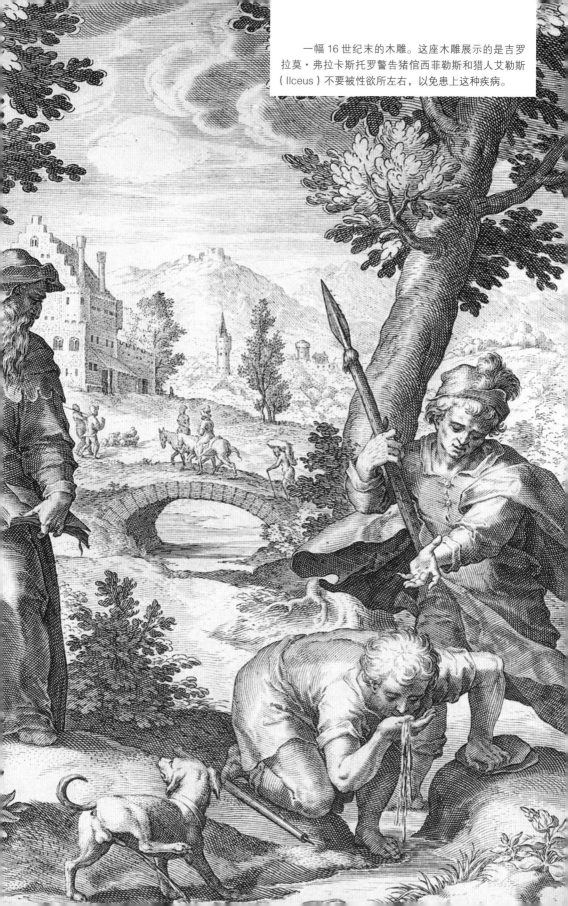

一幅 16 世纪末的木雕。这座木雕展示的是吉罗拉莫·弗拉卡斯托罗警告猪倌西菲勒斯和猎人艾勒斯（Ilceus）不要被性欲所左右，以免患上这种疾病。

期这个词汇才开始被广泛使用。每个国家都把这种疾病归咎为他人的过错，令欧洲的医生都很焦虑，希望能够确定"大疮"源自哪里，为什么会出现。是不是就像全能上帝的闪电一样，是对法国军队在那不勒斯所犯罪行的突然惩罚？或者是对人类罪恶的惩罚（正如弗拉卡斯托罗的诗里，阿波罗对猪倌的诅咒）？或者，像许多人怀疑的那样，是自新大陆返回来的水手们带回的"舶来品"？

在过去的 5 个世纪，这个问题令许多智者头疼，至今仍是让许多历史学家和古病理学家疑惑不解的问题。传统观点认为这种疾病是由哥伦布和他的船员们从美洲带回来的，该观点与这种"新"疾病出现于 15 世纪晚期的事实相符。有人认为，可能是哥伦布的西班牙水手在新大陆感染了疾病，后来又到那不勒斯参加抵抗法国的军事行动，将这种疾病传播给了当地人。对于一些人而言，这一"哥伦布理论"蕴含着一种诗歌般的公平正义，毕竟许多致命的疾病（例如麻疹、天花、疟疾和流感）都是从旧大陆跨过大西洋，来到新大陆，给新大陆中毫无抵抗力的土著印第安人带来了一场大浩劫。

此外，还有很多其他的假说。有人相信这种疾病在 1492 年之前，就已经存在于欧洲，是一种地方性流行病（主要是根据前哥伦布时代的一些欧洲人遗骨上已存在类似"梅毒"样的证据），可能与麻风等破坏容貌的疾病相混淆了。另外一些人认为梅毒是由其他相关疾病演化而来，例如雅司病、品他病、非性病性梅毒，这些主要都是儿童时期通过皮肤传播的疾病，而后又演变成为一种成人性传播感染疾病。一些人坚持认为梅毒的致病菌既存在于旧大陆也存在于新大陆，在 15 世纪末期发生变异或相互融合，导致其致病性更强。

也有部分医学史专家认为，对疾病进行准确的回顾性分析是不可能的，尤其是这样一种曾经拥有如此多名称，并且不同类型之间既难以分辨又相互矛盾的疾病。因此，这些专家认为，这些疾病最好以"尚待诊断"处理，它们的历史最好是从当代史的角度进行研究，而不是从回顾性的视角进行。但是，随着对于古人遗骸分析技术的进步，也许有朝一日会让这

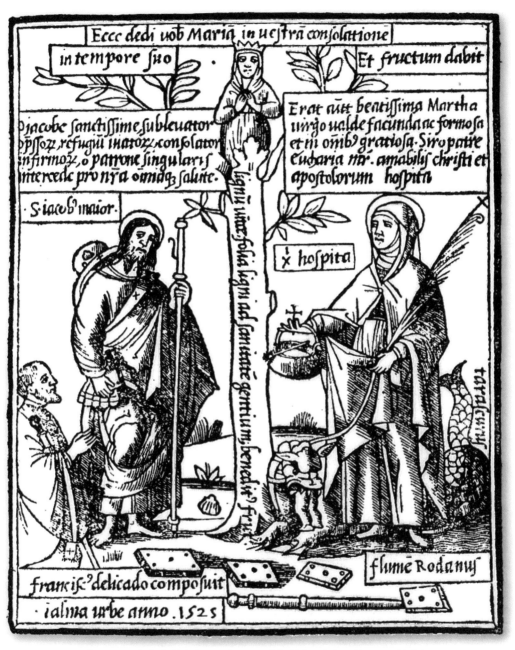

该画描述了如何制备愈创木脂，又称为"圣木"树脂。乌尔里希·冯·胡滕（Ulrich von Hutten，1488—1523 年），知名的德国学者兼梅毒患者，极力推崇这种梅毒治疗方法，即使用"圣木"树脂——愈创木脂进行治疗。

些逝去的人们吐露真相。

一夜销魂后，终生汞为伴

（医生）甚至不愿看到患处……从刚一发病，这种疾病看上去就十分恐怖。病人会长出橡子一样的水疱，水疱里流出肮脏恶臭的物质，不论是谁，一旦身上有了这种气味，肯定是感染了大疮。疱疹是深绿色的，给人的震撼不亚于疼痛本身，得了这种病，患者就像躺在火堆上一样。

——乌尔里希·冯·胡滕，一名患有"大疮"的德国学者，描述了这种新型疾病的恐怖之处，以及使用汞剂进行治疗时给人带来的痛苦折磨

在很久以前，人们就把"大疮"与放荡的女人、妓女和不敬神联系到一起。于是诞生了另外一个词：*lues venerea* 或性病 [venereal disease，源自罗马爱神维纳斯（Venus）的名字]。淋病（通常在俚语中被称为 the clap，或尿灼症）是另外一种性病，自古就已存在。当梅毒侵袭欧洲时，有些人认为两种疾病其实是同一种疾病。梅毒的症状之所以更为严重和可怕，不过是因为性毒（venereal poison）在体内传播得更广所致，而其性毒与淋病性毒并无区别。

很多国家当局对性传播疾病的快速流行感到吃惊，决定采取措施控制娼妓的数量和性滥交。英格兰国王亨利八世（1509—1547年在位）就曾试图关闭伦敦的"青楼"、妓院，以及公共浴池。（一般推测他本人就饱受梅毒之苦，但这种说法可能有失偏颇。）

梅毒在出现之始声势浩大，但在50—100年之后，其致病性和致死率都大大下降。然而，梅毒患者仍然要忍受痛苦的症状和长期的煎熬，以及令人羞耻的溃疡，这种溃疡被人们称为下疳。梅毒分为三期。第一期以生殖器溃疡为特征，溃疡部位通常为接触部位。第二期这些病灶愈合，数周后出现红疹，通常伴有发热、疼痛和疲劳。第三期可能会在较长的潜伏期后出现，潜伏期内患者几乎没有任何症状。但是，最后一期是恶化程度最高的一期：患者浑身长满脓疮，疾病会侵蚀其面部、骨骼和内脏。在一些病例当中，疾病也可能会侵入病人心血管系统或神经系统，进而导致其瘫痪、失明、精神失常，最终导致死亡。若孕妇患有梅毒，其所产

避孕套医生

民间词源学认为"避孕套"（condom）一词是由一位叫作孔东（Condom）的医生为英格兰国王查尔斯二世（1660—1685 年在位）设计的。更有可能的是，这一词语来自拉丁文 condere，意思是隐藏、压制或隐瞒。避孕套在古代就已经开始使用（可能是用于宗教目的）。几个世纪以来，避孕套的材料从山羊肠到龟壳，从皮革到丝绸，各式各样。在 17 世纪，避孕套被推荐作为预防"大疮"的有效措施，而不是作为避孕措施使用。英格兰贵族们，急切地盼望着从法国邮寄来的避孕套，戏称它们为"法国信"（French letter）。法国人回敬称其为"英国大衣"（capotes anglaises）。第一个橡胶避孕套在 1855 年上市。随着抗生素用于治疗，性病不再被视为一种威胁。随着避孕药的问世，避孕套作为避孕手段被使用得也越来越少。然而，近年来，为了防止艾滋病病毒的传播，避孕套的使用量开始回升。

的婴儿可能在子宫内就已被感染：这些"无辜"的患儿可能会出现不同程度的畸形，包括失明、耳聋，或是出现梅毒患儿特有的"半月形门齿（又称梅素齿）"。

对于这种臭名昭著的疾病来说，任何一种治疗都会被视为救命稻草。古代放血疗法虽然一点用处也没有，但是依然广为使用。兜售玫瑰香醋药水的小贩们声称这种药水"使用三四次就可以让所有的痛苦一扫而光，让一个'腐烂得像烂梨一样'的人变成'像吸吮母乳的羊羔'一样健壮"，可以治愈英国人的"法国病"。最常见的一种治疗方式是使用水银，所以有一种说法叫"与维纳斯一夜销魂，与汞终生为伴"。这种疗法就是将病人裹在毯子中，放在热浴盆里或者用火烤，让患者不停出汗，随后给患者使用汞剂，通过服用或是通过外敷于化脓伤口处进行治疗。据说，患者需要流 3 品脱的唾液，才能使毒素从身体中排出。实际上，汞剂毒性很高，这种"治疗方法"造成的并发症不比疾病本身引发的并发症少。

德国学者乌尔里希·冯·胡滕倡导使用愈创木脂（也称"圣木"树脂）这种较为温和的疗法，即将原产于西印度群岛本土的一种树木煎成汤药服用。由于有些人认为这种疾病来自新大陆，于是使用新大陆的植物就成了一种比较受欢迎的疗法。不论这种方法有效与否，毕竟其危险性比汞剂小。

疯癫和疟疾疗法

虽然疯了，但（人的思维）逻辑犹在。

——波隆尼尔，见于威廉·莎士比亚
《哈姆雷特》第 2 幕第 2 节

在抗生素出现之前，奥地利的神经学家朱利叶斯·冯·瓦格纳－尧雷格想出了一个有趣的办法。许多终晚期梅毒患者最后会出现"麻痹性痴呆"（general paralysis of the insane, GPI），不得不住进精神病院。麻痹性痴呆指的就是梅毒导致的精神疾病状态。在维也纳的一所精神病院，同时患有疟疾的梅毒患者会出现身体和精神健康状态的明显改善。同样的，在试管中培养梅毒螺旋体时，可以观察到这种病原微生物很容易被加热杀死。瓦格纳－尧雷格猜想，如果让梅毒患者患上疟疾，会怎么样呢？疟疾导致的高热会不会杀死梅毒病原体呢？

这种治疗方法似乎有一定的作用，至少能够减缓终晚期梅毒导致的痴呆和其他症状的进程。梅毒患者感染疟疾后，可以使用奎宁治疗疟原虫。瓦格纳－尧雷格也因为发明了这种"全新的"、利用一种疾病治疗另外一种疾病的疗法，获得 1927年的诺贝尔奖。当时世界各地成千上万的麻痹性痴呆患者接受了这一疗法，直到青霉素疗法出现，此疗法才逐渐消失。

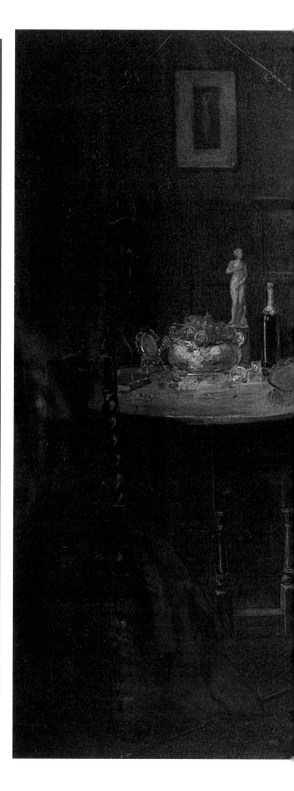

梅毒。理查德·库珀（Richard Cooper）创作于1910 年，生动地展示了随意发生性行为的潜在危险。

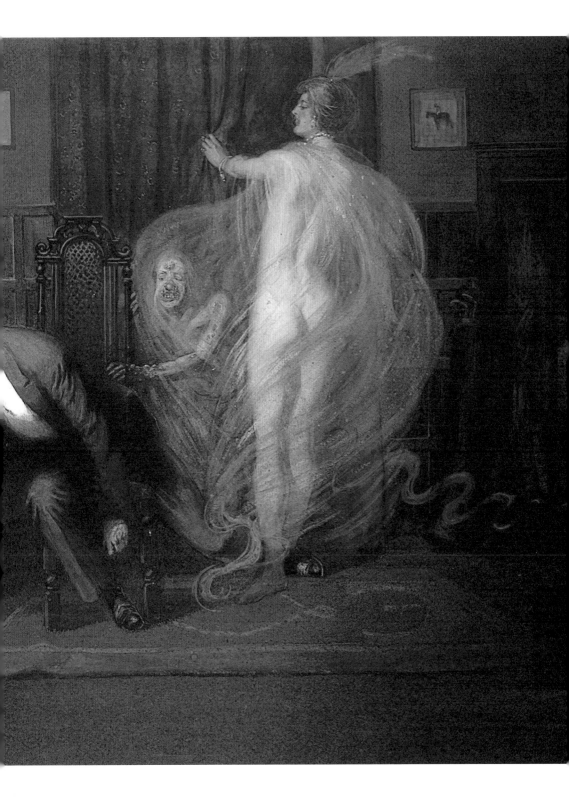

"魔弹"

梅毒和淋病混为一谈的状况，一度让医生们感到困扰。18世纪中期，苏格兰外科医生约翰·亨特（John Hunter，1728—1793年）开展了一项可怕的实验，认为这两种疾病事实上是同一种疾病。他在"某位匿名人士"（可能就是他自己）身上接种了从一位淋病患者身上提取的"性病物质"。他密切观察了症状的发展进程。在随后的几个月里，"尿灼症"和"大疮"都出现了，梅毒下疳也变得十分明显。病原体的"供者"很可能既患有梅毒又患有淋病，从而使亨特误认为这两种病是由同一种病原体导致的。

在19世纪和20世纪早期，这两种性病的病因得以澄清。1879年，导致淋病的病原体被确认；1905年，德国学者弗里茨·绍丁和埃里希·霍夫曼在梅毒下疳中发现了螺旋线样的细菌。随后，这种梅毒致病菌被命名为苍白密螺旋体（意为白色的螺旋线）。1906年，一种叫作"瓦瑟曼反应"的新型血液检测法被研发出来，该方法可以快速检测出病人是否患有梅毒。1910年，世界上首次出现了治愈梅毒的希望。德国医学家保罗·埃利希研究了600余种砷剂化合物，试图找到一种"魔弹"，能够用来杀死特定的微生物。第606种化合物，他称之为砷凡纳明，可以起到这种作用，或者说差不多能够起到这种作用。起初人们认为该药物是一种了不起的药，但它仍然具有很大的毒性，使用它会产生一些不良反应和副作用。随后，找到了一种经过改良的化合物，即新砷凡纳明。

塔斯基吉梅毒试验

在亚拉巴马州梅肯县开展的塔斯基吉梅毒试验是历史上最臭名昭著的医学试验之一。美国公共卫生服务部在1932—1972年间随访了大约400名患有潜伏期梅毒的贫穷黑人男性佃农（但他们仅被告知"血液不好"）。为了研究他们所患疾病的发展过程，这些患者并没有得到适当的治疗。1997年，美国总统比尔·克林顿正式为此道歉，称这一行径"玷污了我们对全体公民做出的正直诚实、人人平等的承诺"，然而此时，这一研究的许多受试者，连同他们的妻儿，都已经过世了。

但是，直到 20 世纪 40 年代青霉素出现，人们才真正找到了一种治疗梅毒和淋病的"神奇疗法"。

预防性病

第一次和第二次世界大战期间，性病发病率急剧攀升，并且患病率居高不下，从战场返乡的士兵们会广泛地扩散这种传染病，就像 15 世纪晚期发生的情况一样。两次大战之中，应对这种威胁的政策大相径庭，并且不同的国家也采取了不同的措施。

在第一次世界大战时，患有梅毒或"尿灼症"的士兵会失去薪水。协约国部队的宣传材料警告士兵们说"德国的子弹比妓女干净"，美国人认为"关闭红灯区可以摧毁梅毒和淋病的渊薮，这如同抽干沼泽地的积水就等于断绝了疟疾和黄热病传染源一样合理"，所以关闭了妓院。作为一种预防措施，虽然避孕套也成为人们的选择，但当局非常不推荐人们采用这种方法，认为该预防措施只会鼓励人们放纵自己。

到第二次世界大战时，当局逐渐不再强调对性病的偏见和羞耻感，而是更关注公共卫生、家庭和社会福利。针对士兵们的宣传主要是提醒他们避免感染，或是寻求正规治疗的意识。当局鼓励使用安全套。海报提醒士兵们："预防性病。坦率正直，头脑清醒。这要归功于你自己、你的战友和你的效率。"

从梅毒到艾滋病

20 世纪下半叶，许多国家对梅毒采取了更加开放的政策，例如开设免费的性病诊所、张贴宣传防治信息的海报和提供治疗所需的青霉素。梅毒发病率开始下降，不过它仍然是一种令人恐惧的疾病，人们希望能够永久地消除这种疾病。近几十年来开始传播的 HIV/AIDS（参见第 25 章）也逐渐超越了人们对于梅毒的恐惧。然而，在世界上许多地区依然存在梅毒，不过它是

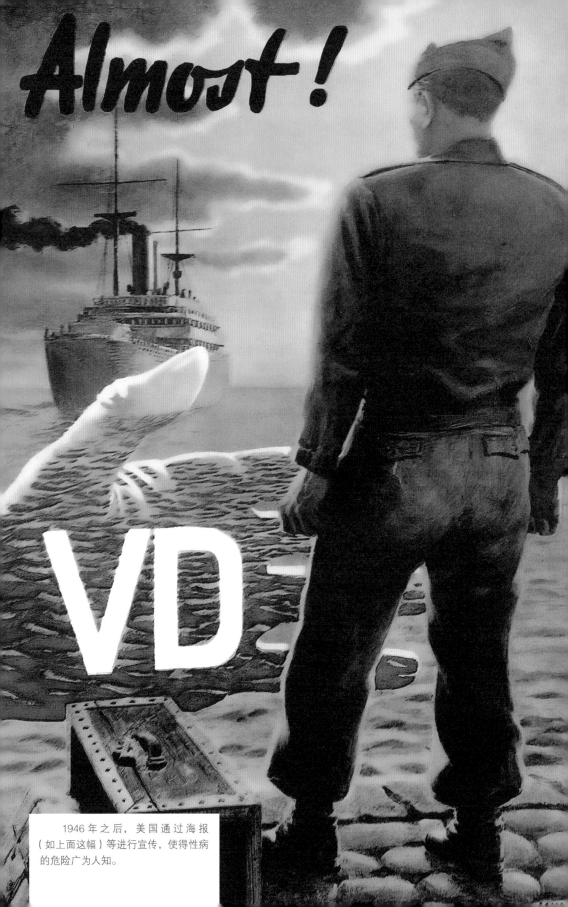

1946 年之后，美国通过海报（如上面这幅）等进行宣传，使得性病的危险广为人知。

一种可以治愈的性传播感染（sexually transmitted infection，STI），美国每年有 3 万个新增病例，在发展中国家，这一数字是美国的好几倍。大约 60%的梅毒死亡病例发生在非洲。梅毒患者更容易感染艾滋病病毒，淋病发病率也更高。衣原体感染作为一种新的细菌性传播疾病，在美国属于患病率最高的传染性疾病，仅次于普通感冒。然而，艾滋病病毒所具有的毁灭性，以及对全球深远的影响力，成为 21 世纪公共卫生领域最大的阴影。

现在看来，流行于 15 世纪 90 年代的"大疮"带给人们的恐慌，与 20世纪末期和 21 世纪早期人们对于艾滋病的恐慌是类似的。这两种疾病虽然在病理学和免疫学方面存在极大不同，但对于两种疾病来说，其传播方式相同，且都伴有较长的潜伏期，患者在潜伏期内虽然都受到感染，却都没有症状表现，两者的起源以及如何在顾及相关道德问题的前提下采取最佳方式进行治疗，也都引发了诸多争论。

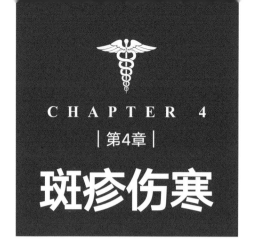

CHAPTER 4

|第4章|

斑疹伤寒

斑疹伤寒是一种急性感染性疾病，经由体虱（*Pediculus humanus corporis*）传播。几个世纪以来，斑疹伤寒在贫穷、拥挤、卫生条件差的环境中尤其流行，给人们带来了难以忍受的痛苦和不计其数的死亡。对于战争和饥荒时发生的斑疹伤寒流行，有很多生动描述，该病甚至屡次改变了人类历史的进程。然而，到第二次世界大战结束时，疫苗、杀虫剂、抗生素的联合使用，使得斑疹伤寒的发病率有所下降。现在斑疹伤寒已经相对少见，但仍然在亚洲、非洲和中南美洲部分地区流行。

1577 年，由于散发了"本应由教皇散播的"书籍，一位信奉天主教的装订商罗兰·詹克斯（Rowland Jenks）在英国牛津接受审判。这一案件引发了小镇居民和大学教师的浓厚兴趣。法庭十分拥挤、封闭，最为重要的是气味难闻。詹克斯受到的惩罚并不重，他被判有罪，双耳被割掉，之后又活了 30 多年。但是，参加这场审判的许多人都生了重病，死于"斑点热"。据估计，有大约 500 人死于这场疾病，其中包括 100 名牛津大学教职工，这就是 16 世纪发生在英国的若干起所谓的"黑色法庭"事件之一。

虽然当时的法庭上有很多香草作为装饰，用以除去囚犯身上难闻的气味，并预防感染，但还是有很多黑色法庭事件发生。带有甜味的香气，大蒜、醋的提神蒸汽，都被认为是可以使法官、陪审团和旁听者保持健康，防止囚犯们将"监狱热"传播到庭上的方法。

体虱

历史学家怀疑，牛津疫病暴发事件与其他几场类似的"监狱热"暴发事件类似，都是因为斑疹伤寒。我们知道这是一种通过体虱传播的疾病，更精确地说，它是通过体虱受感染后的粪便传播的。体虱生活在人类温暖的衣服中（它们喜欢羊毛或棉制内衣胜过了丝绸），并在其中产卵。它们不会跳跃或飞翔，但会时不时地从衣服里钻出来，爬到皮肤上快速吸取人的血液。如果虱子从斑疹伤寒患者身体上吸了血，它们也会被病原体感染，最终死于消化系统损伤。最关键的是，它们在感染之后可能会转移到另外一个人身上（抛弃了发热或死亡的宿主），并在后来的宿主身上排便，这样一来，它们感染了病原体的粪便很容易通过抓痕或伤口感染人体，包

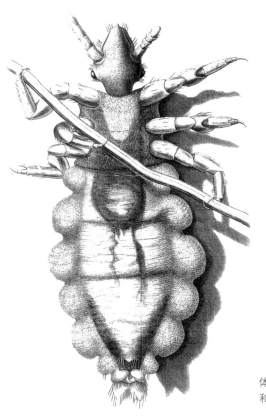

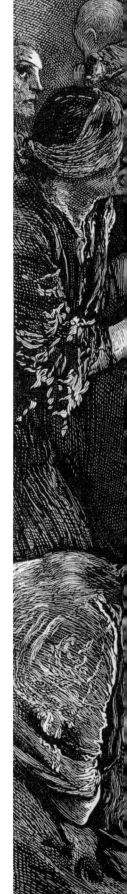

体虱，斑疹伤寒的传播者。人体是三种虱子的宿主：头虱、体虱和阴虱。

括那些由于虱子叮咬造成的伤口。衣服或床铺上干燥的虱子粪便也有可能被人们吸入体内，斑疹伤寒病原体从而可以通过鼻腔或口腔黏膜被感染。一旦感染了斑疹伤寒，患者就会发热，甚至产生精神错乱；他们会出现剧烈的头疼，肌肉关节疼痛，还会出现亮红色斑点样的鲜艳皮疹，与跳蚤叮咬后的症状相似。同时患者会发出难闻的气味，这让人们更加相信难闻的气味是导致疾病发生的原因。疾病的自然死亡率为 10%—40%，随着患者年龄的增长，死亡率也会升高。造成死亡的直接原因是血毒症（血液中毒素不断积累）。

令人犯"糊涂"的病

　　Typhus（斑疹伤寒）一词首次出现于 18 世纪，源自希腊语 *typhos,* 意为"冒烟的"或"糊涂的"，该病的特征性症

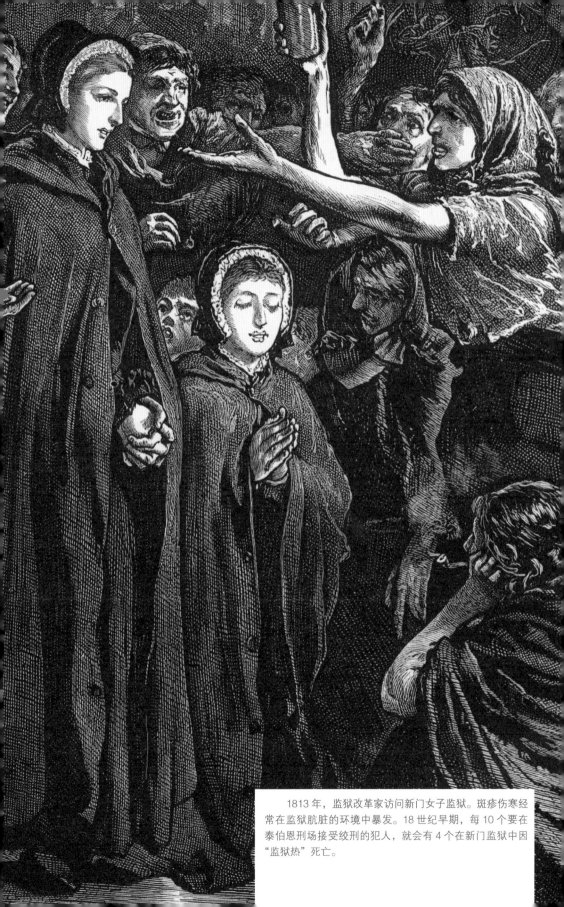

1813年，监狱改革家访问新门女子监狱。斑疹伤寒经常在监狱肮脏的环境中暴发。18世纪早期，每10个要在泰伯恩刑场接受绞刑的犯人，就会有4个在新门监狱中因"监狱热"死亡。

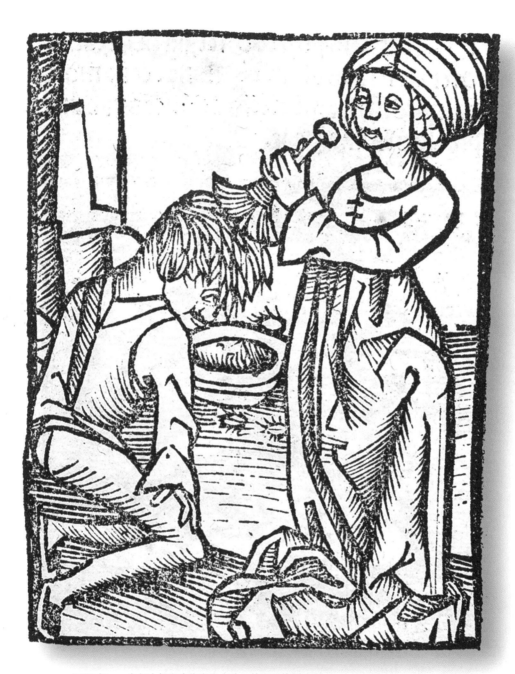

1499 年，一名妇女把斑疹伤寒患者头上的虱子梳到碗里。

状之一是神情麻木或神志恍惚。19 世纪中期时，人们已经可以将斑疹伤寒和伤寒（参见第 6 章）及其他一系列发热疾病进行鉴别诊断。在此之前的几个世纪里，有很多有关某种肮脏致命的疾病流行的记载。在英语中，称之为"斑点热"（spotted fever）；在德语中，称之为 *fleckfieber*（取其斑疹的特点）；在西班牙语中，称之为 *tabardillo*（意为"斗牛士的红斗篷"）。意大利名医吉罗拉莫·弗拉卡斯托罗将感染者躯干和手臂上出现的斑点描述为 *lenticulae*（"小豆子"）、*puncticulae*（"小刺"）或 *petechiae*（"跳蚤咬伤"）。有时也会按照疾病暴发的环境命名，因此该疾病也被称为"监狱热""轮船热""饥荒热"和"军营热"。

斑疹伤寒与卫生条件差、拥挤、寒冷、饥饿有关，最主要的还与不能经常清洗身体和换洗衣服等因素密切相关。很明显，这是一种由肮脏和贫困造成的典型疾病。这种疾病在囚犯、海员、乞丐、贫民窟的难民和士兵中十分流行，自 15 世纪末首次出现在欧洲开始，它便反复在军营里肆虐。斑疹伤寒与痢疾（血痢）、回归热、坏血病和伤寒等疾病一样，几乎都不可避免地与战争相伴，这些疾病导致的死亡数字远远高于实际战斗所导致的伤亡数字。

一支悲惨的军队

最大的一次"军营热"发生于 1812 年。这一年的夏天，法国皇帝拿破仑（1769—1821 年）率领他逾 50 万人的"大军团"开始了对俄国的悲惨远征。仅在进军过程中，这支军队里就已经有很多人因为痢疾和斑疹伤寒而伤亡，不得不在行军路上建立大量简陋的收容所来收治伤病军人。到当年 9 月中旬，博罗季诺战役（Battle of Borodino）之后，拿破仑终于抵达了莫斯科，但他的军队已经筋疲力尽，只剩下大约 9 万人。俄国人抢先一步，坚壁清野，把所有的给养都带走

斑疹伤寒热在平民中间开始流行，这些平民不仅要遭受过路军队的抢掠欺凌，还面临着成为这种致命传染病牺牲品的危险……不论我们到哪里，居民都是异常恐惧，并且拒绝为士兵提供住宿。

——一名法国士兵回忆 1812 年从莫斯科撤退的情形

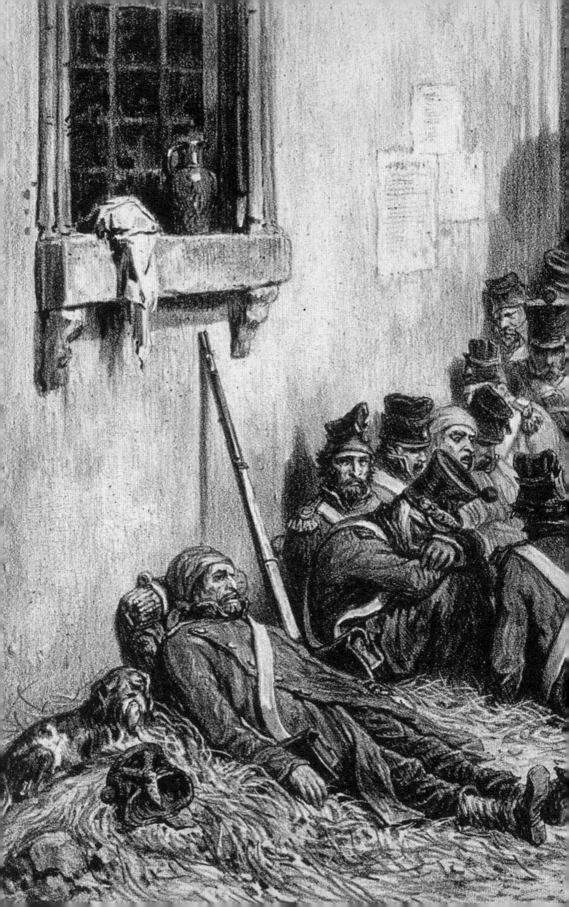

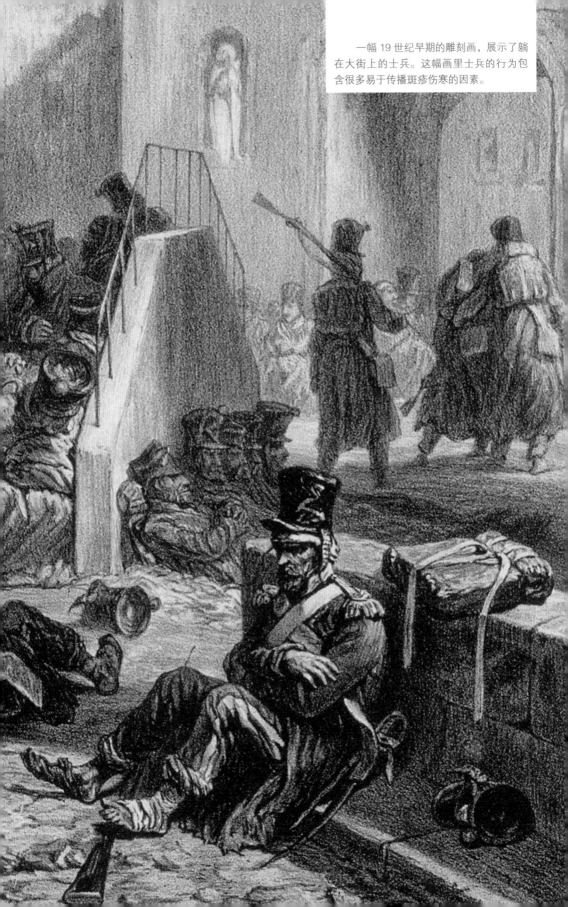

一幅 19 世纪早期的雕刻画，展示了躺在大街上的士兵。这幅画里士兵的行为包含很多易于传播斑疹伤寒的因素。

了，并把整个城市付之一炬：他们放弃了这座城市。拿破仑进入了一片断壁残垣的废墟，到处空空如也。

这是一支衣衫褴褛的军队，冒着严寒开始了返回法国的漫长行军。他们在出发征程中所设医院的条件已经变得十分恶劣——拥挤、肮脏、气味难闻，挤满了长期没有洗澡、饥饿、生病、冻伤和羸弱的人。它们几乎不能再容纳任何伤病士兵。马肉成了这些绝望士兵的配给口粮，为了果腹，他们开始吃皮革、喝自己的尿。一些人甚至是被直接冻死的。到12月中旬，拿破仑的军队（最初有60万人）仅剩下了3万名幸存的士兵，其中仅仅有1000人还能够战斗。在这一灾难性事件中，大部分人死于斑疹伤寒，或极端低温，或饥饿。拿破仑试图建立一个覆盖从俄国到印度的大法兰西帝国的梦想，就此破灭了。

饥荒热

在此后的几年里，拿破仑大军团以及尾随袭扰他们的俄国骑兵，将斑疹伤寒大规模扩散到欧洲。1815—1819年，在拿破仑战争之后，极端寒冷的天气、农作物歉收和饥饿农民的逃荒等因素联合起来，给欧洲又带来了一场疾病大流行，成千上万人因此失去了生命。

几十年之后，爱尔兰土豆种植业遭受了某种真菌感染的袭击，而土豆正是爱尔兰人的主食。于是，在1845—1849年间发生了"大饥荒"，大约100万人死亡，部分是直接死于饥饿，另外一些人是死于与饥荒相关的疾病，例如斑疹伤寒、回归热、坏血病和痢疾等。斑疹伤寒通过乞丐和流民快速传播开来。许多灾民在绝望中决定逃往英格兰、苏格兰、加拿大和美国等地，但大部分在途中染上了斑疹伤寒，这些运送爱尔兰难民的船只被冠上了"棺材船"的名号。据估计，爱尔兰的人口从900万下降到650万。据说在这个国家的部分地区，仅存的活物就是靠吃尸体幸存的老鼠和野狗。"爱尔兰热"随着移民一起传播到英国和北美的贫民窟里，但不知道因为何种原因，它没有进一步扩散。

体虱被揭露出来

斑疹伤寒流行病学和病原学研究的第一个突破出现在美国。过去一般认为斑疹伤寒和伤寒是同一种疾病的不同类型，直到1835—1836年冬季，美国医师威廉·伍德·杰哈德（William Wood Gerhard，1809—1872年）研究了费城一处贫民窟里爱尔兰移民中暴发斑疹伤寒的情况。1829年，法国医师皮埃尔·路易斯（Pierre Louis，1787—1872年）创造了"伤寒"（typhoid，意思为"与斑疹伤寒类似"）一词。杰哈德之前曾在英国和法国工作，他在巴黎期间取得了更大的进展，认为伤寒（在法国很常见）与斑疹伤寒（在英格兰和爱尔兰较为常见）是两种不同的疾病。很多著名医师都参与到这场争论当中，到19世纪60年代，大部分人都认为斑疹伤寒和伤寒是两种不同的疾病。尸检显示了两种疾病的主要不同：伤寒患者小肠有炎症病灶，而斑疹伤寒患者没有。（参见第6章）

又过了70年左右，导致斑疹伤寒发生的病原微生物才最终被人们发现。在1909—1910年，北非突尼斯的法国巴斯德研究所所长夏尔·尼科尔（Charles Nicolle，1866—1936年）研究发现，体虱（*Pediculus humanus corporis*）是这种疾病的主要传播媒介。他观察到，如果患者住院前脱掉所穿的衣服，剃光毛发，洗浴干净，就不会传染给医院里的其他人。他因此获得了1928年的诺贝尔奖，当时他说："只可能是体虱。肯定是虱子。"

尼科尔的发现得到了另外两名科学家——美国病理学家霍华

美洲虱子——普遍却更为友善？

斑疹伤寒流行史上一个有趣的现象是，过去一段时间中北美洲的斑疹伤寒相对罕见，虽然它在中南美洲很常见。当然过去美国体虱也很多，但人们对于美国暴发斑疹伤寒的担心总是多余的。

在1861—1865年美国内战期间，一位评论家曾经这样描述联邦军队战俘营里的南方军人：

战俘们可以在他们肮脏的囚室里闲逛，除了捉衣服上的虱子，不需要再做任何事情。

这些本来是斑疹伤寒流行的绝佳条件，但不知道为什么斑疹伤寒却没有暴发。一位历史学家曾经提出一种假设，美洲体虱与欧洲体虱不同，前者传播斑疹伤寒的能力较差。

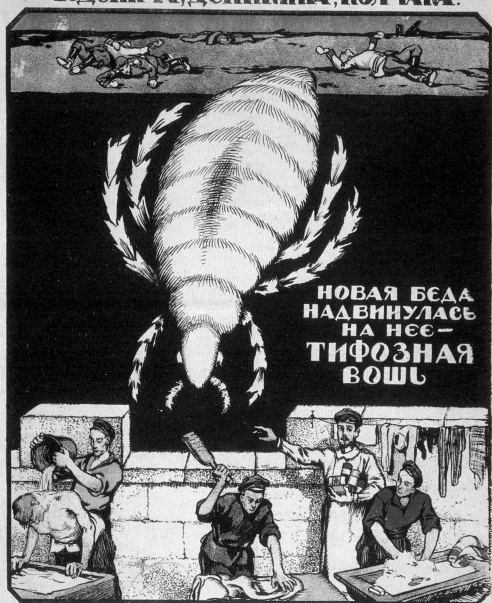

约 1921 年，一幅苏联共产主义宣传画，展示了红军如何消灭传播斑疹伤寒的虱子。画面中，士兵们正在积极洗澡和洗衣服。

德·泰勒·立克次（Howard Taylor Ricketts，1871—1910 年）和波兰动物学家斯丹尼拉斯·冯·普劳沃泽克（Stanislas J. M. von Prowazek，1876—1915 年）的支持，两位都是死于他们所研究的斑疹伤寒。1916 年，巴西科学家恩里克·达·罗查·利马（Henrique da Rocha Lima，1879—1956 年）将该致病微生物命名为普氏立克次氏体，以纪念这两位献身的科学家。此后，又有很多立克次氏体导致的疾病被逐渐发现，人们现在认为这种致病微生物是一类细菌，可以通过体虱、虱子、小虫、跳蚤和其他节肢动物传播。一旦确定了体虱在斑疹伤寒传播中的作用，过去许多传染病学的特点也就不言而喻了：卫生条件差、拥挤的处所、寒冷的冬天、未经清洗的厚衣服、聚集的人群，这些都是斑疹伤寒传播的理想环境。发现体虱在疾病传播中的作用，同样也就解释了预防该疾病的关键：积极行动、消灭虱子。

两次"虱子"的世界大战

在第一次和第二次世界大战时，斑疹伤寒肆虐欧洲。在两次世界大战期间，斑疹伤寒都非常明显地表现为，更易发于东线战场。1914 年，斑疹伤寒暴发于塞尔维亚（和第一次世界大战一样），仅前 6 个月，该疾病就杀死了 15 万人。俄罗斯虽然做出了种种努力，试图预防这种疾病的暴发，但同样也遭到了异乎寻常的打击。据估计，在 1917—1922 年间，共发生 2500 万—3000 万斑疹伤寒病例，其中东欧和苏俄有 300 万人死于此种疾病。这种惨烈的经历促使苏联领导人弗拉基米尔·伊里奇·列宁（Vladimir Ilyich Lenin，1870—1924 年）宣布："要么社会主义打败虱子，要么虱子打败社会主义。"

在第一次世界大战的西线，参战各国采取了严格的措施来预防斑疹伤寒的暴发——在这里，人们对于斑疹伤寒传播媒介和传播模式的研究发挥了很大作用。

> 刀剑、长矛、弓箭、机关枪以及高效炸药对于国运的影响远不如传播斑疹伤寒的虱子、传播瘟疫的跳蚤和传播黄热病的蚊子。
>
> ——汉斯·辛瑟尔（Hans Zinsser），《老鼠、虱子和历史》（*Rats, Lice and History*，1935 年）

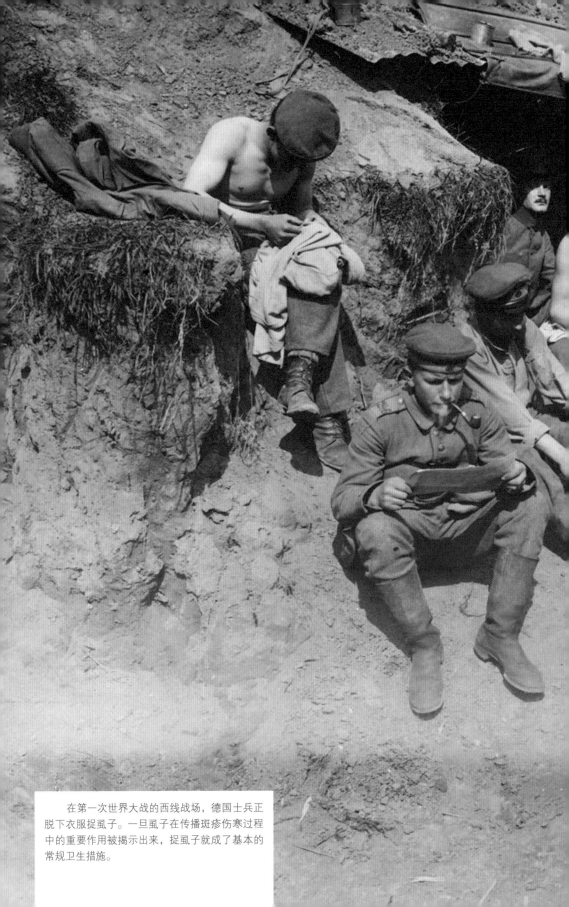

在第一次世界大战的西线战场，德国士兵正脱下衣服捉虱子。一旦虱子在传播斑疹伤寒过程中的重要作用被揭示出来，捉虱子就成了基本的常规卫生措施。

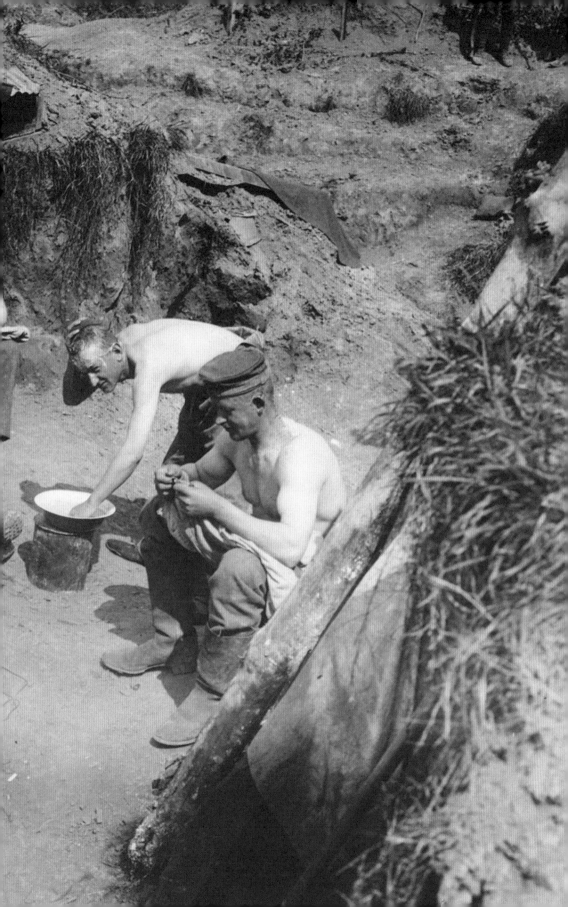

很多流动实验室、洗衣房、除虱站被建立起来。因而，士兵和战俘会洗澡、消毒、刮除体毛。身体和衣服上的虱子需要清除，而这一过程包括蒸汽处理、烟熏和擦防虱粉——除去士兵们内衣上的虱子成了每天必修的功课。

虽然西线战场采取了这些强有力的措施，并且战场上几乎没有斑疹伤寒暴发，但另外一种由虱子传播的疾病——"战壕热"，仍然给 100 余万名士兵带来了巨大的痛苦。"战壕热"是另外一种由体虱传播的疾病。它虽然没有造成重大的人员伤亡，但人们还是采取了各种除虱措施，士兵们会用烟头把虱子烫死泄愤，不过这一系列行动并没有消除虱子给人们带来的痛苦。与其他疾病相比，战壕热导致的战斗力丧失比流感（参见第 23章）之外其他任何一种疾病都严重。

第一次世界大战到第二次世界大战结束之间，在防治斑疹伤寒方面出现了两个巨大的进步，一个是疫苗，一个是杀虫剂。1937 年，美国公共卫生服务部赫勒尔德·考克斯（Herald R. Cox，1907—1986 年）制备出一种疫苗，虽然不能完全防止斑疹伤寒传播，但至少对在第二次世界大战最后几年里接种过疫苗的士兵而言，它能够有效地降低这种疾病的致病性。早前人们试图生产该疫苗时，总是基于直接将虱子的消化道或粪便研磨成粉的思路。而考克斯疫苗的思路是直接在鸡蛋黄里培养立克次氏体——这是第一种有效且可以大规模生产上市的活性疫苗。

在之后的几年中，强力杀虫剂 DDT 问世。1943—1944 年的冬天，意大利那不勒斯刚刚被从纳粹的"铁蹄"下解救出来，一场斑疹伤寒迫在眉睫，正是由于 DDT 的使用才有效制止了疫情的暴发。这种新型杀虫剂效果极好。人们在消毒站前排起了长队，希望能够彻底除去身上的虱子。DDT 以粉剂的形式使用，人们用喷雾器喷洒药粉。士兵们不再需要脱掉衣服才能杀死内衣上的虱子，喷雾器能够使 DDT 直接喷中内衣上的虱子，杀死它们。

虽然对所有的战俘都采取了严格的除虱措施，但斑疹伤寒在纳粹集中营里仍然是一个严重的问题。当时只有十几岁的犹太人安妮·弗兰克

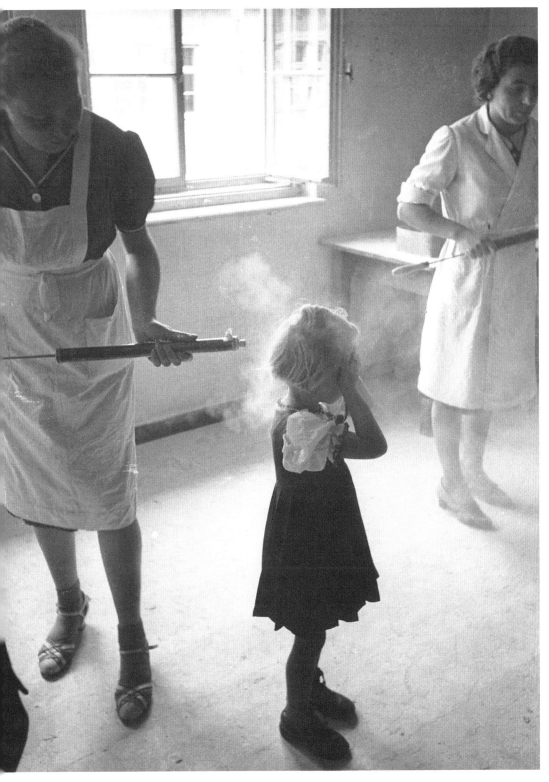

利用杀虫剂 DDT 进行熏蒸，被人们广为接受，这成为除虱的方法。图片展示的是，1948
年，一位德国儿童难民在联合国儿童基金会（UNICEF）难民营中接受除虱护理。

捉虱子

如今每当提起虱子，大部分人都会想到头虱（*Pediculus humanus capitis*）和它们产下的细小虱卵。幸运的是，头虱不会传播斑疹伤寒或其他传染性疾病。它们大约长 3 毫米，通过紧紧地抓住人的头发，吸食人类的血液。

头虱的侵扰，如今在学童当中非常常见。头虱的存在有数千年的历史，可以追溯到考古学家发现古代篦子的时期。死于维苏威火山爆发的罗马博物学家老普林尼（Pliny the Elder，公元 23—79 年）曾经建议人们用蝰蛇汤洗澡作为治疗手段。阿兹特克国王蒙特祖马（Montezuma，1466—1520 年）会专门雇人从他的子民身上捉虱子，然后把这些虱子晒死，作为财宝珍藏。

在中世纪，年轻贵族的礼仪课程中很重要的一部分就是如何处理身上的虱子。在很多人面前挠痒或捉虱子是很不礼貌的，除非是在极为亲近的朋友面前。英国草药学家尼古拉斯·卡尔佩珀（Nicholas Culpeper，1616—1654 年）建议用烟草汁液杀灭儿童头上的虱子。

塞缪尔·佩皮斯在 1669 年 1 月 23 日的日记里记录到：

仔细端详之后，她（我的妻子）发现在我的头上和身上有大大小小 20 多个虱子，比我这 20 多年来身上的虱子都多。

佩皮斯换了衣服，把头发剪短，"这样就能摆脱虱子了"。他在新买的假发上也发现了很多虱子卵。他写道，"这让我非常烦恼"。

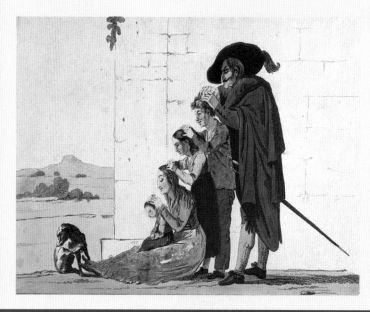

在过去的年代，几乎所有人都需要捉这种寄生虫，包括小孩子们。在这幅历史画中，就连狗也得整理毛发，以减少寄生虫附着。

（Anne Frank，1929—1945 年），留下了她在集中营里生活和经历的日记，于 1945 年 3 月死于伯根 - 贝尔森集中营，很可能是斑疹伤寒、饥饿、治疗不当夺去了这个小姑娘的生命。欧洲战场的东线仍然有很多次严重的斑疹伤寒暴发。而在太平洋战场上，斑疹伤寒的近亲，"恙虫病"（tsutsugamushi，一种由螨虫传播的立克次氏体病）也造成了大量的人员伤亡。

到 20 世纪 40 年代末期，广谱抗生素出现了，可以有效杀死导致斑疹伤寒的立克次氏体。现在看来，斑疹伤寒在全球极为罕见，但它在部分寒冷贫穷的地方仍然存在，例如南美洲的安第斯山脉、亚洲的喜马拉雅山脉和部分非洲地区。

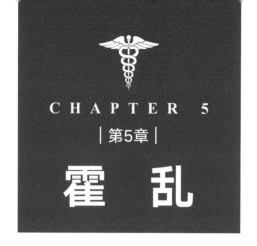

CHAPTER 5

|第5章|

霍乱

　　霍乱是一种令人极端不适并且可能会致命的疾病，病原体是霍乱弧菌。这种疾病的症状十分恐怖：患者会因为疼痛而抽搐，剧烈呕吐，出现不受控制的水样腹泻。如果不经治疗，许多人会因严重脱水，肤色变蓝（对于白人来说。——译者），很快死亡。

　　19世纪，霍乱从印度次大陆恒河三角洲开始肆虐全球，夺去了数百万人的性命。19世纪后期，科学家们发现霍乱是通过被霍乱弧菌污染的食物和水传播的。在西方社会，卫生条件的改善使得霍乱不再常见，但在亚洲、非洲和南美洲部分地区，霍乱仍然是一种严重威胁人类健康的疾病。

　　《桑德兰先驱报》是英格兰东北部港口城市桑德兰的一家报纸，1831年，该报纸就警告读者一种新型危险传染病已经快要到来：亚洲霍乱。《桑德兰先驱报》这样报道霍乱的早期症状：

大事表

公元前1000年 古代梵文、中文和希腊文献描述了一种类似于霍乱的腹泻性疾病。

公元1543年 葡萄牙探险家报告印度有霍乱病例。

约1817—1823年 第一次霍乱大流行：这种疾病从其位于恒河—布拉马普特拉河三角洲的发源地扩散到整个亚洲，但没有传播到欧洲和美洲。

约1826—1837年 第二次霍乱大流行：这种疾病肆虐亚洲、北非和欧洲地区，于1831年到达英格兰，1832年到达美国。

1842年 埃德温·查得维克（Edwin Chadwick, 1800—1890年）在《英国劳动阶级卫生状况报告》（*Report of an Inquiry into the Sanitary Conditions of the Labouring Population of Great Britain*）一书中，建议采取改善污水处理系统、供水措施和排水措施的方法。

约1846—1863年 第三次霍乱大流行：疾病从印度蔓延至全球。1854年是历史上霍乱最为严重的一年。

1849年 在5万余名英国人死于霍乱之后，约翰·斯诺（John Snow, 1813—1858年）出版了《霍乱传播模式》（*On the Mode of Communication of Cholera*）一书。

1851—1852年 第一届国际公共卫生大会在法国巴黎召开，会议主要议题为霍乱。之后召开了更多类似的会议。

1854年 约翰·斯诺成功说服当局移除伦敦宽街上的水泵把手，以证明霍乱是通过饮用被垃圾污染过的水传播的。

1854年 意大利科学家菲利波·帕奇尼（Filippo Pacini, 1812—1883年）首次观察到霍乱弧菌；1879年，他提出可以采用静脉注射生理盐水来治疗这种疾病。但这一建议被人们忽视了。

约1865—1875年 第四次霍乱大流行：这是历次大流行中传播范围最广的一次，从印度传播到世界大部分地区，包括欧洲、非洲大部分地区以及美洲。

1881—1896年 第五次霍乱大流行：这是确定霍乱病原体之后的首次大流行。

1883—1884年 德国细菌学家罗伯特·科赫首次确认埃及和印度霍乱的病因是逗号状的霍乱弧菌。

1885年 西班牙医生海梅·费兰（Jaime Ferrán, 1851—1929年）首次制备了一种霍乱疫苗。他在自己身上进行了试验，随后为约3万人接种了该疫苗。

1899—1923年 第六次霍乱大流行：霍乱从印度扩散到亚洲，随后扩散到东欧和南欧。此次大流行在印度尤为严重，1900年就有约100万人死于这种疾病——在第一次世界大战和1917年革命期间，俄国同样也损失惨重。

1905年 埃及西奈半岛埃尔托（El Tor）隔离检查站在6名从麦加朝圣返回的穆斯林身上检测出霍乱埃尔托型。

1961年至今 第七次霍乱大流行：这是历史上持续时间最长的一次大流行，从印度尼西亚开始暴发，大部分为埃尔托型，流行范围包括亚洲、中东、俄罗斯和南欧部分地区。它同样扩散到西非和南美地区。

20世纪70年代 在1971年印巴战争过程中和战争之后，科学家们开始使用口服补液疗法（oral rehydration therapy，ORT）治疗难民营里的霍乱。

1978年 世界卫生组织推动了腹泻性疾病控制项目的进展，推广口服补液疗法的使用。

1993年 亚洲出现另外一种霍乱菌株，名为孟加拉1039号霍乱弧菌。

2005年 共有52个国家报告了131943例霍乱病例，其中2272例病例死亡。实际的数字可能更高，在亚洲、南美洲和非洲，霍乱仍然是一种严重的疾病，可能会在战争、饥荒、自然灾害等情况下暴发。可以观察到，在有水的环境下，霍乱弧菌能在人体内生长。

胃部极为不适……呕吐或排泄米汤样粪便……脸部瘦削，眼球深陷，像是野人一般，嘴唇、脸部……整个身体表面都变成铅色、蓝色、紫色或黑色。

记者注意到，虽然仍没有特别针对这种疾病的治疗方法，但读者被告示：

医生们表现出了最大的信心……他们肯定会找到一种治疗方法的。

在之后的几个月里，桑德兰遭受了霍乱的袭击。另外还有几个不列颠群岛上的小镇也被波及，仅 1832 年伦敦就有超过 5000 人因此丧生。霍乱在亚洲和欧洲极为常见，美洲最先出现霍乱的城市是纽约，之后它便扩散到整个美洲大陆。这是霍乱首次出现在西半球，虽然桑德兰报纸很乐观，但当时还没有找到治疗方法。

追溯霍乱流行的时空轨迹

霍乱一词源自希腊语 *khol* 和 *rhein*，意思分别是"胆汁"和"流动"。这个词语（或者拉丁文全称假霍乱，*cholera morbus*）自古就有，用来指代散发出现

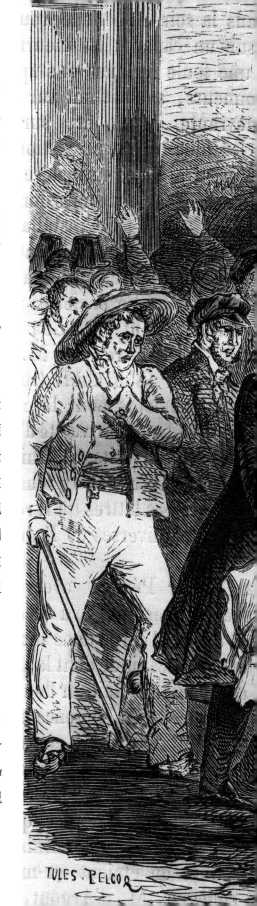

TULES PELCOR

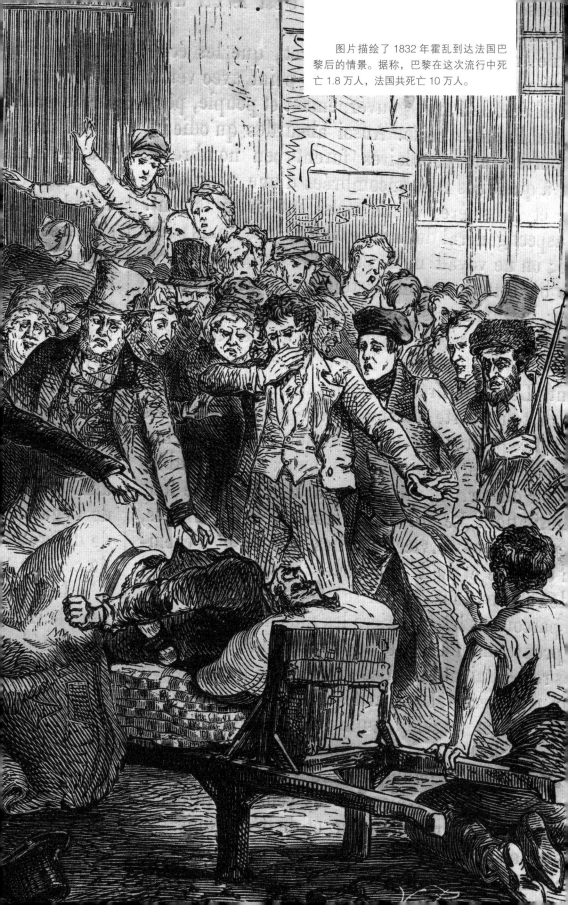

图片描绘了 1832 年霍乱到达法国巴黎后的情景。据称，巴黎在这次流行中死亡 1.8 万人，法国共死亡 10 万人。

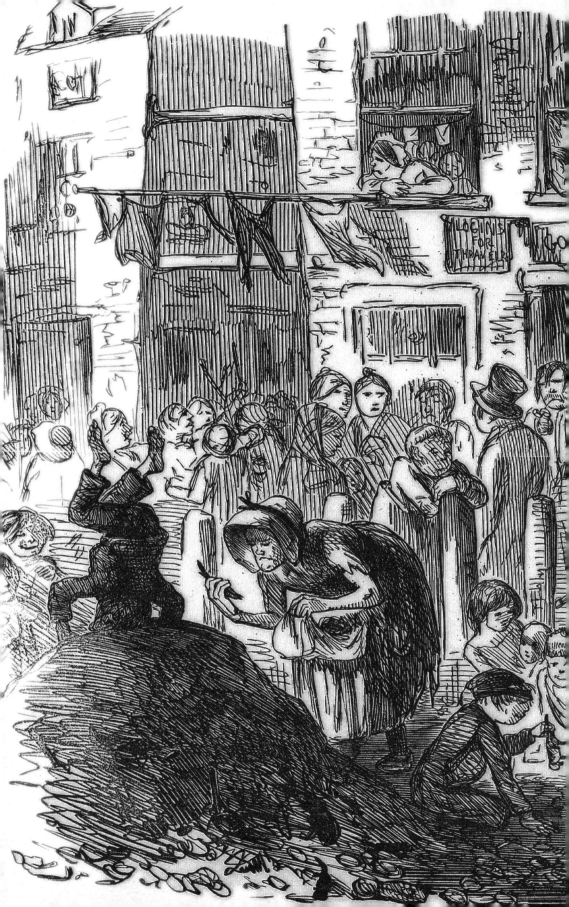

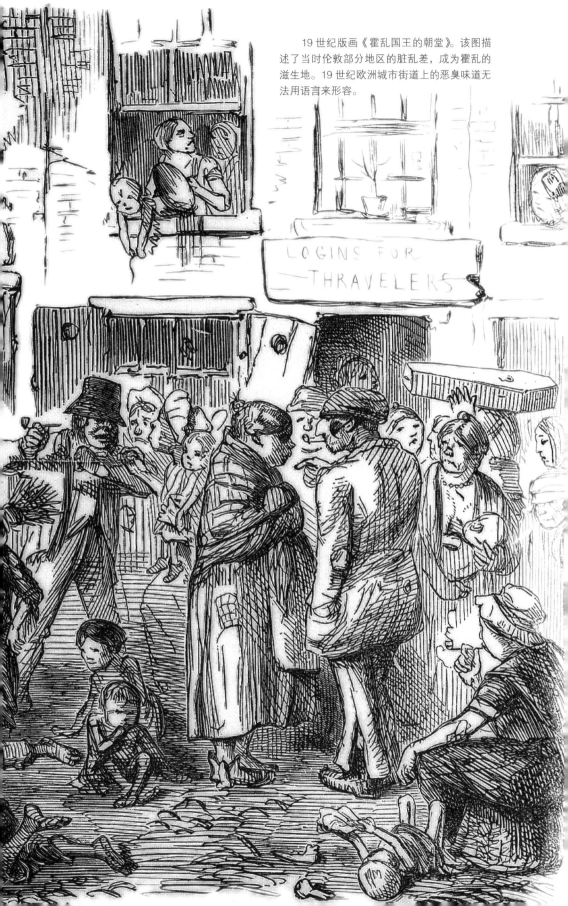

19世纪版画《霍乱国王的朝堂》。该图描述了当时伦敦部分地区的脏乱差，成为霍乱的滋生地。19世纪欧洲城市街道上的恶臭味道无法用语言来形容。

肯定的……我们没有预防措施，没有垃圾桶、没有下水道、没有自来水……苏豪广场希腊街 Suer 公司的老板们，一个个肥头大耳，丝毫不理会我们的抱怨。整条街臭气冲天。我们忍受着这些苦难，很多人病倒了；一旦得了霍乱，只能靠上帝帮我们了。

——1849 年霍乱在英国流行期间，伦敦《泰晤士报》刊登的一篇请愿文

的腹泻病。然而，亚洲霍乱所表现出来的毁灭性的、无法停止的腹泻与之前所有疾病都不同。实际上，我们现在知道了，霍乱水样便中含有肠道的碎片和霍乱弧菌，正是快速脱水导致了容貌瘦削，身体发蓝，并且会伴随休克甚至死亡。

很难准确地判断 19 世纪暴发并传遍全球的霍乱大流行与之前的假霍乱有什么不同。历史学家们普遍认为，19 世纪霍乱大流行起源自人口稠密的印度恒河—布拉马普特拉河三角洲地区（在数个世纪里，该疾病在此地可能一直是地方性流行疾病），因此，西方采用了"亚洲霍乱"这一称谓。1817 年第一次霍乱全球大流行（之后至少还发生了 6 次）使得这种疾病从它的腹地开始扩散到整个亚洲。然而，该疾病没有停下脚步，开始继续向西传播，到 1823 年逐渐消失：对于这些全球大流行为何突然暴发，又为何停止流行，还存在很多谜题。

19 世纪，霍乱的第二次全球流行性暴发殃及了全球所有人口稠密的地区。在 19 世纪 30 年代，霍乱首先袭击了俄国莫斯科、德国汉堡、英国桑德兰和伦敦、法国巴黎、加拿大魁北克及美国纽约：亚洲霍乱覆盖了整个世界地图。这种疾病的致死率高达 50% 以上，商人、士兵、海员、朝圣者、难民和移民们不知不觉地把它带到全球每一处陆地和海洋，每次大流行（持续时间为 5—30 年不等）都是沿着不同的轨迹传播。但是，这种可怕疾病的传播途径上的所有人，都惧怕成为它的牺牲品。

贫民窟里的肮脏和臭气

霍乱患者不分男女老幼、富贵贫贱，但在 19 世纪，它的传播

厕所

维多利亚时期，英国城市的厕所也被称为卫生间、放松之所和方便之所——通常每40人才能有一个厕所。掏粪工人收集各家各户厕所里的粪尿，将其堆积起来发酵成为肥料，而这些工作通常在晚上进行。人的粪便通常会被当作肥料出售给农民。但贫民区的厕所很少有人打扫，排泄物不可避免地会渗入地下坑或污水池，污染地下水。

19世纪早期，伦敦富裕人家已经装备了抽水马桶。但是很不幸，由于缺乏运转良好的排污体系与之相配套，抽水马桶排出的污物常会污染饮用水系统，使情况变得更加糟糕。

托马斯·克拉普（Thomas Crapper）和其他一些工程人员随后发明了新型厕所，这种厕所被戏称为"尼加拉瓜大瀑布""滑铁卢""洪水""龙卷风"等。维多利亚时期，在1851年世界博览会上，伦敦首个付费厕所出现，每次使用需要付费1便士。19世纪60年代厕纸被发明出来。

纯洁的收集者

维多利亚时期，英格兰最差的工作之一就是"纯洁的寻找者"。"纯洁"，就是指被随地乱扔的狗粪，它们被用于纯化或软化皮革；收集狗粪的男女将这种工作视为可以不去工厂工作的最后救命稻草。拾满一桶"狗粪"的报酬可以为他们提供一整天的食宿费用。

一个穿着苏格兰高地服饰的男性，坐在公共厕所里，两条腿伸进两旁的洞里进行排泄。这幅版画创作于1745年。

特点十分明显：在恒河、麦加等朝圣中心有毁灭性的影响，在欧洲和北美快速扩张的工业化城镇里的肮脏贫民窟中也是如此。疾病带来的震撼（突然暴发、患者迅速死亡等）与它令人作呕的症状十分匹配。呕吐和大量腹泻会产生各种令人作呕、极其难闻的气味。在欧洲和美国原本生机勃勃的小镇遭受霍乱袭击时，这种气味使得城市里人们司空见惯的布满粪便的街道、破破烂烂的租屋、久未清洗的身体、冒着浓烟的工厂、肮脏不堪的屠宰房、充满腐烂气息的河流、屎尿横流的粪池、露天的污水沟，变得更加脏乱不堪。

医生们一直试图理解霍乱的发病原因，找到治疗霍乱的方法，却完全被这种新疾病如何扩散、怎么传播弄糊涂了。激烈的争论不断延续。瘴气论者（或抗接触传染论者）认定，霍乱与其他对穷人有影响的流行性发热疾病一样，都是通过贫民窟的肮脏环境和臭气传播的。英国社会改革家埃德温·查得维克写道：

所有浓烈的气味都是造成急性病的直接原因；我们甚至可以说，由于抑制这一触发系统会使得机体对其他致病因素的易感性增强，因此可以得出这样的结论：所有气味都意味着疾病。

英国医学统计学家威廉·法尔（William Farr，1807—1883 年）认为，瘴气就像是在城市粪池和排水沟上逡巡的疯狗一样。查得维克、法尔和其他欧美学者 [例如美国波士顿学者莱缪尔·夏塔克（Lemuel Shattuck，1793—1859 年）] 一样，通过展示"卫生"或"臭气"分布图，城市卫生程度最差、人口最为拥挤、最贫穷地区与高死亡率之间直接相关的关键数据，夸大了他们的论点。19 世纪中期，伦敦贝斯纳绿地区居民的平均死亡年龄为 16 岁。在"空气清爽"程度较好的区域，平均死亡年龄为 45 岁。伦敦、利物浦、曼彻斯特、巴黎、纽约和其他城市部分地区婴儿死亡率高得吓人，几乎每三四个孩子中就会有一个无法活到 1 岁。人们的期望寿命很低，工人阶级期望寿命为 20—30 岁或稍高一点。19 世纪社会改革家和

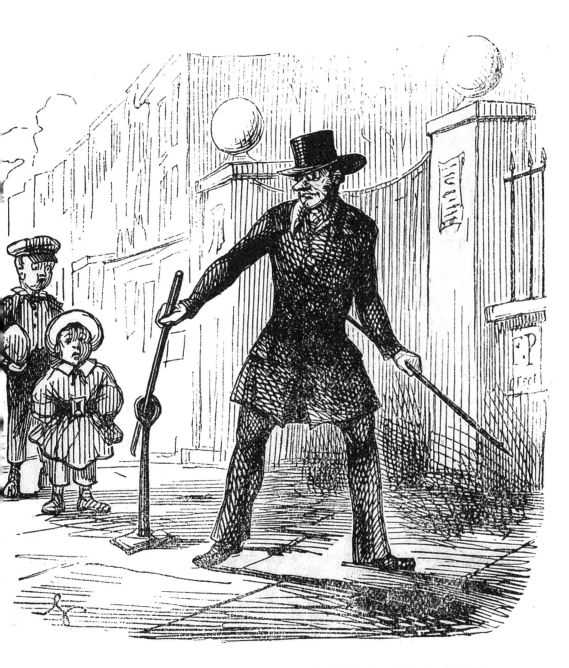

　　题为《因果倒置》的讽刺漫画。这幅画中，一个小男孩对其伙伴说："我说汤米，如果不是有人打开霍乱的阀门，让我上吐下泻，我就要爆炸了。"当时，英格兰许多城镇没有为各家各户提供自来水。人们需要在街头水管处排队、交钱，购买生活用水。从这些管道里流出来的被霍乱污染的水夺去了很多人的生命。

瘴气论者都提倡清理工业区或城镇里贫穷、肮脏的区域，清洁下层民众，分别处理不同的臭气，清除腐乱物等。

他们的反对者即接触传染论者，观察到亚洲霍乱是从东方传播到西方、从港口传播到内陆，通过海轮、小船、水渠、货运列车和铁路传播的。接触传染论者相信，这种疾病肯定是通过某种可以人传人的毒素传播的。预防疾病传播的唯一途径，是采取严格的隔离措施。然而，这会威胁工业化国家的商业活动，于是发起了第一届国际公共卫生大会，来对这一问题进行讨论。

部分人认为，霍乱是工人阶级道德和身体堕落退化的结果。哪里有腐败、酗酒、不洁，哪里的贫穷和疾病就会最严重——他们认为这是报应。与这种观点相对的是，人道主义者试图说服当时的人们，穷人得病不是因为他们思想或身体不道德，而是因为他们处在令人难以置信的肮脏、饥饿、可怜不幸的工作和生活环境中。霍乱这种可怕的疾病，不是道德正义的体现，而是人类社会缺乏公义的体现。

德国政治理论家恩格斯（Friedrich Engels, 1820—1895 年）在《英国工人阶级状况》（*The Condition of the Working Classes in England*）一书（1845 年出版）中，描述了曼彻斯特典型的城市场景：不论走到哪里，都会碰到"脸色苍白、身形瘦削、胸部窄小、眼睛凹陷的幽灵"，他们住在一个狗舍不如的房间里，"在里面睡，在里面死"：

沿着坑坑洼洼的河岸，从上面拉着晒衣服的绳子的那些木桩旁边走过去，就走进了这一堆乱七八糟的矮小的平房中，这些房子大多数都是土地，地上没有铺任何东西，每一家都只有一个房间，厨房、起居室、卧室，什么都是那一间唯一的房子。

恩格斯注意到路边存在大量的残渣和边角料，它们持续散发出令人作呕的臭气。还有人描述了一群人从地下室里爬进爬出的场景，他们所使用的通道就是外面厕所废水流出的通道。这种条件使得恩格斯和富有同情心

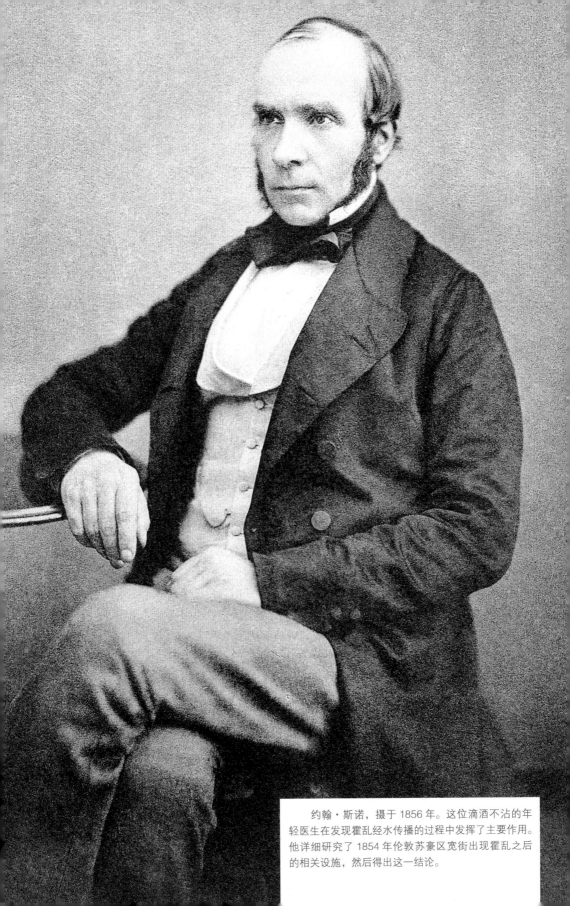

约翰·斯诺，摄于 1856 年。这位滴酒不沾的年轻医生在发现霍乱经水传播的过程中发挥了主要作用。他详细研究了 1854 年伦敦苏豪区宽街出现霍乱之后的相关设施，然后得出这一结论。

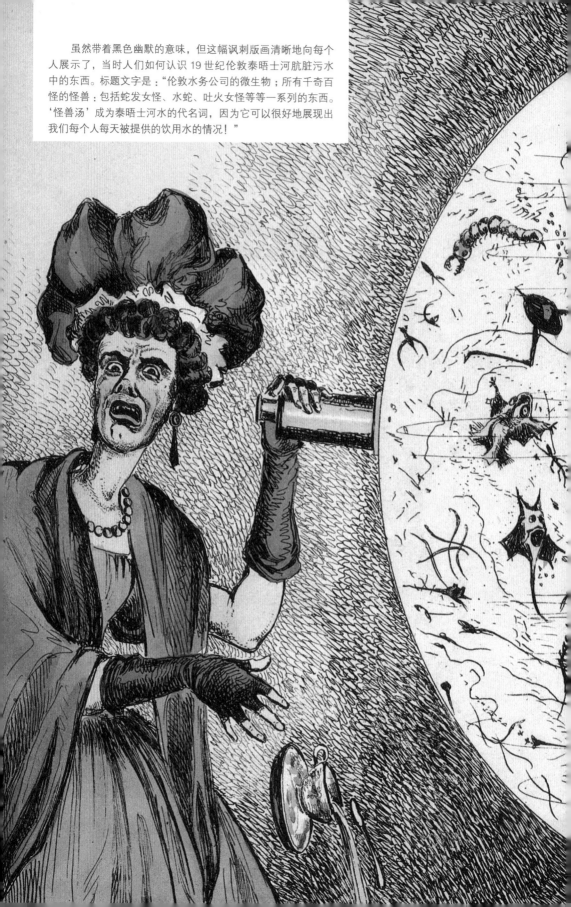

虽然带着黑色幽默的意味，但这幅讽刺版画清晰地向每个人展示了，当时人们如何认识 19 世纪伦敦泰晤士河肮脏污水中的东西。标题文字是："伦敦水务公司的微生物；所有千奇百怪的怪兽：包括蛇发女怪、水蛇、吐火女怪等等一系列的东西。'怪兽汤'成为泰晤士河水的代名词，因为它可以很好地展现出我们每个人每天被提供的饮用水的情况！"

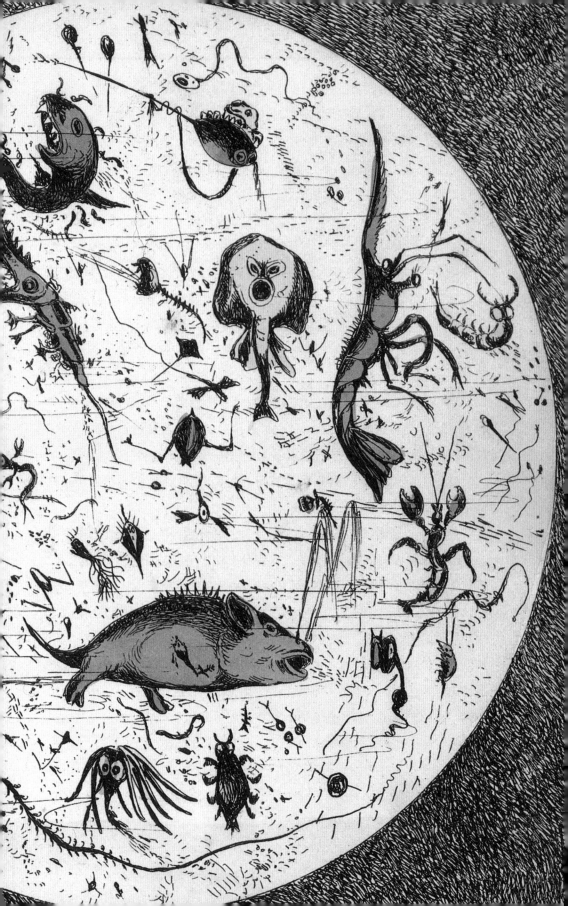

的社会观察家们十分愤慨。

贫民窟里的穷人会受到多种疾病的影响，例如：斑疹伤寒、伤寒、天花、结核、麻疹、痢疾、婴儿腹泻、白喉、猩红热、佝偻病、百日咳、气管炎、肺炎等。许多人，尤其是在工厂和矿山工作的人，都是死于事故。一些人被工业毒气、掺假食品所毒害，另一些人被艰苦的工作和饥饿折磨得筋疲力尽。然而，正是霍乱，这一种发病突然、影响重大的疾病，引起了人们广泛的关注。这种疾病的病因是什么？又是如何传播的？争论还在不断持续，但有一个人已经找到了答案，或者说，他认为自己找到了答案。

关闭霍乱的"阀门"

1849 年，讽刺漫画杂志《笨拙》（*Punch*）发表了一幅卡通画，题为《因果倒置》。在这幅漫画里，一个小男孩对他的小伙伴讲："我说汤米，如果不是有人打开霍乱的阀门，让我上吐下泻，我就要爆炸了。"

1854 年，英国医生约翰·斯诺试图"关闭霍乱的阀门"。他的做法是移除伦敦苏豪区宽街上水泵的把手。

1831 年，斯诺目睹了疫情最初在桑德兰暴发后，英格兰东北部泰恩河上纽卡斯尔附近的小村庄遭受第二次霍乱全球大流行袭击的恐怖景象。后来，他在繁荣的苏豪区黄金广场开业行医。这里十分繁华，但是臭气熏天；也正是在这里，他确信霍乱可能是由于患者喝水时，被垃圾污染的水中"某种尚未确定的"感染性颗粒感染致病的。在斯诺看来，整条泰晤士河就是一条臭水沟，垃圾污水都被直接排放到这条河里。1849 年，霍乱再次肆虐，斯诺首次发表了"水源传播"理论。霍乱继续流行，1848—1850年间，霍乱在英国杀死了约 5 万人，并且随后的几十年里反复出现。1854年成为全球霍乱病史上最糟糕的一年。

那一年的 8 月热得让人喘不过气，家住伦敦苏豪区宽街 40 号的托马斯·李维斯（Thomas Lewis）和萨拉·李维斯（Sarah Lewis）夫妇的女婴生病了，她呕吐并排泄绿色水样便，这些粪便带着"刺激性气味"。萨拉忙着清洗女儿的尿布，把它们放进桶里清洗，并将废水倒进地下的污水池中。随后的几天中，萨拉家楼上的邻居先后生病，几天之后整个区域里的家庭都开始患病——他们通常是在阴暗肮脏的房间里去世。在 10 天的时间里，500 名当地居民去世——大约占该区域人口的 10%。

约翰·斯诺仔细地检查了此次霍乱暴发中受害者的饮水习惯。他注意到，大部分受害者是从宽街水泵中汲取饮用水——这个水泵正好位于宽街 40 号外面。其附近有一家救济院和一家酿造厂，这两家机构都有自己的供水系统，所以没有人员得病。1854 年 9 月 7 日，当地疫情暴发两周后，斯诺说服当地官员移除了宽街水泵的手柄。霍乱逐渐消退了。

当时瘴气论者认为所有的气味都会导致疾病，斯诺对导致霍乱的气味进行了定位，指出疾病的一个重要来源是污水、臭气。而接触感染者对这种疾病的传染性提供了强有力的证据，斯诺展示了霍乱（这种疾病感染肠道而不是感染肺部）并不是直接通过空气携带的颗粒传播，而是通过饮用被污染的水传染的。霍乱的传播途径较为清晰，比当时所怀疑的更为清楚明确：排泄物冲入污水坑或河里，之后感染颗粒顺着水流返回饮用水泵，通过消化道感染患者。

约翰·斯诺向亨利·怀特海德（Henry Whitehead, 1826—1896 年）神父展示了他在 1854 年秋天绘制的著名的霍乱"死亡"地图，以及黄金广场区域内水泵的位置，这位神父也被斯诺的理论说服了。怀特海德当时是一位年轻的神父，他不知疲倦地努力减少疫情暴发的影响，并亲自开展了侦查研究工作。他在死亡登记中发现了那个婴儿的死亡记录，随后断定这是霍乱的首个病例，并且"导致"了霍乱的传播。这名女婴的死因被描述为：

9 月 2 日在宽街 40 号，一名 5 个月大的女婴，在腹泻 4 天之后死亡。

女婴的母亲萨拉·李维斯活了下来，但女婴的父亲托马斯感染了霍乱，两周后去世。萨拉继续像原来一样到污水池里丢弃受污染的排泄物——这次是她丈夫的排泄物。幸运的是，宽街的水泵已经被暂时关闭，对他人没有造成影响。

今天，在宽街（现在名为布罗德维克街）水泵原址旁边坐落着约翰·斯诺酒吧，以纪念斯诺这一伟大的发现。

经水传播

任何事后看来是"神奇"的医学突破，在当时都没有被认识到相应的价值。实际上，某些人（包括斯诺）认为将宽街水泵移除后，整个苏豪区的霍乱都会消退。许多人对此表示了怀疑——这不会仅仅是巧合吧？虽然斯诺精妙的医学发现本身没能让人们接受他关于霍乱由水传播的理论，但有很多力量促使当时西方社会的"公共卫生专家们"坚信，拥挤的城市和不那么拥挤的农村都需要进行一场大扫除。1858年夏天，伦敦"臭气熏天"，下院不得不中断会议，用氯水浸泡窗帘，以求遮盖臭味，一切都在提醒人们已经到了采取行动迅速进行卫生改革的关头。

直到19世纪80年代，关于霍乱的一个重要谜团才被解开，之前这个谜团困扰了斯诺和他人多时。1881—1896年，第五次霍乱全球大流行开始。此次大流行与之前几次大流行相同，也是从印度次大陆逐渐向西传播，不过没有传播到英国海岸，但它在其他地区的严重程度促使科学家们开始研究其病因。19世纪六七十年代，德国和法国细菌学家已经提出了所谓的"细菌理论"，但导致霍乱的"细菌"仍然是个谜。虽然1854年，意大利科学家菲利波·帕奇尼在患者肠道内容物和排泄物中发现了导致霍乱的细菌，但不幸的是，这项有价值的工作被其他科学家忽视了。

1883年，法国和德国各有一个科研小组，在没

> 我们宁可冒霍乱和其他疾病暴发的风险，也不愿意遭这种罪而获得健康。
> ——伦敦《泰晤士报》（1854年），回应埃德温·查得维克关于从萨里山上引入清洁水源供给伦敦市中心居民的建议

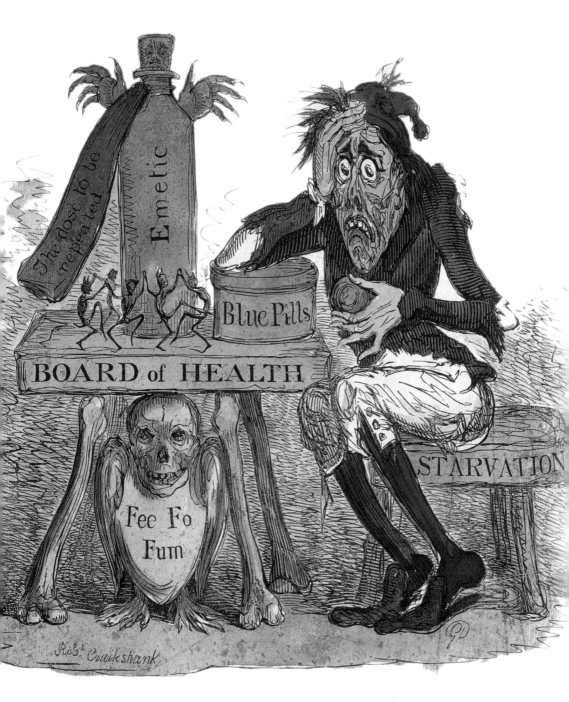

标题为《霍乱病人》，这幅 19 世纪早期的蚀刻画展示了正在接受治疗的霍乱患者。霍乱成为继腺鼠疫之后欧洲最为可怕的疾病。

有意识到帕奇尼观察结果的情况下，分别被派往埃及亚历山大港，而从麦加回来的朝圣者把这种疾病带回了亚历山大。法国"巴斯德学派"的科学家们采集了霍乱污染的排泄物，试图在动物身上复制霍乱模型。由于霍乱只会感染人类，他们没能成功；在研究团队中有一人感染霍乱后，该研究小组返回了法国。德国研究团队由著名细菌学家罗伯特·科赫带队，采取了另外一种研究方法。他们对 10 名死于霍乱的患者进行了尸检，并且在显微镜下观察到这些患者的肠道内容物里有卷曲短小、"像逗号"一样的细菌。

随后的几年里，科赫在物产丰富的印度加尔各答市郊地区证实了他的发现，在该地区的饮用水中和患者的粪便中发现了相同的霍乱病菌（霍乱弧菌）。最终证实约翰·斯诺是正确的——虽然科赫宣称自己不知道斯诺的工作，也不知道帕奇尼的工作。事实上，霍乱是一种经水传播的疾病，主要是经由被污染的水通过粪口途径传播。现在，科学家们能够"看到"成群的细菌侵入人体，在肠道内繁殖，通过水样便排泄出人体。19 世纪末期，医学界研发出一种霍乱疫苗，尽管这种疫苗只能起到部分作用。更为重要的是，科赫证实了霍乱的传播途径，让各国政府有动力采取疾病预防和控制措施。这一证据虽然到来得较晚，但十分必要。

第七次大流行

在说到过去最伟大的医学突破时，许多人可能会想到细菌理论、麻醉、青霉素或疫苗等。不过，最近针对英国医生和公众的一项调查发现，自 19 世纪 40 年代以来的十五大医学进展中，卫生措施名列榜首。打开霍乱的阀门十分容易，关闭它却不那么容易，但 19 世纪下半叶和 20 世纪的工业社会中卫生条件的改善，最终为贫民大众和富翁们根除了该疾病。在世界其他地区，故事却大不相同。20 世纪 60 年代，第七次霍乱（这是一种新的毒株，叫埃尔托型霍乱）流行暴发。此次流行开始于印度尼西亚，扩散到亚洲、非洲和南美洲多地。通过航空、陆路和海运快速传播，这次霍乱流行使很多生活在贫民窟的人失去了生命，因为他们很难获得清洁的饮用水。另外，很多因为天灾或人祸而不得不生活在拥挤肮脏的难民营里的人也失去了生命。

简单的解决方案

大部分发展中国家仍然急需改善卫生条件，为百姓提供清洁安全的饮用水。然而，现在对于霍乱患者而言，有一种廉价简易的治疗方法：口服补液疗法。这种疗法最初在 19 世纪早期被提出来，从 20 世纪早期开始静脉注射使用，是一种利用清水、盐和糖配置而成的溶液。20 世纪 70 年代作为口服疗法得到推广使用，能够显著降低

霍乱鸡尾酒

罗伯特·科赫的一位同事，马克斯·冯·佩腾科弗（Max von Pettenkofer，1818—1901 年，慕尼黑卫生学家）对科赫的理论有所怀疑，决定进行试验以检测霍乱是否由细菌导致。他要求科赫给他寄一瓶霍乱弧菌培养液，然后开始了试验：

佩腾科弗医生向科赫教授表示敬意，并感谢他提供了含有霍乱弧菌培养液的烧瓶……佩腾科弗医生喝下了整瓶培养液，并很高兴地通知科赫教授他仍然和往常一样健康。

令人印象深刻的是，佩腾科弗喝下了含有霍乱弧菌的鸡尾酒，并且存活了下来。这瓶培养液含有数十亿个霍乱细菌，足够感染一整支军队。他可能运气足够好，能够逃过这一致命的疾病，也有可能是他的"胆汁"（胃酸）过多，能够在细菌开始搞破坏前杀死所有的细菌。

霍乱的病死率，未经治疗病例的病死率可能高达 50%—60%，经过口服补液疗法治疗的患者病死率为 1% 左右。霍乱弧菌能够产生并分泌毒素，导致肠道上皮细胞坏死，大量排水。脱水以及相应的水盐损失可迅速导致人的死亡。抗生素可以减少肠道内霍乱弧菌的数量，缩短传染期，但口服补液疗法可以补充损失的水和盐，将霍乱从一种危及生命的疾病转变为一种可以在家治疗的疾病。

口服补液疗法对于其他腹泻疾病也是一种宝贵的疗法。如今，全世界有数百万人死于腹泻和粪口传播疾病。20 世纪 80 年代，世界上每年有 500 万 5 岁以下儿童死于腹泻。到 21 世纪，幼儿发生腹泻后的死亡率从

33%下降到18%。据估计,过去的25年中,口服补液疗法拯救了近5000万儿童的生命。

今天,最大的挑战是,如何将这种救命的疗法送抵全球最贫困的地区,阻止目前因霍乱或腹泻疾病导致的每年200万例死亡病例的发生。"人人享有健康和公共卫生"依然是21世纪的终极目标。

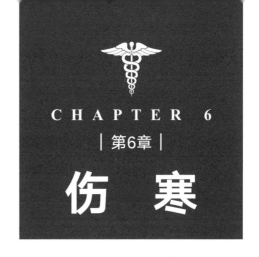

CHAPTER 6

| 第6章 |

伤　寒

　　伤寒热是让人苦恼的疾病之一，通过被人类粪便污染的食物或饮水传播，该传播方式也被称为粪口途径。其致病菌是伤寒沙门氏菌（*Salmonella typhi*），在卫生条件较差或者卫生设施不够充足的地方会迅速传播。伤寒可导致一系列症状，包括腹痛、剧烈的头疼、红疹和高热。如果不经治疗，10%—20% 的病例会发生死亡。伤寒在人类历史中存在了几百年之久，但回头来看，我们似乎很难将历史上的伤寒热和其他多种"发热"区分开来。由于公共卫生、饮用水的供应和食品卫生的发展，伤寒在工业化国家的发病率已经降低。今天，我们已经有了治疗伤寒的抗生素和预防伤寒的疫苗，但在有些地区，每年依然有很多人因此而丧生，其中大约有 100 万儿童。

　　1858 年，伦敦经历了漫长而炎热的夏天，未经处理的垃圾漂浮在泰晤

大事表

1829年 法国医生皮埃尔·路易斯发明了 typhoid（类似于斑疹伤寒）一词。科学家开始区分伤寒和斑疹伤寒。

1858年 伦敦的大恶臭激起了人们对发热流行的恐惧。

19世纪60年代 截至此时，大多数科学家和医生都赞同伤寒和斑疹伤寒是不同的实体。

1861年 阿尔伯特亲王死于"肠热"——可能是伤寒。

19世纪70年代 科学家发现食物、水和某些物件，比如手绢和毛巾会传播伤寒感染。

自19世纪70年代起 欧洲和美国的公共卫生措施最终带来了卫生实践和水供应的改善。

1884年 包括乔治·嘎夫克（Georg Gaffky, 1850—1918年）在内的科学家，隔离并培养出伤寒杆菌。

1896年 诊断性维达尔试验（Widal test）引入。

1898年 伤寒疫苗的研发在进行中。

1906年 玛丽·马隆（伤寒玛丽）开始作为一名健康的伤寒携带者"作案"。

1914—1918年 第一次世界大战期间，强制性伤寒疫苗接种被引入英国军队。1917年美国参加战争时，其军队也接受了接种。

1933年 伤寒的致病菌被命名为伤寒沙门氏菌，成为众多沙门氏菌中的一员。它是用丹尼尔·埃尔默·沙门（Daniel Elmer Salmon, 1850—1914年）的姓氏来命名的一族细菌。

1948年 氯霉素的引入，使得伤寒病人的死亡率锐减。

1964年 500例伤寒热病例在苏格兰亚伯丁发生，经追踪发现是由阿根廷进口的咸牛肉罐头所致。在无菌条件下加工完成后，罐头放在被污水污染的河边冷却，罐头瓶子出现的细微裂痕导致牛肉发生了污染。

士河上，发出阵阵熏人的恶臭，以至于下院的议员们几乎无法工作。家家户户的窗户都挂上了窗帘，而窗帘都要在漂白粉中浸泡。但即使这样做也于事无补。感到窒息、恶心的政治家们扬言要搬离伦敦。此外，大多数人认为这种气味本身便是导致伦敦市民经常发生发热性死亡的原因。人们害怕这场"大恶臭"（Great Stink）会导致各种（一直侵扰这座城市）致命的热病再次暴发。大恶臭时，一位作家评论道：

恶臭是如此熏天，我们完全有理由相信，它会上升起来，污染低空的空气。至少，如此程度的恶臭已经达到历史高度了。

此时正值维多利亚女王（1819—1901年）的统治时期，是她当政的第21年。她与自己的丈夫阿尔伯特亲王（1819—1861年）正处于热恋之中。很多年前，在温莎城堡中曾经发生一场虚惊，原本以为是热病发生，结果似乎什么都不是。那时，英国正处于转向冲水马桶和工业创新的时代。1851年，阿尔伯特亲王精心策划了位于水晶宫的博览会。在博览会上，游客第一次有机会"花1便士"来享用一次工业革命最新的成就，即付费的公共厕所。回到家后，阿尔伯特亲王试图处理温莎城堡53个满溢的粪水池，但结果是，当泰晤士河河水上涨，河岸上留下皇家的粪便时，皇家的园丁也只不过是把这些污物挖起来，重新扔回河里而已。

大恶臭发生3年后，阿尔伯特亲王开始与

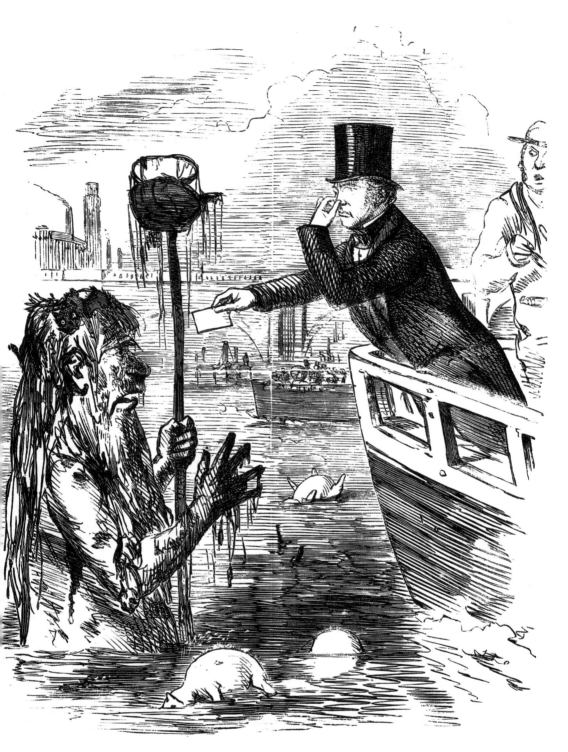

　　1855 年 7 月，杰出的科学家迈克尔・法拉第（Michael Faraday）看到泰晤士河污浊的河水，给《泰晤士报》写了一封投诉信。同年《笨拙》杂志上刊登了一幅卡通画，内容是法拉第把卡片交给泰晤士老人（Thames Father，泰晤士河的绰号），配有说明文字："我们希望脏家伙会咨询一下博学的教授"。

死神斗争。他持续高热，病得非常严重，而他的躯干上散布有一些玫瑰色的斑点。御医詹姆斯·克拉克爵士（Sir James Clark，1788—1870年）和威廉·詹纳爵士（Sir William Jenner，1815—1898年）一直陪伴在其左右。他们诊断出这是"肠热"（很可能是伤寒），但却束手无策、无能为力。1861年12月14日，在经历过一次病危之后，阿尔伯特亲王逝世，终年仅42岁。维多利亚女王悲痛欲绝、郁郁寡欢，此后终生只着黑衣。因此，公众将她称为"温莎寡妇"。

污秽与致命的发热

　　19世纪中期的伦敦与当时欧洲和美国的主要城市相比，其卫生条件之差并非特别。其实，它与今天亚洲、南美洲和非洲高速发展的城市也并无二致。伦敦的大恶臭提醒医生和政府注意城市和农村肮脏的卫生状况。很大一部分死亡都是由于发热造成的，特别是在穷人当中。不过，阿尔伯特亲王的离世告诉我们，发热会侵袭任何一个人。那么，到底是什么导致了发热呢？它们都是同样的原因所致吗？

　　当时有很多种热病。有些很容易辨识和定义（如果不是那么容易理解的话），比如天花（参见第17章）和黄热病（参见第19章），但其他很多种疾病都是混在一起的，人们都是根据其发热的症状和致命性来对它们进行描述，而不是根据其致病菌来划分。对于很多医生来说，周围的臭气提示他们，大多数发热的真正病因源于恶臭的排泄物、死水或满溢的粪水池、未经处理的污水和肮脏的工业废物所散发出的毒气或"瘴气"，它们污染了城市和乡村的田野、街道和水源。埃德温·查得维克提出"所有的气味都意味着疾病"，并在英国发起改善卫生条件的运动。病人所发出的"臭气"，也被指责为污染空气并造成疾病传染的原因。

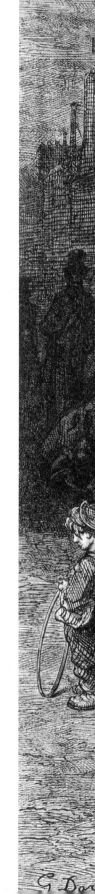

　疾病图文史 | 影响世界历史的7000年 |
　　　　　　Disease: The Extraordinary Stories Behind History's Deadliest Killers

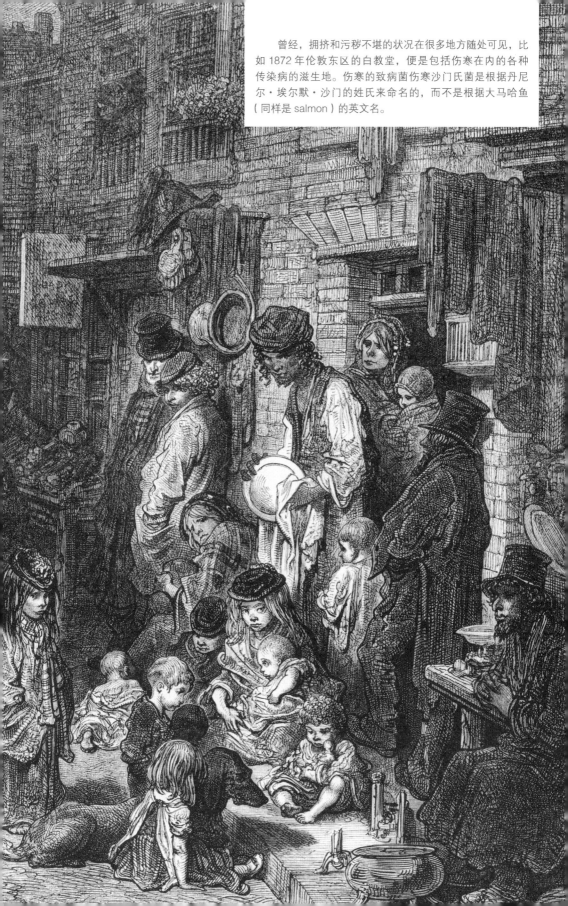

曾经，拥挤和污秽不堪的状况在很多地方随处可见，比如 1872 年伦敦东区的白教堂，便是包括伤寒在内的各种传染病的滋生地。伤寒的致病菌伤寒沙门氏菌是根据丹尼尔·埃尔默·沙门的姓氏来命名的，而不是根据大马哈鱼（同样是 salmon）的英文名。

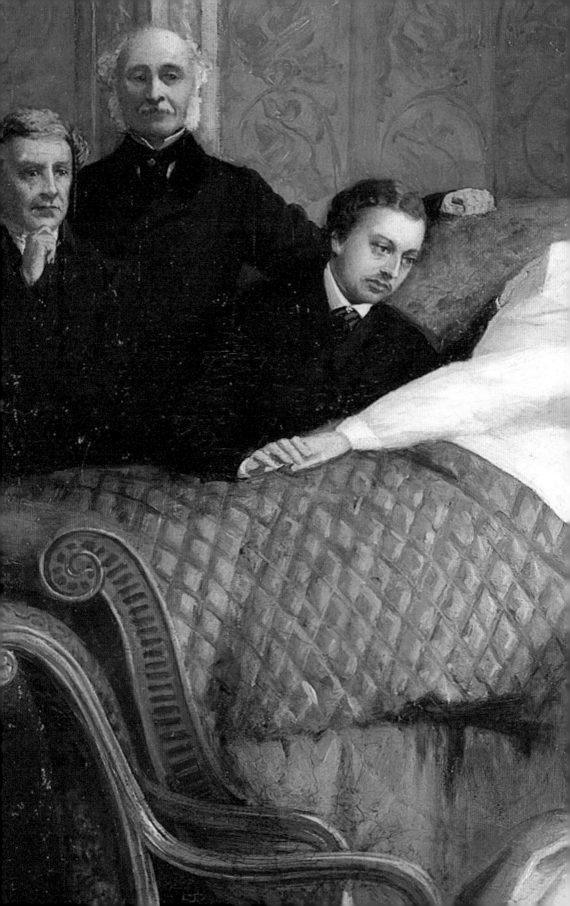

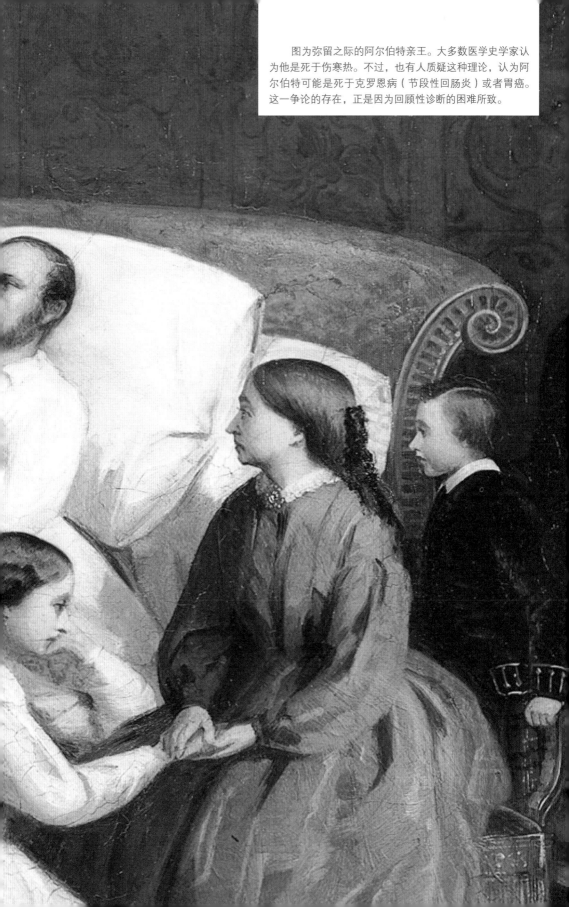

图为弥留之际的阿尔伯特亲王。大多数医学史学家认为他是死于伤寒热。不过，也有人质疑这种理论，认为阿尔伯特可能是死于克罗恩病（节段性回肠炎）或者胃癌。这一争论的存在，正是因为回顾性诊断的困难所致。

要想进到（伦敦最差的贫民窟）里面，你不得不穿过弥漫着从臭水沟里散发出毒气和恶臭的庭院，这些气味从四面八方向你袭来，遍地污浊，无处插脚……你需要小心翼翼地越过又黑又脏的巷子，还要当心扑面而来的飞虫。

——安德鲁·默恩（Andrew Mearn），《伦敦被遗弃者的凄厉呐喊》（*The Bitter Cry of Outcast London*），1883 年

在整个 18 世纪和 19 世纪初，众多科学家都很追捧疾病的"瘴气理论"，这在当时是很时髦的，以至于"瘴气"（mal'aria，来自拉丁语 *mala aria*，意为"坏空气"）开始被用来描述一切疾病的病因。1827 年，约翰·麦卡洛克（John MacCulloch，1773—1835 年）写了一本颇有影响的书，名曰《瘴气：关于毒气的生产和传播及其生产场所的性质和所在》（*Malaria: An essay on the production and propagation of this poison and on the nature and localities of the places by which it is produced*）。该书所描述的，并不仅仅是如今我们称为疟疾、由蚊虫传播的疾病。在书中，麦卡洛克所持的观点与当时的很多人一样，认为在各种"有毒的"地方，各种疾病都是由于瘴气引起的，或者是肮脏的空气所致。

伤寒和斑疹伤寒是两种容易被混为一谈的疾病，它们被认为都是"瘴气"所致，都与肮脏、贫困、卫生差，尤其是臭气有关。

伤寒——与斑疹伤寒不同

1829 年，法国医生皮埃尔·路易斯发明了 typhoid 一词，意为 like typhus，"类似于斑疹伤寒"（来自希腊语 *eidos*，"像"的意思）。这种被路易斯称为像斑疹伤寒的疾病在巴黎十分常见，一些科学家认为它与斑疹伤寒有所不同，后者在英格兰和爱尔兰尤为常见。路易斯并没有对斑疹伤寒和伤寒的区别做出结论 [1902 年"副伤寒"（paratyphoid）被明确为另一种疾病，不过症状较轻，也是"类似于斑疹伤寒"。这无疑让一切变得愈加混乱]。

大约又经过 50 多年的实践，人们才把真凶缉拿归案，并且盖棺定论，从科学上划清了伤寒和斑疹伤寒的区别。三位威廉在破解这个谜题的过程中扮演了关键的角色，他们分别是美国医生威廉·伍德·杰哈德、英国御

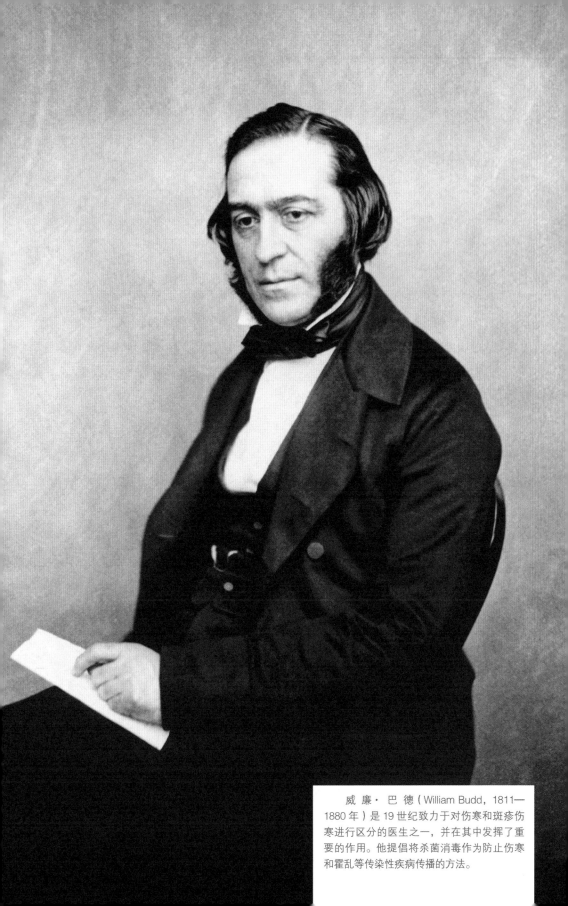

威廉·巴德（William Budd，1811—1880 年）是 19 世纪致力于对伤寒和斑疹伤寒进行区分的医生之一，并在其中发挥了重要的作用。他提倡将杀菌消毒作为防止伤寒和霍乱等传染性疾病传播的方法。

医威廉·詹纳（阿尔伯特亲王的主治医生，本人也感染了伤寒和斑疹伤寒）和英国流行病学家威廉·巴德。

但是，威廉·巴德曾被耸人听闻的预言忽悠，认为过多的臭气会大大提高死亡率。他对1858—1859年的疾病和死亡报告进行了调研，发现：

> 奇怪的是，结果表明，不仅疾病死亡率低于平均值，而且……发热、腹泻和其他被认为与呼吸毒气有关的疾病的患病率也明显降低。

巴德与调查伦敦霍乱的约翰·斯诺（参见第5章）一样，开始怀疑并不是气味导致了疾病，而是被污染的水中有致病的东西。19世纪80年代初，德国科学家发现并培养出伤寒杆菌，巴德的理论被证明是正确的。这是最早发现的致病菌之一。不过，弄清楚斑疹伤寒的致病原因还需要一段时间（经由体虱传播，参见第4章）。

疾病的细菌理论最早是在19世纪中期由路易·巴斯德提出的，至19世纪末，该理论已被广泛接受。不过至19世纪80年代，查尔斯·克莱顿（Charles Creighton, 1847—1927年）在两卷本的《英国流行病史》（*History of Epidemics in Britain*, 1891—1894年）中，依然坚持疾病的瘴气理论。到1900年时，人们已发现了20多种致病微生物，并且细菌理论已变得牢不可破。1896年，费尔南·维达尔（Fernard Widal, 1862—1929年）发明了辨别和诊断伤寒的特异性方法，即维达尔试验。此时，也许难以确切地判断阿尔伯特亲王是否死于伤寒，不过，对于揭开一个新的谜团——"伤寒玛丽"案件的时机已经成熟了。（参见文本框"伤寒玛丽的故事"）

人类宿主与健康携带者

20世纪初，人们发现伤寒是经粪口途径传播的：致病菌从感染者的内脏进入粪便或尿液，再污染水源和食物，之后进入下一个受害者的口腔。

伤寒玛丽的故事

美国最无害又最危险的女人。

——美国杂志的文章标题，1909 年

1906 年夏天，纽约一位名叫亨利·沃伦（Henry Warren）的银行家与家人在长岛的牡蛎湾休假消暑。他们非常幸运地找到了一个好厨师，一位年轻的爱尔兰女人，名叫玛丽·马隆（Mary Mallon, 约 1869—1938 年）。玛丽·马隆是一个块头很大、有些不善言辞的人，她烧的饭菜总能让人垂涎三尺。"冰上桃子"是她的拿手菜。不过那个夏天，玛丽决定搬走，到别的地方另寻工作。

于是，对于沃伦一家来说，灾难降临了。玛丽离开后，在几周的时间里，全家 11 口人中，6 人相继因为伤寒病倒了。这绝对是让人又惊又怕的事儿：伤寒不是贫民窟的病吗？富人避暑的干净地方也不能幸免吗？沃伦找到纽约公共卫生工程师乔治·索伯（George Soper, 1870—1948 年），请他前来调查。

因缘巧合之下，索伯读过科赫有关伤寒热健康携带者的文章（参见本章）。在排除多种其他的可能性之后，他立即开始怀疑沃伦家的前任厨子。索伯在纽约找到了她。还对她的其他雇佣记录进行了调查：她是一位声誉不错的好厨师，但不论她去过哪里，哪里就会发生伤寒病例，其中不乏死亡病例。他感觉是时候对她进行彻查了：

我尽量委婉地表达我的意思，但我不得不说我怀疑是她让这些人生病，并且我想要采集她的尿样、粪便和血样。玛丽很快就开始对这一提议做出了反击。她抓起一把餐刀，朝我走来。我赶忙退出狭窄冗长的过道，穿过高大的铁门，跑向外面的空地，然后跑到人行道上。我能够逃走，实属幸运。

经过向"上级领导"百般申请，索伯的下一步工作得以开展。他找来公共卫生调查员约瑟芬·贝克（Dr. S. Josephine Baker, 1873—1945 年）和 5 位纽约警察给予增援。但是，玛丽·马隆却消失了。

经过 3 个小时的搜查，他们在一个户外的柜子里找到了她，把她从柜子里拉出来时，她还在不断地咒骂和乱踢乱打。她的粪便被发现是阳性的，含有大量的伤寒杆菌。正如索伯怀疑的那样，她是一位伤寒的携带者。

接下来的 3 年，玛丽·马隆都是在河边医院度过的，这是纽约东河北兄弟岛上的一家隔离医院。1910 年，在公众的呼吁下，她被释放，但条件是把胆囊切除（伤寒沙门氏菌似乎集中存在于胆囊中）或者是不准再做厨师。她一项都没有履行，而后来卫生部门也失去了对她的追踪。

1915 年，曼哈顿的斯隆妇产医院暴发了一场伤寒流行。调查者发现，医院的厨师布朗太太不是别人，正是伤寒玛丽。她再次被送到北兄弟岛，并在那里度过余生，直到 1938 年去世，只有她的狗陪伴在侧。

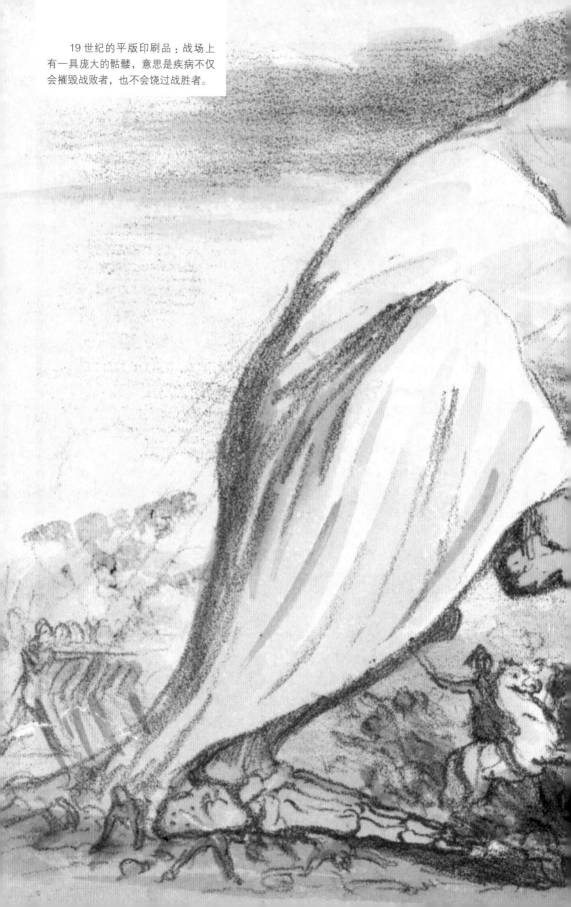

19世纪的平版印刷品：战场上有一具庞大的骷髅，意思是疾病不仅会摧毁战败者，也不会饶过战胜者。

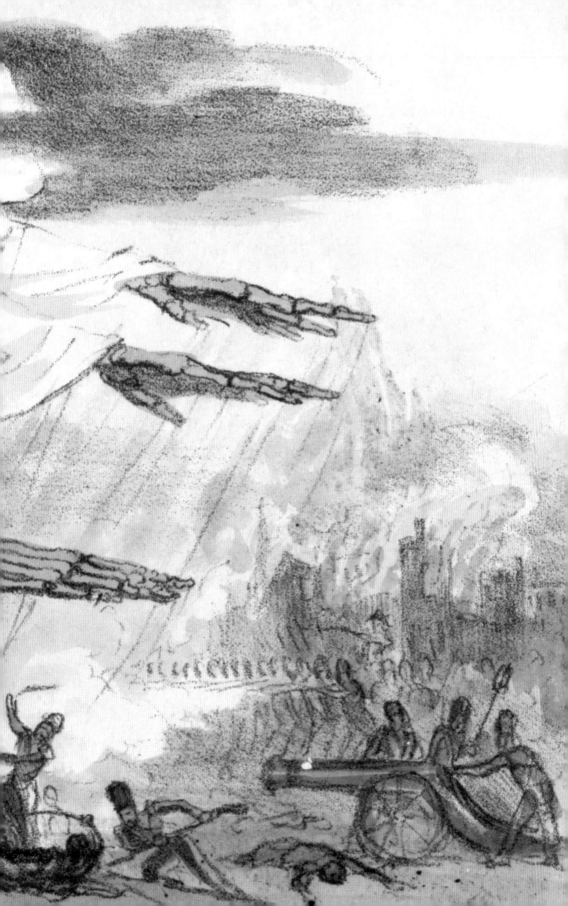

从理论上讲，伤寒的传播途径是最为简单的。除人以外，再也没有其他的宿主。通过采取严格的卫生措施，比如拿食物之前洗手、提供干净的水源，保持食物不被喜食粪便的苍蝇触碰，确保人类排泄物不会进入饮用水中，即可打破这一传播路径。

不过，关于伤寒的传染性还有一个未能破解的谜团。1873 年，威廉·巴德做出了十分重要的观察，他注意到：

我们很难确定发热病人将发热传染给其他人的准确日期。但是，我很多次看到周围邻居原本都很健康，结果处于恢复期的患者搬来之后，很快就出现全家人发病的情况。我非常确信，即使已经康复，但如果不加小心就与其他人混在一起，对他人不一定就安全。

1902 年，德国细菌学家罗伯特·科赫也提出，恢复期病人的粪便仍然可以传播细菌，从而成为传染源，即便是在病人已经康复之后。在没有治疗方法的年代，关键的问题是，这些幸存者究竟需要过多久才不再是感染源。

20 世纪初爱尔兰厨师玛丽·马隆在纽约被调查和关押的事件（后人将其称为伤寒玛丽，参见文本框"伤寒玛丽的故事"）告诉我们，答案可能是一生。玛丽·马隆到底在哪里感染了伤寒，我们不得而知。不过，她的故事告诉我们，在少数情况下，大约有 2% 或 3% 的感染者会感染伤寒，然后完全康复，但之后终生会携带着这种要命的病菌。

公共卫生与疫苗

19 世纪，人们由于对所谓"肮脏之病"的恐惧，比如伤寒、痢疾、斑疹伤寒和霍乱，最终在很多城市掀起了规模宏大的大扫除运动。在欧洲，很多公共卫生法案被颁布，将饮用水和污水进行分离的动力也很强大。很快，美国加入了这场运动。一些看起来不起眼且很简单的措施，比如洗

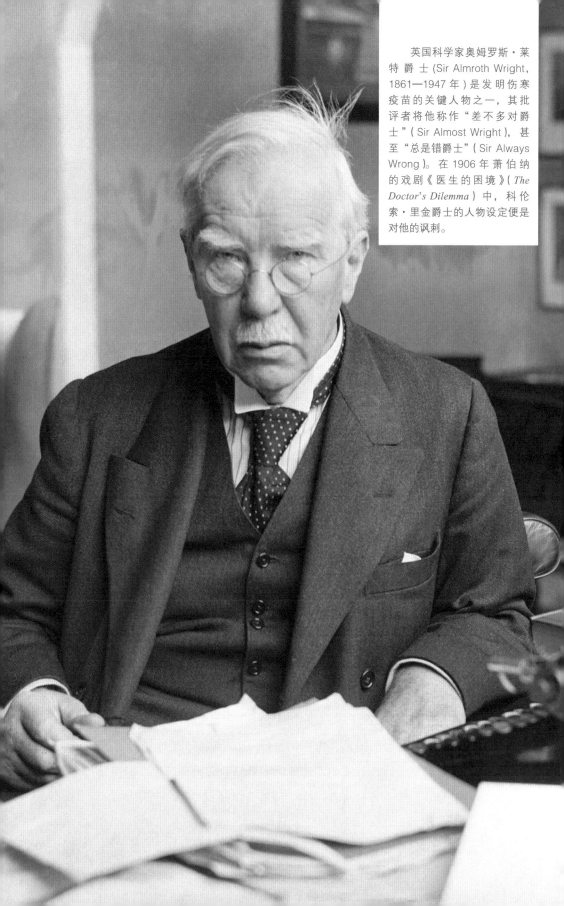

英国科学家奥姆罗斯·莱特爵士 (Sir Almroth Wright, 1861—1947 年) 是发明伤寒疫苗的关键人物之一，其批评者将他称作"差不多对爵士"（Sir Almost Wright），甚至"总是错爵士"（Sir Always Wrong）。在 1906 年萧伯纳的戏剧《医生的困境》（*The Doctor's Dilemma*）中，科伦索·里金爵士的人物设定便是对他的讽刺。

手，把饮用水烧开，防止苍蝇污染食物，改进食物和牛奶的处理方法，将垃圾桶加上盖子，都产生了深远的影响。20 世纪初，伤寒在工业国家已明显减少。

不过，在战争时期，伤寒仍然是严重的威胁。在南美第二次布尔战争（1899—1901 年）中，士兵就遭遇到严重的伤寒流行。1898 年，美西战争时期，10 万人的美国军队中，共发生 2 万多例伤寒病例，其中 1500 人死亡。陆军伤寒委员会主席沃尔特·里德（Walter Reed, 1851—1902 年）对伤寒肆意蔓延的美国军营进行了检查，发现其卫生状况之差达到了十分骇人的程度。为证明苍蝇可以将未妥善处理的粪便和尿液带到军用帐篷中，他将柠檬撒到污秽的公共厕所中，然后就看到食物上出现了粘着柠檬汁的苍蝇脚印。

19 世纪末和 20 世纪初，很多科学家开始致力于伤寒疫苗的研发。至第一次世界大战时，第一种疫苗被研发出来，美国和英国下令在军队中进行强制性的伤寒疫苗接种，同时也采取了改善军队卫生条件的措施，也许正是这些措施防止了很多伤寒病例的发生。不过，20 世纪 20 年代，十月革命后的俄国发生了数次伤寒流行。

第二次世界大战中，伤寒疫苗得到了广泛应用，并且随着 1948 年氯霉素的发现，人们第一次找到了治疗伤寒的有效药物；尽管此时，伤寒在世界上一些地区已经消退。

今天的伤寒

在过去的几十年中，欧洲和美国曾经发生过几次伤寒流行（包括 1964 年初夏发生于苏格兰亚伯丁的大流行，是由于进口自阿根廷的咸牛肉罐头所致）。大部分情况下，在发达国家，伤寒已经成为属于历史的疾病。不过，在较为贫穷的国家，伤寒仍然是一个严峻的问题，在中南美洲的大部分地区以及非洲和亚洲的很多地区依然是地方性流行病。据估计，全世界每年发生伤寒病例 1700 万左右，每年大约有 60 万人死于伤寒。

尽管已经有治疗伤寒的药物和进一步改良的疫苗，但在一些地区又出现了对主要抗生素具有耐药性的伤寒菌种，这引起了人们的忧虑。在过去的一个世纪，由于卫生条件和公共卫生状况的改善，大多数发达国家已经消灭了伤寒；在洁净的用水供应和有效的污水处理无法得到保证的发展中国家，对于预防伤寒及其他经水和食物传播的疾病，这一有效的措施亟待大力推行。正如一则非洲谚语所说，"脏水是无法洗净的"。

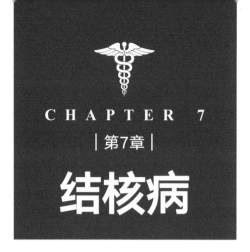

CHAPTER 7
| 第7章 |
结核病

　　结核病（Tuberculosis，TB）是一种慢性细菌性感染，很可能从古代开始人类已深受其害。它可通过人类（通过结核分枝杆菌）和牛（通过牛结核分枝杆菌）传播，几乎可以累及人体所有的组织或器官。辨别历史上各种结核病的类型似乎比较麻烦。光看其花样迭出的名字，比如瘰疬（scrofula）、痨病（phthisis）、消耗（consumption）、墓地咳（graveyard cough）以及白死病（white death），便可以看出这种多样而且致命的疾病症状之复杂。结核病最常见的类型是肺结核，累及肺脏，通过空气飞沫在人与人之间传播。结核病在19世纪和20世纪初成为工业城市最严重的瘟疫之一。尽管20世纪50年代，人们已研制出有效的治疗药物，但近年结核病的死灰复燃再次为人们敲响了警钟，其中包括耐药性结核病。1993年，世界卫生组织宣布结核病为全球紧急卫生事件。

我知道这种血液的颜色！这是动脉血。没有人能骗得了我……这滴血就是我的死刑执行令。我必死无疑了。

——约翰·济慈（John Keats，1795—1821 年），写于 1820 年；一年后，年仅 25 岁的他溘然长逝

1924 年，德国小说家托马斯·曼（Thomas Mann）发表了被很多人追捧的旷世杰作《魔山》（*The Magic Mountain*）。小说中的故事发生在 20 世纪初瑞士阿尔卑斯山的一个结核病疗养院，描绘了那里上演的生离死别。

最高的疗养院是谢茨阿尔卑（Schatzalp），从现在这个位置你没有办法看到。在冬天，因为道路都被堵上了，他们不得不坐在雪橇上才能把身体运下山。

"他们的身体？哦，我明白了。想象一下！"汉斯·卡斯托普说。他突然忍不住大笑了起来，笑声如此大声、放肆，他笑得浑身乱颤，面容扭曲，在冷风中，显得有些僵硬，直到脸部有些发疼才停了下来。

结核病可不好笑，卡斯托普很快也发现了这一点。并不是大笑让那些结核病末期的病人五官扭曲，而是剧烈的咳嗽、咯血、呼吸窘迫、疼痛、夜间盗汗、缓慢隐匿的消瘦，以及年轻的身体被折磨得形销骨立。卡斯托普的身体每况愈下，他不得不在疗养院待了 7 年之久，逐渐理解到"一个人只有深刻地经历了疾病和死亡，才能得到更高水平的宁静和健康"。

然而回顾结核病的历史，除了有供人恢复健康

大事表

公元前 2700 年 中国出现最早的有关结核病的记载。

公元前 5 世纪 希腊医生描述了 phthisis（痨病），是一种消耗性疾病，很可能是现在的结核病。后来也被罗马人提及。

公元 1660—1685 年 英国统治者查理二世"用手摸"了 10 万个患有瘰疬（淋巴结核）的子民，该病曾被称为"国王的罪"。

1689 年 结核损伤被描述为 tubercle，在显微镜下可以观察到。

1816 年 听诊器的发明使内科医生可以听到病人的胸腔。

19 世纪 30 年代 结核病的英文 tuberculosis 第一次被使用，后来慢慢取代了原来的名字 phthisis 和 consumption，即痨病和消耗。

1882 年 罗伯特·科赫隔离并确认了结核病的致病杆菌。

1884 年 爱德华·特鲁多（Edward Trudeau，1848—1915 年）在纽约的萨拉纳克湖建立了著名的阿德隆戴克乡村肺结核疗养院（Adirondack Cottage Sanatorium）。

1895 年 威廉·伦琴（Wilhelm Röntgen，1845—1923 年）发现 X 线，使医生可以筛查结核病人。

1921 年 BCG（Bacillus Calmette-Guérin，卡介苗）疫苗发明。

1944 年 发现链霉素，是第一种有效治疗结核病的抗生素。

20 世纪 50 年代 出生于爱尔兰的医生约翰·克罗夫顿（John Crofton，1912—2009 年）发明了"爱丁堡疗法"，将三种药物联用以治疗结核病，取得了很好的效果。

20 世纪 80 年代 结核病发展势头在西方世界开始减退。

20 世纪 90 年代 随着艾滋的兴起和多重耐药性结核菌的出现，结核病重新成为重要的公共卫生问题。

1993 年 世界卫生组织宣布，结核病成为全球紧急卫生事件。

2006 年 世界卫生组织启动新的"遏制结核病"规划项目。

的疗养院，面色苍白、纤细、患有相思病的男女之外，在"魔山"之下，还有遍布全世界的拥挤、肮脏不堪的贫民窟，结核病残忍地存在于此，达几百年之久，数以百万计的人被它夺去了生命。而如今，它又再次成为全世界最为严峻和可怕的传染病之一。

痨病与古代之谜

人类最早是在何时何地以及如何感染结核病的，至今仍是一个谜。它似乎至少已经有 3000 年之久，当然是以不同的形式存在。古埃及的绘画中，驼背的人便是典型的脊柱结核患者。木乃伊肺部的瘢痕是肺结核的体征。美索不达米亚的陶片可追溯到公元前 7 世纪，描述了各种各样的疾病，其中有一位病人就一直不断地咳嗽。陶片上写道："他咳出的痰是浓稠的，并且经常带有血液。""他的呼吸听上去就和长笛一样。他的手冰凉，但脚很温暖。他容易出汗，心脏活动紊乱。"

人类的结核病究竟是从动物结核病（牛结核病）进化而来（可能是由于人类开始驯养家畜之后，食用了被感染的乳制品），还是人类将结核病传染给了家畜呢？这是一个备受争议的问题。不

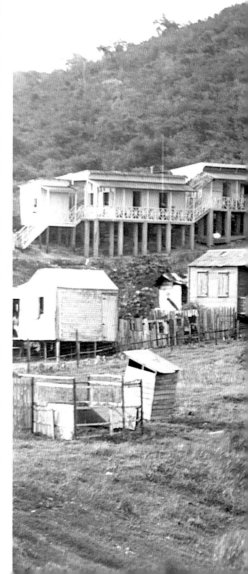

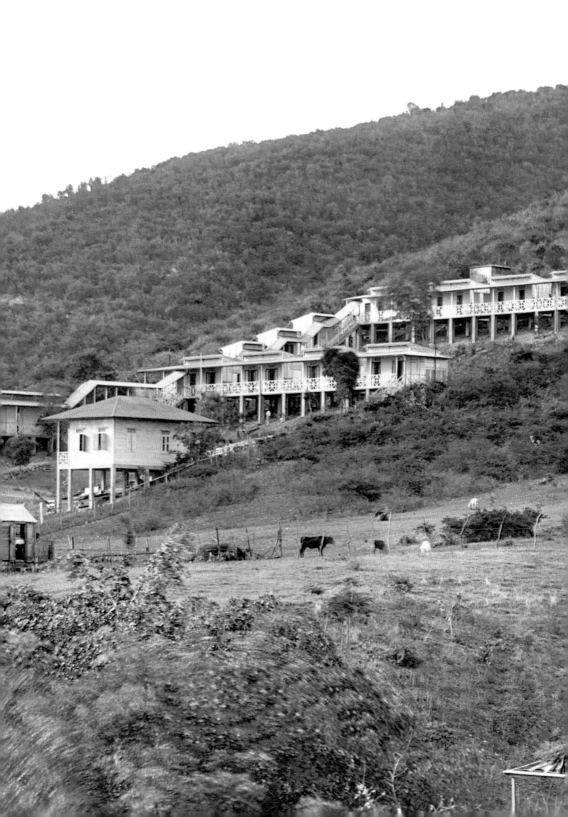

在气候宜人的波多黎各，有一处位于半山腰的结核病疗养院。摄于 1922 年。

过，可以确定的一点是，到希腊医生希波克拉底（Hippocrates，约公元前460—约前370年）和盖伦（Galen，公元129—约210年）时期，已经可以非常容易地识别肺结核（或者肺痨）。希腊人认为该病是由于"有罪的空气"所致。罗马人建议用人类的尿液泡澡，喝大象的血液或者生吃狼的肝脏。阿拉伯人用驴子的奶水和研磨成粉末的蟹壳来治疗结核病。在古代和中世纪初期，有些医生会建议病人换换空气，这一方法一直被执行到19和20世纪。

结核病的种类

多数人对结核病似乎都有一种天然的抵抗力：感染结核病后只有十分之一的人会进入结核病的活跃期。肺结核是最常见的结核病类型，会不断破坏肺脏，一旦患者表现出活跃期症状，包括咯血、夜间盗汗、消耗和全身乏力，很快就会丧命。结核病也会累及身体的其他部位。在中世纪有一种叫作瘰疬的疾病，这可能也是结核病的腺体类型。Scrofula（瘰疬）是拉丁语 scrofa 的置换词，意思是"种母猪"，用来形容病人颈部的淋巴结肿胀，样子和"小猪"似的。这种结核病也被称为"国王的罪"（参见文本框"王室的触摸"）。

曾经被用来描述各种结核病的名字多种多样，"国王的罪"和瘰疬只是其中的一员。在几个世纪中，瘰疬一直被医生用来描述肺结核；"消耗"（意为消费、损耗）是另一个很常用的名字，恰如其分地描述了受害者如何被结核病消磨、消耗，继而变得苍白、虚弱和憔悴的过程。"恶性消耗"和"墓地咳"这两个名字则预示着死期不远矣。*Lupus vulgaris*（意为寻常狼疮）指的是皮肤结核，会导致可怕的毁容，特别是面部。脊椎结核又被称为波特氏病（Pott's disease），得名于珀西瓦尔·波特（Percivall Pott, 1714—1788年）；肾上腺皮质结核被命名为艾迪生氏病（Addison's disease），得名于另一位英国医生托马斯·艾迪生（Thomas Addison, 1793—1860年）。中世纪和近代该疾病的各种名字鱼龙混杂，以至于我们很难确定地得出结核

王室的触摸

在几个世纪中，法国和英国的国王和女王都宣称能够通过"王室的触摸"治疗瘰疬或者称作"国王的罪"（King's Evil, 淋巴结核）。他们认为这是上帝赋予真正的国王的能力。登基加冕之时，会举办"御触"（Royal Touch）仪式，为其正名。不过，至于为什么是瘰疬被挑出来获得王室的青睐，至今仍是一个谜。

在英格兰，忏悔者爱德华在位期间（1042—1066年）"触摸"了无数人，查理二世（1660—1685年在位）据说"染指"近10万人。1722年，法国国王路易十五加冕，触摸了2000多位瘰疬病人。在英格兰安妮女王统治时期（1702—1714年），最后一位接受王室触摸的人是塞缪尔·约翰逊（Samuel Johnson,
1709—1784年），他后来成为文学巨擘（尽管不确
定是不是这个约翰逊，可能另有其人，也不
确定他是否真的被"治愈"）。18世纪，
这种治疗方法销声匿迹，但在法国则
一直持续到1825年，国王查理十
世进行了最后的谢幕演出。

16世纪50年代，英国"御触"
仪式上由王室御赐的金印。

病究竟有多大的影响。不过，根据17世纪伦敦《死亡周报表》，即便是在鼠疫非常严重的1665年，"消耗和瘰疬"所导致的死亡依然有4808例之多，仅次于鼠疫和发热，另外还有86人死于"国王的罪"。

结核病的命名与鉴别

英国医生理查德·莫顿（Richard Morton, 1637—1698年）在其1689年的论著《论瘰疬》（*Phthisiologia*）

> 日后与这种可怕的瘟
> 疫抗争时，人们将不再满
> 足于不确定的结果，而是
> 要找到真正的寄生虫。
> ——罗伯特·科赫

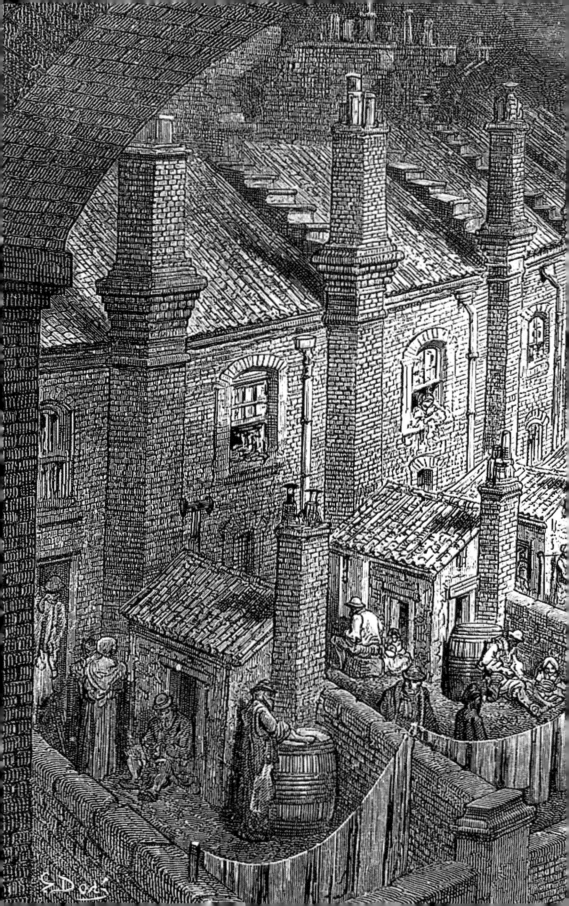

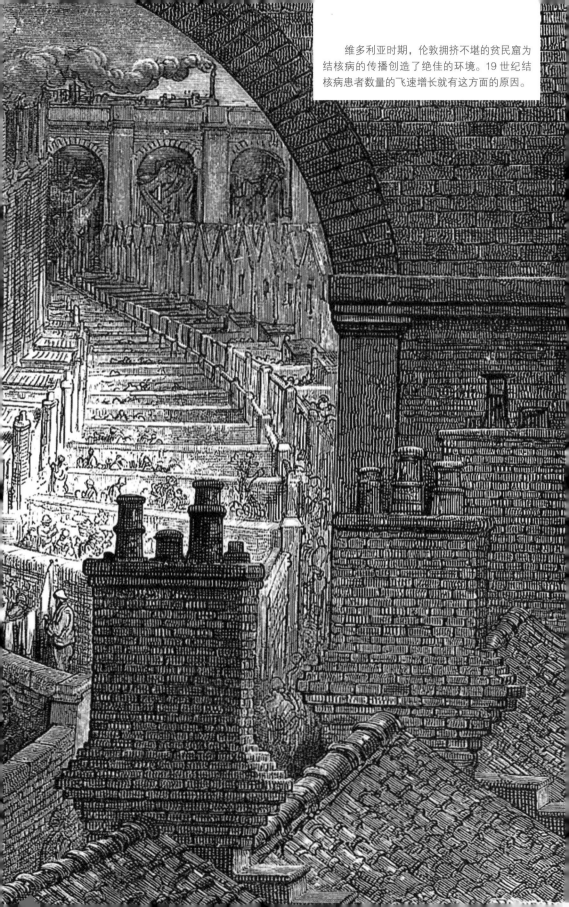

维多利亚时期，伦敦拥挤不堪的贫民窟为结核病的传播创造了绝佳的环境。19 世纪结核病患者数量的飞速增长就有这方面的原因。

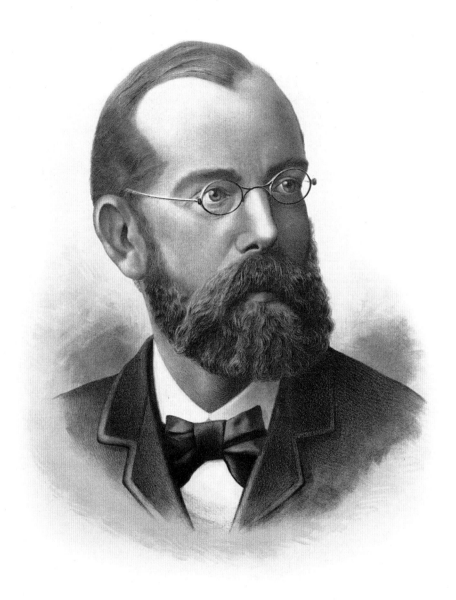

罗伯特·科赫，摄于约 1887 年。除了发现结核病的致病菌外，科赫还在
寻找其他疾病（包括炭疽和霍乱）的病因方面做出了重要的工作。1905 年，
他被授予诺贝尔生理学或医学奖。

中第一次使用 tubercle（结节）一词，描述的是他在痨病患者的尸体中发现的炎症组织的小结节，该词来自拉丁语 *tuberculum*，是 tuber 的置换词，意为"肿块"或"瘤"。1816 年，法国医生雷内克（René Théophile Hyacinthe Laënnec，1781—1826 年）发明了一种工具，可以为活着的患者做出诊断，但他本人也死于肺结核。这种工具便是听诊器，通过将声音放大，可以让医生听到病人的呼吸音、心脏周围血液的腹鸣音以及肺窘迫的状态（参见文本框"探索胸腔"）。雷内克在尸检过程中还观察到，可以在小肠、肝脏、脾脏、肾脏、腺体、皮肤以及大脑和脊髓的内膜上看到肺痨病人特征性的结核，从而将结核病的各种类型统一在一起。

不过，直到 19 世纪 30 年代，tuberculosis（希腊语中，后缀 *osis* 指的是某种病）才被苏黎世医学教授约翰·卢卡斯·舍恩莱恩（Johann Lukas Schoenlein，1793—1864 年）引入医学词汇中。但直到 1882 年，伟大的德国细菌学家罗伯特·科赫在前人的基础上，才最终分离并确定了结核病的致病菌——结核分枝杆菌。（结核病的缩写 TB 原本指的是 tubercle bacillus，即结核杆菌。）由于科赫的发现，人们终于认识到，能够累及多种器官和组织的人类结核病是一种接触传染性的细菌感染，可经由咳嗽、喷嚏和吐痰等途径在空气中传播，通常发生在与感染者长期或亲密接触后。后来，人们发现牛结核病可经由被感染的牛奶和牛肉从牛传播给人。

白色瘟疫

19 世纪和 20 世纪上半叶，死于结核病（特别是肺结核）的人数达百万人。由于病人脸色苍白的特征，它被称为白死病或白色瘟疫，而且和 500 年前的黑死病一样可怕，尽管方式有所不同。不过，与腺鼠疫不同的是，白死病不是以一波一波的流行病的形式存在。它是一直都在那里，耗尽年轻男女甚至是儿童的精力，摧毁他们的生活，不放过世界上任何一个角落。诗人约翰·济慈的母亲和兄弟都是死于结核病。在其《夜莺颂》

（*Ode to a Nightingale*）中，他就提到结核病的症状，"疲劳、热病和焦躁"，并试图逃离一个"青年时期日益苍白、消瘦、死亡"的世界。1820年，就在他发表伟大诗篇的同年，他在手绢上看到了血迹，知道自己的病已经很严重，将不久于人世。

患有痨病的人物形象不断地出现在当时的小说、喜剧和歌剧中。其中最著名的有：普契尼（Puccini，意大利歌剧作曲家）《波希米亚人》（*La Bohème*）中的咪咪，威尔第（Verdi，意大利歌剧作曲家）《茶花女》中的维奥莱塔 [其灵感来自大仲马（Alexandre Dumas）《茶花女》（*La Dame aux Camélias*）中玛格丽特·戈蒂埃的命运]，维克多·雨果《悲惨世界》中的芳汀，查尔斯·狄更斯《尼古拉斯·尼克贝》（*Nicholas Nickleby*）中的史麦克。正如一位学者所写，"结核病所导致的死亡绝不少于人类所有死亡的七分之一，如果把小说和歌剧也计算在内，那这个数字还要多得多"。

> 一个（医生）闻了一下我吐出来的（痰），第二个轻轻敲了一下我咳出痰的地方并且听了一下我是怎么咳出来的。一个说我要死了，第二个说我活不成了，第三个说我已经死了……所有的一切都显示出死亡前奏曲，上帝才知道你是怎么获得它们的。
>
> ——弗雷德里克·肖邦（Frederic Chopin，1810—1849年），在信中所写。很快他就去世了（可能是死于结核病，不过最近也有研究发现他可能是死于囊泡性纤维症）

缓慢无声的杀手

19世纪，感染消耗病初期的病人往往会试图远离污浊的城市，寻求到"更为健康"的环境中康复身体，约翰·济慈便是其中的一员。对于一些人来说，这样做显然为时已晚。1821年，济慈在罗马去世，年仅25岁。他位于西班牙阶梯脚下的寓所，连同家具被付之一炬，目的是把造成这种神秘而又致命的感染的东西彻底消灭掉。不过，对于很多人来说，出外呼吸新鲜空气并不是备选的选项，毕竟结核病这个缓慢无声的杀手在欧洲和北美肮脏且拥挤的贫民窟与工厂中的波及面才是最大的。

肺结核与其他"拥挤"病一起，让一代又一代人的生命在刚开始绽放时就被夺走了，其中有父母挚爱的孩子，养家糊口的顶梁柱，亲密无间的听诊器发明者雷内克的画像。

爱人。19 世纪中期，在一些工业城市，工人阶级的期望寿命只有 30 岁稍多一点，而结核病始终是主要的死亡原因。即使到了 20 世纪初，死于结核病的人数依然高于其他任何一种感染。尸检发现，在这一时期，很大一部分城市人口都曾经感染过结核杆菌，大约 10% 会发展为活跃性的结核病，其中的 80% 最终会死于结核病。

"请勿随地吐痰，拜托啦！"

1882 年，科赫发现结核杆菌，破解了疾病传染性的实质，从而证明早先关于其病因的一些学说实属无稽之谈：有人曾经提出遗传性的"消耗倾

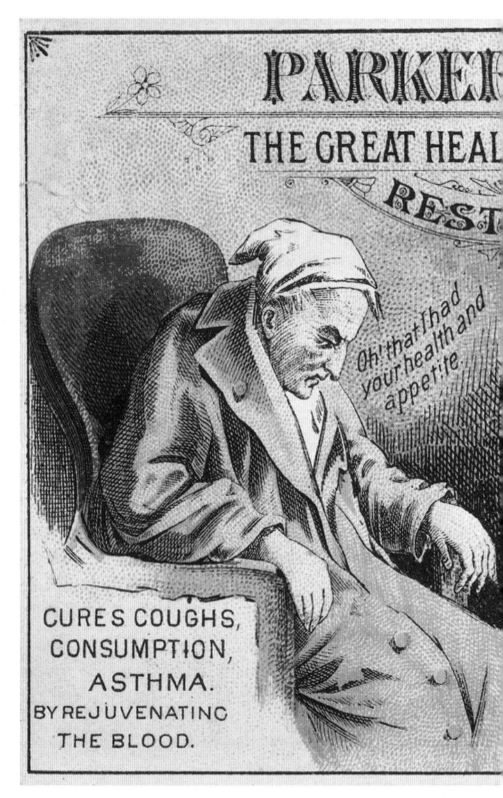

一张绘图精美的商业名片：吹捧帕记药水，可以治疗多种疾病，其中包括消耗，即后来的结核病。

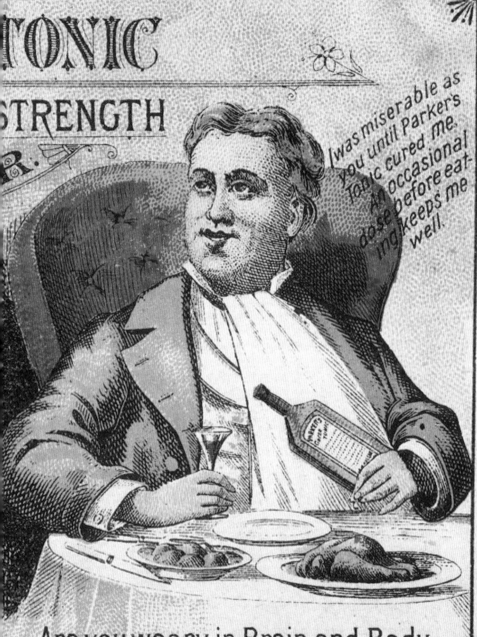

向"，还有人指责是穷人"克难"的习惯或者年轻爱人"悲伤的情绪"导致了结核病。科赫证明结核病是细菌性传染病，这从很多方面验证了人们一直以来怀疑和观察的现象：结核病伤害最深的是那些同时忍受着贫穷和营养不良的人，以及在通风较差、过度拥挤、寒冷、潮湿或尘土飞扬的条件下工作的人。

19 世纪末和 20 世纪初，结核病主要是城市穷人的疾病。很明显，人们生活或工作距离过近，在其他人咳嗽、打喷嚏和吐痰时，呼入了其中的空气飞沫，结核杆菌就会很容易且很快速地传播。而那些抵抗力低下的人是非常容易患病并出现症状的。在当时没有治疗药物的情况下，隔离感染者并使他们有机会休息，成为对抗该病的首选方法。

过去追求"健康空气"的观念使得疗养院机构兴起，不论是做 spa，在海边还是在山里。不仅富有的"结核病人"（lunger）欣然前往，"具有接触传染性"的穷人也被鼓励或者迫于压力来到国有的或者慈善机构运营的结核病疗养院。至 20 世纪 30 年代，在英国的山间和农村，共有 420 个肺结核疗养院，拥有 3 万张病床，肺结核病人来到这里寻求"凉爽和新鲜的空气"。在 20 世纪初，美国也发起了疗养院运动，其中就有享誉国际的阿德隆戴克乡村肺结核疗养院，位于纽约的萨拉纳克湖边。充足的休息、灿烂的阳光、新鲜的空气、营养丰富的食物和适度的锻炼都是日常生活的一部分。由于温暖干燥的气候，加利福尼亚、新墨西哥和亚利桑那都成为"新肺的国度"。

公共卫生运动进一步指导人们如何避免感染和传播结核病。一个清楚的指令就是，不要在公共场所随地吐痰；为了减少杆菌的空气传播，在公众场合开始提供痰盂。在纽约市，随地吐痰成为一个应受惩处的罪行；到 1916 年，美国近 200 个城市都颁布了禁止在公共场所随地吐痰的法令。

1895 年，巴伐利亚维尔茨堡大学的物理学教授威廉·伦琴发现了 X 线，使医生可以得到肺结核患者较为清晰的肺部影像。20 世纪初，结核病在很多国家已成为法定传染病；从 20 世纪 20 年代起，众多国家开始实施大规模的 X 线筛查，用来检测疑似感染者。

疾病图文史｜影响世界历史的7000年｜
Disease: The Extraordinary Stories Behind History's Deadliest Killers

一种疫苗与三种药物

尽管人们采取了很多措施防止结核病愈演愈烈、失去控制，然而寻找有效的疫苗或治疗药物的研究却是困难重重。科赫一度以为自己找到治疗结核病的甘油提取物，并称之为"结核菌素"。他先是将自己的治疗药物保密了一段时间，但当他在 1890 年宣布令人兴奋的"根治药物"时，结果似乎并不太遂人愿（后来它被用于诊断人和牛的结核病，并成为很有价值的检查项目）。

1921 年，两位法国医生发明了结核病疫苗，他们是阿尔贝·卡尔梅特（Albert Calmette, 1863—1933 年）和卡米尔·介兰（Camille Guérin, 1872—1961 年），因此该疫苗被称为卡介苗（BCG）。该疫苗的发明是 20 世纪初重大的医学突破之一，在二战后被广泛地应用于众多国家，不过在美国却不怎么受欢迎。之后不久，在 40 年代中期，第一种有效治疗结核病的抗生素被发现，即链霉素。乌克兰裔美国科学家赛尔曼·瓦克斯曼（Selman Wakesman, 1888—1973 年）在鸡咽喉的霉中发现了一种化合物，该化合物曾经在土壤中培养出来。后来，另外两种药物，即对氨基水杨酸（para-amino-salicylic acid，PAS）和异烟肼，与链霉素成为联合用药，用来防止患者对某种药物的耐药性。这种三联疗法是 50 年代由约翰·克罗夫顿爵士及其团队在爱丁堡发明的，后来被称为爱丁堡疗法。它治疗结核病的效果十分成功，在接下来的几十年中，挽救了全球几百万人的生命。二战后，牛奶的巴氏消毒法和消除牛的结核病也变得十分重要，以此降低牛结核病的发病率。由于预防结核病的疫苗已被发明，治疗感染者的有效抗生素也被发现，于是 20 世纪中期，人们开始很乐观地希望能够彻底消灭它；至 60 年代时，很多结核病的疗养院已经关闭。事实上，在接下来的几十年中，结核病的发病率急剧降低；到 80 年代，其发病率之低已让西方人不再认为它是公共卫生的威胁。

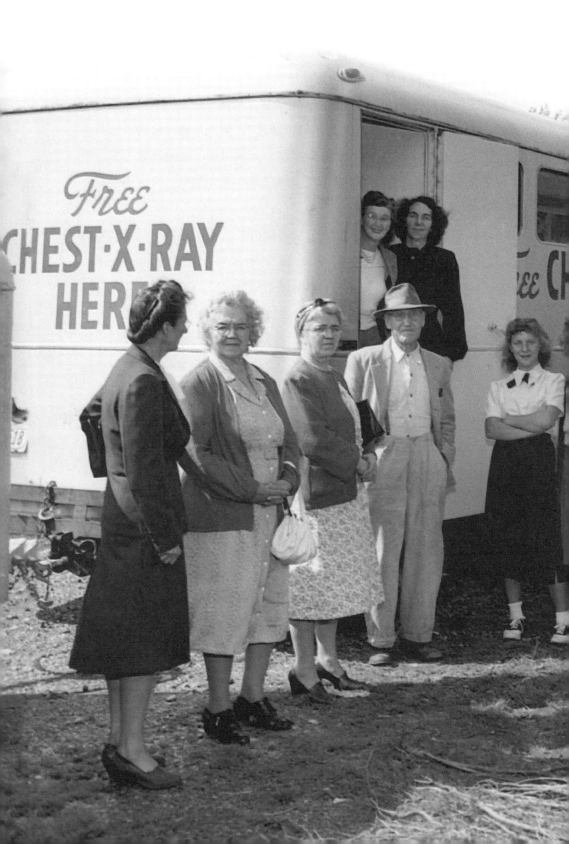

拍一张 X 光片，就可以在你知道得病与否之前显示给你看。在移动诊所，人们排队拍免费的胸部 X 光片，来检查是否患有结核病。照片摄于 1948 年，美国华盛顿的枫树湾。

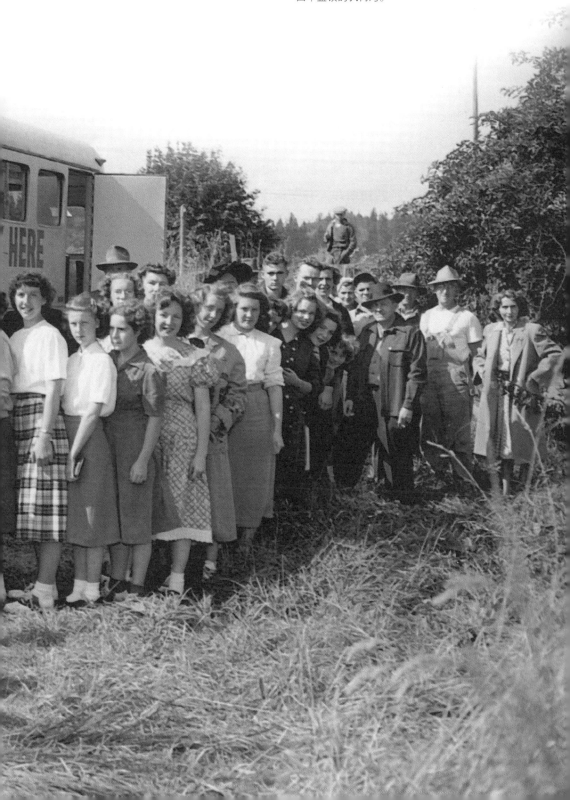

结核病发病率的降低

回顾结核病在过去的一个半世纪中不断变化的死亡率时，历史学家注意到结核病死亡率降低的势头（死于结核病的人数一直居高不下，直到进入 20 世纪以后）其实在"魔弹"引入之前已然开始，甚至比科赫发现其致病菌还要早一些。事实上，在卡介苗或抗生素被发现之前，其死亡率已经下降了四分之三。

造成这一变化的原因一度让历史学家十分费解。如果疫苗和治疗医学在结核病下降的初期并没有发挥什么作用，那又是什么在偷偷地帮忙呢？有人认为，卫生条件的改善是关键因素，它使得人们应对感染的能力加强了。还有一些人指出，是更为广泛的公共卫生措施，包括病人的隔离，病人在医院和疗养院中所获得的照顾，为防治感染传播所付出的努力，以及为慢性病人所提供的支持性的卫生保健措施。社会和经济条件的改善也为这一下行趋势做出了贡献，包括穷人获得更好的住房和工作条件。或者另一种可能，在 19 和 20 世纪，疾病发病率呈现出下降趋势。

结核病是一种有多个传播途径和复杂表现的疾病，可能是某些因素的组合造成了这种下降的趋势；随着筛查、疫苗和抗生素治疗的引入和广泛使用，其下降的速度进一步加快。不管这个事件链究竟是怎样的，结核病数量在北半球的下降可谓是取得了巨大的胜利；至 20 世纪 80 年代，在西方世界，白色瘟疫已经成为历史事物。在有些国家，免疫接种已不再必要。

> 我不能说他死于一种病，想来一定有很多人赞同这一点，并且愿意虔诚地祈祷好让他寿终正寝。他有水肿，他在消耗，他暴饮暴食，他有痛风，正如有些人所说，他的肠子里长满了痘疮。然而，这些死神没法把他带走，绊住他脚的是消耗（即结核病），因为是它要把他拉进坟墓。
>
> ——约翰·班扬（John Bunyan，1628—1688 年），《恶人先生生死记》（ *The Life and Death of Mr. Badman*, 1680 年）

从未远离的疾病

结核病在西方发病率的下降只不过是全球之一隅。在西欧和美国之外，有另外一重天。在那里，结核病还在缓慢、无声地蚕食着数百万人的生命，而这些原本是不应该发生的。在过去的 20 世纪，结核病已经成为非洲、亚洲和南美洲较为贫穷国家必须面对的日益严峻的问题，并且从全球来看，它又呈现出死灰复燃、卷土重来的态势。结果表明，结核病似乎从未走远。

另外一场流行病学悲剧的发生，即艾滋病（参见第 25 章），将结核病重新提上国际卫生议程之中。20 世纪 80 年代中期，在美国一些城市的腹地，在无家可归者、吸毒者、监狱囚犯，以及外籍新生的人群中开始发生结核病的病例。随着苏联解体，由于社会和经济资源错置、战争和民族矛盾的存在，结核病在东欧和俄罗斯国家也迅速攀升。在西欧，结核病在伦敦等城市也开始兴起，主要是在移民和难民中。而且，艾滋病的流行再次把结核病拉回到聚光灯下。在发展中国家，特别是在非洲和东南亚，艾滋病和结核病的并行流行为人们敲响了警钟。

艾滋病和多重耐药性结核病联手，彼此加速了疾病的进程，成为更为致命的杀手。结核病潜伏期的成年病人若是也感染了艾滋病病毒，那么他发展出结核病临床症状的可能性将提高 10%—50%。在撒哈拉以南的非洲，有 10%—15% 的成人既感染了艾滋病病毒又感染了结核病；自 80 年代以来，这一数字已经提高了 10 倍。这些统计数据震惊了国际卫生官员，1993 年，世界卫生组织宣布结核病为全球紧急卫生事件。

90 年代中期，"遏制结核病"项目被启动，一种监控药物治疗的方法，即 DOTS（directly observed therapy with short-course antibiotics）成为控制结核病的标准方法，并在国际上推广。治疗结核病的主要问题之一是，确保患者在几个月内每天都能服用正确的复方药物。尽管 DOTS 在某些地区已经十分成功，但目前的结核病数量依然不容小觑。如今，结核病是世界上最严重的传染病杀手之一。据估计，每年大约有 20 亿人（近乎全世界人口的三分之一）感染结核杆菌，800 万至 1000 万人会患病，其中 150 万至 200 万人会死亡，全世界每秒钟都有人成为新的感染者。2005 年，大约有 900 万新发结核病例，大多数在非洲和 6 个亚洲国家（孟加拉

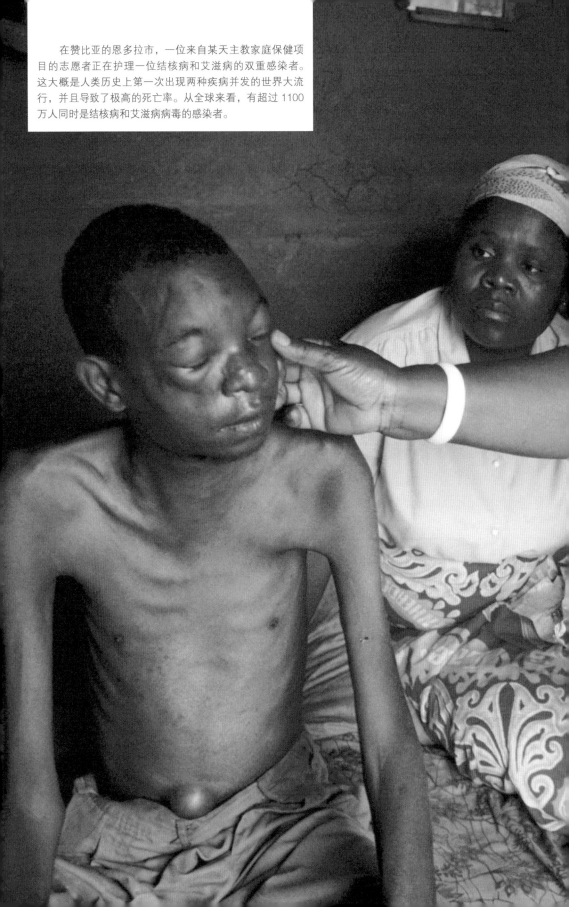

在赞比亚的恩多拉市，一位来自某天主教家庭保健项目的志愿者正在护理一位结核病和艾滋病的双重感染者。这大概是人类历史上第一次出现两种疾病并发的世界大流行，并且导致了极高的死亡率。从全球来看，有超过 1100 万人同时是结核病和艾滋病病毒的感染者。

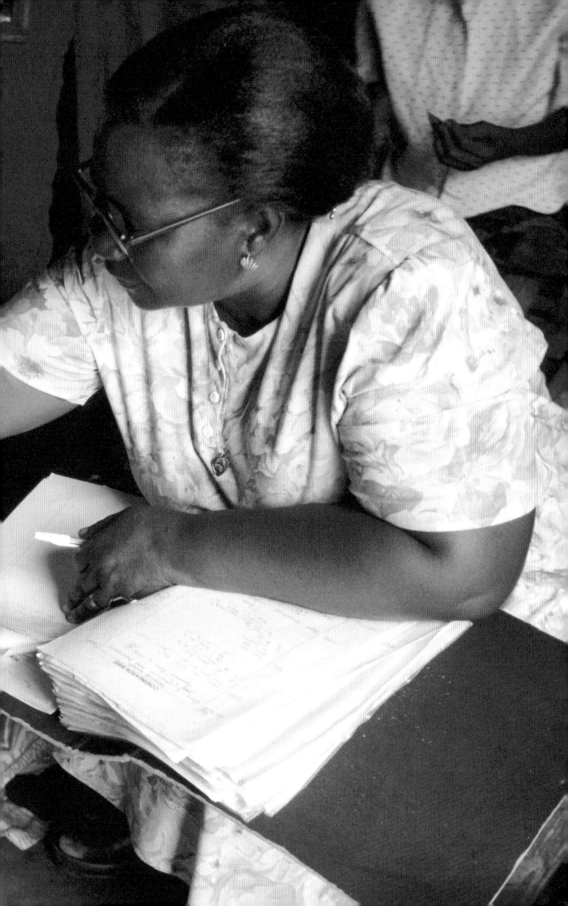

国、中国、印度、印度尼西亚、巴基斯坦和菲律宾）。

我们已经清楚结核病与贫穷和营养不良，以及与艾滋病等抑制免疫系统的疾病之间的关系。为了探索更为有效的药物和疫苗，世界卫生组织在 2006 年又启动了新一轮的"遏制结核病"项目，目标是在接下来的 10 年中能够逆转结核病病患增加的趋势。与此同时，这种从未离开的疾病在 21 世纪依然是重大的全球健康问题。

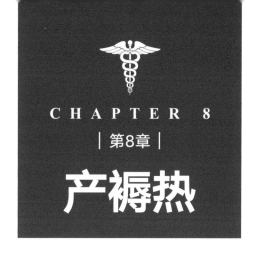

CHAPTER 8

| 第8章 |

产褥热

在长达几个世纪中，产褥热（puerperal fever）一直是造成产后产妇死亡最常见的原因，在 19 世纪的欧美产科医院中几乎达到了流行病的程度。产褥热的致病菌，即酿脓链球菌发现于 1879 年，但直到 20 世纪 30 年代，在磺胺类药物及青霉素被引入之后，产褥热（又被称为 childbed fever）才不再是发达国家的主要问题。不过在卫生设施有限的地区，链球菌感染依然是严重的问题。

1797 年，女性主义的先驱和《女权辩》（*A Vindication of the Rights of Women*）的作者玛丽·沃斯通克拉夫特（Mary Wollstonecraft, 1759—1797 年）在家中生下了第二个孩子，当时是由伦敦威斯敏斯特妇产医院的助产士接生。8 月 20 日，周三，她顺利地生产，是个健康的女婴。由于胎盘娩出的问题，她接受了该院大夫的治疗。几天后，她出现了

1800 年 英国化学家汉弗莱·戴维（Humphry Davy, 1778—1829 年）用笑气（一氯化二氮）进行了试验，但后来他对笑气上瘾了。后人把笑气用作手术的麻醉剂，以缓解手术中的疼痛。

1844 年 美国牙医贺拉斯·威尔斯（Horace Wells, 1815—1848 年）在拔牙时用一氧化二氮作为麻醉剂。

1846 年 威廉·莫顿（William Morton, 1819—1868 年）在波士顿的麻省总医院进行了第一例用乙醚麻醉的手术。

1846 年 苏格兰外科医生罗伯特·里斯顿（Robert Liston, 1794—1847 年）成为第一个手术前使用麻醉剂的欧洲人。

1846 年 在维也纳，英格涅·塞麦尔维斯（Ignaz Semmelweis）开始研究医院中产褥热高死亡率的原因，并总结出洗手对于预防感染是十分重要的。

1847 年 苏格兰医生詹姆斯·杨格·辛普森（James Young Simpson, 1811—1870 年）第一次在生产中为产妇使用氯仿（比乙醚舒服一些，也更为有效）。

1853 年 维多利亚女王生第八个孩子时，接生的约翰·斯诺给她使用了氯仿。维多利亚女王在描述其效果时称，"让人无比的镇静、安静和快乐"。

1854—1856 年 在克里米亚战争中，弗洛伦斯·南丁格尔（Florence Nightingale, 1820—1901 年）强调医院保持清洁的重要性。

1865 年 约瑟夫·李斯特（Joseph Lister, 1827—1912 年）在为一位 11 岁的男孩治疗胫骨骨折（穿破了皮肤）时，用石碳酸进行防腐。

1871 年 约瑟夫·李斯特在喷洒石碳酸后，为维多利亚女王手术切除了腋窝处 15 厘米的囊肿。30 年后，李斯特称："我是唯一一个在女王身上动刀子的人。"

1879 年 路易·巴斯德描述了引起产褥热的微生物。

1935 年 磺胺类药物被研发出来，成为治疗产褥热的有效药物。

20 世纪 40—50 年代 随着青霉素的引入，产褥热的病例数量终于开始下降。

21 世纪 在西方世界，1 万名母亲中不到 1 人会在妊娠期和分娩过程中死亡。

"寒战"的症状，接着是高热和剧烈的腹痛。9 月 10 日，周日，她便离开了人世，年仅 38 岁。她的女儿也叫作玛丽，后来嫁给了诗人雪莱，她创作的小说《弗兰肯斯坦》（*Frankenstein*）为她赢得了不朽的名誉。而她的母亲不过是千千万万个具有相同命运的女性中的一员，经历过分娩的阵痛，仅仅享受了几天天伦之乐，然后就不幸地丧命于产褥热。

女性事件

18 世纪时，产褥热最早被明确为一种特异性的疾病，其名字 puerperal fever 来自拉丁语 *puer*（"男孩"）和 *parere*（"带来"）。Puerperium 一词指的是分娩（childbirth，lying-in 或 confinement）后的一小段时间。产褥热造成产妇死亡的现象很可能存在几百年之久，但直到 18—19 世纪，它才受到医学的专业重视。

分娩对于母亲和孩子来说，一直都是严峻的考验和危险的时刻。设想，除了鸦片和酒精，再无别的麻醉药物，没有抗生素，没有消毒防腐措施，发生感染的风险是非常之高的。在中世纪和近代欧洲，大多数母亲会在家中生产，有时是一个人，有时是其他妇女或"稳婆"（gossip，现为八卦、绯闻的意思）陪在旁边，个别情况下会有当地（未经培训，但通常经验丰富）的助产士。总之，这绝对是完全属于女性的事件。

只有在发生难产时，才会找来男医生。父亲和

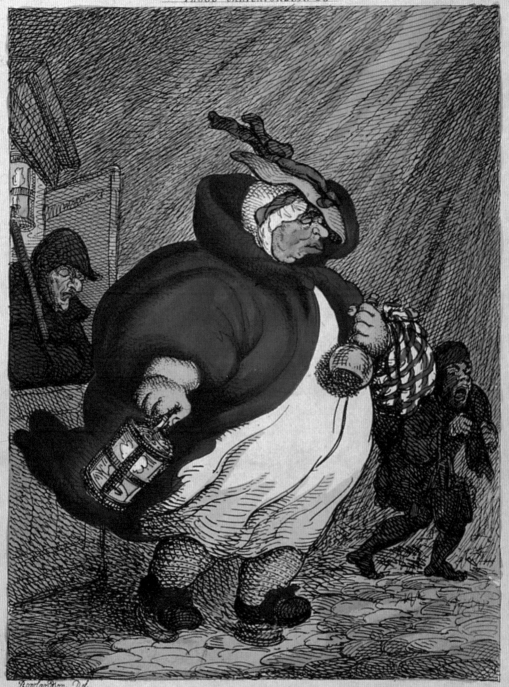

A MIDWIFE GOING TO A LABOUR.

19 世纪初的卡通画。画的是一位助产士在凌晨前往接生的路上。

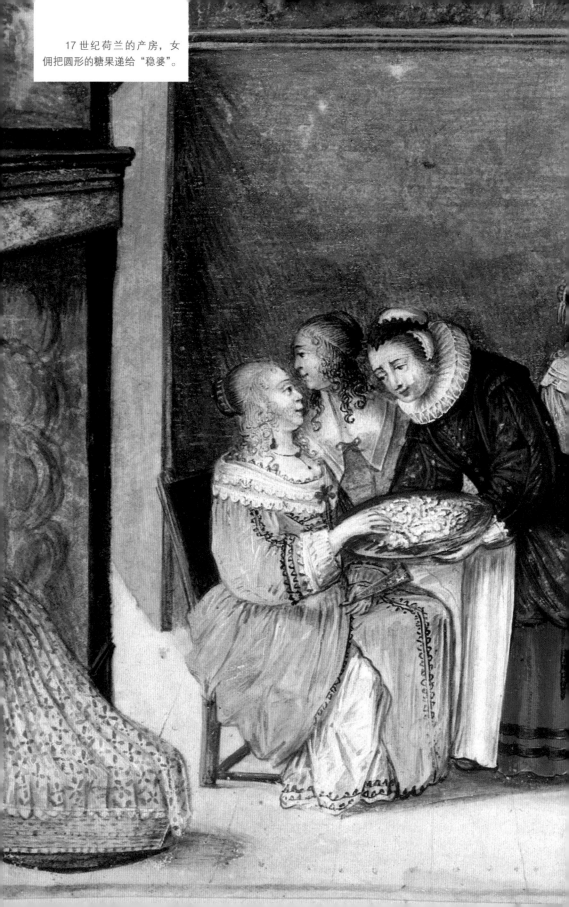
17世纪荷兰的产房，女佣把圆形的糖果递给"稳婆"。

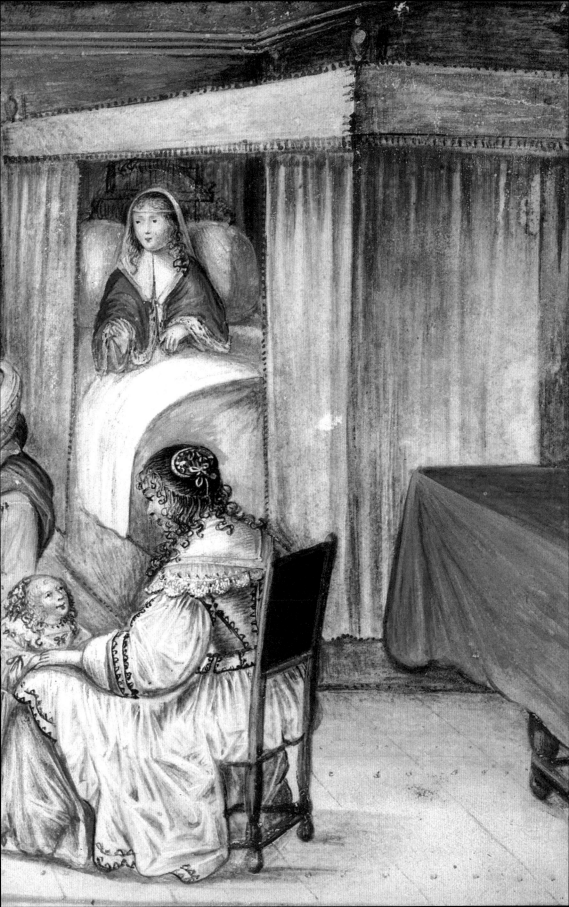

兄弟姐妹一般在产房外面乱作一团，还强压着不出声，仔细听着产妇的嚎叫声，焦急地等待宝宝的第一声啼哭。

感染的温床

17 世纪末 18 世纪初见证了产科医院（母婴医院）的发轫。这些医院通常是由慈善机构创办，为贫穷的妇女提供了一个舒适、安全的场所来分娩，并为她们提供免费的食物、暖心的服务和栖身之所。接生通常是由技术娴熟的男助产士来完成。讽刺的是，最为严重的产褥热多数是由这些妇产医院导致的。

在一些较大的妇产医院，5%—20% 的产妇会死于产褥热；在较小的医院，产褥热的流行更为严重，有 70%—100% 的产妇会因此而丧命。19 世纪初，伦敦夏洛特皇后妇产医院是最好的妇产医院之一，但与在家生产（即便是在伦敦东区最差劲的贫民窟中生产）相比，在妇产医院分娩后死于产褥热的风险大概要高 17 倍。因而，妇产医院很快就落下了"屠宰场"和"大坟场"的恶名。

有些更开明的医生开始尝试将病房和产妇的衣服进行熏蒸和检疫，定期洗手，保持良好的通风。一旦产妇出现感染，立即用各种草药的混合物来帮助病人。催吐催泻、行静脉切开放血术或把水蛭放到妇女的腹部也十分流行，但这对扼住死亡的势头却是毫无助益的。医生们死活琢磨不透，为什么会有这么多妇女在他们的照料之下死去。是医院的空气中有瘴气或者毒气吗？还是床褥上的污渍会产生毒性，或者是腐败物质侵入子宫？又或者是妊娠、分娩和婴孩出生本身所固有的并发症吗？

死在医生和助产士手中

事实上，只有一小部分母亲会在这种慈善机构中生孩子，产褥热的流行也会发生在医院之外。产褥热似乎是公平的，不论产妇是穷人还是富人，强健的还是虚弱的，年轻的还是年长的，正常分娩还是发生难产，都无法幸免于产褥热。更多的医生将目光投向了产褥热的流行，然而与此同时，他们的发现却让他们对自己的行业感到不安。他们逐渐认识到，感染产褥热的妇女与某些接生人员之间存在着某种相关性，负责接生的医生或助产士开始被视为"死亡的预兆"。首先指出这一相关性的是亚历山大·戈登（Alexander Gordon, 1752—1799 年），他在目睹了1789—1792 年苏格兰亚伯丁发生的产褥热流行后，发现了其中的联系。1795 年，戈登得出了一个让人十分不安的结论：

"我要说一个招人厌弃的事情。"他忏悔道，"我自己就是把传染带给很多产妇的途径。"

费城一位名叫鲁特的医生（Dr. Rutter），在行医过程

产褥热流行之于女人就好比战争之于男人。和战争一样，它们会消灭人群中最为健康、最为勇敢和最为精华的部分。和战争一样，它们的受害者正处于人生中最好的阶段……

——雅克-弗朗索瓦-爱德华·埃尔维厄（Jacques-François-Édouard Hervieux, 1818—1895年）

"不伤害病人"

昨天病刚好，晚上就死在医生的手上。

——马修·普莱尔（Matthew Prior），1714 年

医生、护士、助产士和其他卫生工作者都会尽自己所能地治病救人。在公元前 5 世纪，希波克拉底提醒医生："对于病人，有两件事要作为惯例——一是要救治之，二是至少不要伤害之。"弗洛伦斯·南丁格尔重申了这一观点："医院要求的第一条是不得对病人造成伤害，尽管这一原则说起来也许有点奇怪。"但是，在 19 世纪产褥热大流行的故事中，医生和护士在不知情的情况下造成了产褥热的传播，这中间有些地方错得厉害。

今天，医院获得性超级细菌的发展趋势引起了人们的关注，其中包括耐甲氧西林金黄色葡萄球菌（Methicillin-resistant *Staphylococcus aureus*, MRSA）和艰难梭菌（*Clostridium difficile*）。如果英格涅·塞麦尔维斯（参见本章"请洗手！"一节）和弗洛伦斯·南丁格尔活在当下，想必会非常焦虑。如今，用杀菌的肥皂洗手、使用口罩和采取其他基础的预防手段来预防院内交叉感染依然相当重要，其重要程度并不亚于过去。

中看到非常多的产褥热病人，以至于他对洗手、刮胡子和换衣服要求非常严苛，甚至保证在看下一位病人时会用一支新的铅笔来记录。尽管他付出了很多努力，但不论他去到哪里，产褥热似乎总是如影随形，最后他被迫放弃了自己的职业。

尸体和分娩

1843 年，波士顿年轻的医生、诗人奥利弗·温德尔·霍姆斯（Oliver Wendell Holmes，1809—1894 年）记录了大量的病例。他认为这些病例反映了产褥热"接触传染性"的本质，提出它与另外一种传染病丹毒相关的观点，并且认为产褥热可能就是由医生从尸体带到分娩过程中的。1855 年，他以小册子的形式发表了观察结果。在《作为一种个人瘟疫的产褥热》（*Puerperal Fever as a Private Pestilence*）中，他这样写道：

看到这些事实，似乎就是一种巧合，一个男人或女人手上有 10 个、20 个、30 个或者 70 个这种罕见病的病例，在拥挤的城市，当他或她瞪着双眼穿过大街小巷时，沿途碰到的都是同一种疾病。

霍姆斯引述了一则故事，一位著名的医生对一位死于产褥热的病人进行了尸检，并摘除了其盆腔器官。他将这些器官装在大衣口袋里，然后就去给好几位妇女接生，结果她们陆续都死掉了。霍姆斯认为这样的行为是犯罪，应当加以杜绝。他还建议，进行过尸检或者照看过产褥热或丹毒病人后，应该特别当心，不要把传染病传到助产士用的箱子上。

请洗手！

将尸体和分娩之间的重要关系联系在一起的是匈牙利医生英格

涅·塞麦尔维斯，他也因此青史留名。1846 年，塞麦尔维斯在维也纳著名的教学医院维也纳综合医院（Allgemeines Krankenhaus）担任助手。这所医院有两个产科诊区，待产的孕妇会被随机分配到其中一个。塞麦尔维斯所工作的诊区被用于男学生的教学。另一个诊区用于培训女助产士。塞麦尔维斯发现，医学生所待的诊区中产褥热的病例数和死亡率要高很多。塞麦尔维斯的好朋友（法医学教授）去世时，他读到了好朋友的尸检报告。教授在做尸检时，用刀子不小心割到了手指，报告显示他所得的病与死于生产的妇女是一样的。塞麦尔维斯仔细检查了自己所在诊区中医生的操作情况，观察到他们辅助尸检后会直接对待产妇女进行阴道检查，而不会洗手。他认为这其中势必有某种关联。

> 说实在话，只有上帝才知道有多少女人的性命早早地断送在我的手中。
> ——英格涅·塞麦尔维斯
> （1818—1865 年）

塞麦尔维斯在不知道霍姆斯文章的情况下，提出了他的"尸生理论"（cadaveric theory），还坚持让学生和医生在进病房之前用漂白粉洗手，并洗刷手指甲，如此就"不会留下一丁点尸体的味道了"。结果是，产褥热的病例数量开始急剧下降。

这种预防产褥热简单又有效的办法并没有被广泛采纳，之后多年，在很多国家，产褥热的死亡率一直都呈升高的状态。1865 年，塞麦尔

食肉虫

19 世纪中期，美国遭遇了一场十分恐怖而又很神秘的流行病。当时有这样的记录：

没有语言能够描述这种流行病令人恶心的影响……肉会从胳膊上掉下来，或者整个人都呈现出一种让人作呕的景象，全身都在腐烂……

这可能是坏死性筋膜炎，在抗生素时代之前曾经被称为"医院坏疽"，是一种发生于医院中的瘟疫。现在常被称为"食肉虫"。不过，幸运的是，这种病是十分罕见的。其致病菌与导致产褥热的细菌属于同一类，即 A 群链球菌。

维斯在精神病院中去世。20 年后，他这一发现的重要性才最终被人们认识到，他也被尊为无名英雄。与此同时，医学上又取得了两个重大的突破。

细菌与灭菌术

> 所需要做的不过是将手术部位的皮肤用防腐措施清洗干净，然后把我自己的双手，助手的双手，以及手术器械也同样清洗干净，这样，实施手术前就不需要再用防腐喷雾……能够不用它，再也没有人比我更开心了。
>
> ——约瑟夫·李斯特，1875 年

产褥热致病菌的发现通常被认为归功于路易·巴斯德。他在 1879 年描述了导致产褥热的细菌微生物，并将其命名为 *microbes en chapelet*（像念珠般的微生物）。他的发现最终被证实，引起产褥热的细菌后来被命名为 *Streptococcus pyogenes*（酿脓链球菌），来自希腊语 *streptos*（意为"像链子一样扭曲"），*coccus*（意为"浆果"）和 *pyogenes*（翻译为"产生脓液的"）。约瑟夫·李斯特对防腐术和无菌术的贡献几乎可以与巴斯德对细菌理论的伟大贡献相匹敌。李斯特最为人们熟知的是他提倡的石碳酸喷洒（1871年），他坚持认为所有的设备、敷料和大衣都要进行消毒，并且强调要完全的清洁。直到 19 世纪 80 年代，他的方法才被妇产医院的产科大夫们广泛采用。而一旦认识到这些方法的重要性，人们便可以很好地预防产褥热了。

很多产科病房开始弥漫着消毒剂的味道。在管理措施完善的医院，每个人和每件东西，从待产的产妇到医生和助产士（穿戴干净的帽子、袍子、口罩和手套），以及所有接生用的工具，都要用肥皂和热水彻底地清洗，或者在消毒剂中浸泡过，或在加热的高压灭菌器中消毒过。产褥热病人会被隔离起来。在一些医院，尤其是在欧洲大陆，这些举措取得了惊人的效果。

灭菌术是一个重大突破，让成千上万的人免于不必要的死亡。然而，在美国和英国众多的妇产医院里，对于接生，依然没有采取必要的预防措

最快的手术者

在麻醉术发明之前，要进行手术的病人需要服用大量的朗姆酒或鸦片，然后被用武力放倒或捆到手术台上。对于外科医生来说，医术高明就是指速度快。苏格兰外科医生罗伯特·里斯顿是麻醉术发明之前动作最快的外科医生。据说，当他手术时，刀光一闪，接着就能听到锯子的声音，两个动作几乎是一气呵成。在伦敦学院医院的解剖演示厅，学生们围成一圈，把怀表握在手中严阵以待，里斯顿通常是脚蹬惠灵顿靴子，大步走在血渍斑斑的地板上，嘴里喊着："给我计时，先生们，给我计时！"

他截掉一条腿通常只需要两分半钟。有一次在为病人截肢时，刀光闪烁之间，他把病人的睾丸切掉了。病人后来死于医院坏疽。在手术时，里斯顿还有一次不小心切断了小助手的手指，这位年轻的助手后来也死于医院坏疽。另有一次，一位著名的外科医生在旁边观看他的手术，结果燕尾服的燕尾被刺透了，后来因为害怕刀子刺到他的关键部位给吓死了。据说，里斯顿是医学史上唯一一个做手术死亡率高达 300% 的人。

詹姆斯·杨格·辛普森在 1847 年第一次为分娩的妇女使用氯仿作为麻醉剂，并且注意到医院坏疽（或"手术热"）和产褥热之间具有相似性。

施。在美国，很多分娩都是在医院进行的，20 世纪 20 年代，约 25 万产妇死于生产。即使到了 30 年代，伦敦夏洛特皇后妇产医院依然没有使用口罩、手套或消毒器具。而那时人们已经发现戴口罩是一项有效的预防措施，因为链球菌主要是经由呼吸道飞沫传播的。

20 世纪初，欧洲大多数女性仍是在家里生产。在斯堪的纳维亚、比利时和荷兰，在家里接生的助产士需受过严格的训练，并且对预防产褥热传播的重要性有充分的认识。不过在其他国家，在产妇家里接生的助产士甚至都不知道简单的灭菌术。在英国，20 世纪 30 年代上半叶，死于产褥热的风险依然与 19 世纪 60 年代相差无几。在西方世界，彻底将产妇死亡率降下来的是另一场医学革命。

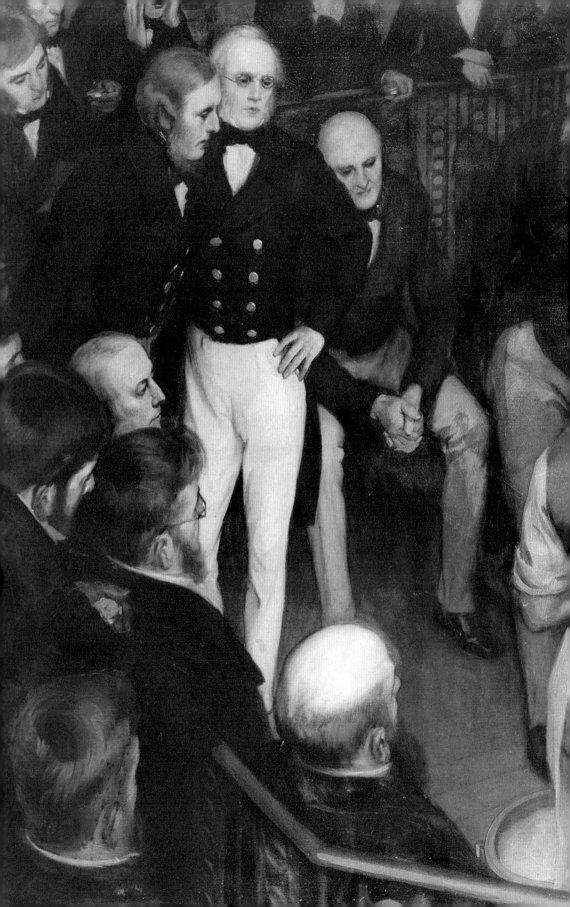

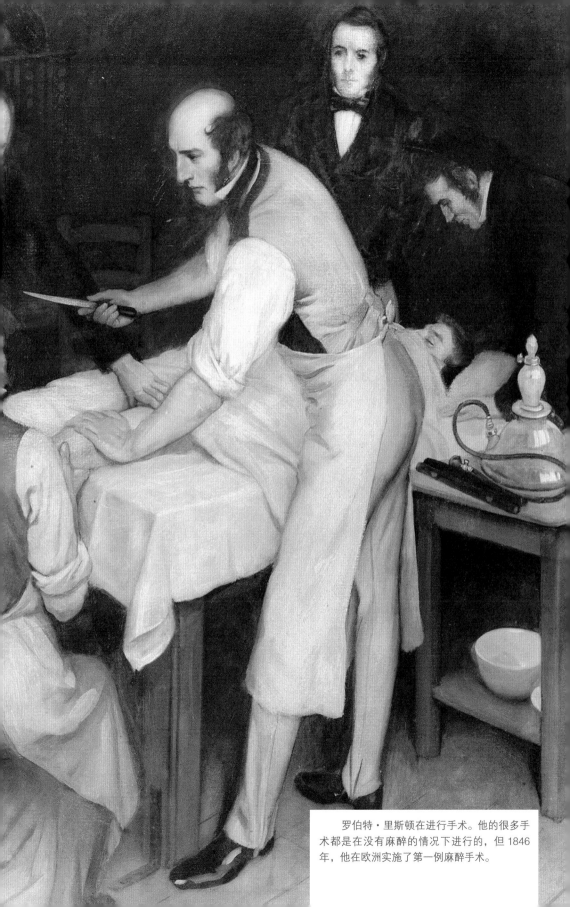

罗伯特·里斯顿在进行手术。他的很多手术都是在没有麻醉的情况下进行的，但 1846 年，他在欧洲实施了第一例麻醉手术。

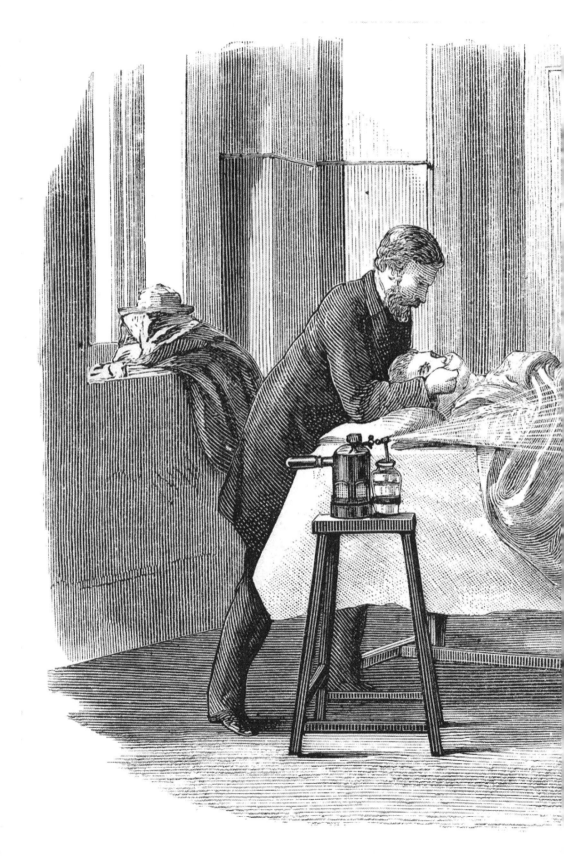

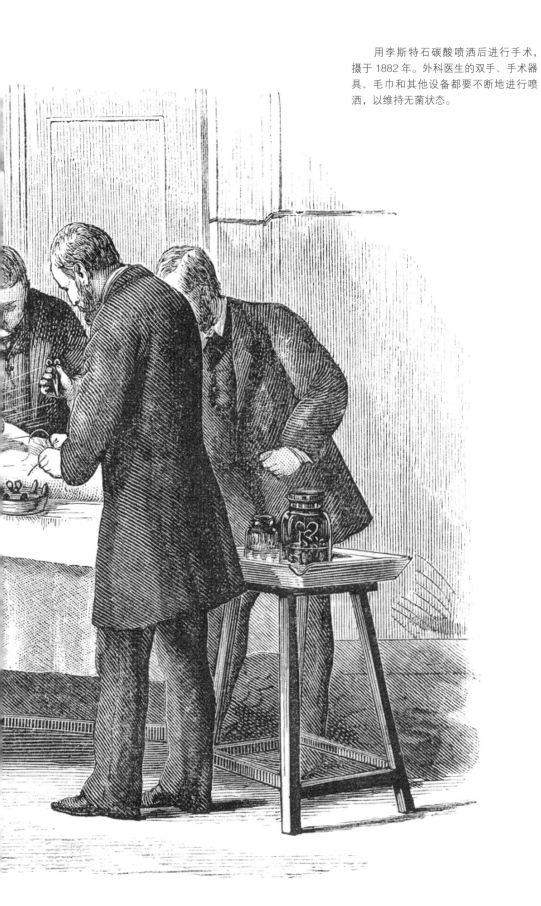

用李斯特石碳酸喷洒后进行手术，摄于 1882 年。外科医生的双手、手术器具、毛巾和其他设备都要不断地进行喷洒，以维持无菌状态。

新时代：抗生素的出现

　　抗菌药物的引入成为医学史上治疗细菌性感染的最伟大进步。20世纪30年代末，最早用于产褥热的药物是磺胺类药物。事实证明，它们对A群链球菌感染非常有效，产褥热的死亡率迅速下降。随着40年代中期青霉素的发现，一个新的时代正式开启。青霉素比磺胺类药物的活性更高且毒性更低，还可以治疗金黄色葡萄球菌所引起的（较为少见的）产褥热。绝大多数待产的母亲终于可以在将来亲眼看着自己的孩子慢慢长大，而不用担心期望落空。

　　至50年代，产褥热在西方世界已经不再是一种有生命危险的疾病，它的名字如今也已经过时。20世纪后半叶，各种原因造成的产妇死亡都已经大大减少，分娩时发生死亡如今已成为意料之外的意外，而不再是50%会发生的事件。

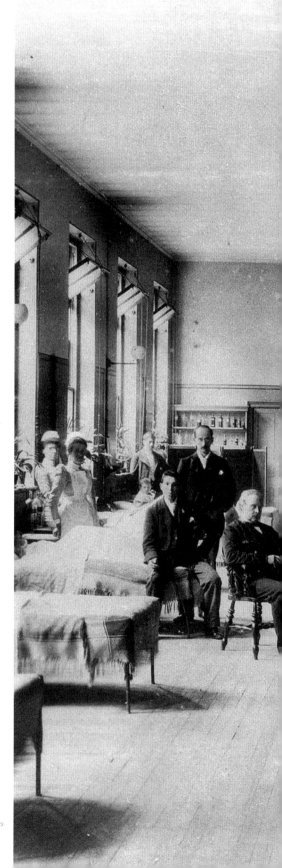

约瑟夫·李斯特与伦敦国王学院医院维多利亚病房的同事，前左是约瑟夫·李斯特，当时已是李斯特男爵。摄于1893年。

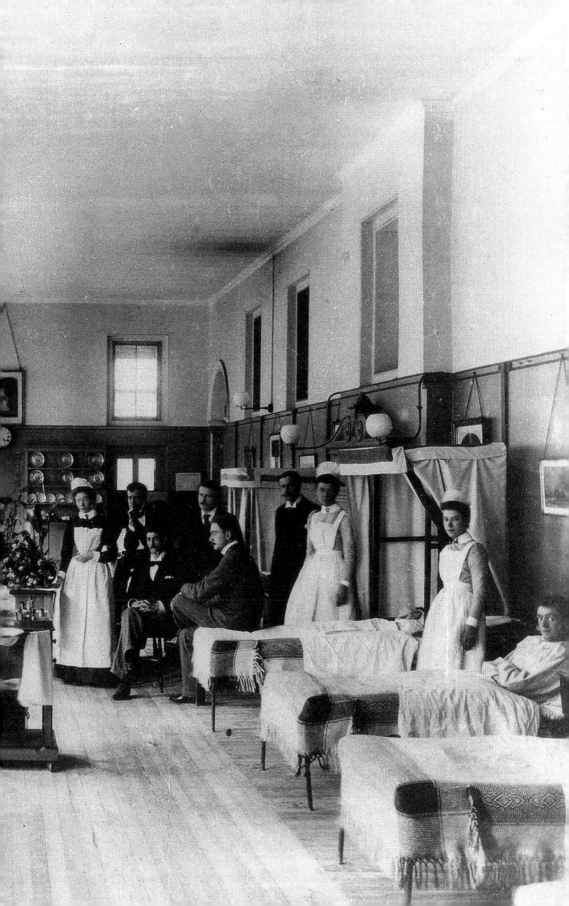

分娩死亡的持续悲剧

可悲的是，世界上仍有很多较为贫穷的国家，那里的母亲依然要在极为恶劣的条件下生产，并且没有任何预防或治疗感染的方式。产后脓毒病（sepsis，指的是各种原因造成的感染）依然在不断地威胁着母亲和婴儿的生命，尤其是在非洲和亚洲的部分地区。每年至少有50万孕妇在妊娠期死亡；其中99%的死亡发生在发展中国家，25%是由于感染所致。世界卫生组织在"千年发展目标"中已经郑重承诺降低产妇死亡率。但是，依然有很多母亲和婴儿死于可预防的感染和妊娠期并发症，这仍然是现代社会最大的悲剧之一。

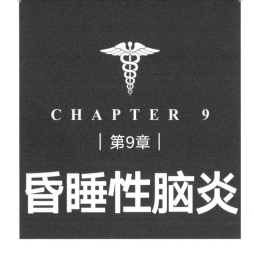

CHAPTER 9

|第9章|

昏睡性脑炎

　　昏睡性脑炎，又称"昏睡病"，是一种神秘的疾病，1916—1927年间曾在全球流行。患者会出现很多奇怪的症状和可怕的后遗症。这种疾病会侵害人的大脑，使受害者不能运动，不能说话。大约有三分之一的患者在该疾病的急性期即已死亡，剩下的数千位患者进入了一种深睡状态，随后发展为类似于帕金森氏病的状态。目前仍有少数昏睡性脑炎的散发疾病（可能是由于细菌感染导致），然而该疾病为何会在 20 世纪早期袭击全球仍然是一个谜。

　　巴伦·康斯坦丁·冯·埃科诺莫（Baron Constantin von Economo，1876—1931 年），是首位描述并命名昏睡性脑炎的医生之一。他是一名在罗马出生，在奥地利维也纳工作的神经学家。他记述道：

大事表

1529年 英国一种神秘的"出汗疾病"(以困倦和出汗为特征)暴发。

16世纪80年代 欧洲被一种神秘的发热、困倦性疾病侵袭，它会导致严重的神经系统并发症。

1673—1675年 伦敦出现了一种奇特的流行病，托马斯·西德纳姆将它描述为发热性昏迷。其症状包括嗜睡和打嗝。

1712年 德国出现了一种奇怪的"昏睡疾病"，患者大脑结构出现病态改变。

1890—1891年 在1889—1890年流感大流行后，一种被称为nona的神秘且严重的昏睡疾病出现在意大利北部。

1916—1917年 在维也纳，康斯坦丁·冯·埃科诺莫观察到患者身上出现了一种神秘的疾病，他称之为昏睡性脑炎。

约1916—1927年 昏睡性脑炎一波一波逐次传播到世界大部分地区，但到20世纪30年代却很快消失。

20世纪60年代后期 某些昏睡性脑炎的幸存者随后出现了类似于帕金森氏病的症状，接受了左旋多巴的治疗。

1973年 奥利弗·萨克斯(Oliver Sacks, 1933—2015年)出版了《睡人》(Awakenings)，书中描述了左旋多巴对于治疗入院多年、昏睡近半个世纪的病人的效果。

20世纪80年代 基于时间和地理分布特征，美国研究人员雷文霍特(R. I. Ravenholt)和福奇(W. H. Foege)提出，昏睡性脑炎可能与1918—1919年的全球大流感相关。

21世纪 科学家们提出，目前仍然偶发的昏睡性脑炎可能是由咽喉感染(链球菌)触发身体免疫系统对神经系统和大脑的攻击所致。

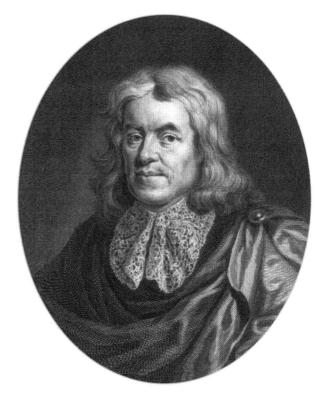

托马斯·西德纳姆(Thomas Sydenham, 1624—1689年)的头像。西德纳姆舞蹈病即以其姓氏命名——该疾病可能就是昏睡性脑炎。

有些人在几周之内就已经死亡，剩下的患者会继续在世上弥留几周或几个月，进入深睡阶段，间或陷入昏迷阶段……那些存活下来的病人……一动不动地坐在那里，能够感知周围的世界，但却陷入昏睡，不能做出反应，就像死火山一样。

1916—1917年冬天，冯·埃科诺莫在维也纳出精神科门诊时首次观察到这种神秘的疾病，当时欧洲列强正深陷第一次世界大战的泥潭中。1915—1916年冬，法国已经出现了类似的疾病，大约两到三年前中欧地区也曾发现类似的疾病。

在冯·埃科诺莫对这种疾病做出描述之后不久，它就开始一波接着一波地向世界各地传播开来。1917 年末，澳大利亚出现这种疾病；1918 年初，英格兰出现这种疾病（一开始人们以为它是肉毒杆菌所致的一种严重的食物中毒）；1918 年底至 1919 年初，北美出现这种疾病。20 世纪 20 年代，世界上依然有大量的患者死于这种疾病，1929 年全球共有 6351 人患病，其中 3580 人死亡。到 30 年代，全球流行的趋势开始悄无声息地消退，就像这种疾病初期悄无声息地到来一样。

患者的症状多样且十分复杂，医学界不知道自己是在处理一种疾病还是在处理多种不同的疾病。但是，所有这些患者都有一种共同的症状，即嗜睡（昏睡性脑炎，来源自希腊语"使人感到困倦的大脑发炎"）。虽然当时科学家们提出了很多关于这种疾病的猜测，但其病因仍然是一个谜。

令人困惑的特性

1916—1927 年，有 100 万到 500 万人受到昏睡性脑炎的侵袭，其中大部分是年轻人。急性期过后，约有三分之一的人死亡，剩下的进入"深度睡眠"或失眠状态。存活的患者会表现出一系列令人困惑的症状——喉咙疼、头痛、发热，随后出现严重的嗜睡，震颤、嗝逆、抽搐、痉挛、眼球运动紊乱（包括动眼神经危象，这种状态下眼球会固定在一个地方）。某些患者的症状会在数天或几周后缓解，但大部分人会出现嗜睡、无反应性，以及不能与周围环境互动等情况。

某些长期存活者在最初感染后，会出现脑炎后帕金森症，这种症状与帕金森氏病表现相同，但与帕金森氏病的病因不同。许多患者出现了严重的神经系统问题、心理疾病或行为障碍，某些人不得不入院治疗，

青年人……现在看上去衰老、憔悴，身体蜷曲，"油腻脸庞"让人发狂，嘴角流着口水，下颌微微颤抖，步履蹒跚。医生们最揪心的就是，这些人只有二三十岁。

——摘自康斯坦丁·冯·埃科诺莫自传《昏睡性脑炎》（第 2 版，1929 年）的英译本（1931 年）

他们就像活雕塑一样，不知道周围的情况，也不记得过去曾发生的状况。

左旋多巴和睡人

20 世纪 60 年代，一种新型药物左旋多巴为治疗帕金森氏病提供了一种良好的治疗方式。在纽约贝茨·亚伯拉罕医院工作的英国神经学家奥利弗·萨克斯，是首批使用这种药物试验性地治疗脑炎后帕金森症的医师。萨克斯形容这些人"被雪藏了数十年——严密的隔离——一半忘记、一半幻想着他们曾经生活过的世界"。

1973 年，在他的著作《睡人》（1990 年被拍摄为电影）中，萨克斯记录了某些患者的感人故事：1969 年春，他们接受左旋多巴治疗后被奇迹般地"唤醒"，但由于该药的 B 型不良反应，他们终究还是早早地离开了人世。

其中一名患者 R（Rose R.）在 1926 年患上了昏睡性脑炎，1935 年入院治疗。1969 年，她在接受左旋多巴治疗后"欢天喜地"地恢复了意识。然而，她的意识停留在 20 世纪 20 年代，还认为自己是一个青春少女，喜欢盖希文的乐曲。随着左旋多巴的药效越来越弱，她的情绪越来越低落，且变得非常焦虑。对她而言，1969 年并不是真实存在的。她总是在问，"现在还是 1926 年吗？"最后，她变成了一个"睡美人"，被唤醒后生活的巨变是她所不能承受的，她甚至不希望被再次唤醒。

另外一名接受了左旋多巴治疗的患者 L（Leonard L.）是一个奇迹般康复的患者。但是，随后越来越难找到令他保持清醒的左旋多巴剂量。若干年之后，他的病情更加严重，身体十分虚弱。最后一次服用左旋多巴后，他在清醒之后问道"为什么要在为时已晚时把我复活"。

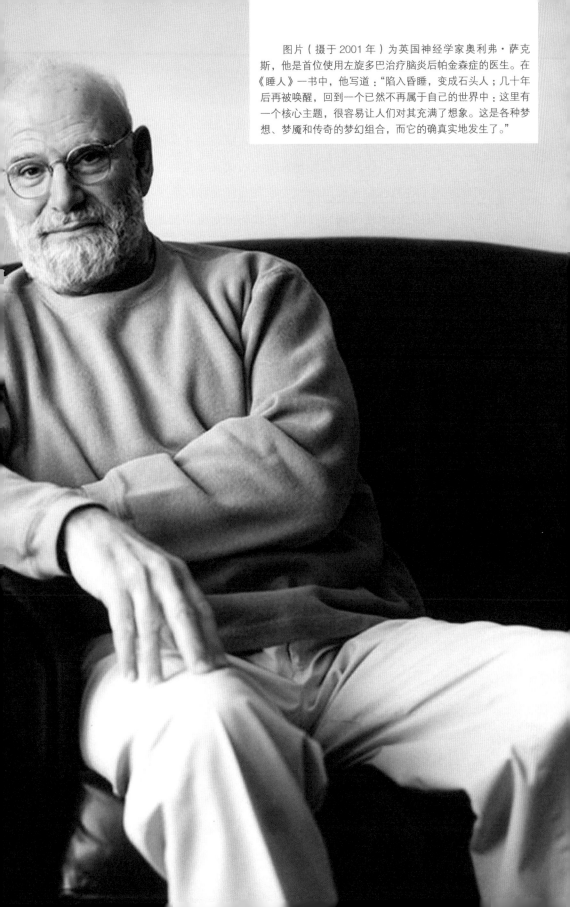

图片（摄于 2001 年）为英国神经学家奥利弗·萨克斯，他是首位使用左旋多巴治疗脑炎后帕金森症的医生。在《睡人》一书中，他写道："陷入昏睡，变成石头人；几十年后再被唤醒，回到一个已然不再属于自己的世界中：这里有一个核心主题，很容易让人们对其充满了想象。这是各种梦想、梦魇和传奇的梦幻组合，而它的确真实地发生了。"

昏睡性脑炎与流感有关吗？

当前人们十分担心人类流感的全球大流行会不会随着禽流感的暴发而出现，某些研究者最近开始研究历史文献资料，确定是何种疾病导致了昏睡性脑炎的出现。大家普遍怀疑该疾病是一种病毒性疾病，而且它的出现时间和在世界各地的分布范围提示我们，它可能与1918—1919年全球流感大流行相关（参见第23章）。

一种设想认为，昏睡性脑炎是一种病毒感染后出现的综合征，另外一种设想指出了流感大流行后其并发症与此疾病的相似之处，其中包括1889—1890年意大利北部暴发的一种名为nona的嗜睡病。

然而，昏睡性脑炎的暴发似乎出现在流感大暴发之前，并且在流感大暴发结束10年内该疾病仍然存在。最近某些科学家重新对证据进行了探查，提出昏睡性脑炎可能是一种细菌性疾病，而不是病毒性疾病，是身体的免疫系统对某种感染产生的强烈反应（可能是链球菌感染），细菌攻击了大脑的神经细胞。即便这是真的，也很难解释该疾病为何会暴发得如此猛烈，为何在十余年后突然消失。

对于那些死于"冷冻状"睡眠或是被"冷冻状"睡眠困住的患者而言，任何一种回顾性诊断都太晚了。今天，仍然有很多偶发性青年人昏睡性脑炎病例，因此，理解这种疾病的病因，找出有效的治疗方法十分关键——尤其是在不知道何时何地它会重新暴发的情况下。

舞蹈疯狂症

过去有很多像昏睡性脑炎一样神秘的神经系统疾病。有些疾病的病症是从疯狂的舞蹈开始的，随后是昏睡麻木、死亡或是永久性震颤。

14 世纪 70 年代，德国莱茵河盆地和低地国家出现了一种被称为"圣威特斯（St. Vitus）舞蹈病"的流行。这种病的患者会疯狂地跳几个小时的舞，直到累瘫在地上。

17 世纪，托马斯·西德纳姆将现在被称为西德纳姆舞蹈病（Sydenham's chorea）的疾病命名为"圣威特斯舞蹈病"。它通常以快速不协调的肌肉抽搐、运动神经元衰弱、行为失调为特征，有可能是因为风湿热链球菌隐匿性感染后出现。人们认为该疾病可能与昏睡性脑炎相关。

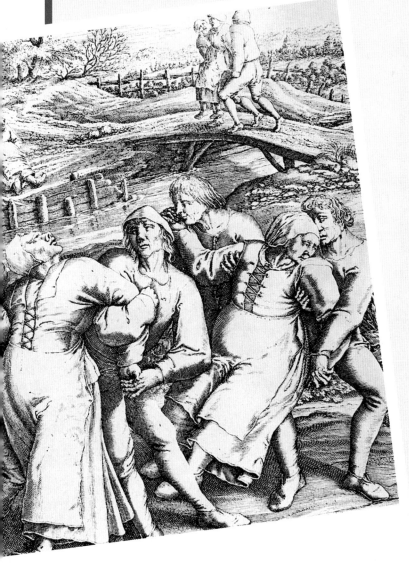

疯狂的舞蹈。如勃鲁盖尔（Brueghel）的作品所展示的情形，这种症状可能是由于不同的感染造成的。

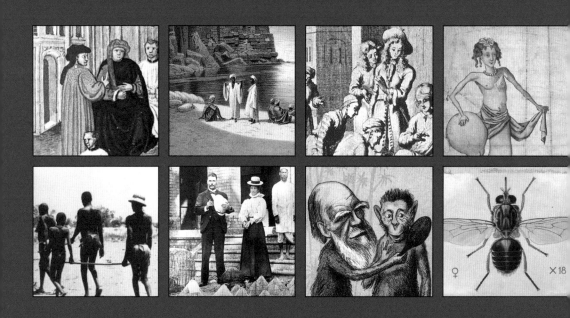

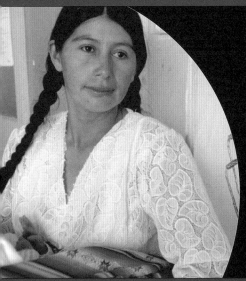

part 2 第二部分

寄生虫病

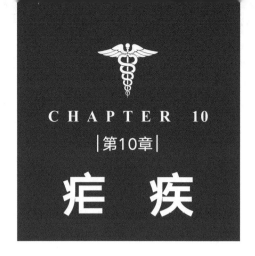

CHAPTER 10

|第10章|

疟 疾

　　疟疾是一种威胁生命的寄生虫疾病，经由被感染的雌性按蚊（Anopheles mosquito）的叮咬在人与人之间传播。疟疾是当今世界上最严重的影响人类健康的问题之一，每年全球累及 3 亿—5 亿人口，100 万—300 万人死亡，并且其中多数是婴儿和儿童。

　　疟疾是人类历史上最早有文字记录的疾病之一，曾一度全球广布，从俄罗斯北极圈内的阿尔汉格尔斯克到南半球的澳大利亚和阿根廷。如今，它主要分布于非洲、亚洲和拉丁美洲的热带和亚热带地区的 100 个国家。在这些世界上最为贫穷的地区，疟疾给当地人造成了极大的痛苦。对于疟疾这一严重威胁全球健康的问题，科学家和国际卫生组织已将更多注意力转向了它，并且给予了更多的承诺和资金支持，试图找到有效的治疗药物和疫苗，并积极推行经杀虫剂处理过的蚊帐。

大事表

公元前 2700 年 中国医学经典《黄帝内经》中记载了疟疾。

公元前 4 世纪 希波克拉底描述了疟疾的症状，并将发热分为每日热（每天发热）、间日热（隔一天发热）和三日热（每隔两天发热）。

公元前 323 年 亚历山大大帝离世，可能死于疟疾。

公元前 168 年 在葛洪的《肘后备急方》中记录了青蒿的药用价值，作为治疗出血的药方。

17 世纪 30 年代 西班牙人从南美洲带回了金鸡纳。

1740 年 malaria 一词（来自意大利语 mal'aria）首次被霍勒斯·沃波尔（Horace Walpole, 1717—1797 年）引入英文。

1820 年 从金鸡纳树皮中提取出奎宁。

1877 年 帕特里克·曼森（Patrick Manson, 1844—1922 年）发现导致淋巴丝虫病的丝虫是由蚊虫传播的。

1880 年 法国军队外科医生夏尔·路易·阿方斯·拉韦朗（Charles Louis Alphonse Laveran, 1845—1922 年）在阿尔及利亚工作时，首次在一位士兵的血液中发现疟疾的寄生虫。

1889 年 意大利科学家埃托雷·马尔基亚法瓦（Ettore Marchiafava, 1847—1935 年）和安吉洛·塞利（Angelo Celli, 1857—1914 年）在显微镜下观察到寄生虫，并且将其所属命名为疟原虫，其他意大利科学家区分了三种不同的疟原虫。分别为间日疟原虫（plasmodium vivax）、恶性疟原虫（plasmodium falciparum）和三日疟原虫（plasmodium malariae）。

1897 年 在印度，罗纳德·罗斯（Ronald Ross, 1857—1932 年）在蚊虫体内发现疟疾寄生虫，次年他阐明了鸟类疟疾的周期。

1898 年 意大利科学家乔瓦尼·巴蒂斯塔·格拉西（Giovanni Battista Grassi, 1854—1925 年）、阿米哥·比尼亚米（Amico Bignami, 1862—1929 年）和朱塞佩·巴斯蒂亚内利（Giuseppe Bastianelli, 1862—1959 年）通过实验发现，疟疾是经由按蚊传播给人类的。

1912—1915 年 美国南部 12 个州共 2500 万人口，每年发生 100 万例疟疾。

1922—1923 年 对现代欧洲打击最为严重的疟疾流行，从苏俄经伏尔加盆地往北到达北极圈，估计 700 万—1200 万人感染，数千人死亡。

20 世纪 20 年代末至 40 年代 新合成的抗疟药物出现，包括 1928 年的阿的平（atebrine）以及 30 年代由德国合成并在二战后生产的氯喹。

1939 年 瑞士化学家穆勒（Paul Müller, 1899—1965 年）合成并发明了杀虫剂 DDT，从二战末期开始投入使用，斑疹伤寒流行时用来杀灭体虱，直到 40 年代被用于疟疾和黄热病的控制项目中。

20 世纪 40 年代 疟疾是第二次世界大战中人们患病和死亡的主要原因。

20 世纪 50 年代 美国基本消除疟疾，记录病例从 1949 年的约 5000 例下降到 1958 年的 97 例。其中，1938—1942 年病例数量发生实质性下降，此时 DDT 尚未被大量应用（40 年代晚期开始）。

1955 年 世界卫生组织启动"全球消灭疟疾规划项目"。至 1969 年，承认该项目无法实现其原定目标。

20 世纪 70 年代 中国重新发现古方青蒿是一种有效的抗疟药物。（2015 年 10 月 5 日，中国女科学家屠呦呦因创制抗疟药青蒿素获颁诺贝尔生理学或医学奖。——编者）

自 20 世纪 70 年代起 疟疾在亚热带和热带众多地区重新复活。

1975 年 世界卫生组织宣布欧洲已消除疟疾。

20 世纪 80 年代起 美国报告地方性获得疟疾的病例，并且每年约有 1600 例引入病例，英国约为每年 2000 例。

20 世纪 90 年代 青蒿素及其衍生物被发现可有效治疗耐药性疟疾。

1997 年 国际机构倡议实施疟疾多边行动（Multilateral Initiative on Malaria, MIM）。

1998 年 世界卫生组织启动"遏制疟疾规划项目"，目标是在 2010 年将疟疾负担减半。

2000 年 联合国及其成员国签署"千年发展目标"，其中包括减少疟疾的负担，旨在帮助数百万人脱离贫困。

2001 年 抗击艾滋病、结核病和疟疾全球基金（The Global Fund to Fight AIDS, Tuberculosis and Malaria, GFATM）成立，这个国际金融机构，致力于抗击世界上三大死亡杀手：艾滋病、结核病和疟疾，每年可挽救 560 万人口。

2002 年 恶性疟原虫的基因测序宣布完成。

2003 年 按蚊的基因测序宣布完成。

2007 年 全世界每年死于疟疾的人数为 100 万—300 万。疟疾已成为严重影响人类健康和生活的疾病，尤其是在撒哈拉以南的非洲。

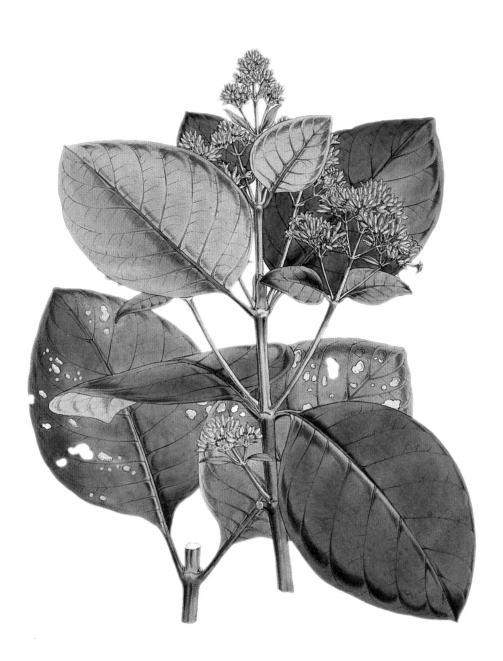

金鸡纳。抗疟药物奎宁便是从金鸡纳树皮中提取的。印度通宁水（Indian tonic water）中至今有加入奎宁的成分。

疾病图文史｜影响世界历史的7000年｜
Disease: The Extraordinary Stories Behind History's Deadliest Killers

1937 年，美国疟疾学家利维斯·哈克特（Lewis Hackett，1884—1962年）对疟疾的复杂性和多样性进行了阐释：

疟疾会受到当地状况的影响和改变，以至于大概有 1000 种不同的疾病都叫疟疾，这整个就是流行病学的谜团。和象棋一样，它还有很多个棋子，不过总能适应千变万化的环境。

在这一致命弈棋中，它的棋子就是蚊子——导致疾病发生的寄生虫和人类宿主。不过，能够传播疟疾的按蚊事实上有 60 种，其中能感染人类的疟原虫有 4 种：恶性疟原虫、间日疟原虫、卵形疟原虫和三日疟原虫。这一多重性导致疟疾的传播和临床症状有很多种可能的类型。

生命周期与症状

当携带疟原虫的雌性按蚊叮咬人类时，寄生虫就会被注入血液中。寄生虫能很快进入肝细胞，然后转化成入侵红细胞的新类型。在红细胞中，寄生虫每 48 或 72 小时完成一次（不同种属的疟原虫会有所不同）繁殖，然后释放出去。周期性发热是疟疾的特征。叮咬过感染者的雌性蚊虫都会被感染，因此这个循环会不断地进行下去。

疟疾的一系列症状便是其临床病程的特点。其中包括一会出冷汗一会出热汗且反复发作，高热，头痛，虚弱，疼痛。疟疾可能是轻度的、长期的或致命的。严

> ……大量的死水散发出有毒并且致病的气体，将疾病和死亡传播开来……他们的病容便是吸入这些有害气体的写照。
> ——爱德华·霍斯特德（Edward Hasted，1797—1801 年），曾如此描写英格兰东南部的沼泽地

重的话，该疾病可能会导致慢性贫血，以及昏迷等并发症，大脑感染疟疾可能是致命的。儿童和不具有免疫力的成人若是不经治疗，其死亡率可能达到10%—40%，甚至更高。患有疟疾的孕妇容易发生流产，通常会生下极低体重儿，这些新生儿中很多会死亡。即便是那些挺过疟疾早期发作的人，也依然

非常虚弱。事实上，慢性疟疾与贫穷总是有解不开的关系。

沼泽的臭气

直到 19 世纪末，人们才揭晓蚊虫和寄生虫具有传播疟疾的作用。在前几个世纪，人们把疟疾的病因归咎为各种各样的因素，它的名字也是多种多样，包括打摆子、间日热、三日热、恶性热、沼泽热或湿地热（marsh fever 或 swamp fever）、秋季热、罗马热或打老张等。

很多地方和国家的人都注意到该疾病多发于散发恶臭的沼泽和湿地。于是，人们想到沼泽发出的毒气或臭气会导致疾病。

古代和现代早期的疟疾

在过去，疟疾所侵扰的范围要比现在大得多。如从古代到 20 世纪中期，疟疾一直是地中海盆地附近

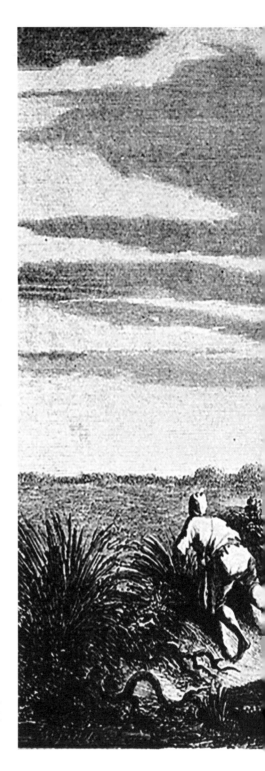

沼泽地上的鬼。这幅寓意深刻的版画来自 19 世纪中期，它将死水和沼泽附近恶臭的状况与疟疾联系在一起。16 世纪时，意大利人将这种疾病命名为 mal'aria，从字面上讲就是"臭气"的意思。

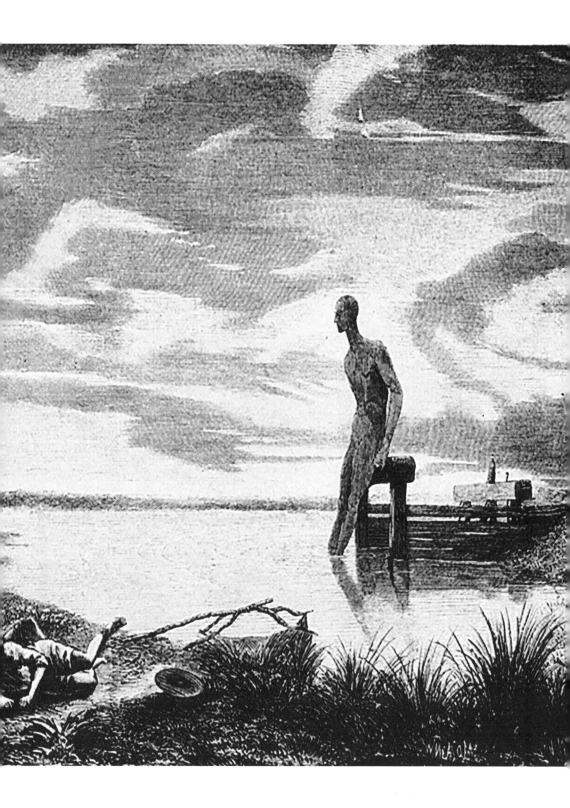

的常见病。甚至有些学者推断，古希腊和古罗马帝国的衰落与疟疾有一定的关系。

疟疾在古代准确的时间排序和地理分布目前已经成为历史研究的主题，但人类某些遗传特性的存在也起到了预防疟疾的作用，比如镰状细胞贫血和地中海贫血，提示其进化史十分漫长。疟疾有可能已经骚扰人类6000多年。在现代早期，直到20世纪中期疟疾被彻底根除之前，在意大利的部分地区，如波河流域、彭甸沼地、罗马坎帕尼亚大区和南部的梅索兹阿诺地区，疟疾曾经是一个严重的问题，产生了重要的社会和经济后果。19世纪时，一位意大利作家曾如此描述疟疾的影响：

在你吃面包的时候，在你每次张开嘴讲话的时候，当你走在令人窒息的街道上、吸进布满灰尘的空气和阳光时，疟疾会穿透你的骨头，你会感到膝盖发软，或者从驴背上一头栽下来……疟疾会袭击空地上的人们，也会穿过阳光照晒的庭院大门，即使你穿着大衣，把家里所有的毯子都披在身上，也会忍不住浑身打战……

罂粟汁

鸦片作为药用和消遣之用由来已久，其历史可追溯到古代。在19世纪，英国所用的鸦片大部分都是从印度进口。人们惊奇地发现，在英格兰东部的沼泽地中，当地人实际上也在种植罂粟。而疟疾曾经在那里地方性流行过，据说鸦片可以预防"打摆子"发病时的寒战，当地的啤酒会佐上鸦片，婴儿也会喝一种罂粟茶的药水。

1846年，一位医生报告称，"没有一个工人家里是找不到鸦片瓶子的……它也会被做成药丸出售，生意好的店仅仅一个周六晚上就要招待300—400位顾客"。吃鸦片的婴儿都"消瘦……抽抽成小老头……干瘪得跟瘦猴似的"。因此，在疟疾和麻醉品中毒的双重作用下，沼泽地带婴儿的死亡率奇高。

17—19世纪，另一种类型的疟疾开始流行于温带地区。在夏季，平均温度达到16℃以上的地区，间日疟原虫便可以传播疟疾，这种疟疾通常被认为是"良性"疟疾或者轻度疟疾。然而，北欧的历史记载表明，即便是此类型的疟疾也绝非什么轻度疟疾。在肯特、埃塞克斯及英格兰东部的沼泽地，疟疾一直地方性流行于其中的一些地方，该状况一直持续到20世纪初；在这里，三分之一的宝宝会在一周岁生日之前死去，疟疾显然是"压死骆驼的最后一根稻草"。

从旧大陆到新大陆

尽管有些学者认为，1492年前疟疾已经存在于美洲，但更大的可能性是，来自北欧的探险者在1492年之后将间日疟原虫带到了新大陆。当地的蚊子可能感染了疟疾，然后将其传播给当地人群和早期的殖民者。在17世纪的新英格兰，疟疾经常被称作"肯特寒战"（Kentish ague）。

美洲与南欧之间的旅行和贸易以及从非洲"进口"的奴隶，将更为致命的恶性疟原虫带到了新大陆的亚热带和热带地区。

北美的南部和中南美洲的部分地区都遭遇了严重的疟疾流行，至19世纪时，疟疾已经传播到密西西比河流域。1865年夏天，伊利诺伊州南部的一位医生注意到，"至少在我负责的区域，每个男人、女人和孩子……每隔一天都会发作一次打摆子"。19世纪初，从密西西比河到波多马克河，沿整个河道，都被描述为"坟场"，一位官员一度怀疑"要想把这个地方变得有益于健康，已是无计可施"。19世纪30年代的一则记录，描述了俄亥俄河上一名船长与一位拥有两个小孩的妈妈之间的一段对话。两个孩子爬出来看着路过的船只，晒着温暖的太阳，一直哆嗦不止，牙齿互相打架。他们的妈妈不确定他们发热的原因，一艘船在他们面前路过，船长告诉她：

如果你从来没有见过这种病，我猜你一定是一个北方人。那是打摆子。如

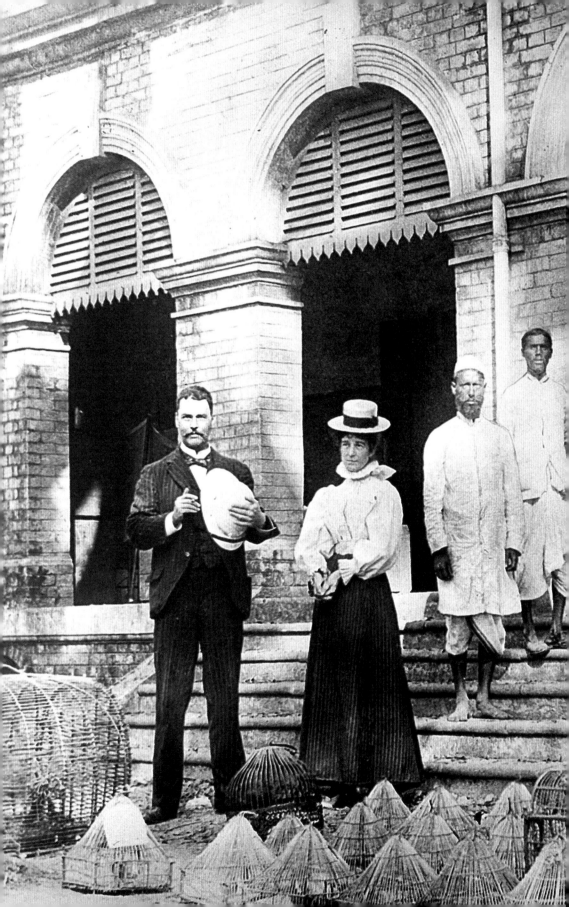

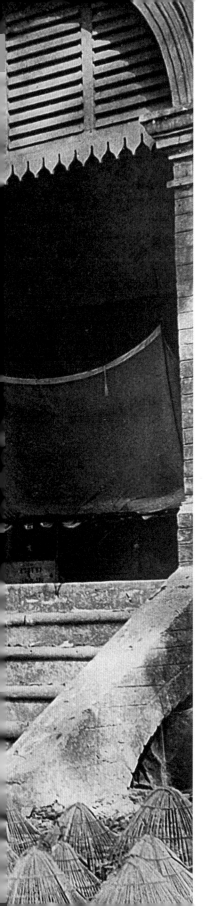

果你在这里多待一段时间，恐怕就能见到更多这样的病人了。他们把它叫作沼泽魔鬼。你的两个小宝宝长得胖嘟嘟，脸颊红扑扑的，他们很快就会被它带走的。治好？不，太太。没有治好的办法：只能熬着走一步看一步……

"白人的坟墓"

水手曾经唱过这样一段号子，里面有警示人们的歌词：

小心啊，小心，贝宁湾，

10个进去，只有1个能走出来啊……

在过去，欧洲人若是在非洲大陆旅行，经常会因为感染严重的热病而倒下。有些人可能对北欧的疟疾类型具有免疫力，但若是遇上更为致命的恶性疟疾，通常就只能命丧黄泉了。西非的海岸线和河流被证明是特别危险的，贝宁湾附近则是著名的"白人的坟墓"。1817—1836年，驻扎在塞拉利昂的英国士兵中有半数死亡，大多死于疟疾。同样，在印度，截至19世纪90年代，疟疾也有如报复一般反复侵袭，每年导致约130万人死亡。

罗纳德·罗斯及其妻子和实验室助手站在实验室的台阶上。他的实验室位于印度加尔各答，照片摄于1898年。地上的笼子是用来装患有疟疾的鸟，他通过研究揭示了疟疾—蚊虫的生命周期。罗斯大力提倡使用蚊帐来预防疟疾，这一建议至今依然在被广泛推广。

解开谜团

19 世纪末，面对全球因为疟疾而遭受的巨大伤亡，科学家们试图揭开该疾病的病因。它究竟是不是沼泽和湿地的气体所致呢？1880 年，在阿尔及利亚工作的法国军队外科医生阿方斯·拉韦朗在显微镜下观察到病人血液中的疟疾寄生虫。1877 年，苏格兰医生帕特里克·曼森发现蚊虫对淋巴丝虫病传播的作用，因而被誉为"蚊子曼森"（参见第 13 章）。不过，挖掘出蚊子和疟疾之间关联的是其徒弟罗纳德·罗斯，他同样是英国的军医，也是第一个发现此种联系的科学家。

罗斯在驻扎于印度的塞康德拉巴德时，受到曼森蚊虫理论的启发。他在一个狭窄、炎热、潮湿的实验室中，解剖了数千只蚊子，并对它们的胃进行了查看，最后在一只吸过疟疾病人血的蚊子身上，发现了伸出胃壁的"色素囊"，这正是疟疾寄生虫的证据。1897 年，罗斯报告了这一惊人的发现；次年，在加尔各答，他推论出禽鸟疟疾的整个疟疾—蚊虫循环周期。

意大利科学家紧随罗斯的脚步，1898 年乔瓦尼·巴蒂斯塔·格拉西和意大利的其他疟疾学家通过实验发现，疟疾是由按蚊传播给人类的。罗斯在 1902 年被授予诺贝尔奖，当然，意大利科学家感觉他们的重要贡献被忽视了。

蚊子部队

人们一旦理解携带寄生虫的是蚊子，立马就想到：如果把蚊子消灭掉，就可以把疟疾消灭掉。罗斯后来回忆他的这种希望：

用几个月的时间，抑或是用一年或者两年，就可以控制住这种要命的蚊虫，也就可以占据有利形势，一举将其完全击溃；随着它们翅膀的挥动，慢慢地，这种无所不在的疾病会从文明者的脸上飞走，从英帝国的各个角落，然后是从美洲、中国和欧洲飞走。

怀着乐观的愿景，"蚊子部队"打算排净沼泽和其他滋生蚊虫的地方，在这些地方喷上巴黎绿（乙酰亚砷酸铜）和除虫菊（从菊花中提取）。在疟疾流行的地方，部队指导人们使用蚊帐、屏障和防蚊帽。蚊子部队继续向印度、马来西亚和其他地方挺进，在英格兰东南部肯特沼泽地，甚至一度试图消灭当地的按蚊。

由于消灭疟疾蚊虫和黄热病蚊虫的运动取得了成功，巴拿马

今天，宽厚仁慈的上帝把一件神奇之物放在我的手里；

请讴歌上帝吧。

在他的指挥之下，我饱含着热泪，呼吸急促地探寻他的秘密。

我找到了狡猾的种子，

啊！杀戮无数的死神啊！

我知道这个小东西，这将会挽救无数的人。

啊！死神，你咬的是哪儿呢？

胜利，还是死亡？

——1897 年 8 月 20 日，
罗纳德·罗斯庆贺自己"中奖"的时刻，
这一天后来被称为"蚊子日"

运河在 1914 年得以顺利开通（参见第 19 章）。1938—1940 年，巴西东北部发生大规模的疟疾流行。此后，洛克菲勒基金会成员弗莱德·索珀（Fred Soper, 1893—1977 年）也成为支持虫媒控制的领军者，他成功地掀起了一场消灭冈比亚疟蚊的运动。在许多热带和亚热带地区，蚊子的狡猾程度超出人们掌控的能力。疟疾及其虫媒的生态学要比人们的预期复杂得多。

奎宁——消灭寄生虫

包括德国细菌学家罗伯特·科赫在内的部分科学家主张走另一条道路：不是消灭蚊虫，而是用奎宁来消灭人体内的寄生虫。自 19 世纪初开始，奎宁一直是控制和治疗疟疾的主流方法（参见文本框"早期的疗法"），并被广泛应用于热带地区。在英属印度，这种尝起来有些苦的药物被加入印度通宁水中，这种通宁水至今仍是很受欢迎的金酒和补药。美国内战期间，在疟疾疫区，联盟军的每位士兵每天都会服用一杯溶有硫酸奎宁的威士忌酒。

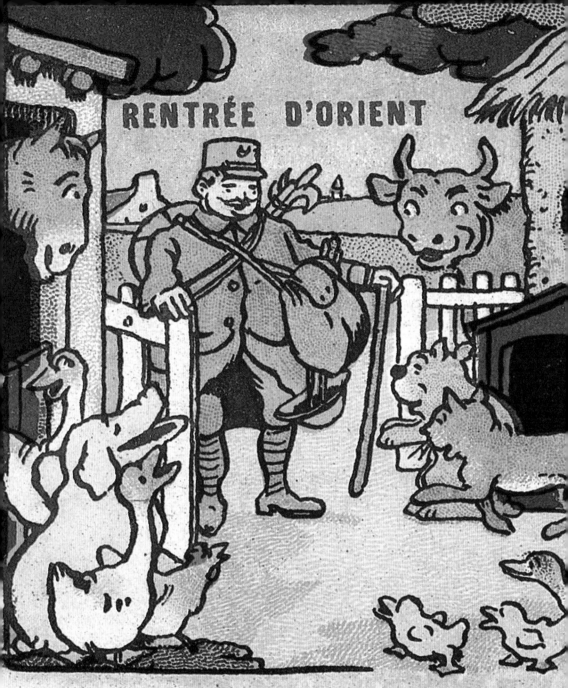

RENTRÉE D'ORIENT

Quinine et Moustiquaire
Moustiquaire et Quinine
en chœur { Célébr
Qui ré

这幅卡通画展示的是使用奎宁和蚊帐的好处。画中是一个回到家的士兵，他很幸运地没有染上疟疾。只有雌性按蚊才会叮咬和吸食人类的鲜血，它这样做是为了产卵。雄性蚊子更喜欢吸植物的汁液。有些人更容易招蚊子叮咬：有一种理论认为雌性蚊子会用触角寻找"血液食物"，而有些人会比其他人闻起来更"香"一些。医学研究试图找到一种化学成分，可以让人具有某种赶走蚊子的体味。

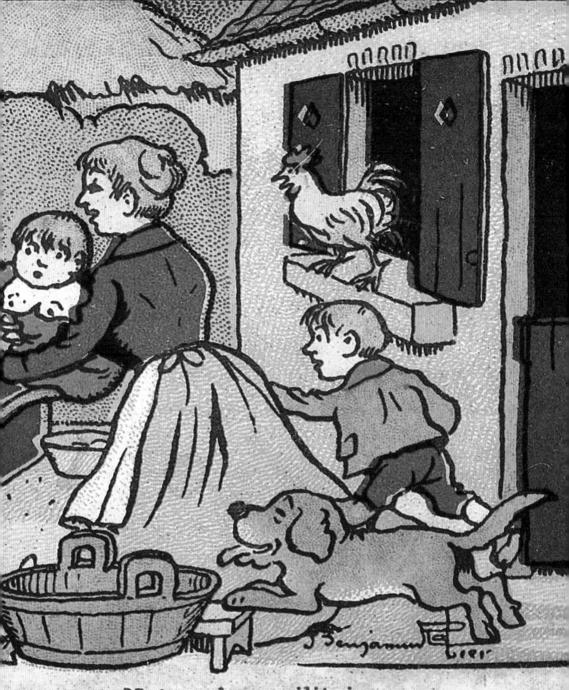

Notre cher militaire
Vous doit sa bonne mine
s ce beau succès.
os cœurs français.

早期的疗法

　　早期治疗疟疾的方法包括把大鱼的牙当作护身符戴在身上，或者把蜘蛛抹上黄油整个吃下去。催吐催泻和放血被认为可以纠正体内"体液"的失衡，并且能放掉"坏血"。不过，也有些其他的治疗方法被证明是非常有效的。

　　17世纪初，南美的耶稣会传教士发现，当地的土著人用金鸡纳树皮来治疗发热。于是，耶稣会传教士将树皮带回罗马。这种树皮在当时有很多种名字，包括秘鲁树皮、耶稣树皮和金鸡纳。17世纪50年代，它被传入英格兰，因其与天主教会的关系，清教徒的领导者奥利弗·克伦威尔（Oliver Cromwell）将其叫作"魔鬼的树皮"。尽管他患有严重的疟疾（很可能是在英格兰沼泽地带传染的），但拒绝服用金鸡纳树皮。一位名叫罗伯特·泰尔伯（Robert Talbor, 1642—1681年）的英国庸医利用金鸡纳树皮发明了一个"秘方"，治愈了众多欧洲的皇亲贵族，结果飞黄腾达、腰缠万贯。1820年，科学家从树皮中提取出奎宁生物碱，这种物质直到今天仍被用于疟疾的治疗。

　　过去几十年间，中国在草药古方的再发现方面取得了非凡的成就。其中青蒿曾经被用于治疗伤寒，长达2000多年。复方青蒿素是从此种植物中提取的，青蒿素衍生物与其他抗疟药的复方现在正被用于预防和治疗疟疾。

　　20世纪初的很多运动都融合了抗蚊虫和抗寄生虫两套方法。从20世纪20年代开始，有些疟疾学家开始将疟疾视为社会疾病，认为只有通过改善贫穷地区的社会和经济状况才能实现抗疟。得出这样的观点，是因为他们观察到，在知道蚊虫传播的知识之前，疟疾在北温带地区已经开始消退。20世纪中期，美国和欧洲很多地区已最终消灭疟疾，进一步证实了该观点，即社会经济发展所带来的生态学转变发挥了重要的作用。

　　在30和40年代，多种新的合成药物被引入疟疾治疗。其中效果最为显著的当属氯喹，它是在30年代合成，但直到第二次世界大战之后才开始生产，并没有帮助到那些受难的军人和平民。疟疾流行的暴发为中东、北非，尤其是太平洋战场上的盟军带来了严重的问题，第一种合成药物麦帕克林（阿的平）被投入日常使用，虽然它会让皮肤变黄，并且传言说它会导致性无能，但的确让军队保存了战斗力。在第一次和第二次世界大战期间，尸检发现疟疾通常比敌军更具有杀伤力。

DDT与根除疟疾的承诺

杀虫剂 DDT 发现于 1874 年，合成于 1939 年，一度被一些人奉为"奇迹"，直到 20 世纪 40 年代末，人们都认为 DDT 在抗疟运动中会发挥巨大的潜力。1950 年，在乌干达坎帕拉召开疟疾大会，会上人们讨论了全球消除疟疾规划的可行性。经过一番激烈的讨论，最后一位代表站出来"平息事态、息事宁人"，两手叉在一起，轻轻地说，"让我们喷吧"。

面对疟疾引起的众多问题，并没有一把万能的金钥匙。它更像是通往很多问题的很多扇门的迷宫，每把钥匙只能打开一个问题的一扇门。

——斯韦伦丹（N. H. Swellengrebel, 1885—1970 年），荷兰疟疾学家，1938 年

磺胺类药物、青霉素、放射性同位素、DDT……预示着人类发展史上一个新的进步，新的复兴，新的时期：人的想象已插上了翅膀。

——洛克菲勒基金会，1948 年

使用 DDT 实施疟疾控制的规划开始在很多国家如火如荼地开展，50 年代中期世界卫生组织启动了全球消除疟疾规划项目。人们一方面乐观于全球根除疟疾是可能的，另一方面也认识到蚊虫已开始对 DDT 产生耐药性，因此人们的目标是加快步伐消除疟疾。

一开始该计划的确取得了一些喜人的成果，但到 60 年代时，根除规划基本搁浅了。背后的原因很复杂。如成本和技术屏障远远超过了预期。早在 1951 年，人们已经观察到蚊子对 DDT 的耐药性开始出现；与此同时，有些种类的蚊子似乎具有改变生活习性的能力，可以躲避喷洒到墙壁和房屋里的 DDT。而寄生虫也产生了耐药性，比如对氯喹的耐药性。DDT 和抗疟药物未能实现根除疟疾的承诺，这一失败已经成为 20 世纪下半叶最大的医学遗憾之一。

疟疾的复杂性与悲剧性

20 世纪晚期，人们控制疟疾的动力降到了谷底。在很多发展中国家，疟疾卷土重来，达到了前所未有的水平。在今天撒哈拉以南的非洲，据估

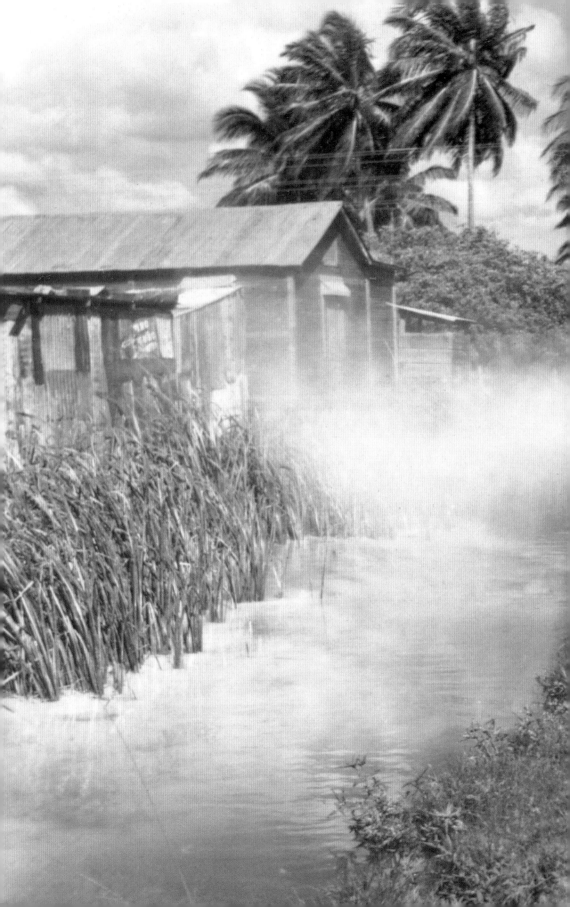

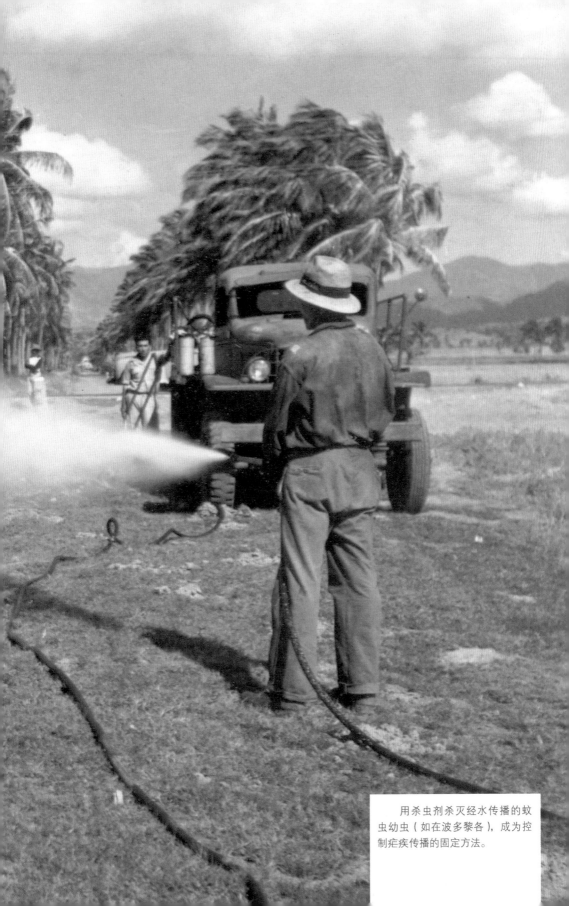

用杀虫剂杀灭经水传播的蚊虫幼虫（如在波多黎各），成为控制疟疾传播的固定方法。

计每 30 秒就有一个儿童死于疟疾，近年来这些地区艾滋病的流行（参见第 25 章）进一步加剧了该问题，合并艾滋病病毒感染可大大增加疟疾的不良风险，特别是对于孕妇。

为什么疟疾的控制会这么难呢？一种答案是，蚊子、寄生虫和人类生物学的相互作用太过于复杂和难以理解。对药物和杀虫剂的耐受性更是令该病的治疗雪上加霜，而 20 世纪 60 年代起，禁止使用 DDT 的环保游说也对此增添了一定的压力，人们不得不使用其他较为昂贵的杀虫剂。在非洲，政治和经济的裹挟，战争和全球化的压力，将健康问题踢到了一边。在某些地方，农业的迅速和集约化发展使得森林被开垦，为蚊虫滋生提供了更多的场所，导致了所谓的人造疟疾流行。热带病已不再被视为对发达国家的直接威胁，国际卫生机构对它的忽视也是造成疟疾复苏的一大因素。

遏制疟疾

在今天，疟疾作为一个严峻的全球问题，引起了世人越来越多的重视。面对疟疾这一复杂的疾病，科学家们在继续探索与之相关的诸多问题，而国际组织也在用一种更宏大的视角看待贫穷和疾病之间的联系。联合国自 2000 年启动"千年发展目标"以来，已经取得了可喜的进展。不过在撒哈拉以南的非洲，多达 40% 的人口依然生活贫困，每天收入不足 1 美元。

目前，各种抗疟疫苗正在开发之中，或者正处于临床试验阶段。不过，尚未有任何一种疫苗进入商业生产的阶段，有人已经怀疑是否能够在可预见的未来开发出安全、可负担得起的疫苗。不论是作为预防药物还是治疗药物，新旧药物的各种复方似乎更有前景，尤其是青蒿素复方疗法（artemisinin-based combination therapy，ACT）可以有效地治疗疟疾并预防其传播。但对于很多国家来说，治疗成本依然是一大考验，市场上各种无效的仿造药既会给患者造成巨大的痛苦，还具有潜在的危险。

有关蚊子、寄生虫及其对人体作用的科学知识已经取得长足的发展。

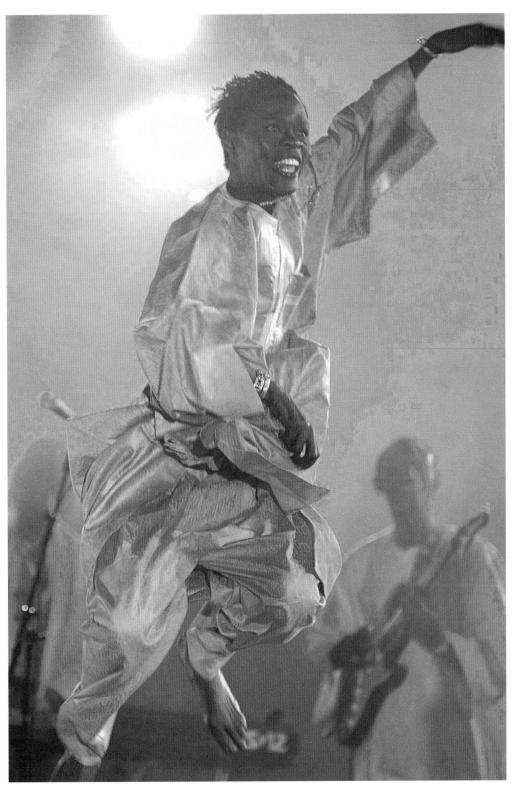

塞内加尔歌手 Baaba Maal 在世界卫生组织遏制疟疾非洲演唱会上表演。演唱会在塞内加尔首都举办，全世界 10 亿人一同共襄盛举。疟疾是导致非洲儿童死亡的首要原因。

2002年，恶性疟原虫的基因测序宣布完成；作为世界上最为危险的蚊虫虫媒，按蚊的基因测序在2003年宣告完成。科学家正在测绘疟疾的风险，试图得出疟原虫及其虫媒准确的地理分布和疾病负担。旨在控制疟疾的国际倡议也已启动，其目标和资金支持（包括抗击艾滋病、结核病和疟疾全球基金）将更长远和更具有延续性。比尔·盖茨和梅琳达·盖茨基金会已承诺对世界卫生组织规划项目给予更多的资金支持。

同时，重新推广更为简单和更为经济的解决措施，特别是使用浸有杀虫剂的蚊帐，对预防蚊虫叮咬和疟疾的传播将发挥更好的效果。古老的谚语"不要与携有疟疾的蚊子一起上床睡觉"，在今天具有和过去一样的意义。

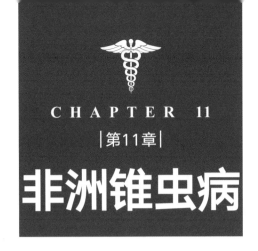

CHAPTER 11

|第11章|

非洲锥虫病

非洲锥虫病——人类病例通常被称为昏睡病——是一种毁灭性的疾病，由锥形虫属的寄生原虫所导致。在所谓的采采蝇带，它是一种地方流行性疾病；该地带跨越了非洲西部、中部和东部，位于撒哈拉沙漠和喀拉哈里沙漠之间。采采蝇带是采采蝇的主要栖息地，采采蝇叮咬后会将锥形虫注射到人或牛体内。几个世纪以来，人类发病时最主要的症状是昏睡困倦，最终导致昏迷和死亡，所以被称为"昏睡病"。时至今日，非洲锥虫病仍然会在人类或动物中暴发。撒哈拉以南非洲有 36 个国家的 6000 万人处于风险当中，采采蝇的恶劣影响使得畜牧业陷入了疾病、贫穷、饥饿和死亡的循环当中。

14 世纪后期，阿拉伯历史学家伊本·赫勒敦（Ibn Khaldun）听闻西非马里帝国统治者马里·贾塔（Mari Jata）死亡的消息后，写道：

大事表

贾塔苏丹被昏睡病打垮了，它是在那种气候条件下常见的疾病……那些患病的人们很难保持清醒或警觉状态。这种病使得患者逐渐虚弱直至最终死亡……贾塔患此病大约两年，随后死于回历 775 年。

在之后的几个世纪里，当欧洲人沿着非洲西海岸探险并开展贸易时，他们也发现在非洲人当中有一种会导致极度困倦嗜睡的疾病。他们称之为"嗜睡病"，法语为 *la maladie du sommeil*。该病的奇特表现，令人印象深刻的症状，引发了人们对其原因的各种猜测。一些人认为这种疾病是由于喝了太多的棕榈酒，另一些人认为它是因当地人吸食大麻或吃坏掉的食物导致的。在奴隶贸易期间，很多研究此病的医生认为，非洲黑奴被强制从家庭中带走，结果会导致某种心理"性情"，进而出现"非洲嗜睡症"。

种马病、那加那病和飞蝇病

很多早期在非洲的欧洲探险家向欧洲报告了"新型"的致命的人类疾病，他们是在非洲雨林和草地上碰到的，某些探险家也描述了在动物中所见到的类似疾病。苏格兰传教士医生、探

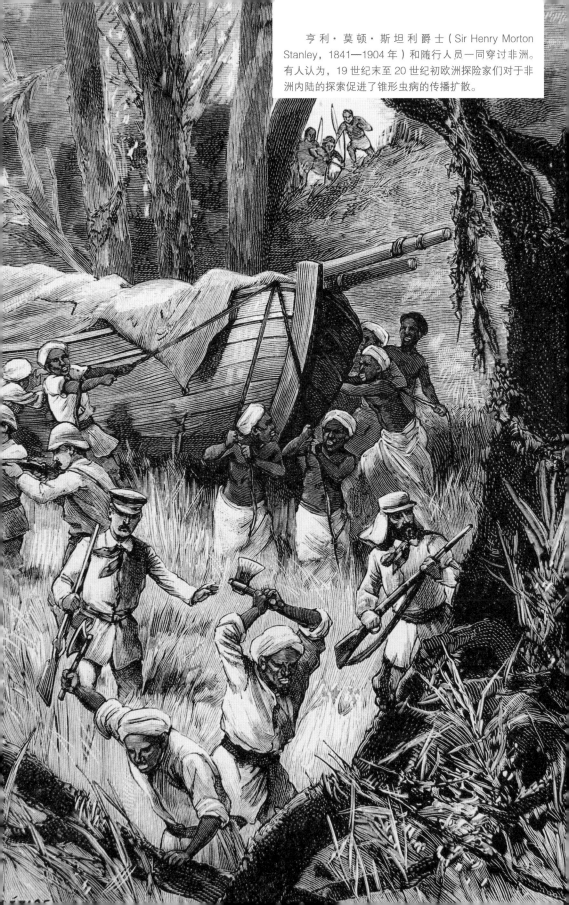

亨利·莫顿·斯坦利爵士（Sir Henry Morton Stanley，1841—1904 年）和随行人员一同穿过非洲。有人认为，19 世纪末至 20 世纪初欧洲探险家们对于非洲内陆的探索促进了锥形虫病的传播扩散。

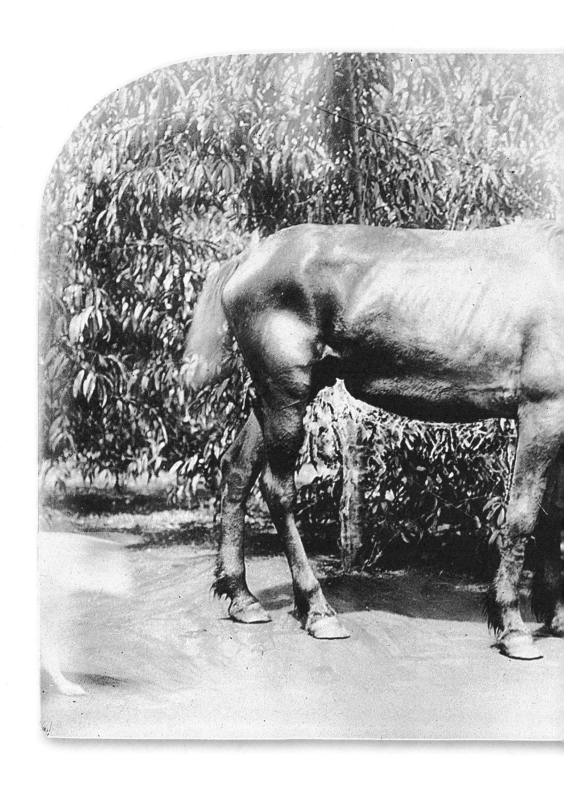

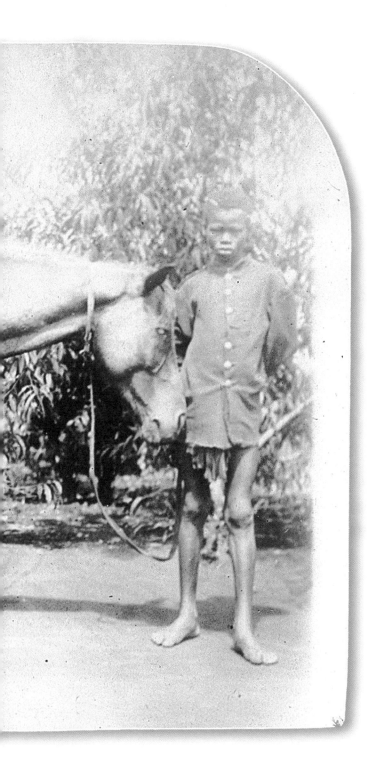

19世纪90年代，一匹患有
"种马病"的公马，其实是锥形虫
感染。这种疾病对于牛等其他牲畜
而言是一种消耗性的疾病，可能意
味着死亡。

险家戴维·利文斯通（David Livingstone，1813—1873年），于19世纪50年代深入非洲腹地探险，途中发现马和牛的死亡率极高，注意到采采蝇的叮咬"对于牛、马和狗而言，在某种程度上意味着死亡"。

这种疾病对于马的影响尤其令人困扰，马患病之后很难再用于运输，而马又是赤道非洲地区最主要的交通工具。利文斯通使用砷剂治疗患有"种马病"的病马。他和搬运工们不断受到嗡嗡作响、肆意叮咬的昆虫的影响，就像采采蝇一样，当地人警告他们尽量在晚上行动，那时昆虫不像白天那么活跃。然而，利文斯通认为，只有动物会因采采蝇叮咬而患病，人类并不会因此患病。

在接下来的欧洲殖民者时代，农民们开始报告一种袭击牲畜的致命疾病，杀死了他们众多的牧群。这种疾病在祖鲁兰（现为南非夸祖鲁－纳塔尔省北部）被称为那加那病，意为"消耗病"。它对于牲畜生产的影响巨大。到19世纪后期，不论是为了挣钱养牛的欧洲农民还是过着田园生活的非洲农民，都依赖他们牲畜所产的肉奶补贴生活，但现在都面临着极大的灾难。

猎人们也面临很大的挑战，他们的坐骑被消耗病所困扰，当地的祖鲁人认为那些患有那加那病的牛是吃了被猎物污染的食物后中毒导致的。这些猎人开始像利文斯通一样，怀疑他们的马匹生病是由那些无时无刻不在的采采蝇导致的。他们称之为"飞蝇病"。确定这种疾病花了50余年的时间，但科学家们最终确定了人类昏睡病、牛那加那病和种马病之间的关系。

寄生虫和采采蝇

19世纪40年代至80年代之间，在鱼、青蛙、老鼠、骆驼和马中发现了一种"新型"寄生虫。1843年在法国巴黎，戴维·格鲁拜在青蛙中发现了这种寄生虫，并称之为 *le tire bouchon*，法语意为"螺旋体"——以该寄生虫在宿主体内卷曲、旋转的运动方式而命名。这一属的科学名称源自希腊语

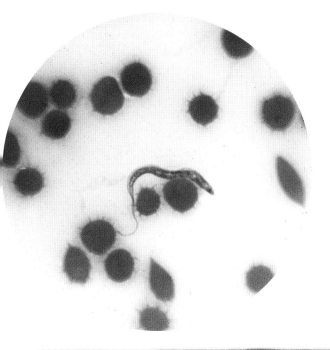

下图为采采蝇。有很多种传播锥形虫病的采采蝇，可能会把锥形虫传播给人或是牛。下图是中非采采蝇，在中西部非洲地区是主要的传播虫媒，大都生活在森林边缘潮湿的湖泊和水流中。东非采采蝇是在东非干旱的大草原上发现的。左图为显微镜下显示的锥形虫。

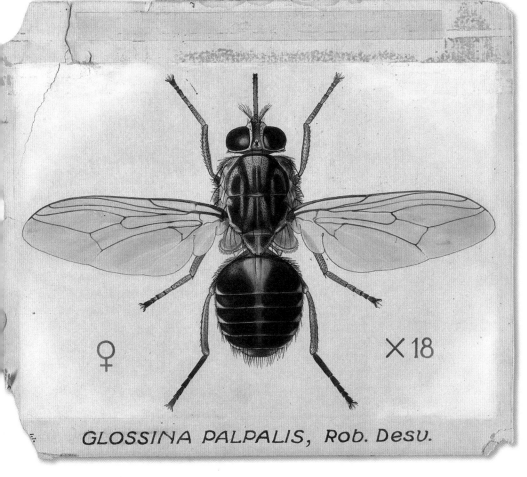

♀   × 18

GLOSSINA PALPALIS, Rob. Desu.

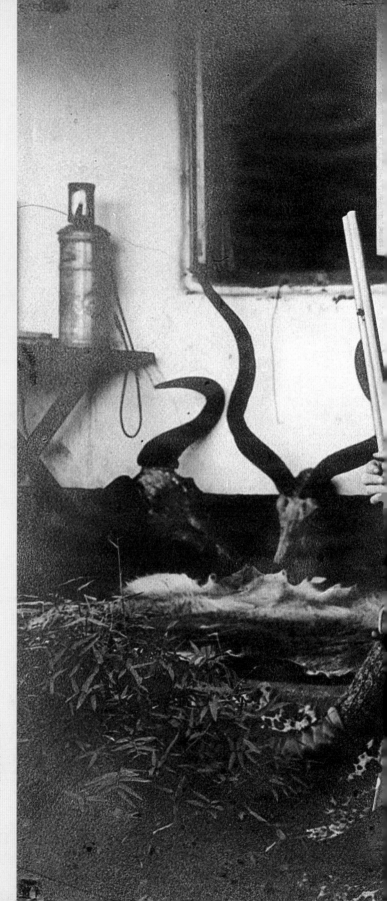

19世纪90年代，戴维·布鲁斯在祖鲁兰，他的暂居处所前拍照留念。布鲁斯将导致昏睡病的原生动物寄生虫和采采蝇这一虫媒联系在一起，为人类做出了十分重要的贡献。

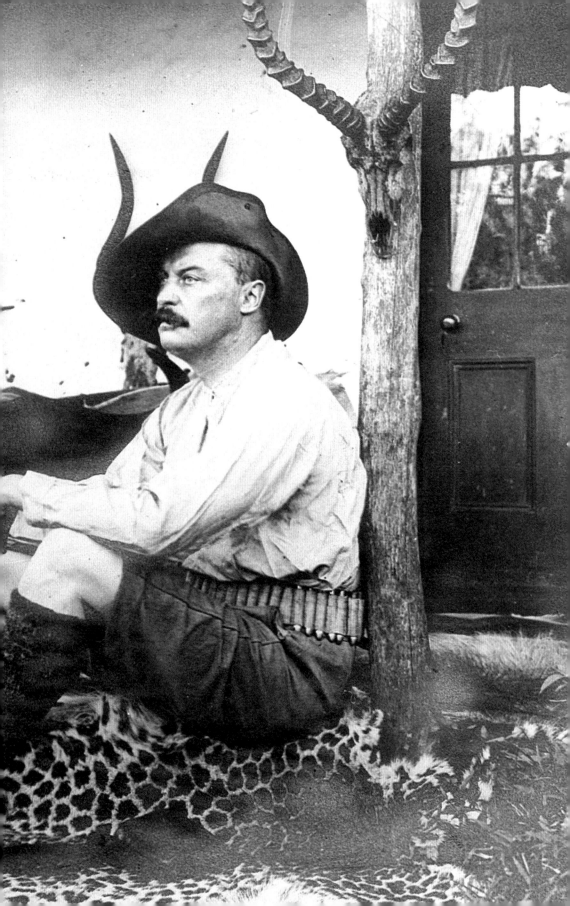

Trypanosoma，*trupanon* 意为 "钻孔器"（用于环钻术中，这种方法是用于在颅骨上钻孔的古老手术），*soma* 意为 "身体"。

1891 年在阿尔及利亚，古斯塔夫·内普弗（Gustave Nepveu，1841—1903 年）在疟疾患者的血液涂片中观察到了 "带有鞭毛的寄生虫"。毫无疑问，这就是锥形虫，但当时的科学家们普遍忽略了他这一发现的重要意义。

下一个重大的发现出现在 1894 年，当时人们的主要关注点仍然是动物，而不是这种疾病对人类的影响。英国军医戴维·布鲁斯和他的夫人玛丽（1849—1931 年）受南非祖鲁兰总督沃尔特·赫利 – 哈钦森爵士（Sir Walter Hely-Hutchinson,1849—1913 年）的委派，开始到乌邦博调查牛群中那加那病流行的情况。据说，患病的牛会像苍蝇一样死去。这对夫妇花了好几个星期才到达目的地。

布鲁斯在他们小屋的阳台上搭建了一个临时实验室，在这里，他在妻子的协助下观察到了病牛血液涂片里的锥形虫。他将这种寄生虫描述为 "一种有趣的动物……尾部较钝，带有一根长长的鞭毛"。随后，布鲁斯把狗和牛送到 "采采蝇地带"——这些动物被送回之后再次接受检查，发现它们也感染了锥形虫。接下来，布鲁斯从采采蝇地带收集了数百只采采蝇，并带回了乌邦博。他把采采蝇放在棉布做的笼子中，让其叮咬马匹，结果发现这些被叮咬的马匹一个月后发病死亡。这些有力的证据表明采采蝇很可能是导致牛和马患病的病因，同时野生动物可能是这种寄生虫的宿主。

1899 年，布鲁斯在患那加那病的牛身上发现的寄生虫，被命名为布氏锥形虫，但人们仍然没有找到这种寄生虫与人类之间的关系。

疾病如何传播？

之后的 10 年里，谜底被一点点揭开，尽管有些迟缓。1901 年，在冈比亚一名昏睡病患者血液中发现了锥形虫（参见文本框 "凯利先生和 S 夫人的病例"）。与此同时，英国的保护国乌干达暴发了一场昏睡病大流行。门戈教会医院的阿尔伯特·霍华德·库克医生（Dr. Albert Howard Cook,

凯利先生和 S 夫人的病例

1901 年 5 月，时年 42 岁、在西非冈比亚河上开蒸汽轮船的凯利先生，开始隐隐觉得有些不适，还有些低烧。后来，他就诊于殖民地外科医生罗伯特·迈克尔·福德（Robert Michael Forde，1861—1948 年）处。医生怀疑凯利先生得了疟疾，将其收治入院。不过疟疾的可能性被很快排除了——凯利对奎宁没有反应，并且其血液中没有发现疟原虫。然而，福德医生的确在凯利先生的血液涂片上发现了某种奇怪的"蠕动虫子"，他从来没有见过这种寄生虫。在凯利先生发热时所采集的血液涂片上，这种虫子的数量尤其多。福德认为这些"虫子"和凯利先生的疾病之间一定存在某种联系。但有什么联系呢？

当年 12 月，一位来自利物浦热带医学院的年轻寄生虫病学家约瑟夫·埃弗里特·达顿（Joseph Everett Dutton，1874—1905 年）医生抵达冈比亚，打算开展一项针对疟疾的调查。当福德请他帮忙看一下那几张令人感到疑惑的血液涂片时，达顿医生立刻认出这些"虫子"是锥形虫，但当时人们只知道锥形虫与牛那加那病相关。达顿给利物浦学校发了一封电报：锥虫，欧洲人，奇怪的症状，达顿。

凯利的病情没有任何改善的迹象，1902 年他被送回英格兰。英国医学会在利物浦召开的会议上报告了他的病例。过了一段时间之后，凯利发热的症状更为明显，并且表现出昏睡病典型的"满月脸"，主要是由于微血管渗出引发的水肿所致。这最终使凯利的心脏丧失了功能，在 1903 年 1 月 1 日去世。

同时，伦敦的帕特里克·曼森研究了另外一例昏睡病患者，一名在刚果传教的传教士的妻子——S 夫人。1902 年，S 夫人首次就诊。随后的一年 S 夫人病情加重，她的中枢神经系统开始受损——昏睡病末期的典型体征之一。S 夫人死于 1903 年 11 月。

凯利先生和 S 夫人是 20 世纪早期最开始受到热带医学家关注的两例昏睡病患者。之后对于这种疾病研究的焦点，转变为确定人类昏睡病和牛那加那病的病因和传播途径。

约瑟夫·达顿（右一）、罗伯特·福德（左一）与凯利先生（右二）合影，余下一人不明。

1870—1951 年）和他的兄弟约翰·霍华德·库克医生（Dr. John Howard Cook, 1871—1946 年）使人们对这场疾病重视起来。1902 年，英国外交部和伦敦皇家学会派遣三名研究人员——阿尔多·卡斯特兰尼伯爵（Count Aldo Castellani，1878—1971 年）、乔治·罗（George Low，1872—1952 年）和卡思伯特·克里斯蒂（Cuthbert Christy，1863—1932 年）到乌干达恩德培市，解决人类昏睡病的问题。这三名科学家都试图寻找该疾病的致病细菌——错过了其真正致病因素：寄生原虫。

研究小组一无所获，这让伦敦大为光火，伦敦再次派遣戴维·布鲁斯到恩德培指导这项研究。到 1903 年，锥形虫被证明是导致牛消耗病和人昏睡病的病因。随后，关于是哪个人发现了哪项成果，是谁先发现的这一话题，引发了极大的争议。

之后的问题就是确定这种寄生虫是如何传播的。1903 年，乌干达采采蝇（中非舌蝇）被确定是一种虫媒；1912 年，罗得西亚北部发现的另外一种采采蝇（东非舌蝇）也被确认是一种虫媒。此外，还发现存在两种布氏锥形虫：布氏冈比亚锥形虫（*T. brucei gambiense*，导致了慢性发作型锥形虫病，最终导致昏迷和死亡，在非洲中部和西部是地方性流行病）和布氏罗得西亚锥形虫（*T. brucei rhodesiense*，在东非流行，为急性发作型锥形虫病，如果不经治疗，在几周之内便会死亡）。作为这两种病原虫的发现者，布鲁斯的姓氏被人们用来命名这两种病原虫，而他本人也被授予了骑士身份。

雌性采采蝇、锥形虫与人类昏睡病、牛那加那病和种马病（或飞蝇病）之间的关系最终被查明确定。水羚羊、大羚羊、羚羊等猎物可能都是锥形虫的中间宿主，可能会被锥形虫感染而不发病。锥形虫可以感染哺乳类宿主，也可以感染非哺乳类宿主，与采采蝇形成了良好的伙伴关系，且对动物宿主危害很小，这些因素使得锥形虫传播过程得以循环不息。

昏睡病——"殖民地病"

19 世纪末期和 20 世纪早期，英国、比利时、法国、葡萄牙和德国在非洲的殖民地中，昏睡病流行情况极其严重。1896—1906 年之间，英国保护国乌干达有 25 万非洲人死于昏睡病，刚果盆地中有 50 万人死于这种疾病。20 世纪 20 至 50 年代的流行中，成千上万非洲人的生命被该疾病夺

> 我过去曾经访问肯尼亚内罗毕城外一个装备良好的研究所，它专门研究锥形虫病，但我第一次访问时就很吃惊地发现，它主要研究牛锥形虫病。因为该病对他们影响最大，是导致他们肉类短缺的主要原因，造成大众的营养不良。
>
> ——约翰·普莱菲尔（John Playfair），《带菌生活》（ *Living with Germs*, 2004 年）

走。昏睡病——如果不经治疗，最终不可避免会导致死亡——这使得殖民地官员极度关注它。在欧洲，该疾病带来的恐惧也让大众恐慌不已，引起了殖民地当局的高度重视，大量科学家被派去厘清疾病的病因，找出解决方法。

确定此种疾病的病因之后，人们开始采取大量措施控制疾病的流行。不同殖民地政府采取了不同的方法，包括强制远离采采蝇栖息地重新安置家园，系统性监测和将患者隔离于检疫所中，使用砷剂衍生物氨基苯胂酸钠进行治疗（该药物可能会有严重的副作用，包括致盲），清除灌木丛，以及试图终止传播过程的努力——如使用捕蝇器等。其中某些措施与传统行为有冲突，遭到了当地群众的排斥。

历史学家回顾过去 100 年的历史时，一直强调昏睡病与殖民化过程致使生态失衡之间的关系。随着新的地区和人口中心对外开放，贸易路线已拓展到采采蝇地带，由于环境的改变及更多的人迁徙到采采蝇栖息地，当地小部落数百年来与采采蝇、锥形虫和平相处的生活习惯受到破坏，这些都是促进昏睡病传播的可能因素。有人认为，20 世纪上半叶社会各界对动物和人类患锥形虫病的担忧，一方面是该病对殖民者及其健康、经济活动的威胁，另一方面是其对当地原住民的影响，而且两方面是同等重要的。

昏睡病再次出现

20 世纪 60 年代，人类与昏睡病之间的斗争取得了部分进展，到 70 年

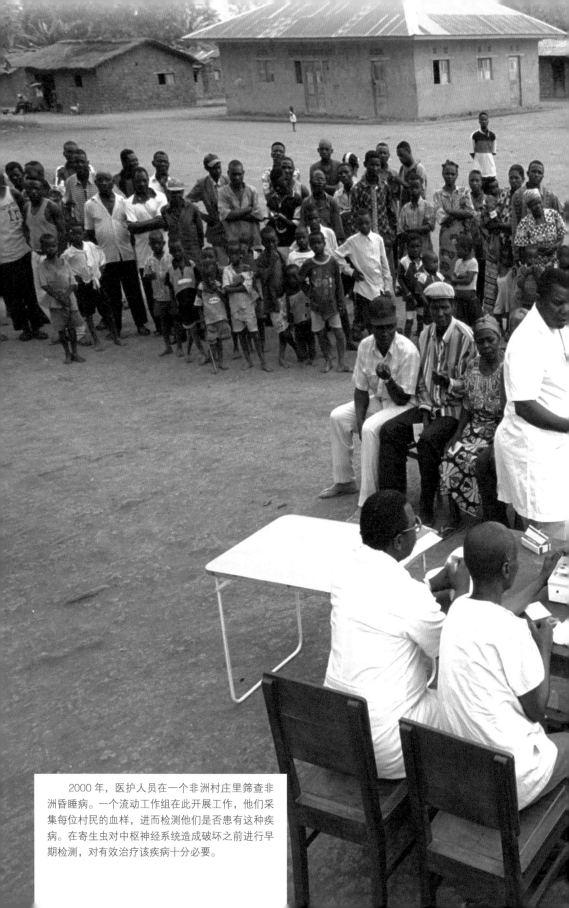

2000 年，医护人员在一个非洲村庄里筛查非洲昏睡病。一个流动工作组在此开展工作，他们采集每位村民的血样，进而检测他们是否患有这种疾病。在寄生虫对中枢神经系统造成破坏之前进行早期检测，对有效治疗该疾病十分必要。

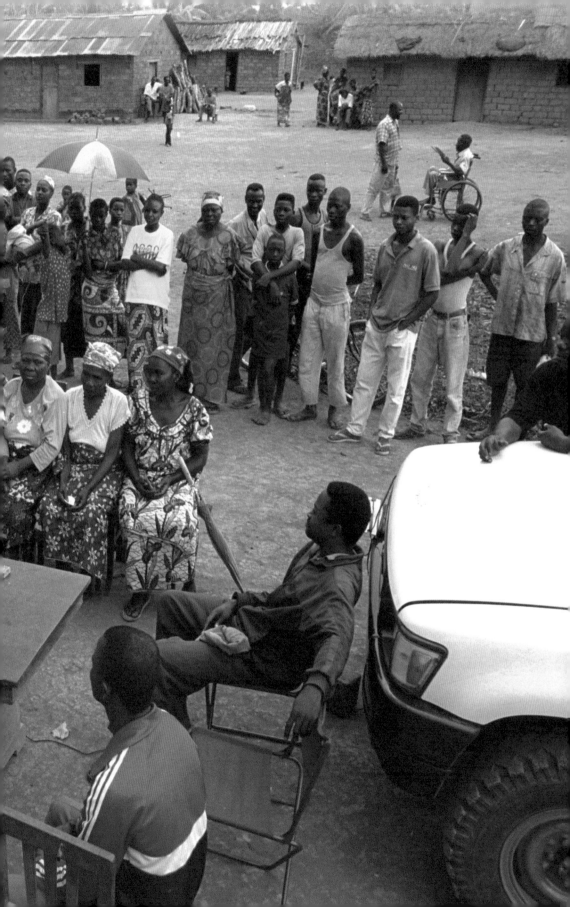

代，人类感染昏睡病的病例数下降到一个令人倍感欣慰的较低水平。但之后——随着许多国家出现了政治不稳定、内战、大规模人口迁移、经济水平恶化、卫生服务体系崩溃以及疾病控制项目被取消的情况——该疾病的威胁再次浮现。乌干达、刚果民主共和国、苏丹、中非共和国和安哥拉等国家再次暴发大规模昏睡病流行，夺去了数百万人的生命，还使得很多人落下残疾。甚至在某些以前没有发生过昏睡病的地区，也首次出现了病例。

时至今日，锥虫病是非洲十大疾病之一。它也是影响世界贫困地区的"被忽视疾病"中的一种，这些疾病很大程度上被现代医学所忽视（参见第 12 章文本框"被忽视疾病"）。人们认识到昏睡病对经济和公共卫生的影响，但近几十年来，对于这种重要疾病的研究经费仍严重不足。

捕蝇器、锥形虫耐受奶牛及未来前景

目前，对非洲锥形虫病的防治存在一些希望。2005 年 7 月已经完全解码了锥形虫的基因序列——使得科学家们可以找出预防治疗该疾病的新方法。最新发明的带有杀虫剂的捕蝇器，目前效果很好。在桑给巴尔岛上，人们通过向野生蝇群中释放绝育雄性采采蝇，已经将该岛上的采采蝇完全消灭。科学家们发现一种名为 n'dama 的非洲奶牛，它虽然不像传统的奶牛那样高产，但却能够耐受这种疾病。研究人员试图培育一种"耐受锥形虫"的奶牛。现在针对人和牛已经有很多杀灭锥形虫的药物，其中一种是依洛尼塞，它对终末期人类昏睡病较为有效——因此该药物也被称为"重生药"。

然而，目前仍然没有有效的疫苗，某些基于砷剂衍生物的老药物，有很多令人不适的副作用。依洛尼塞是唯一一种能杀灭布氏冈比亚锥形虫的药物，但它给药比较麻烦，需要每天静脉滴注 4 次（持续 1—2 周）。采采蝇主要在白天叮咬人群，所以蚊帐没有用处。针对该疾病，流行病学和免疫学上仍然存在很多疑问，至于如何控制它，我们还有很长的路要走。

　　目前有 6000 万人处于风险当中，每年有 50 万新发病例，死亡病例可能高达 6 万例。每年有 300 万头牛死于该疾病，超过 600 万平方英里（1550 万平方千米）的土地由于采采蝇而不能饲养牲畜。消除该疾病——曾经对世界最为贫穷的大陆产生如此恶劣影响的疾病——必须成为维护全球健康的重中之重。

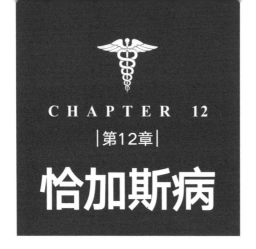

CHAPTER 12

|第12章|

恰加斯病

　　恰加斯病——也被称为美洲锥虫病——是一种慢性寄生虫疾病。它可能会引发一系列不同症状，包括心律不齐、消化道不适等等。它仅仅出现在西半球，在墨西哥和中南美洲很多地区都是地方性流行疾病。它是由一种名为克氏锥形虫的寄生虫所致，传播媒介为锥蝽，这种昆虫更广为人知的名字是接吻虫或刺客虫。20 世纪初，巴西科学家卡洛斯·恰加斯（Carlos Chagas，1879—1934 年）发现了该种疾病及其传播媒介。时至今日，仍有数百万人患有这种疾病。在中南美洲，恰加斯病不仅仅是最严峻的感染性疾病，更是青年人心脏病发病的主要原因之一。

　　16—18 世纪抵达南美洲的西班牙和葡萄牙传教士、旅行家有很多关于锥蝽的记录。这些作家注意到这种虫子"怕光"，白天不出现，总是藏在

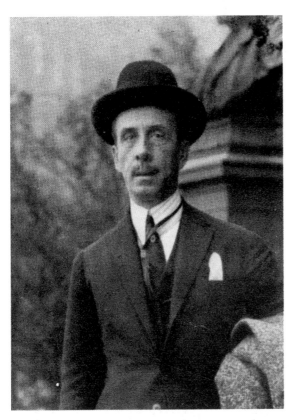

卡洛斯·恰加斯。这位科学家归纳了恰加斯病的主要特征，随后这些特征被以他的姓氏命名。

2000 多年前 智利北部和秘鲁南部地区的考古学和 DNA 证据显示，恰加斯病已经存在了数千年，最早可能出现在 9000 年前。

公元 16—18 世纪 抵达南美的葡萄牙和西班牙探险家描述了接吻虫的行为习惯。

1835 年 查尔斯·达尔文（Charles Darwin, 1809—1882 年），描述了被南美洲锥蝽叮咬的经历。

1909 年 卡洛斯·恰加斯确认了恰加斯病的致病寄生虫，确认锥蝽是这种疾病的传播媒介，也确诊了第一例新型人类锥形虫病。

1935 年 阿根廷医生塞西·罗曼尼亚（Cecilio Romaña, 1901—1997 年），描述了寄生虫进入人体部位导致肿胀的情形——通常这些部位位于眼睑周围。这种体征被称为罗曼尼亚体征。

20 世纪 50 年代 旨在清除锥蝽的控制项目启动。

20 世纪 50 和 60 年代 恰加斯病在中美洲和南美洲地区广泛流行的事实被明确，它在不同地区会产生不同的临床结果。

20 世纪 80 年代 据估计，拉丁美洲有超过 2000 万人感染了恰加斯病。

20 世纪 90 年代 南部锥形地区倡议（Southern Cone Initiative）启动，随之启动了安第斯山脉国家倡议（Andean Countries Initiative, ACI）和中美洲国家倡议（Central America Countries Initiative, CACI）。这些项目旨在使用杀虫剂在拉丁美洲国家消灭锥蝽。

2000 年至今 部分国家宣布已经基本消除恰加斯病，其中包括巴西、智利和乌拉圭。整体来看，拉丁美洲病例数有所下降，已从 20 世纪 80 年代的 2000 万病例下降到 2006 年不足 800 万病例。

2005 年 科学家宣布导致恰加斯病的寄生虫基因序列完成（同时还有非洲锥形虫、利什曼病的寄生虫，这三种锥形虫科的寄生虫被称为锥虫三剑客——trityrps）。研究者希望这有助于找出防治此病的新方法。

2007 年 随着某些地区成功消灭此病，世界卫生组织建立了新型恰加斯病消灭的全球网络，旨在于 2010 年左右完全消除此病。

茅草搭成的屋顶和泥筑的墙壁里。但到了晚上，它会"被熟睡的人类的血液气味"所吸引，爬到人的头面部。它叮咬人时就像亲吻一般"温柔甜蜜"，趁人正在睡觉时贪婪地吸食血液。而当它把口器拔出来时，人们会感受到"难以忍受的疼痛、瘙痒"。当它吸完血后，会变成"一颗硕大的葡萄……就像小指尖一样大小"。一位作家描述，这种虫子"吸完血之后，会马上排便，它们的粪便落在白

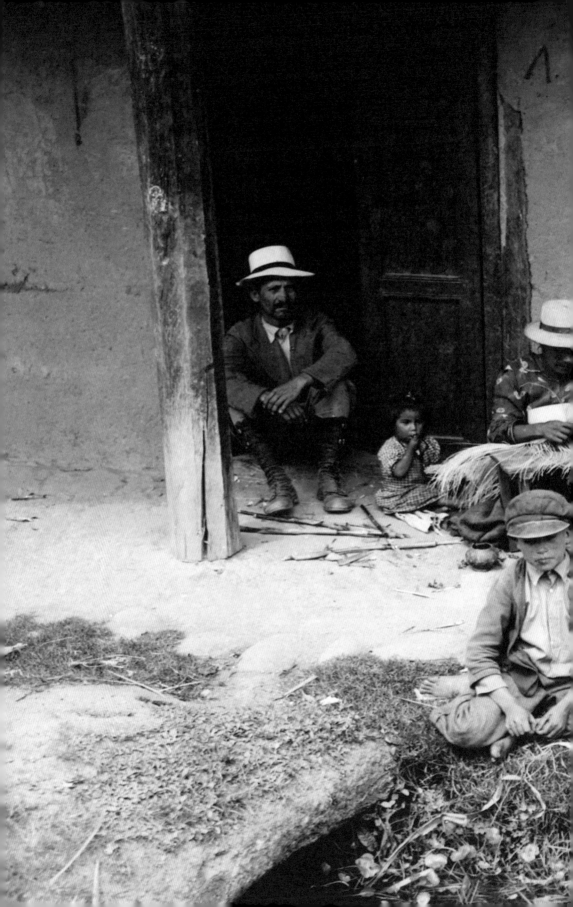

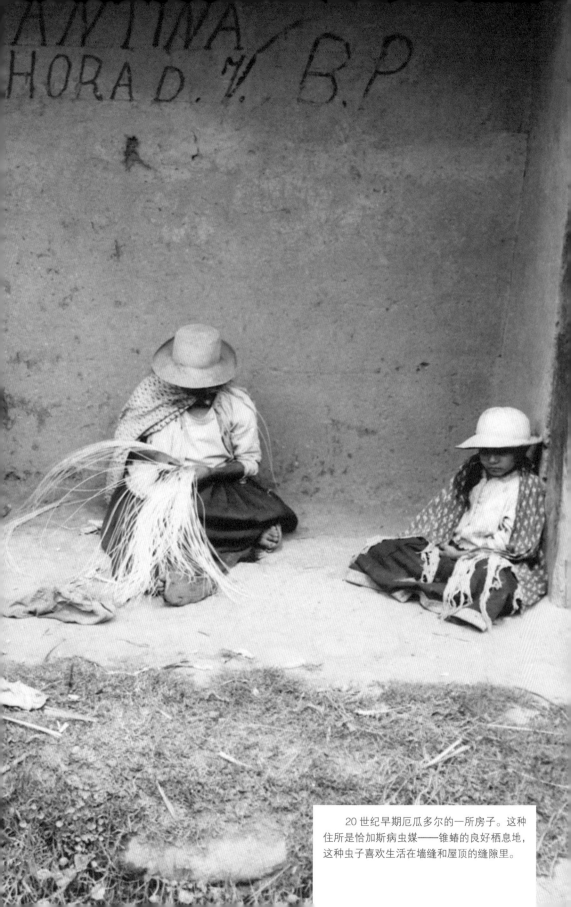

20世纪早期厄瓜多尔的一所房子。这种住所是恰加斯病虫媒——锥蝽的良好栖息地,这种虫子喜欢生活在墙缝和屋顶的缝隙里。

亚麻布上，很难洗掉……如果把它们碾碎，马上会闻到爬虫难闻的
臭味"。

现在我们知道，如果不小心把粪便擦入人眼、黏膜或伤口中，
或是痛痒难忍、挠破皮肤后，就会导致通过锥蝽粪便传播的恰加
斯病的寄生病原虫侵入机体。接着寄生虫会进入血液，进入受害
者身体组织中，快速分裂。感染后短时间内临床症状就会出现，
随后会出现长期症状。锥蝽在吸血过程中也会从受到感染的人或
其他脊椎动物宿主体内把这种寄生虫吸到消化道内。它在锥蝽的
消化道中部复制发育，随后进入消化道后部，准备"刺杀"另外
一个受害者。锥蝽消化道可以终生被该寄生虫感染，而感染能够
持续两年时间。

卡洛斯·恰加斯的发现

1902 年，年轻的巴西医生卡洛斯·恰加斯被任命为里约
热内卢（当时为巴西首都）一个新成立的医学研究所的工作人
员，其上司为奥斯瓦尔杜·克鲁斯（Oswaldo Cruz，1872—1917
年）。1907 年，恰加斯被派往位于巴西腹地的米纳斯吉拉斯，开
始调查和控制当地严重的疟疾流行。在那里，他对一种虫子产生
了兴趣，当地人对这种虫子抱怨不止，并告诉他这种虫子"生活
在人们的住所里，晚上出来袭击人们，天亮之后就藏在墙壁裂
缝之中"。它们喜欢叮咬人们的面部，所以当地人称之为理发虫
（barbeiro）。恰加斯造访了很多被虫子侵扰的家庭，希望找到更
多关于这种虫子的信息。

1908 年 12 月到 1909 年 4 月之间，恰加斯发现了这种寄生虫，
并且确定了锥蝽在传播过程中的作用。他首先在锥蝽消化道后部的
内容物中发现了这种寄生虫。其外表看上去与当时刚刚确定为非洲
锥虫病或昏睡病（参见第 11 章）病因的锥形虫有些相似，但仍有

达尔文是否患有恰加斯病？

1835 年，年轻的博物学家查尔斯·达尔文记述了锥蝽这种有趣的虫子，他称之为 Benchuca：

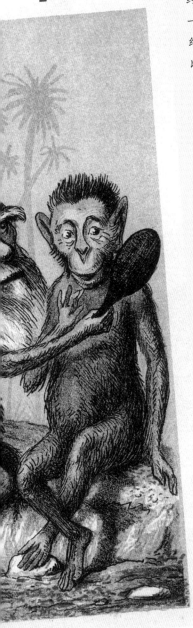

我们睡在一个名叫卢克桑（Luxan）的小村庄里，村庄周围都是花园，此处是阿根廷门多萨省南部土地最为肥沃的区域；距首都南部约 5 里格（1 里格 =3 英里，约 4.8 千米）处。当天晚上我就领教了 Benchuca 的厉害，它是一种生活在潘帕斯高原上的黑色虫子，一种猎蝽属动物。它大约 1 英寸（2.54 厘米）长，在人身体上爬来爬去时让人厌恶无比。吸血之前它们很小，吸血之后被人血撑得圆滚滚的，很容易被人碾碎。我在伊基克（Iquique）捉到的那只腹中空空（这种虫子出现在秘鲁和智利）。把它放在桌子上之后，虽然已经被人们所降伏，但只要有一根手指头碰到它，它就会毫不犹豫地把自己的口器插到这根手指头上，成功后就开始吸血。伤口处不会产生痛感。观察这种虫子的身体在吸吮过程中的变化十分有趣，在不到 10 分钟的时间里它就会从一只干瘪的虫子变成一个圆滚滚的球状物体。这只虫子吃了一顿之后可以维持整整 4 个月不吃不喝；但一般在某次进食的两周后，它就会再次开始进食。

当达尔文返回英格兰之后，他开始出现一系列奇怪的症状，包括肠胃胀气、心悸、失眠和狂叫等，这些症状伴随了他的余生，经常让他无法工作。关于达尔文身患何病，人们有很多猜测，其中就有一种观点认为达尔文是在南美洲被锥蝽叮咬后患上了恰加斯病。由于十分难以进行回顾性诊断，我们可能永远不会知道达尔文究竟身患何种疾病，或是同时患有哪几种疾病。

一幅当代漫画中的查尔斯·达尔文，借以讽刺他的自然选择观点。

> 一旦它们开始吸血，就变得极其小心谨慎，人们甚至感觉不到它们正爬在身上吸血，但是当其吸饱血液之后，留下的是无尽的痛痒……
>
> ——约瑟夫·噶米拉（Joseph Gumilla，1686—1750 年）对于"接吻虫"的描述

些许不同。他将若干锥蝽寄到奥斯瓦尔杜·克鲁斯研究所，发现其携带的寄生虫能够使猴子患病。随后，恰加斯注意到这是一种新型的锥形虫，他称之为克氏锥形虫，以向其导师奥斯瓦尔杜·克鲁斯致敬。之后不久，他回到了米纳斯吉拉斯，在一个名叫贝瑞尼斯（Berenice）的患病女童的血液中，发现了相同的寄生虫。1909 年 4 月，他宣布发现了一种新型人类锥形虫病。最终，恰加斯发现该疾病除了有人类宿主外还有很多动物宿主。这种疾病本来被命名为"巴西锥形虫病"，但后来更多地被称为恰加斯氏病（或恰加斯病），以纪念恰加斯的工作。

发现恰加斯病发病的整个过程是一项激动人心的成就。谜团之一是，恰加斯对于传播过程理解有误。恰加斯认为，是锥蝽叮咬的过程将寄生虫传播到人类的血液中。埃米尔·布兰（Emile Brumpt，1877—1951 年），一位在巴西工作的巴黎人，于 1912 年宣布这种疾病不是通过叮咬传播，而是通过受感染的粪便传播。

什么是恰加斯病？

恰加斯和同时代的科学家面临的主要困难之一是，如何区分、归类"恰加斯病"这一名称下大量看似无关的症状。20 世纪早期，科学家们调查了在锥蝽肆虐的房子里居住的南美恰加斯病患者，他们得面对各种各样的临床症状，一些是急性症状，一些是慢性症状。恰加斯认为，克氏锥形虫感染会导致神经、心脏、内分泌（主要是甲状腺）问题。他认为地方流行性甲状腺肿，与克氏锥形虫流行区域重合，因此地方流行性甲状腺肿也是由于这种寄生虫导致的。1905 年左右到 20 世纪 20 年代，很多科学家不同意恰加斯关于这种疾病会导致内分泌和神经问题的看法。但是，他关于克氏锥形虫病会导致年轻人心脏问题的观点逐渐得到了证实，

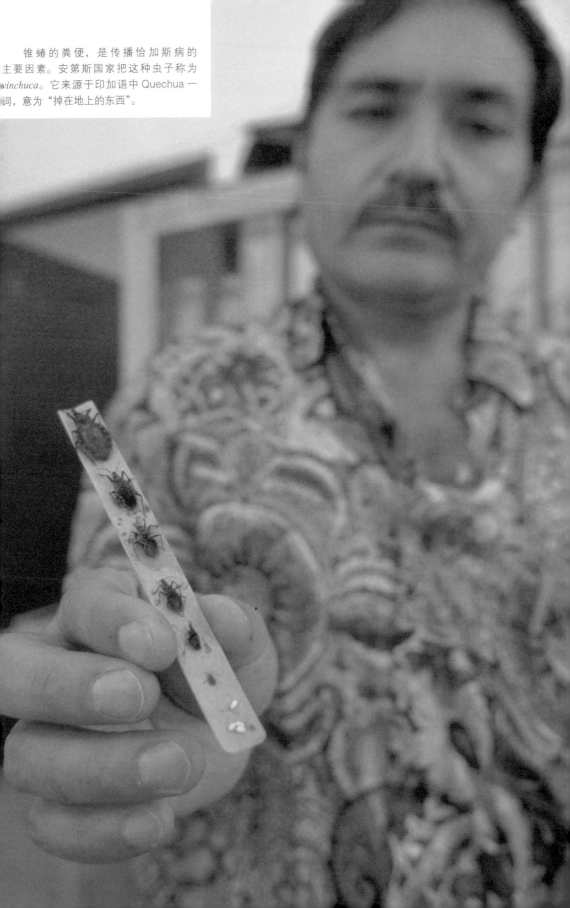

锥蝽的粪便，是传播恰加斯病的主要因素。安第斯国家把这种虫子称为 *vinchuca*。它来源于印加语中 Quechua 一词，意为"掉在地上的东西"。

被忽视疾病

恰加斯病是若干种被称为"被忽视疾病"中的一种。这些疾病之所以被称为"被忽视疾病",主要是因为没有获得足够的关注,没有足够的经费和研究支持,但是同时对全球有巨大的影响,尤其对较为贫困和亚热带地区更是如此。据估计有 10 亿人——全球人口的六分之一——目前受到 1 种以上"被忽视疾病"的影响。目前有许多倡议和项目旨在消除这些疾病给全球带来的威胁,但愿这意味着它们不再被忽视。

后来恰加斯关于克氏锥形虫会导致吞咽困难（ *mal de engasgo* ）等消化系统问题的理论也得到了证实。

20 世纪 50 和 60 年代,该疾病的特征逐渐明确,实质上它的流传范围很广,表现方式多种多样,令人迷惑。一般来说,患者最初处于疾病急性期,会出现发热、淋巴结肿胀等症状,在很多病例中出现这些症状会导致死亡,尤其是对于儿童患者而言。某些患者可能会注意到锥蝽叮咬和排便的伤口。感染部位被称为"恰加斯肿"。恰加斯病急性期最典型的症状是罗曼尼亚体征,即被锥蝽叮咬一侧的眼部或锥蝽粪便不小心进入的眼部的肿胀。然而,在大部分病例中,人类宿主遭受的攻击在 10—12 年后出现最为常见,也即恰加斯病的慢性表现。此时,寄生虫已经进入患者的某些器官,会导致心脏的损伤肿胀,及肠道和食道损伤,患者一般会因为心衰导致过早死亡。恰加斯病潜伏期过长,使得早期诊断治疗十分困难。

如何打败这种虫子?

控制恰加斯病的努力方向主要是希望能够控制锥蝽。20 世纪 40 年代,杀虫剂 DDT 效果不佳,而其他几种有机氯杀虫剂,例如 BHC（六氯化苯）和地特灵等,都更为有效。1948 年,两名巴西研究者伊曼纽尔·迪亚斯（Emmanuel Dias,1908—1962 年）和何塞·佩莱格里诺（José Pellegrino,1922—1977 年）,进行了一项证明 BHC 效果的试验,向巴西卫生部显示出他们对于短时间内消灭恰加斯病的乐观态度。1950 年,第一次试图消灭锥蝽的运动开始。

但他们的乐观缺少根据，虽然最近一段时间采取的行动取得了一些成功。2007 年，世界卫生组织启动了一项旨在到 2010 年消除恰加斯病的项目。关于该疾病仍然有很多复杂神秘的方面，给控制此病带来了极大困难。虽然它的传播主要是通过锥蝽，目前看来该病也可以通过输血、器官移植而传播，或是通过母婴、母乳喂养等方式传播，还可以通过进食被锥蝽粪便污染的肉类而传播。目前确认有些病例是由于血液或器官提供者感染，进而导致接受者感染，这些病例出现在欧洲、加拿大和美国等原本没有此病流行的国家中。人类的活动使得寄生虫回到以吸血为生的虫子体内，这在今后很多年内仍是传染源之一，而且有很多野生和家养动物都是寄生虫宿主。在南美部分地区，锥蝽不仅仅生活在民居中，也生活在棕榈树上。在世界上最为贫困的地区打破感染链，是一件十分具有挑战性且困难重重的事情。

如今我们有了一线希望。20 世纪 80 年代，拉丁美洲有超过 2000 万人感染此病。从那时起，当地采取了大量措施来控制感染传播，一些预估数据显示只有不到 800 万感染者。虽然目前已经有两种药物，可以用于慢性期早期阶段，但控制该疾病主要还是得靠杀灭活动在人类居所中的锥蝽，如用石灰水泥墙和金属屋顶替代砖墙和草毡顶，以减少锥蝽寄居的可能性。

> 这些虫子和手指尖差不多大小，棕色的，样子很像甲壳虫。它们藏在房间的天花板里，晚上通过嗅觉感受到人们开始睡觉时才会出来，爬到床上，残忍地吸食人们的血液，变成一个大水泡，它们能够吸食整整半针管血液。
>
> ——贝尔纳白·柯布（Bernabé Cobo, 1572—1657 年）描述秘鲁锥蝽吸血过程

发现恰加斯病一个世纪以来，它就和在旧大陆里的兄弟——非洲锥虫病一样，成为 21 世纪的"被忽视疾病"（参见文本框"被忽视疾病"）。世界卫生组织和其他机构承诺为世界贫困地区的流行性疾病提供更多的资金和关注，我们只能期待 2010 年消灭恰加斯病的目标可以实现。

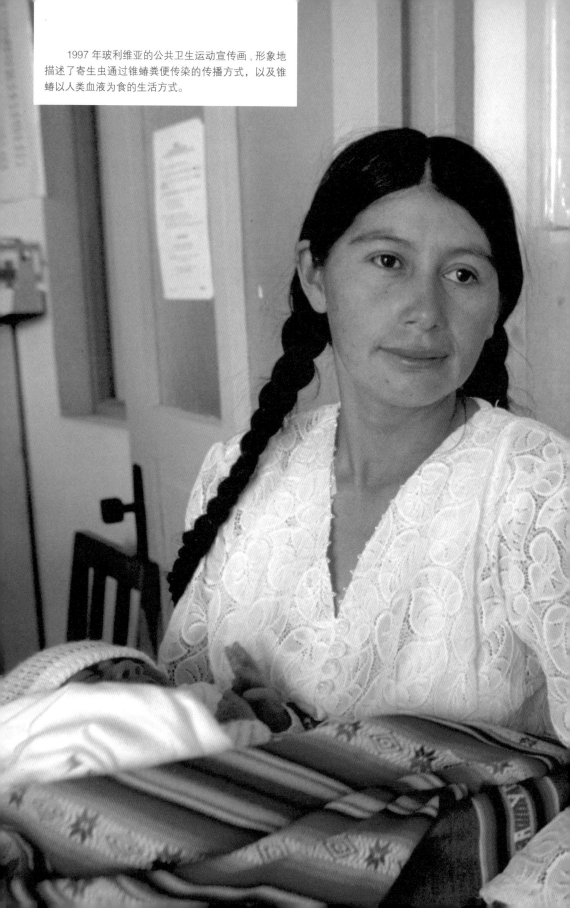

1997 年玻利维亚的公共卫生运动宣传画，形象地描述了寄生虫通过锥蝽粪便传染的传播方式，以及锥蝽以人类血液为食的生活方式。

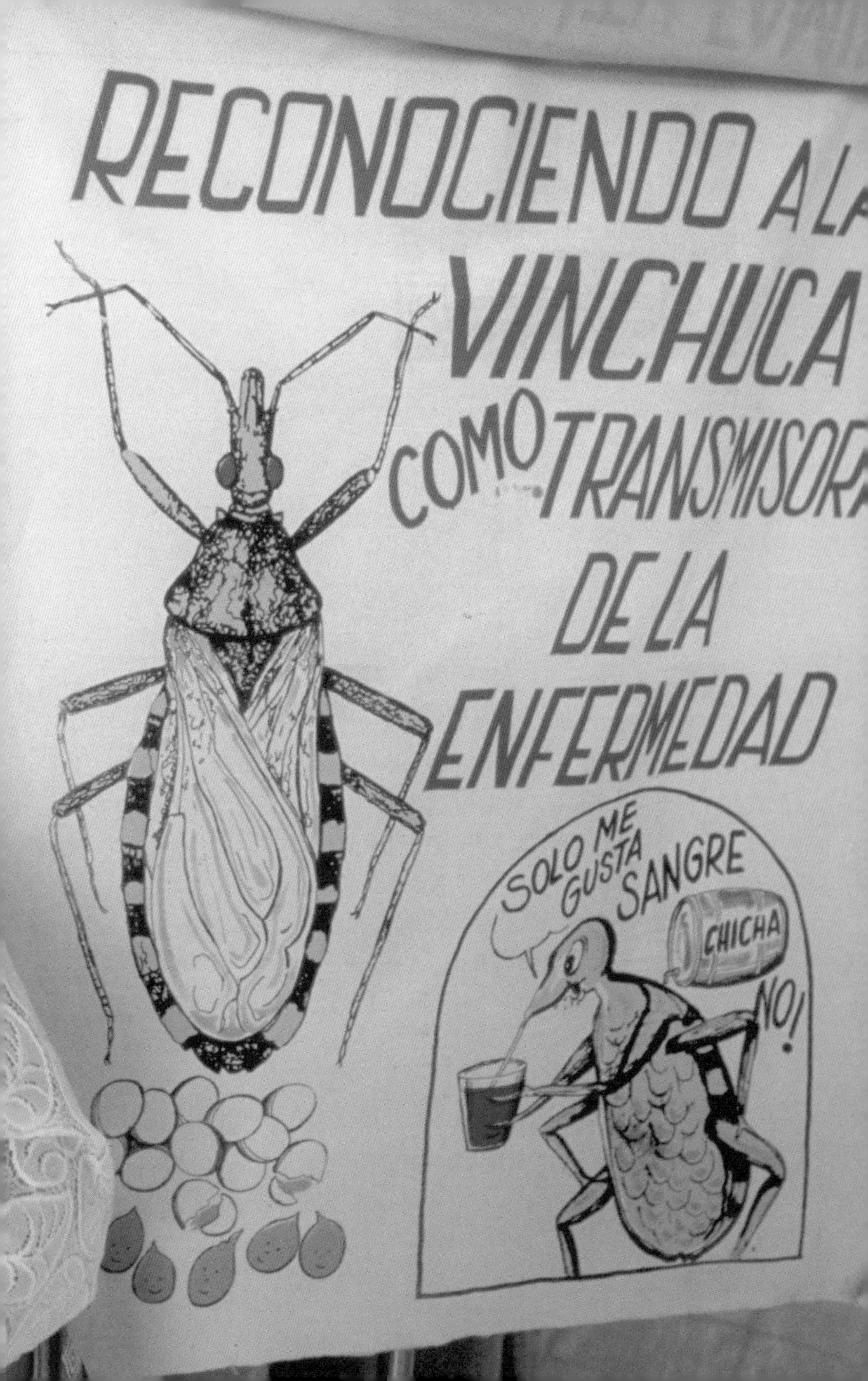
RECONOCIENDO A LA
VINCHUCA
COMO TRANSMISORA
DE LA
ENFERMEDAD
SOLO ME GUSTA SANGRE
CHICHA
NO!

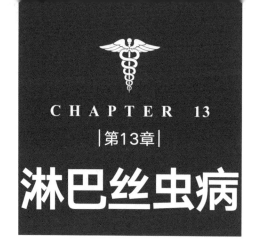

CHAPTER 13
|第13章|

淋巴丝虫病

淋巴丝虫病，又称象皮病，属于热带病的一种，主要是由一种丝状寄生虫（丝虫）及其幼虫（微丝蚴）所致，该寄生虫通过蚊子叮咬在人与人之间传播。淋巴丝虫病病原虫共分为三种，其中最为主要的一种是班氏吴策线虫（简称班氏丝虫）：其成虫可导致肾和淋巴系统受损，也会造成机体外观畸形（主要包括肢体、乳房和生殖器的肿胀）。19世纪后期科学家们发现了丝虫的生命周期，也发现丝虫病可以由蚊子传播，随之人们对消除这种疾病及其虫媒显得十分乐观。然而，时至今日，仍然有数百万人患有淋巴丝虫病。

在古代，某些地区的人就已经对淋巴丝虫病十分熟悉，尤其是在尼罗河三角洲地区。古希腊和古罗马的记载中都曾提及 *elephantiasis arabum*（象皮病），波斯医师阿维森纳（Avicenna，公元980—1037年）描述了麻

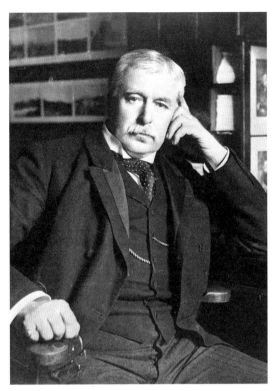

帕特里克·曼森爵士，苏格兰医师，首先注意到蚊子是淋巴丝虫病的传播媒介。

风病与象皮病之间的差异。关于该病最清楚的描述最早可追溯到 16 世纪。当时，欧洲探险家到达热带和亚热带地区，看到很多奇特的"大象腿"（之所以如此称呼，是因为患者的腿和生殖器肿胀，并且皮肤粗糙，和大象腿一般）。1515 年左右，时任葡萄牙驻印度公使托米·皮尔斯（Tomé Pires）写道：

很多住在马拉巴尔、纳雅尔甚至是婆罗

约公元前 2000 年　埃及法老孟图霍特普二世（Montuhotep Ⅱ）的雕塑显示其肢体肿胀，提示他可能患有象皮病。

约公元前 1100 年　祭司 Natsef-Amun 死亡。最近尸检发现他的木乃伊中存在丝虫。

公元 16 世纪　在非洲和亚洲旅行的欧洲人带回了关于象皮病症状的描述。

1863 年　法国外科医生让-尼古拉斯·德马尔凯（Jean-Nicolas Demarquay，1814—1875 年）观察到此病的幼虫期（微丝蚴）。3 年之后，奥托·亨利·吴策（Otto Henry Wucherer，1820—1873 年）在巴西独立发现了这些症状。吴策的名字现成为最常见丝虫的科学名称——班氏吴策线虫。

1871 年　英国驻印度医学官员蒂莫西·李维斯（Timothy Lewis，1841—1886 年）发现患者血液和尿液中存在微丝蚴。1872 年，他发现患者血液中存在大量丝虫，这引起科学界极大的兴趣。

1877 年　李维斯将雄性成虫命名为人血丝虫。他也认识到象皮病与该寄生虫之间的联系。

英国寄生虫学家托马斯·斯宾塞·科博尔德（Thomas Spencer Cobbold，1826—1886 年）将约瑟夫·班克罗夫特（Joseph Bancroft，1836—1894 年）寄给他的雌性成虫命名为班氏丝虫。班克罗夫特在一名患者的脓肿中发现了这种丝虫。

1877 年　帕特里克·曼森（后被称为"热带医学之父"）论证了丝虫病是以某种方式被吸血蚊虫叮咬后传播的——这是热带医学中最为重要的早期发现之一。

1900 年　乔治·卡米科尔·罗（George Carmichael Low，1872—1952 年）——按照托马斯·雷恩·班克罗夫特（Thomas Lane Bancroft，1860—1933 年；约瑟夫·班克罗夫特的儿子）的建议——发现是蚊子叮咬导致了该疾病的传播。

1944 年　发现第一种能够有效治疗丝虫病的药物乙胺嗪（diethylcarbamazine，DEC），且目前仍然在继续使用。当前，该药物与丙硫咪唑（albendazole）和伊佛霉素（ivermectin）等最近研发的新药联合使用以治疗丝虫病。

1997 年　世界卫生大会通过决议，启动全球消灭淋巴丝虫病项目（Global Programme to Eliminate Lymphatic Filariasis，GPELF）。

2000 年　全球消灭淋巴丝虫病联盟（Global Alliance to Eliminate Lymphatic Filariasis，GAELF）成立，公立机构与葛兰素史克、默克等私营机构一同努力，捐赠丙硫咪唑和伊佛霉素等药物，以消除丝虫病——这一项目成为目前为止历史上最大的药品捐赠项目。

2005 年　每年药物管理满足了全球受威胁人口中半数人的要求。然而，许多地方性流行地区（大部分是在非洲地区）仍然没有办法获取药物。超过 1.2 亿人仍被感染，其中 4000 万人因为此病失能或毁容。

门的人——实际上大约是全部人口的四分之一到五分之一，其中包括最低种姓的人在内——腿都变得极为粗大，他们因此而丧命，样貌十分丑陋……

同一时期，居住在印度的英国人拉尔夫·费切（Ralph Fitch）也注意到："这里水质很差，以至于很多人患上了一种与麻风病类似的疾病，一些人的腿肿胀得有一个人那么粗，许多人都不能走路了。"

虽然该病主要在本地人群中流行，但欧洲人也偶有感染。在西印度群岛的种植园主中就有这种疾病，他们称之为"巴巴多斯腿"。

确定传染途径

在 19 世纪下半叶之前，关于该病有各种各样的理论解释（例如，文中提及的"圣托马斯的诅咒"）。很多作家注意到该病与"不洁的水"紧密相关，甚至认为是椰汁导致了这种疾病。还有一些人认为，是"恶劣的空气"或是"食用腐烂的鱼类"导致了这种疾病。有些人认为是蛇毒导致了这种疾病。某位评论家注意到，在象皮病袭扰我们的地方"蚊蚋也从来没有停止折磨我们"，但直到帕特里克·曼森 1877 年的试验，才终于破解了该病的流行病学之谜。

帕特里克·曼森出生于苏格兰阿伯丁郡。曾在东南沿海城市厦门担任中国海关总税务司医学官员，在此期间，曼森对很多象皮病患者进行了医治。患者之一是一名街头小贩，他"用一块布盖在他畸形的腿上，当作摆放货物的柜台"。这名小贩后来成功地被治愈了，但曼森的女婿后来回忆道："他并没有表示任

圣托马斯的诅咒

荷兰探险家让·哈伊根·范林斯霍滕（Jan Huygen van Linschoten，1563—1611 年）于 1588—1592 年访问了印度西海岸的葡萄牙殖民地果阿。根据他的报告，他认为当地患有象皮病的患者是当年杀死使徒圣托马斯（St. Thomas）凶手的后裔：

……他们说那些杀死他的人的后裔被上帝诅咒，他们生来膝盖以下的小腿和脚部都肿胀如象腿……整个村庄和这些人的后裔都被认为住在传说中圣托马斯的土地上……

过了一段时间，象皮病在当地也被称为"圣托马斯的诅咒"。

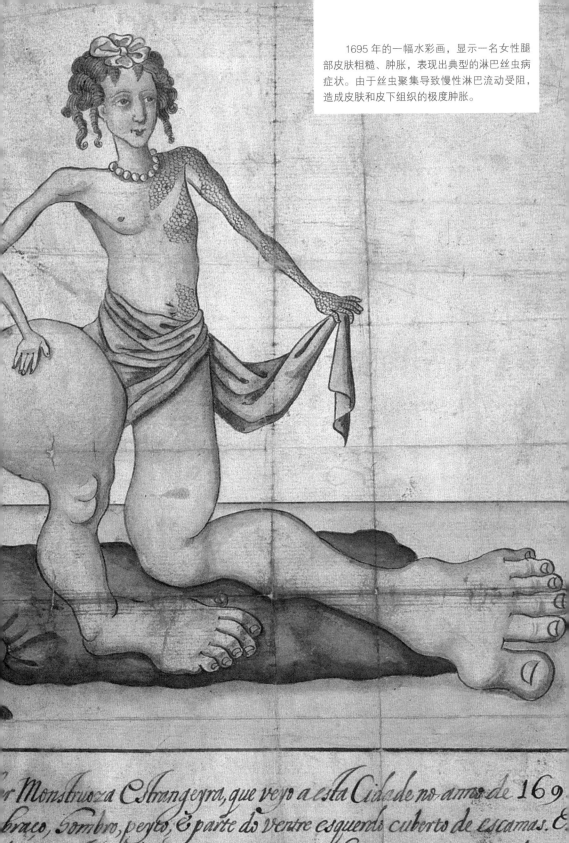

1695 年的一幅水彩画，显示一名女性腿部皮肤粗糙、肿胀，表现出典型的淋巴丝虫病症状。由于丝虫聚集导致慢性淋巴流动受阻，造成皮肤和皮下组织的极度肿胀。

r Monstruoza CStrangeyra, que veyo a esta Cidade no anno de 169
braço, ombro, peyto, & parte do ventre esquerdo cuberto de escamas. E
da de rostro; falava correntemente; obrava por suas mãos tudo em
upar qualquer Molher. Toucada e vestida de sorte q lhe ficasse cu

这个不幸的男孩已经失明，他双腿都患有象皮病，这种病困扰他很多年了。他的脚踝比大腿还粗，双脚简直就是怪物……上面覆盖着一层厚厚的黄壳，壳上分布着深深的溃疡裂隙，把这层壳割裂成鱼鳞状，从裂缝中分泌出恶臭味的脓液。

——摘自 1798 年与拿破仑一起出征的法国科学家编纂的《埃及印象》（*Description de L'Égypt*）

何感谢，相反他试图起诉曼森，声称这种治疗让他丧失了维持生计的手段。"

1877 年，曼森正是在厦门做出了最主要的发现：蚊子是丝虫幼虫的"保姆"（参见文本框"蚊子曼森"）。这是第一种被成功证实由虫媒传播的疾病。曼森参考了其他人的理论，尤其是那些已经在显微镜下观察到患者尿液和血液中存在"线状寄生虫"（微丝蚴）的研究。虽然曼森最早观察到这种造成淋巴丝虫病的寄生虫的整个生命周期，但他却错误地认为是蚊子从患者身上吸血时一同吸取了微丝蚴，随后在蚊子死去时，将寄生虫排放到死水当中。曼森假设，患病者是由于饮用了被污染的水而受到感染的。

大约 20 年后，澳大利亚寄生虫学家托马斯·雷恩·班克罗夫特和苏格兰医生乔治·卡米科尔·罗最终完全解开了淋巴丝虫病的谜团。他们证明具有感染性的丝虫幼虫不是通过消化系统进入人体，而是通过蚊子叮咬。20 世纪前 10 年，淋巴丝虫整个生命周期的大部分已经被证实，但后来发现有三种不同的丝虫能够导致淋巴丝虫病。这三种丝虫的生物特征、地理分布和传播虫媒都有所不同。

最为常见的丝虫为班氏吴策线虫。一旦进入人体，它的幼虫会进入淋巴管，发育为成虫并进行交配。成年雌虫会生育数百万不成熟的微丝蚴（幼虫），随着血液循环，这一过程会持续数年，雌蚊吸食患者血液时

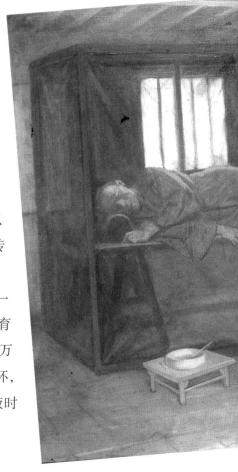

蚊子曼森

丝虫是通过不同种类、携带微丝蚴的蚊子叮咬之后传播给人类的。这些蚊子种类包括：库蚊、伊蚊、疟蚊等。

1877年，在中国厦门工作的苏格兰医生帕特里克·曼森，在当地狗和人的血液中都发现了微丝蚴，于是猜想可能是吸血昆虫导致了这种寄生虫的传播。他分析，虱子、跳蚤、臭虫、蚂蟥等的分布范围比象皮病的分布范围广很多，因此可将这些吸血动物排除，他将疑点放在厦门一种常见的蚊子身上。曼森在他的园丁辛洛（Hinlo）的血液中发现了微丝蚴，为了检验自己的假设，他把辛洛关在一个"蚊子房间"中，并向里面释放了很多蚊子，吸食辛洛的血液。后来他重新捕捉了这些蚊子，将其放在酒杯中，用烟草将其麻醉。当曼森将其解剖后，发现了丝虫的幼虫。这是第一个能够确定性展示疾病虫媒传播途径的试验。

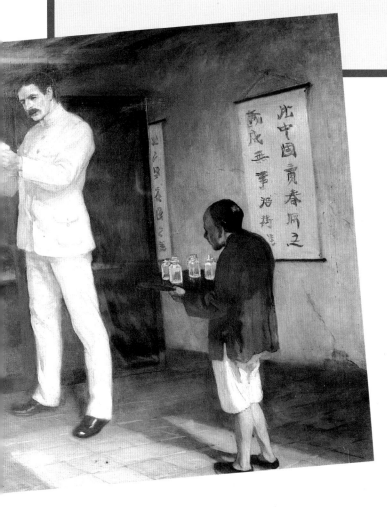

约1912年，帕特里克·曼森在中国利用人体受试者进行微丝蚴试验。

会将微丝蚴吸入自己体内。反复感染之后，丝虫在患者的淋巴结和淋巴管内生存，最终导致肢体、乳房或阴囊极度肿胀——象皮病，也会造成肾脏和淋巴系统的内部损伤。病人通常是在儿童期首次染病，若干年后才表现出可怕的症状。

前路漫漫

曼森为其他研究虫媒疾病（如第 10 章谈论的疟疾，第 19 章谈论的黄热病）的学者铺垫了一条揭开其生命周期之谜的道路。曼森也希望自己的发现能够帮助人类消灭淋巴丝虫病。但不幸的是，这一目标还没有实现——虽然最近几年来世界卫生组织和其他机构都在努力推动，如干预丝虫传播过程，减轻疾病造成的痛苦、失能和残疾等，想要促成这一目标的实现。

科学家们试图利用杀虫剂控制蚊子的努力并没有成功，但他们已经成功研发了若干种杀灭微丝蚴的药物，能把这种寄生虫杀灭在幼虫阶段，阻断其进一步传播。然而，这些药物不能杀灭成虫，因此，患者需要在 6—8 年（成虫在人体内的平均寿命）的时间内坚持每年进行治疗。在患者的医疗照护过程中，也要注意肢体和生殖器是否发生了继发性的细菌和真菌感染，采取适当的治疗并改善卫生条件，可大大缓解患者的继发性感染。

目前，在全世界的 83 个国家，共有数百万人罹患淋巴丝虫病，该病仍然是造成亚洲、非洲、拉丁美洲和很多太平洋岛国居民长期残疾的主要原因之一。对于那些正在被这种（会导致毁容和畸形的）疾病折磨的人而言，它会影响他们对婚姻的期望，妨碍他们过上正常的生活——现实与愿望之间仍有较大的距离。

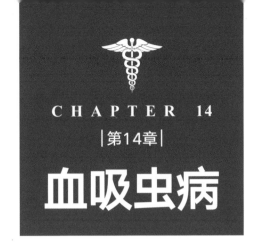

CHAPTER 14

|第14章|

血吸虫病

　　血吸虫病是一种由裂体吸虫属寄生虫导致的可怕疾病，这种寄生虫在
人类和淡水螺体中存活。自古代以来，该病就在埃及尼罗河三角洲等地流
行，时至今日，在某些热带和亚热带地区的村庄中，仍然有 90% 的孩子
感染血吸虫病。这种疾病主要集中在人类与淡水螺类密切接触的地区。血
吸虫病会使人衰弱到可怕的程度，虽然致死率很低，但在严重病例中却会
导致慢性膀胱、消化道或肝脏疾病。尽管已经有了消除淡水螺的有效药
物，也有相关控制项目，但在世界各地仍然有超过 2 亿感染者。

　　1851 年，德国青年医生西奥多·比尔哈兹（Theodor Bilharz，1825—
1862 年）在开罗的 Kasr-El-Aini 医院工作，担任埃及总督私人医生威廉·格
里辛格（Wilhelm Griesinger，1817—1868 年）的助手。当时埃及很多人患有
一种奇怪的疾病，典型症状是"血尿"。比尔哈兹对当时新兴的寄生虫病学

约公元前 1200—前 1000 年 在这一时期的埃及木乃伊中发现了钙化的虫卵，提示血吸虫病古已有之。

公元 1808 年 法国军医勒努（A. J. Renoult）首次对血吸虫病进行了临床描述。他描述了该疾病 1798 年对拿破仑驻埃及军队的影响。

1847 年 日本医生藤井好直（Daijiro Fujii）到达广岛附近的片山，描述了一种被称为"片山病"的症状。根据当地的传说，这种病是由于一艘装满漆器的船发生海难后，污染了当地稻田所造成的。藤井对于该疾病的描述，是关于日本血吸虫病最早的科学记录，直到 1909 年人们才意识到其描述的重要性。

1851 年 德国医生西奥多·比尔哈兹在埃及开罗某次进行尸检的过程中发现了血吸虫。次年，比尔哈兹与威廉·格里辛格共同发现这种寄生虫与"血尿"感染的关联。

1881 年 英国热带病专家帕特里克·曼森怀疑某种螺类是肺吸虫病的中间宿主。

1903 年 曼森提出可能有两种具有不同形状的卵的血吸虫——一种是由比尔哈兹发现的，主要感染膀胱（埃及血吸虫），另外一种血吸虫主要感染肠道。

1904 年 两名日本科学家桂田富士郎（Fujiro Katsurada，1867—1946 年）和藤浪鉴（Akira Fujinami，1870—1934 年），在片山病患者体内发现了虫卵和成虫，将其命名为日本血吸虫。

1907 年 伦敦热带病医学院的路易斯·萨邦（Louis Sambon，1866—1931 年）将"肠感染"亚型命名为曼氏血吸虫。

1908 年 德国驻埃及寄生虫事务官员亚瑟·鲁斯（Arthur Looss，1861—1923 年）拒绝相信有多种血吸虫存在，因此与英国寄生虫学家展开了激烈的争论。

1909—1913 年 日本科学家利用牛进行了一系列试验，展示了血吸虫是通过皮肤感染的。

1910 年 开罗医学院的英国细菌学教授马克·阿尔曼德·卢富尔（Marc Armand Ruffer，1859—1917 年）在两具木乃伊的肾脏中发现了埃及血吸虫钙化的卵。这两具木乃伊的尸体可以追溯到埃及第 20 王朝（约公元前 1250—前 1000 年）。

1914 年 英国科学家罗伯特·利珀（Robert Leiper，1881—1969 年）和爱德华·阿特金森（Edward Atkinson，1882—1929 年）前往中国上海和日本藤波。他们在片山采集了螺蛳样本，研究螺蛳作为中间宿主的可能性。

日本科学家（以日文和德文两种语言）发表了血吸虫感染人类及其中间宿主螺蛳的整个过程，首次描述了血吸虫尾蚴（幼虫）从螺蛳中释放后的成长过程。亚瑟·鲁斯仍然顽固地认为人类是直接感染血吸虫幼虫的，没有螺蛳作为中间宿主。

1915 年 罗伯特·利珀带领的英国皇家军事医疗代表团奔赴埃及，揭示了血吸虫病的生命周期，发现螺蛳是血吸虫的中间宿主。他展示了存在两种不同的血吸虫，它们以两种不同的螺蛳作为中间宿主。他的工作没有提及之前日本科学家所发现的成果。

20 世纪 30—60 年代 人们开展了很多活动，联合使用灭螺剂（杀灭钉螺）、药物（治疗血吸虫病）和改善卫生条件（打破传播链条），取得了一定成功。

1944—1945 年 二战后期，1000 余名美军士兵在菲律宾莱特岛感染了血吸虫病。美国军方采取张贴卡通画、宣传画等多种措施向士兵们宣传如何预防感染。

20 世纪 60 年代 埃及阿斯旺大坝和加纳沃尔特水库项目建成了巨大的人工湖泊，成为淡水螺类（血吸虫生命周期中的中间宿主）理想的栖息地。

20 世纪 70 年代 治疗血吸虫病的三种新型药物上市销售。其中吡喹酮被称为"神奇药物"。

2000 年 血吸虫病控制倡议（Schistosomiasis Control Initiative，SCI）启动。2002 年，这一项目收到比尔·盖茨和梅琳达·盖茨基金会的大笔捐赠，得以开展实施、评估血吸虫控制项目。

2001 年 寄生虫控制伙伴项目（Partners for Parasite Control Programme）启动，旨在应对寄生虫病，包括到 2010 年为至少 75% 受到寄生虫病威胁的儿童进行治疗。

2007 年 非洲、亚洲、南美和加勒比地区约有 2 亿人感染血吸虫病，其中 80% 生活在撒哈拉以南非洲。每年因为血吸虫病导致的死亡人数超过 25 万人。

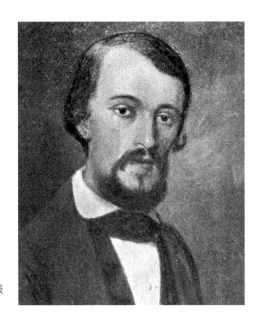

西奥多·比尔哈兹首次观察到导致血吸虫病的寄生虫。

领域很感兴趣,在某次对一位青年进行尸检时,他发现死者门静脉(将血液从胃、肠、脾运往肝脏的大静脉)中有一些白色、长条状的虫子。他利用显微镜观察到其中一条形态"较好"的虫子,发现该虫身体扁平,尾部呈螺旋状。在写给他德国教授卡尔·冯·西博德(Carl von Siebold,1804—1885 年)的信中,他描述了这一发现,并向其请教"这是什么动物?"

比尔哈兹首次观察到的寄生虫是雄性血吸虫。对另一个样本进行检查时,他发现雄虫身体沟槽处另外有虫子在"前后蠕动",这条细小的虫子就是雌虫,雌虫完全由内脏和卵构成——"就像一把插在剑鞘里的剑"。比尔哈兹在患者膀胱壁上发现虫卵之后,他和其他几位德国科学家很快认识到这种寄生虫很可能就是导致"血尿"感染的原因,而这种传染病在人类文明的最初阶段就开始在尼罗河三角洲肆虐流行。

打开一罐寄生虫:在螺类中寻找答案

比尔哈兹的发现引发了更多的疑问。这种寄生虫如何进入人体?是通过饮用水吗?在进入人体之前有中间宿主吗?在比尔哈兹发现该寄生虫约 50 年后,苏格兰医生帕特里克·曼森发现了与比尔哈兹在膀胱壁上发现的虫卵所

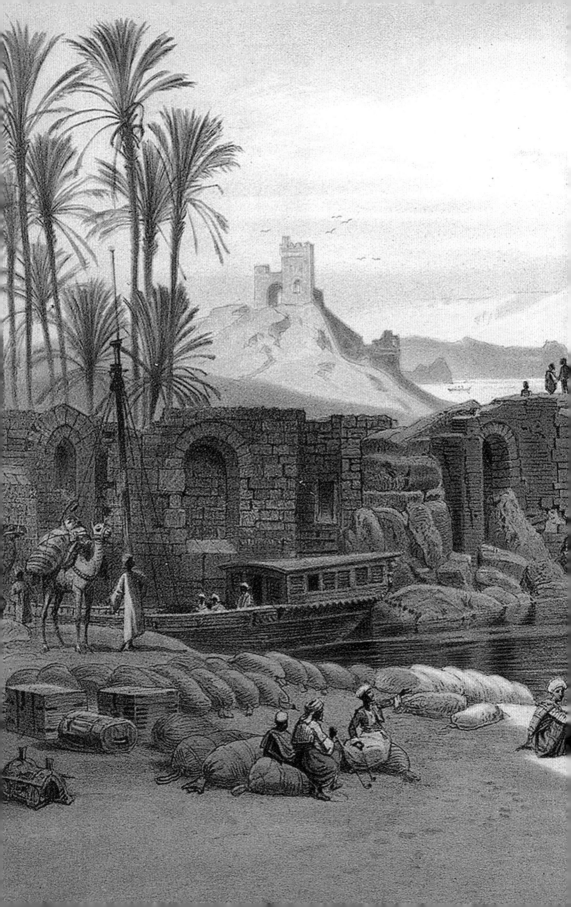

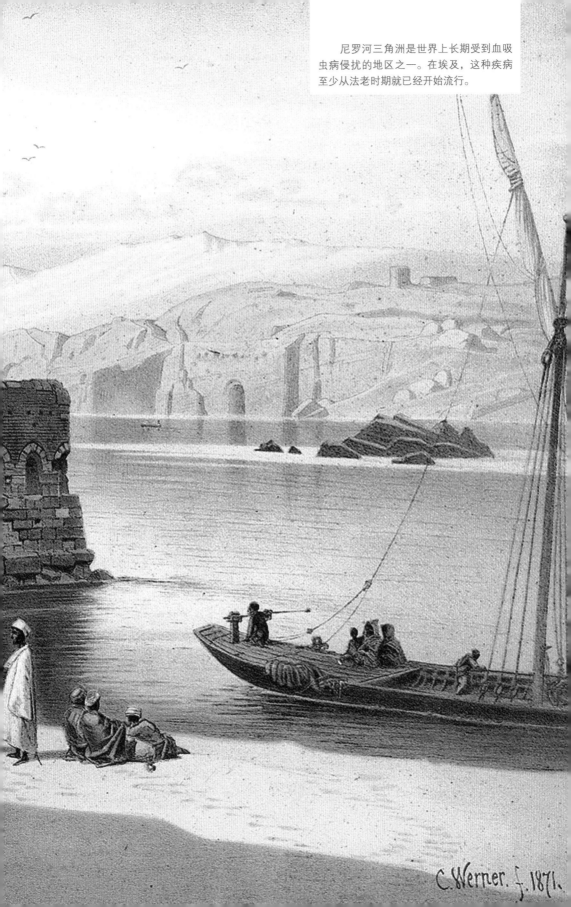

尼罗河三角洲是世界上长期受到血吸虫病侵扰的地区之一。在埃及，这种疾病至少从法老时期就已经开始流行。

C. Werner. f. 1871.

不同的虫卵——曼森发现的虫卵是在粪便中发现的。这是两种不同的疾病吗？一种感染泌尿道，另外一种感染肠道；或是虫卵可以通过两种途径中的任何一种排出体外？

最终，到1915年，英国科学家和日本科学家各自独立发现了这一谜团的关键所在——该寄生虫生命周期的一部分是在淡水螺类中度过的，其幼虫（尾蚴）从螺类中进入水中，如果人的皮肤暴露于含有这种淡水螺类的河流或湖泊中，即便皮肤没有破损，其尾蚴也会进入人体。一旦进入人体，幼虫就会进入血管，随着血流被运送到肺中。随后进入肝脏，在肝脏中成熟，之后进入腹腔静脉或膀胱中。科学家们同时证明实际上有三种血吸虫，其致病机理不同，进入人体途径不同，螺类宿主不同，地理分布不同。

不同宿主的新旧名字

1859年，这种疾病被称为比尔哈兹氏病，以纪念该病的发现者。从20世纪50年代开始，该病更多地以其致病寄生虫命名，由于该寄生虫属于裂体吸虫属（*Schistosoma*），故将此病称为血吸虫病。*Schistosoma*，来自希腊语 *skhizein*（意为"分裂"）和 *soma*（意为"身体"），它描述了交配期间雌虫包裹在雄虫抱雌沟中的状态。

最初被确定并命名的血吸虫病有三种主

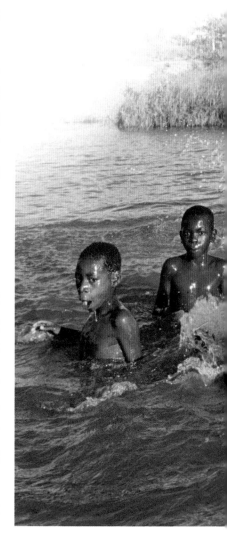

小男孩们在坦桑尼亚一个季节性池塘里游泳。与这个国家的其他河流和池塘一样，该池塘中可能已经被血吸虫污染。血吸虫病的临床症状——包括贫血、腹泻、疲劳等——会耗尽患者的精力元气；在严重病例中，会导致消耗性并发症或导致危及生命的并发症。

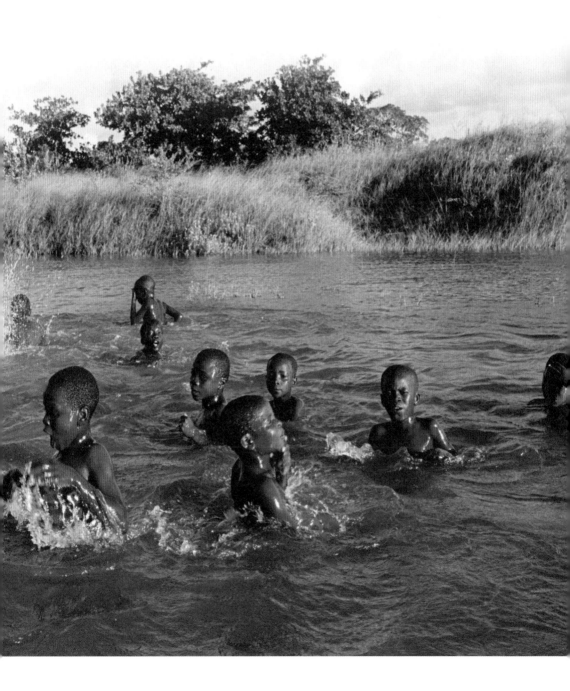

要类型。比尔哈兹首次在埃及确定的是埃及血吸虫病。这种寄生虫生活在膀胱的静脉中，会导致血尿。帕特里克·曼森发现了生活在消化道内的曼氏血吸虫。日本血吸虫也是影响消化道，于 1904 年在日本首次发现。虽然现在日本已经消除了血吸虫，但在西太平洋的很多地区，它仍然是个严重的问题。

最近又发现了几种新型的血吸虫：湄公血吸虫（出现于老挝和柬埔寨湄公河盆地）、马来西亚血吸虫（出现于马来西亚半岛）和间插血吸虫（出现于中非热带雨林带）。其他种类的血吸虫主要感染哺乳动物和鸟类，不同类型的血吸虫有不同的螺类宿主。

这种疾病的临床表现与症状的严重程度差异很大，轻微的如尾蚴进入皮肤处的瘙痒（通常被称为"游泳者瘙痒"）；严重的会使患者患上慢性疾病，变得十分虚弱（不同地区有"大肚子病""片山病"等名称），某些时候，会导致危及生命的心脏病、肾衰、膀胱癌等。病情的严重与否，很大程度上取决于这种寄生虫及其后代在人体内外的活动轨迹和行为。

木乃伊和虫卵

1910 年，古病理学家马克·阿尔曼德·卢富尔偶然在两具埃及木乃伊的肾脏上发现了钙化的血吸虫卵。这两具木乃伊所生活的时代距今约 3000年——大约处于埃及新王国第 20 王朝时期（约公元前 1200—前 1000 年）。在英国曼彻斯特大学博物馆内，建有一个国际古埃及组织库，首要目的是探查埃及木乃伊，追溯过去 5000 年中疾病的历史和演化过程。通过使用最新的非侵入性手段，科学家们揭示了大量的信息——包括证实埃及法老时期血吸虫病无疑已经开始流行。

中国湖南马王堆墓出土的女尸也带有血吸虫卵，提示 2000 多年前这一地区就有血吸虫病存在了。可能在古代，人们刚开始在大河流两畔定居、耕种、灌溉土地时，血吸虫病在主要的河谷地区就已经成为影响较大的疾病，例如在埃及尼罗河流域等。螺类喜欢栖息于淡水植物表面，或是藏身于河岸湖边的苇丛中。血吸虫如何感染人类，何时开始感染人类，为什么选择人类等问题仍然是令人疑惑的问题，但很可能是人类开始利用螺类生活的水体进行农业生产生活时，该疾病就已侵扰人类了。

在古人的木乃伊和尸体中发现虫卵，并不是简单提醒我们这种疾病古已有之——这也是揭开血吸虫病很多奇特之处的关键。与很多寄生虫病不同，血吸虫病不是成虫或幼虫导致疾病，而是虫卵。雌虫每天产数百个卵，持续数年，大约一半的虫卵随着尿液或粪便排出体外，在淡水中孵化，随后其幼虫在淡水螺体内生活，重新开始疾病的循环过程。剩余的虫卵依据血吸虫的种类继续存在于肝脏、膀胱或肠道的组织中，最终会导致梗阻性结节的形成，也被称为肉芽肿。

游泳者瘙痒

某些血吸虫的幼虫，寄生于鸟类和其他动物中，可能会穿透人类皮肤，导致皮炎，某些情况下被称为"游泳者瘙痒"。这些血吸虫幼虫不会发育为成虫。此类型的感染可能出现于在湖泊中游泳沐浴的人身上，分布于世界上很多地区，包括美国、英国在内。

血吸虫病的危害

在过去的几个世纪中，血吸虫病对于生活在疫区的人们而言危害极大，它会夺去人们的生命，造成儿童生长发育迟缓；它会使人体衰弱从而阻碍人类社会的发展，严重干扰社会生产。

血吸虫病对生活在埃及尼罗河三角洲的人们所造成的影响，体现了血吸虫病最有破坏性、最阴暗的一面。随着人们修缮、改建或扩展灌溉项目，以提高农作物的产量，当地人面临该疾病的威胁也越来越大：他们的粪尿被水冲走，虫卵重新回到水体之内，又开始了"人类—螺类—人类"这一循环。

这种疾病能否被消除？

针对血吸虫病已经有了一些控制措施，包括20世纪30年代洛克菲勒基金会针对埃及血吸虫和钩虫病开展的项目。第二次世界大战中，盟

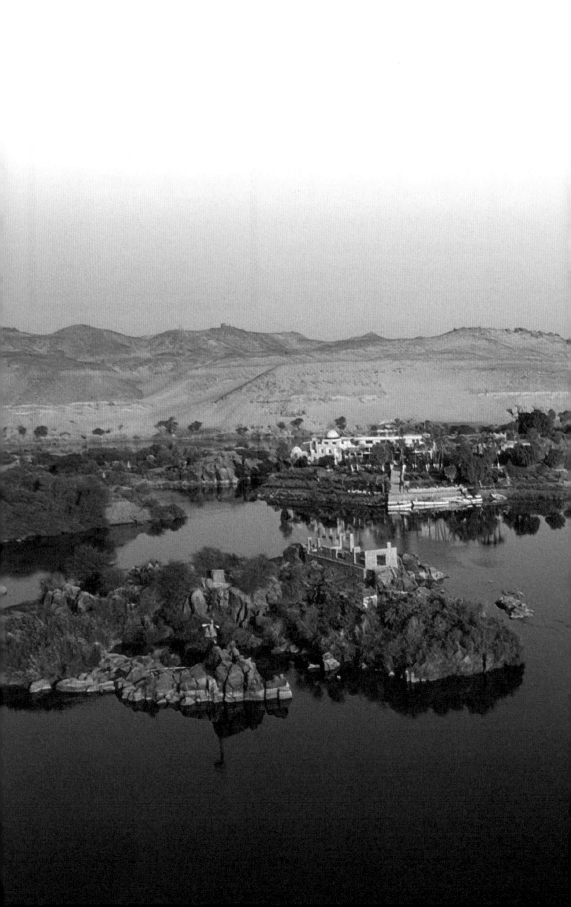

20 世纪 60 年代兴建的埃及阿斯旺大坝项目，为当地提供了水电和灌溉设施，同时生成了很多巨大的人工湖，如纳赛尔湖（见下图）等。这些湖泊成为淡水螺类理想的栖息地，而它们正是导致血吸虫病的寄生虫的中间宿主。

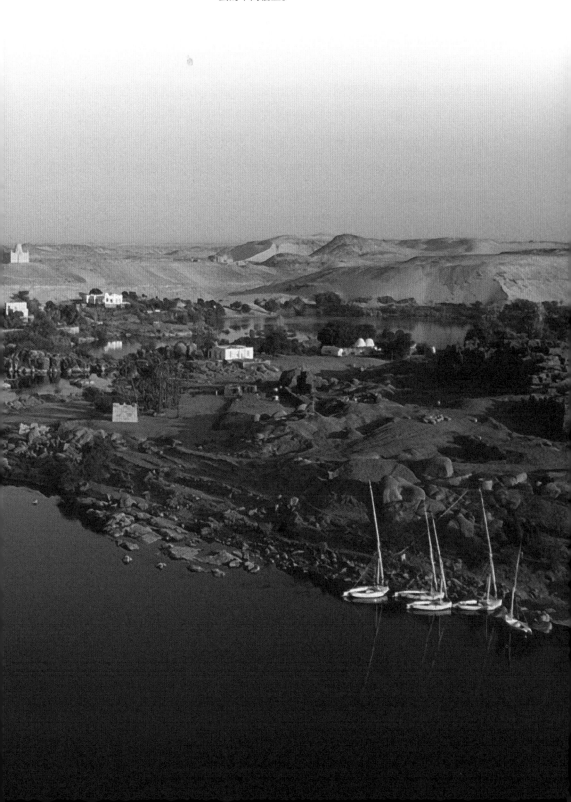

军士兵在菲律宾和其他太平洋岛屿开展作战行动时被血吸虫感染，引发了国际关注。第二次世界大战期间及战后不久，为了控制血吸虫病，菲律宾、日本、中国、委内瑞拉、波多黎各和以色列都开展了很多针对中间宿主淡水螺类的项目。据估计当时有 1.5 亿感染者。这些项目主要是利用灭螺剂（最初为硫酸铜，后来出现了一系列化学制剂，包括氯硝柳胺等）消灭淡水螺类。同时使用吐酒石等毒性较高的药物治疗已经受到感染的人们。为当地居民修建公共厕所，改善卫生条件，对于打破疾病循环链条而言也十分关键，然而健康教育、改善社会经济条件等控制措施取得的效果差异很大。在部分地区，这些项目取得了较大的成果，但在另外一些地区，情况比过去更糟糕。

1949 年，中国开展了声势浩大的消灭血吸虫病的运动。运动开始时，大约有 1000 万中国人受到血吸虫病感染。中国对此采取了多种策略，发动数

形状各异、大小不同的寄生虫

寄生虫大小和形状各不相同：蛔虫、钩虫、蛲虫、扁虫、鞭虫、线虫、绦虫等等。这些寄生虫小则需要显微镜才能观察到，大则可以长达数米。目前，已知人类至少是 300 余种寄生虫的宿主，很多寄生虫侵扰人类的历史长达数千年。在早期人类的干燥粪便或粪便化石中都发现了寄生虫。

现在，全世界大约有 40 亿人携带肠道寄生虫，约有 4 亿人的肝脏、肺脏、血液或身体组织中带有寄生虫。仅仅是想象一下，这些寄生虫穿过皮肤，侵入组织，在我们的身体中生活、交配、产卵，通过粪便或尿液、咳嗽等方式排出体外，或是干脆自己从患者腿中爬出，就已经让很多人不寒而栗。

几个世纪以来，人们试图找到一种杀灭或摆脱寄生虫困扰的途径。人们尝试使用不同的混合调节物，包括松节油或苦艾等等，以毒杀寄生虫。人们还使用蓖麻油、甘草油和其他植物提取物作为泻药。几内亚寄生虫（麦地那龙线虫）一般需要用小棍旋出。

对于某些寄生虫感染而言，有效的治疗药物是存在的。最好的预防途径是打破寄生虫与人类的接触循环途径——较为理想的做法是改善公共卫生条件。即便是最简单的解决方案——例如穿鞋、获取安全饮用水、洗手或正确烹饪食物等——对于预防寄生虫病都有重大意义。其中一项成果卓著的控制项目，通过宣传饮用过滤后的水，几乎消除了造成麦地那龙线虫病的几内亚寄生虫。

百万农民、赤脚医生和其他群众展开了"消灭钉螺的人民战争"。据说，当时是农民沿着灌溉渠用筷子把钉螺一个个夹出来。如今，虽然部分地区仍有血吸虫存在，但血吸虫病在中国很多地区已经被消灭。在世界上的其他地区，随着大坝、水库、灌溉渠等水利水电设施、农业设施的兴建，淡水螺类的数量大增。在部分农村，许多儿童因此感染了血吸虫病。

第一种治疗血吸虫病的药物毒性很高，其副作用给患者带来的痛苦比疾病本身小不了多少。20世纪70年代之后，有三种新型药物上市。其中一种叫吡喹酮，它对于所有类型的血吸虫病都是安全有效的，但不能防止再感染的发生，而且利用该药物治疗世界贫困地区的患者时，往往面临着很大的交通运输问题，成本很高。过去10年中，世界卫生组织设立了世界范围的血吸虫病研究项目，旨在研发预防、诊断、治疗血吸虫病的新方法。然而，近期全球消除血吸虫病的可能性很小，如今血吸虫病仍然是仅次于疟疾的第二大寄生虫病，70余个发展中国家的2亿多人仍深受其感染之苦，尤其是学龄儿童和年轻人。

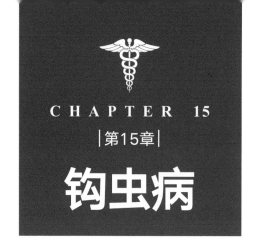

CHAPTER 15

|第15章|

钩虫病

钩虫病是一种由吸血寄生虫导致的寄生虫感染。从古代起这种疾病就在感染人类。主要的症状是严重贫血，导致患者体弱疲倦，最终失能。首个试图控制这一感染性疾病的运动，是由洛克菲勒卫生委员会（Rockefeller Sanitary Commission）在20世纪早期开展的，试图消除美国南部各州的钩虫病。随后，出现了很多国际抗钩虫项目。时至今日，据估计在热带和亚热带发展中国家，仍然有8亿—10亿人患有钩虫病。

早在公元前3世纪，中国即有关于钩虫病造成贫血、慵懒的记载，将其称为"懒黄病"。20世纪早期，美国南部各州将该病称为"懒惰的病菌"。19世纪，埃及出现了一种名为"热带萎黄病"的疾病，患者会出现面色苍白或皮肤黄绿色（就像英国维多利亚时期被诊断为"萎黄病"或"绿病"的贫血少女的皮肤）。这种疾病又被昵称为"天使的翅膀"或"壶状腹"，主要是因为它会导致肩胛部畸形、腹部呈壶状。另外，在美国南部还被叫作"土地瘙痒"或"露水毒"，在印度被称为"水瘙痒"或"苦力瘙痒"，这主要是描述钩虫幼虫从脚部皮肤进入人体时的症状。该疾病的科学名称钩虫病 [ancylostomiasis，源自希腊语 *ankulos*（意为"钩子"），*stoma*（意为"口腔"）]，出现于 19 世纪中期。

一种古老的传染病

由于钩虫病有很多症状、特征和预后，因此对于这种讨厌的疾病，人们有很多口语化的称呼（超过 150 个）。虽然只有一小部分感染者会死亡，但由于它会导致严重的缺铁性贫血、蛋白质营养不良和长期的健康状况不佳，从而会对人们的日常生活、智力、身体发育造成严重的后果。如果不经治疗，部分患者体内的寄生虫载量会变得很大——可能会有成百上千只寄生虫从宿主消化道中吸血，以至于最基本的日常活动可能都无法进行。它对孕妇的威胁尤其大，母亲和胎儿发生死亡及并发症的风险都会显著增加。

公元前 430—前 340 年，在巴西的人类粪便化石中发现了虫卵和幼虫，种类未定，但很可能是钩虫的；又在一具

大事表

约公元前 1550 年 古埃及埃伯斯纸草书（Ebers Papyrus）中出现有关钩虫病的最早书面记录。

公元 11 世纪 波斯医生阿维森纳在患者体内观察到钩虫。

1838 年 意大利医生安杰洛·杜比尼（Angelo Dubini，1813—1902 年）首次在人类尸体的十二指肠中发现钩虫，并将其命名为十二指肠钩虫。

1854 年 威廉·格里辛格与西奥多·比尔哈兹在埃及进行研究，发现钩虫病与"热带萎黄病"之间可能存在一定的关系。

1866 年 在巴西，奥托·吴策发表了一篇文章，谈论"俗称疲倦症"的疾病，证实这种情况是由于钩虫所致。

1880 年 意大利工人在挖掘圣哥达隧道时，发生严重的贫血，经检查确诊为钩虫病。意大利科学家卡米洛·博佐洛（Camillo Bozzolo，1845—1920 年）、爱德华多·佩罗西托（Edoardo Perroncito，1847—1936 年）和路吉·帕格里亚尼（Luigi Pagliani，1847—1931 年）经过研究发现钩虫病与贫血有关，也与隧道内卫生条件较差有关。对温带国家的矿工进行检查后，发现钩虫病是一种常见的疾病。

1881 年 开始使用百里酚作为治疗药物。

1901 年 德国科学家亚瑟·鲁斯研究证实了钩虫通过皮肤进入人体的过程。

1902 年 查尔斯·斯蒂尔斯（Charles Stiles，1867—1941 年）确定第二种钩虫，将其命名为南美钩虫（美洲杀手）。不久，在非洲、印度、澳大利亚等地也发现了这种寄生虫。

1903—1914 年 哥斯达黎加和波多黎各开始采取控制钩虫病的运动，两个国家中在甘蔗地里工作的工人深受该疾病的困扰。

1909—1910 年 洛克菲勒消除钩虫病卫生委员会成立，最初关注美国南部各州的钩虫病，后来扩展到"钩虫病带"的其他地区。

1913 年 位于纽约市的洛克菲勒基金会成立，主要使命是"提高世界各地人们的福祉"。

1914 年—20 世纪 20 年代 洛克菲勒基金会抗钩虫项目在世界众多地区展开，但很多没能成功，证明此种疾病很难消除。

20 世纪 60 年代 此时钩虫病几乎被医学界遗忘了。

2000 年 人类钩虫病疫苗倡议（Human Hookworm Vaccine Initiative，HHVI）启动，旨在研发一种安全、有效、符合成本效益的疫苗。

2001 年 世界卫生组织倡议到 2010 年，将处于寄生虫病威胁之中的学龄儿童人数降低 75%—100%（除虫行动）。

11 世纪，波斯医师阿维森纳，向他的学生讲解当时非传统的药学。他发现其患者体内存在钩虫，甚至将钩虫与他们的病症联系在一起。

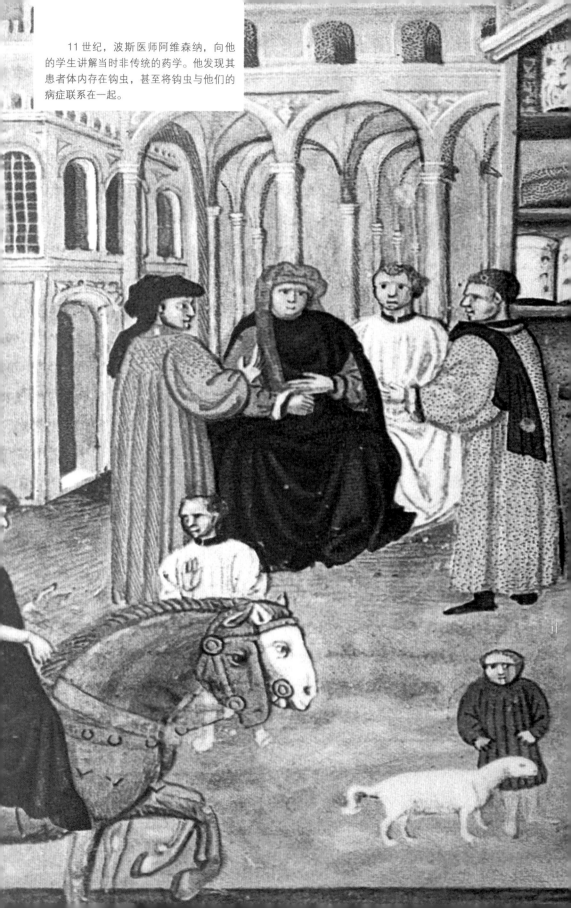

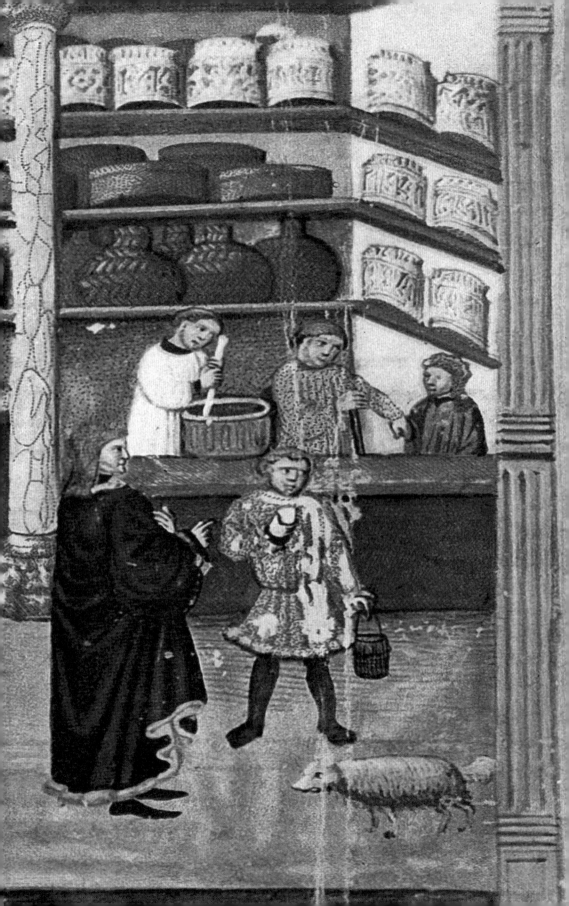

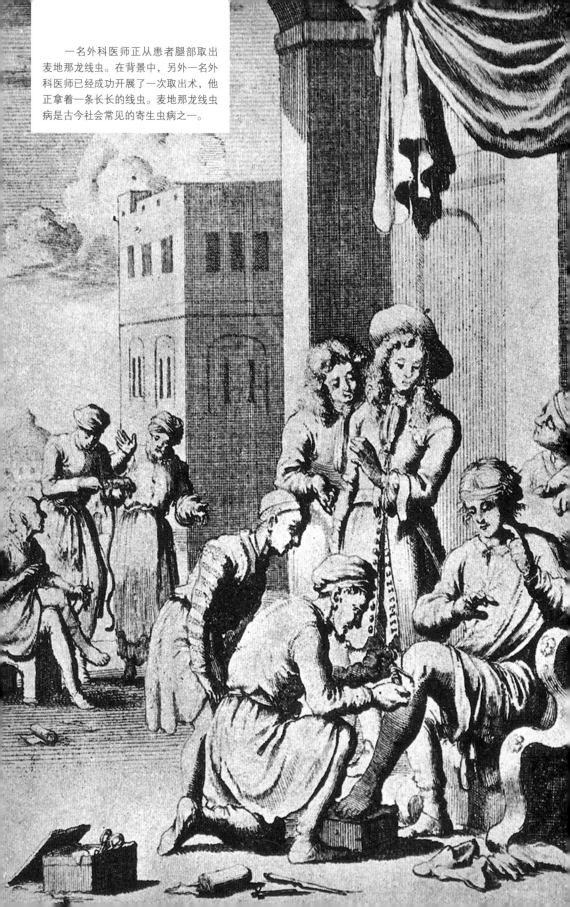

一名外科医师正从患者腿部取出麦地那龙线虫。在背景中，另外一名外科医师已经成功开展了一次取出术，他正拿着一条长长的线虫。麦地那龙线虫病是古今社会常见的寄生虫病之一。

秘鲁木乃伊的肠道中发现了钩虫成虫，该木乃伊所处的年代大约为公元900年。人类早期有很多类似于钩虫病贫血的疾病的记载，包括埃伯斯纸草书（约公元前 1550 年）及《希波克拉底文集》（*Hippocratic Corpus*，公元前 5 世纪），可见在世界各地，人们长期以来都受到该疫病的困扰。

钩虫的生命周期

与许多寄生虫感染相同，钩虫的生命周期——在人体内和人体外都是十分曲折的。成虫长 1 厘米左右，生活在小肠内，附着于小肠内壁，以吸食血液为生。十二指肠钩虫为人类钩虫的一种，用钩齿吸附，而南美钩虫靠板齿进行固定。雌虫在宿主肠道内产卵——每天多达数百个，通过宿主粪便排出体外。

（如果一个人摆脱了钩虫的困扰，他）口袋里会有更多的钱，能够购买更好的食物，更好的衣服，更好的住房，就读于更好的学校。在较好的学校里，他们会接受启蒙教育。知识会取代愚昧，有了知识就会给他们带来真正的社会变革。

——墨西哥州洛克菲勒委员会
一位官员所述，1925 年

在世界上的很多地区，人类的粪便仍然不经处理就被堆积在后院，或者直接作为肥料撒在田里，这些情况下虫卵会在温暖潮湿的土地中孵化，经历三个幼虫阶段。第三阶段被称为丝状蚴，如果有人赤脚在被钩虫幼虫污染的土壤上行走，它们就会穿透皮肤进入人体。

在下一个阶段，穿过皮肤进入人体的幼虫，通常是通过脚部皮肤，随着血液进入肺脏。但钩虫不会停留在肺部，它会沿着呼吸道迁移到咽部，接着被吞入消化道，并在消化道中发育为成虫，交配产卵，以吸食人类血液为生，生存期长达 1 年以上。然而，在其生命周期中，成虫不会夺去宿主的生命，而是通过某种方式继续保持宿主的生存，维持其血液流动。

19 世纪中期到 20 世纪早期，众多科学家共同努力，勾勒出钩虫生命周期的主要阶段。这些研究者努力不懈，反复检查尸体的肠道、数不清的粪便标本，在显微镜下查看这种寄生虫，测量"寄生虫负载"，将幼虫放在皮肤上观察它们是如何钻进人类的皮肤，然后仅仅把"废弃的角质层"留在皮肤表面上，"消失"得无影无踪的。其中，亚瑟·鲁斯在19世纪后期"偶然"开展了一项极为重要的研究（参见文本框"寄生虫传说"）。

"懒惰的病菌"

1909年，弗雷德里克·盖茨神父（Reverend Frederick T. Gates，1853—1929年）和华莱士·巴特利克医生（Dr. Wallace Buttrick，1888—1926年）——两人都是浸礼会牧师，曾一同在美国南部各州游历。他们乘坐石油大亨老约翰·D. 洛克菲勒（John D. Rockefeller Senior，1839—1937年）的私人豪华列车，探究南部各州钩虫病的流行情况及其造成的后果。他们从列车窗外看到了难以想象的贫穷和绝望——数不清的肤色苍白的儿童，壶状腹、腿像火柴一样细，眼里没有一丝生气，生长发育迟滞。这番景象让他们深刻地理解了所谓的"懒惰基因"，也引发了第一个大型慈善公共卫生项目的启动。

当时，"钩虫病带"延伸至全球很多地区，大约在南纬30°到北纬36°之间，在拉丁美洲和美国南部各州有很多流行区域。在某些温带国家的矿工和地下施工工人中，钩虫病也是较为常见的疾病。盖茨和巴特利克成功劝说洛克菲勒创立一个委员会，旨在清除美国南部11个州的钩虫病。该委员会由威克里夫·罗斯（Wickliffe Rose，1862—1931年）担任负责人，并聘请查尔斯·瓦德尔·斯蒂尔斯为首席科学家，该委员会又被戏称为"厕所委员会"（它强调厕所的清洁和卫生）。

（钩虫）沉寂、令人厌恶……在我看来，比任何感染人类的寄生虫都更为可怕……钩虫病是热带地区人们痛苦、衰弱、低效的重要原因，虽然大部分情况下没有被认识到。

——洛克菲勒基金会科学家诺曼·斯托尔（Norman Stoll），1962年

这一项目主要强调健康教育，覆盖100余万人。实施过程中召开了超2.5万次公共会议，分发了200多万份传单，采集了大便样本，教育人们穿鞋的重要性、如何建造清洁厕所，以及钩虫病之于人类健康和生产力的重要性。该项目也针对数千人开展了治

寄生虫传说

　　第一个报告发现人类钩虫病的是意大利医生安杰洛·杜比尼。在 1838 年的一次尸检过程中，他发现一名农民肠道内存在寄生虫。1854 年在埃及工作的德国医生威廉·格里辛格，猜想钩虫与"热带萎黄病"之间存在联系。19 世纪 80 年代，在阿尔卑斯山脉挖掘圣哥达铁路隧道的意大利工人中流行贫血和腹泻，对此次流行进行的调查研究获取了进一步的证据。数百名工人在检查中被发现感染了钩虫；在都灵市对一名矿工进行尸检，仅在他身上就发现了 1500 条钩虫。这证实了寄生虫与贫血之间的关系。科学家们注意到施工过程中，工人们不得不在那条长达 15 千米长的隧道中排便，经常穿着破损的鞋子劳作。但这些虫子是怎么进入人体的呢？

　　19 世纪末期，德国科学家亚瑟·鲁斯在埃及开罗工作时，曾经不小心将含有钩虫幼虫的培养基弄到了手上。随后他的手开始发红、发烫——两个月之后，他对自己的粪便进行检查时，发现粪便中存在钩虫卵。接着他开展了几次试验——其中一项是针对一名即将截肢的男童展开。他在这个男孩将要被截断的病腿上放置了钩虫幼虫——1901 年，鲁斯成功证明了钩虫幼虫是通过皮肤进入人体的。

　　鲁斯不是唯一一个发现钩虫进入人体途径的科学家（虽然他是偶然发现的）。意大利科学家乔瓦尼·巴蒂斯塔·格拉西吞服了大蛔虫卵，随后在自己的粪便中发现了该寄生虫的卵。19 世纪中期，德国科学家弗里德里希·库臣梅斯特（Friedrich Küchenmeister, 1821—1890 年）开展了一项富有争议的试验，让死刑犯食用带有某些寄生虫卵的猪肉，在执行死刑后对其进行尸检时发现了绦虫——其中一条长达 1.5 米。

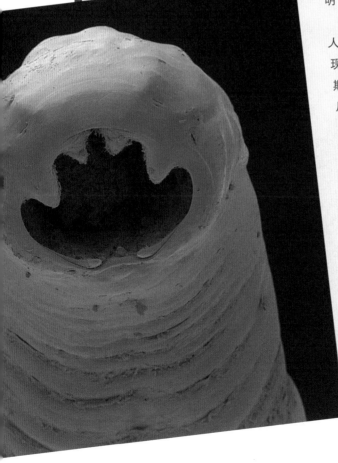

彩色扫描电镜图片，显示了十二指肠钩虫的头部。

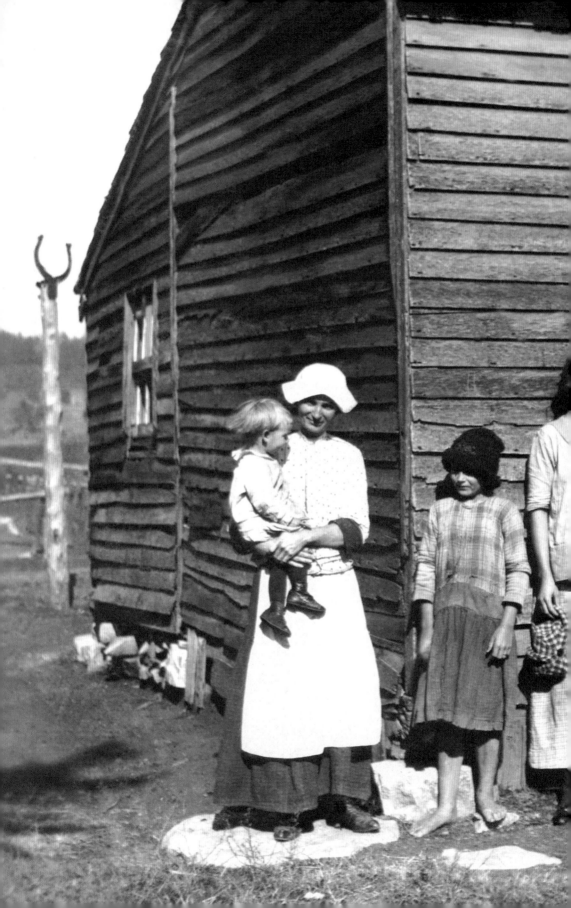

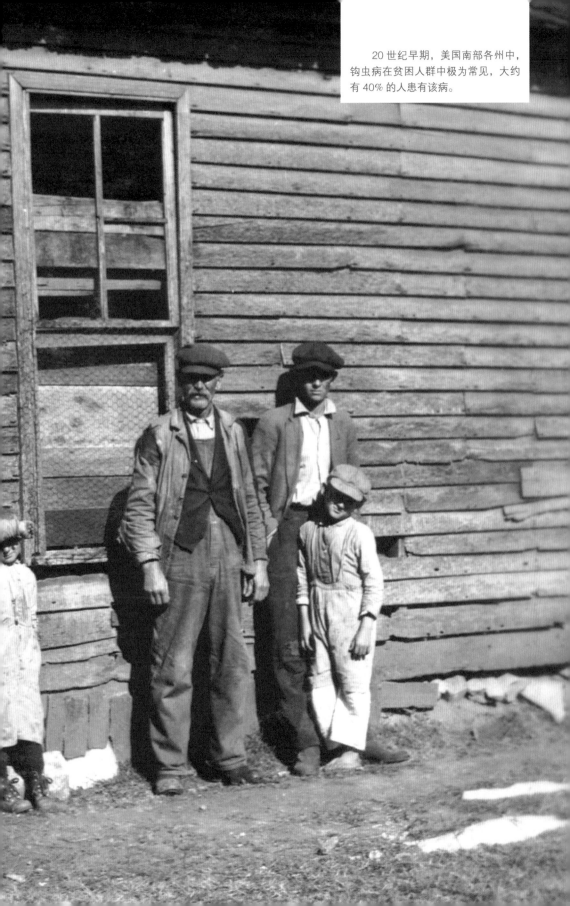

20 世纪早期，美国南部各州中，钩虫病在贫困人群中极为常见，大约有 40% 的人患有该病。

疗——虽然最初用于治疗这种寄生虫的药物百里香酚具有严重的毒副作用。

在没有无线广播和电视的情况下，这显然是一次声势浩大的公共卫生事件。它在减轻钩虫病负担方面有一些立竿见影的成效，但最终证明这种传染病很难被完全清除。该项目还面临着来自公众的阻力，很多人谣传鞋子是洛克菲勒旗下公司的产品。在20世纪头20年，世界各地还有很多其他的抗钩虫项目，人们做出了极大的努力，但取得的成效通常微乎其微，到20世纪20年代，一种失望的情绪开始弥漫。

虽然伴随着一些批评，但洛克菲勒基金会为其他大型国际公共卫生项目的发展奠定了基础。该委员会也为第一次世界大战后建立的国联卫生组织以及1948年成立的世界卫生组织树立了榜样。

钩虫的效用

2006年，英国诺丁汉大学的科学家有意让自己感染了钩虫幼虫。他们此前曾经发现钩虫能够产生一种化学物质，降低人类免疫系统的反应，也许能够用于降低过敏性疾病——花粉病、哮喘等的发病率。但在针对患者进行试验之前，他们需要确定感染钩虫是否足够安全。所以，他们自己作为志愿者开始进行试验。目前，这种寄生虫作为一种生物疗法的可能性正在研究当中。

现在也正在研究钩虫用于其他医学用途的可能性。这种寄生虫能够分泌一种与人类血液凝集因子相结合的分子，生物技术公司目前正在开展试验，研究其作为血液稀释剂用于手术的可能性。

钩虫和人类健康

过去一个世纪中，钩虫发病率在世界部分地区有所下降，或彻底消失，但在许多热带和亚热带地区，它仍然是一种被忽视的疾病。在美国，实际上已经没有这种疾病存在，欧洲、日本同样也是如此。这可以被归因于某些抗钩虫运动的成功，但更应被归因于生活条件的改善，卫生条件、公共卫生意识的提高，以及安全有效的抗寄生虫药的出现，补铁剂的出现等等。科学家们仍试图寻找一种有效的疫苗，能够改变将来的控制项目，显著降低钩虫病对人类的危害。

同时，清除钩虫病地方性流行，阻断其传染链，对于撒哈拉以南的非洲、东南亚、中国和拉丁美洲而言，仍然是一项艰巨的任务；因为在这些地区，钩虫病仍然在流行。

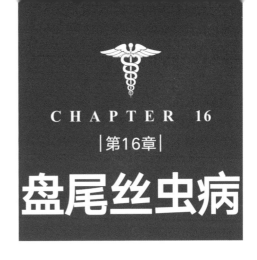

CHAPTER 16
|第16章|
盘尾丝虫病

　　盘尾丝虫病，也被称为"河盲症"，是由一种名为盘尾丝虫的丝虫导致的慢性寄生虫疾病，经由蚋属雌性黑蝇叮咬在人际间传播。这种个头小巧、叮咬凶狠的黑蝇生活在热带和亚热带地区水速较快的河流中，数个世纪以来，居住在河流旁边的人们一直遭受盘尾丝虫病的侵袭。该疾病是导致人类失明的主要原因之一，尤其是在非洲，给人们带来了严重的经济损失。20世纪70年代在西非开展的盘尾丝虫病控制项目旨在消除黑蝇，治疗盘尾丝虫病，采取的防治手段较为成功，给数百万人带来了希望。

　　对于许多热带和亚热带地区的人而言，河谷是物产最为丰富的地区，提供了肥沃的土壤、鱼类和淡水。然而，河谷地区同样也是适宜黑蝇生长的地区之一。在过去的年代里，在这些地区耕种、生存几乎是不可能的。

靠近河流会让你失去眼睛。

——非洲谚语

居住在这里的人通常会受到成群的苍蝇、皮肤疾病、难以忍受的瘙痒、进行性视力损失等的侵扰，最终不得不放弃在这些区域生活，搬到对健康更有好处，但没有那么肥沃的土地上。在较为干燥的土地上，人们不得不充分利用土地的肥力来填饱肚子，却促使水土流失，导致产量更低——成了一个恶性循环。一位学者曾经这样描述："周期性的前进和撤退"，农民"要么忍受土地产量低下、营养不良，要么忍受盘尾丝虫病的困扰"。

科学家们花了好几十年的时间才揭开这种疾病的传播途径和生命周期，认识到它在导致人类失明、放弃河畔居所过程中所发挥的作用。

蠕动病、寄生虫和黑蝇

1875年，爱尔兰海军医师约翰·奥尼尔正在黄金海岸（现在被称为加纳）的艾达要塞医院工作，他发现并描述了一种长约0.25毫米的丝虫幼虫。奥尼尔从患有被当地称为"蠕动病"的病人皮肤上用手术刀切下一些皮肤，在显微镜下进行观察，发现这些微丝蚴在扭曲、蠕动、螺旋。蠕动病是当地对一种奇痒难忍的疾病的称呼，患者痒到会用刀子或石头划破皮肤，甚至有些人尝试自杀。现在我们知道，蠕动病其实就是盘尾丝虫病的早期症状之一。奥尼尔注意到，用于

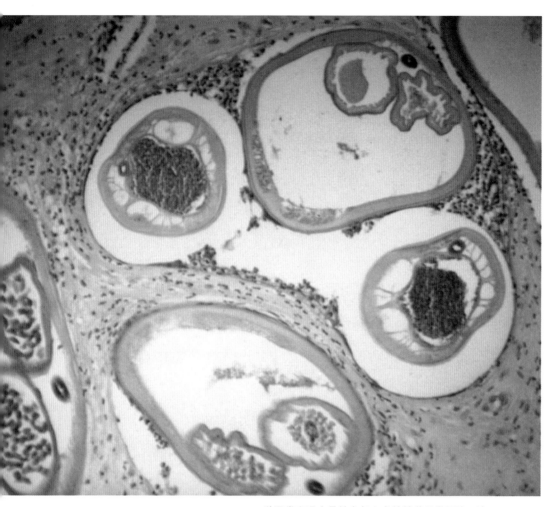

一种通常出现在骨性突起上方的结节显微图片，该结节中出现了盘尾丝虫。

治疗疥疮的硫磺对于蠕动病是无效的，而且他开始好奇这些显微镜下观察到的寄生虫是如何进入人体的。

当时，很多科学家——包括被称为"热带病医学之父"的英国科学家帕特里克·曼森——开始怀疑寄生虫感染可能是通过昆虫媒介传播给人类的。人们对蠕动病的传播媒介也提出了很多设想，包括虱子、臭虫、蚊子和刚果地板蛆等。直到20世纪20年代，危地马拉医生鲁道夫·洛贝尔斯和苏格兰寄生虫病学家唐纳德·布莱克洛克分别在美洲和塞拉利昂发现黑蝇（也被称为咖啡蝇，或水牛蚋）是传播这一疾病的真凶。

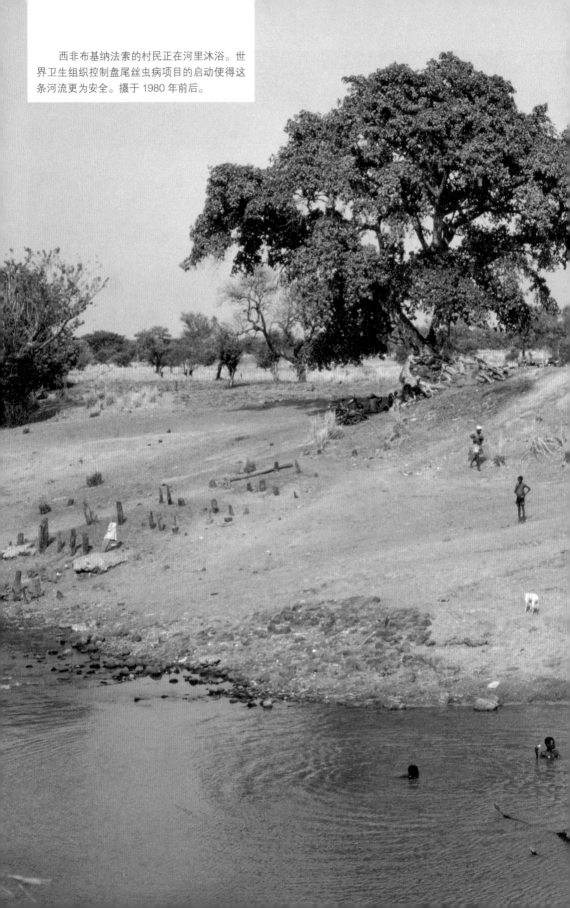

西非布基纳法索的村民正在河里沐浴。世界卫生组织控制盘尾丝虫病项目的启动使得这条河流更为安全。摄于 1980 年前后。

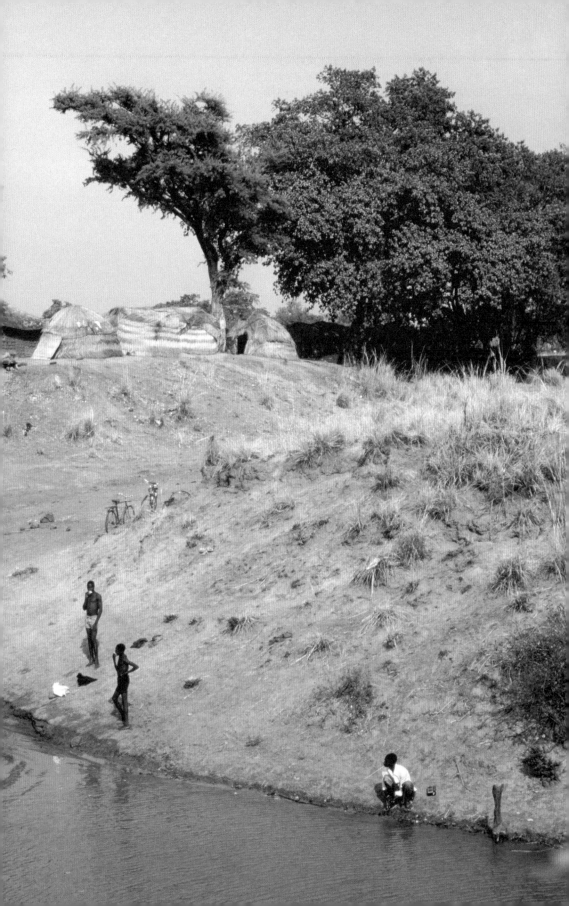

1972 年在乍得，由于盘尾丝虫病或河盲症的侵袭，失明或几乎失明的人们手里抓着棍子，给自己引路。这种疾病在非洲中部广大地区是一种地方性流行疾病，病例总数占全球所有病例的 96%。这种疾病在也门（在阿拉伯语中被称为 *sowda*，意为"黑暗"）和拉丁美洲地区也存在。

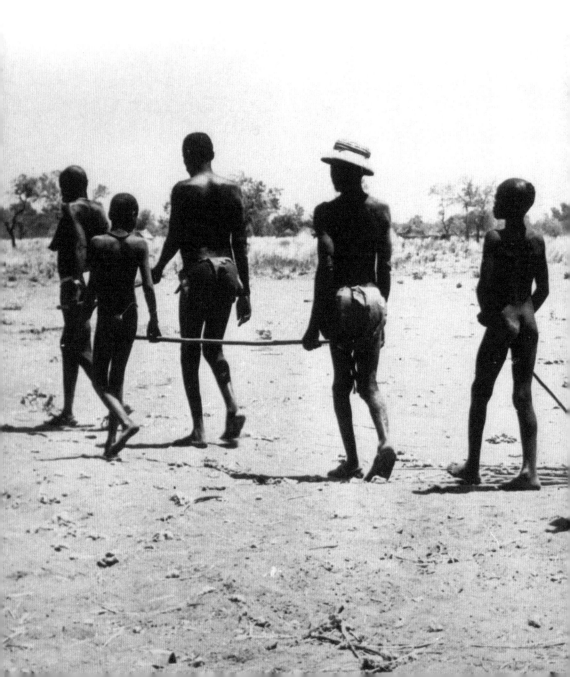

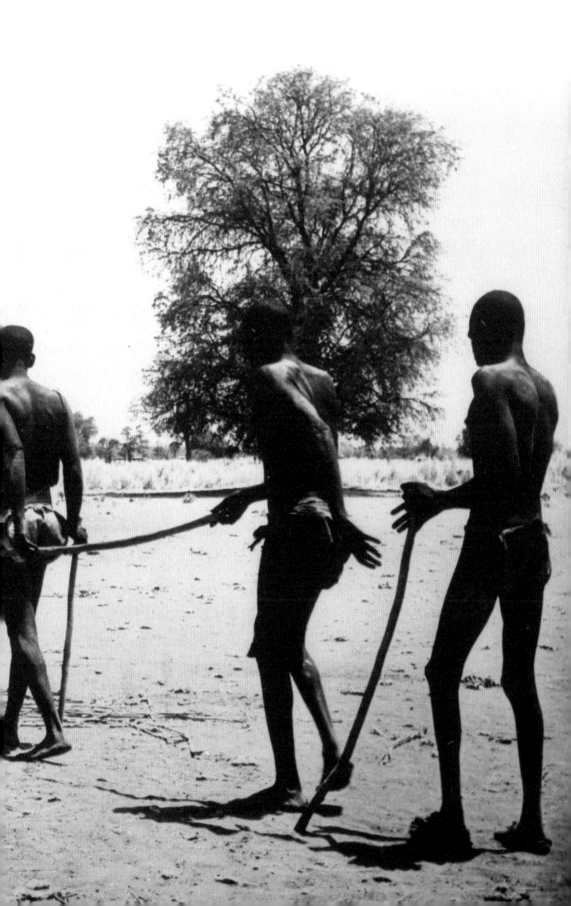

研究发现该疾病的致病源盘尾丝虫是通过雌性黑蝇叮咬来感染人类的。在人类宿主中，成虫生活在皮肤结节里，每天产卵逾 1000 枚。幼虫（微丝蚴）从结节中迁移，主要是到达皮肤或眼部。当雌性黑蝇再次从受感染者身上吸血时，就会将微丝蚴一并吸入，经过一段时间的发育后，在该蝇叮咬下一位受害者时，传播到下一个人体内。一旦感染，只要成虫还在产卵，患者就能够将幼虫传播给黑蝇，这一时期一般持续 10—15 年。盘尾丝虫病的临床表现——奇痒难忍、视力受损、最终失明——都是由于人体对死去的微丝蚴所产生的免疫反应造成的。在一位感染严重的患者身上，每天有超过 10 万只微丝蚴死亡。

　　最初，研究者主要关注皮肤损伤和色素变化，尤其是下肢出现的变化（被称为"猎豹腿"）。该疾病的特点还包括皮肤弹性丧失、"腹股沟悬垂"等，直到 20 世纪 30 年代，才发现微丝蚴到达眼部然后致盲的情况。到 40 年代，发现了河谷地带人口下降、大规模"河盲症"、盘尾丝虫病和黑蝇之间的关系。

希冀未来

　　鉴于盘尾丝虫病的严重影响，尤其是在中非和西非地区，世界卫生组织于 1974 年掀起了消除盘尾丝虫病的公共卫生运动。在项目开始时，西非有超过 100 万人患有盘尾丝虫病。其中，10 万人患有慢性眼病，3.5 万人失明。在西非部分人群中，40 岁以上者中的 50% 因为盘尾丝虫病已失明。

　　盘尾丝虫病控制规划（onchocerciasis control programme，OCP）实施中，各国利用飞机在河上喷洒杀幼蚊剂杀灭当地的黑蝇，并且对高危地区的人群进行转移。1988 年，该规划开始用伊佛霉素这一安全有效的药物来杀死微丝蚴，对感染者进行治疗。通过杀死微丝蚴，伊佛霉素可以缓解症状并且降低再次感染的概率。

　　个人防护也是盘尾丝虫病控制规划的优先事项，即避免自己遭到叮咬。和很多虫媒疾病不同，黑蝇叮咬是在白天，而且叮咬多处后才会发生

眼盲——一个古老的问题

很多疾病会致盲。世界上超过 90% 的盲人生活在发展中国家；有 150 万儿童失明；另外，全球每年有超过 50 万人失明，很多人不久之后会去世。最常见的致盲原因是沙眼，这是一种细菌导致的严重致盲疾病，世界上有 1.5 亿人受到该疾病的侵扰。

眼部问题——可能由于蝇类或其他小昆虫造成的感染导致——在古埃及尤为常见。古埃及时眼影十分流行——男男女女都会涂上眼影——眼影中部分成分是方铅矿。方铅矿会反射阳光，其中的铅也会驱赶造成眼部感染的蝇类。

感染。在疫情严重的地区，有些人一年会被咬 2 万次。被传染性的黑蝇叮咬次数越多，失明的概率就越高。因此，干扰和降低盘尾丝虫病的传播也是同等重要的。

据估计，在过去的 30 年间，盘尾丝虫病控制规划已经成功使 60 万人（包括很多儿童）免遭失明之苦。它还使很多富饶的土地变得适宜开垦和居住，从而养活了 1700 万人。今天，在盘尾丝虫病控制规划最初开展的地区，盘尾丝虫病感染者的数量基本是零，虫媒控制的工作已经基本停止，尽管我们需要继续保持警惕以防盘尾丝虫病再次死灰复燃。

在非洲及美洲其他地方性流行的地区，消灭盘尾丝虫病的规划也已经开始。安全有效地杀灭成虫（可以在人体内生存并继续复制达 15 年之久）的药物也在研究之中。目前，我们急需这类药物来辅助伊佛霉素的效用。

过去，人们在非洲经常见到成群结队的盲人手拉着手，由没有失明的人在前方带队。今天，我们在瑞士日内瓦世界卫生组织总部的外面，能看到一座雕像，正是一个孩子牵着他爸爸的手。这座雕像是为了纪念 1974 年以来在西非成功开展的消除河盲运动。它提醒人们牢记盘尾丝虫病带来的痛苦，同时也是一种希望的象征，盼望着能够在世界上仍然有地方性流行的地区将它彻底消灭掉。

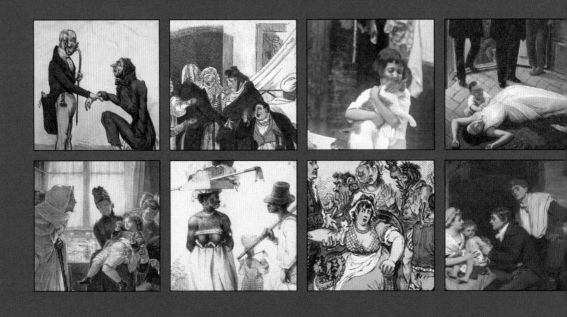

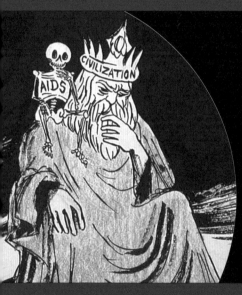

part 3 第三部分

病毒性疾病

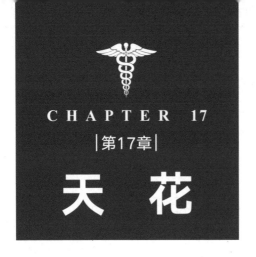

CHAPTER 17

|第17章|

天 花

几个世纪以来，天花都是最可怕、最常见、致死人数最多的传染病之一。它很可能是一种自古代已有的疾病，但在全世界大范围地烈性传播则是在现代早期。天花病毒感染后活下来的人也都留下了伴随终生的麻子和疤痕。科学家至今也没有找到治愈天花的方法，但预防天花的人痘接种术自 18 世纪开始已在欧洲和北美广泛地实施，直到 18 世纪末被牛痘接种所取代。1979 年，由世界卫生组织领导的在全世界接种牛痘的运动宣告成功，完成了彻底根除天花的终极目标：天花成为在人类干预下被彻底消灭的唯一疾病。

18 世纪晚期，英国格洛斯特郡伯克利村的乡村医生爱德华·詹纳（Edward Jenner, 1749—1832 年）听到了当地的一种说法，牧牛工和挤奶女工在感染牛痘之后似乎不会再得天花了，而天花显然要比牛痘严重得多。詹纳和其他村民观察到，"牛痘的特别之处在于……感染者从此便永远免除了天花的劫难"。

詹纳花了多年时间苦苦思索是否可以利用这种关联造福人类。1796年5月，他决定将自己的直觉付诸实践。他选择园丁的儿子詹姆斯·菲普斯（James Phipps，一个8岁的健康的小男孩）和一位年轻的挤奶女工莎拉·内尔姆斯（Sarah Nelmes）进行实验。挤奶女工被一头名叫花朵的奶牛传染了牛痘。詹纳从她手上的牛痘脓疱中擦取了少量脓浆，然后划进了小男孩的皮肤中。第二个步骤比较麻烦。6周过后，他又从一位天花病人身上取了痘浆，再给男孩进行了人痘接种。结果人痘"没有接种上"。男孩似乎不再会染上天花了。然后，他用牛痘给自己的儿子进行了接种，发现他也没有再得天花。詹纳由此坚信自己找到了预防这种可怕疾病的方法。

詹纳的故事和牛痘接种的发现已经被反复地讲述，并被当作医学史上的里程碑。为了纪念詹纳的发现，路易·巴斯德为牛痘接种的英文 vaccination 一词赋予了更多的含义，也使其变得更为流行，成为"疫苗接种"的意思。Vaccination 来自拉丁语 *vacca*，意为"牛"。

长着麻子的恶魔

天花的起源依然是一个有待揭晓的谜

大事表

约公元前 1157 年　考古学家在埃及法老拉美西斯五世木乃伊上的发现，提示可能有天花的病损。

公元前 1112 年　中国史书上记载的可怕瘟疫可能是天花。

公元 570 年　阿旺什的马吕斯主教用 variola 一词来描述一场累及意大利和法国的流行病。

735—737 年　日本发生第一次天花大流行，无数人在此次瘟疫中丧生。

约 900 次　波斯医生拉兹（ar-Razi，拉丁语名为 Rhazes，约公元 865—925 年）描述了天花，这是人类历史上关于天花的第一次清楚的描述。

16 世纪初　天花传播到新大陆，产生了毁灭性的后果。

1717 年　玛丽·沃特利·蒙塔古夫人（Lady Mary Wortley Montagu，1689—1762 年）在君士坦丁堡让自己 6 岁的儿子接受了人痘接种。这种方法后来在大西洋两岸变得非常流行。

1796 年　爱德华·詹纳在小詹姆斯·菲普斯身上试验了牛痘。

1798 年　詹纳发表了有关牛痘接种的试验报告。

19 世纪起　天花的牛痘接种（最早的人类疫苗接种）在世界各地开展。

1872 年　天花流行在冰岛被消除，之后相继在瑞典（1895 年）、挪威（1898 年）和丹麦（1901 年）消除。

1907 年　冰岛彻底消灭天花。

1934 年　英国消灭天花。

1942 年　加拿大消灭天花。

1949 年　美国消灭天花。

1953 年　葡萄牙是最后一个消除天花的欧洲国家。

1966 年　在非洲、南美和亚洲，天花依然是严重的问题，世界卫生大会签署为期 10 年的天花根除项目（Smallpox Eradication Programme）。

1972 年　南美洲消除天花。

1975 年（10 月）　世界上最后一例大天花病例发生在孟加拉国。患者是一位 3 岁的小女孩，她幸存了下来。天花在东南亚消除，全世界只剩下非洲之角尚未消灭天花。

1977 年（10 月）　最后一例自然发生的天花病例出现在索马里，当地一家医院的一名厨师感染了小天花。但他顺利康复了。

1979 年　世界卫生组织宣布全球根除天花。1980 年，天花正式被从世界疾病清单中剔除。

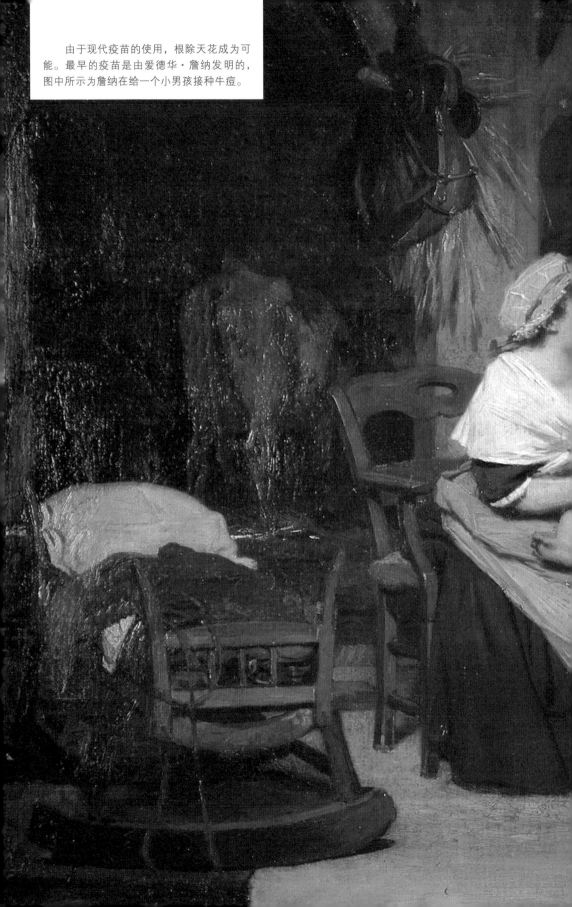

由于现代疫苗的使用，根除天花成为可能。最早的疫苗是由爱德华·詹纳发明的，图中所示为詹纳在给一个小男孩接种牛痘。

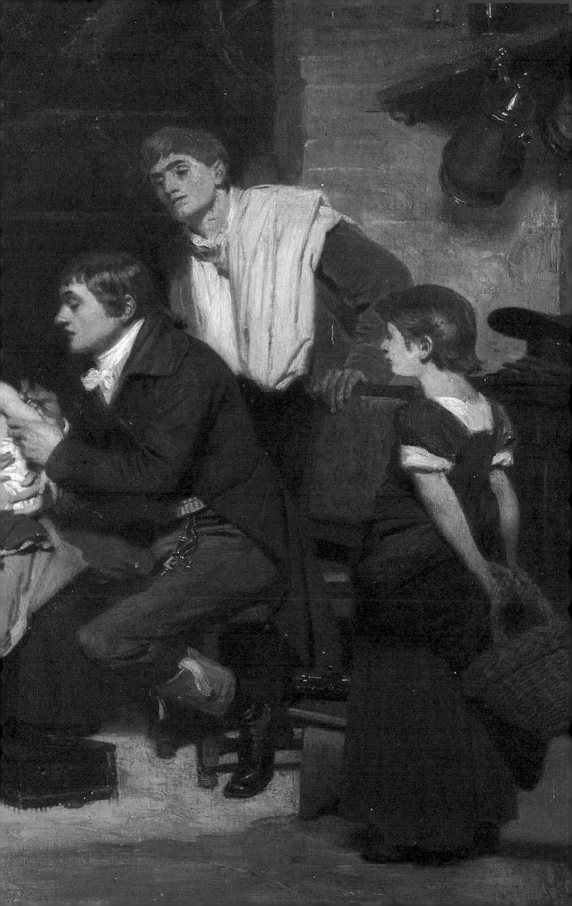

为什么是小疮 (small pox)?

Smallpox 一词在 16 世纪被广泛采用，取代了原来的 variola（来自拉丁语 *varius*，意为"斑点的"）。Pox（复数形式为 pock，意为"脓疱""痘疤"，来自古英语 pocc）在中世纪时被广泛使用，用来描述多种"瘟疫"，其中包括鼠疫、天花和其他会导致皮肤溃损的疾病。主要存在两种类型的天花，即大天花和程度较轻的小天花；在 16 世纪之前，程度较轻的类型发病率较高。这种病之所以被称为小疮，也许是为了与"大疮"（即梅毒）相区别。自 15 世纪晚期开始，梅毒不断侵扰欧洲，造成了非常惊人的后果。这大概是因为天花的痘疤，虽然多，但与梅毒病人全身颇为惊悚的脓胞相比，看上去较为小一些；也可能是针对患上这两种病的遭罪程度而言，天花的要小一些。

题。它可能是一种非常古老的疾病，其从人到人传播可能发生于埃及、中东、印度等国大河流域的农业文明之初。天花没有动物宿主，不过它可能是在漫长和遥远的历史长河中从动物病毒（比如牛病毒、马病毒或者最可能是骆驼病毒）进化为人类病毒。不过，一旦确立为一种单一的人类疾病，只有当足够多的感染者近距离接触无免疫力的人群时，天花才可以传播开来。天花在古埃及的存在规模有多大，以及希腊和罗马帝国大规模的疾病流行或"瘟疫"有多少是天花造成的，这依然是当今学者不断探讨的一个问题。

在公元 10 世纪时，我们对天花的历史有了更为科学的把握，由波斯医生拉兹对麻疹和天花进行了区分。在那时，天花似乎是一种常见的儿童疾病，并不像麻疹一样严重。当然，在接下来的几个世纪中，天花所带来的恐惧也不像腺鼠疫那样厉害，事实上直到 14 世纪中期黑死病流行 200 年后，天花才成为近代（16 世纪左右）主要的杀手之一。

到 16 世纪时，在欧洲，天花已经成为令人畏惧的"长着麻子的恶魔"。在它面前，王权贵胄和平民百姓都是平等的，大约有 10%—15% 的死亡都是由天花造成的。它在城市是一种地方性流行病，在乡镇和农村则是可怕的周期性流行病。至少 80% 的罹患者都是 10 岁以下的儿童，25%—40% 的患者都死在它的手上。幸存者也留下了痘疤，有的甚至永远地失去了光明。

天花与新大陆

天花最令人胆战心惊的影响是发生在新大陆。1492 年，哥伦布抵达新大陆不久，天花便从欧洲和非洲穿过大西洋来到了这里。它在这里迅速蔓延，墨西哥的阿芝特克帝国和秘鲁的印加帝国陨落很可能就与天花的传播有关。美洲当地人从未领教过天

> 街道、广场和房屋中都躺满了尸体；尸体的臭味让人根本无法忍受……所有堤坝上满是人，从这头到那头，男人、女人和孩子，每个都是如此的病弱、肮脏，深陷于瘟疫的苦难之中。
> ——西班牙征服者伯纳尔·迪亚兹·卡斯蒂略（Bernal Díaz Del Castillo）观察到的天花对新大陆的影响，1521 年

花，那里俨然是天花的"处女地"，不过显然是非常脆弱的。尽管估计的结果会有所偏差，但新大陆近 90% 的土著人（共计有 5000 万至 1 亿人口）遭到洗劫，造成这种局面的原因是多重的，其中就包括"新"疾病（特别是天花和麻疹）及欧洲人发达的军事技术（枪、钢剑和骑兵）。

据记载，大量的尸体被堆积在路边，尸体的恶臭弥漫在乡间，狗和秃鹫蚕食着尸体。玛雅人将天花称作 *nokakil*，即"大火"的意思。一位研究阿芝特克文明没落史的作者写道：

超过一半以上的人……成堆地死去了，就像臭虫一样。还有很多人被饿死，因为太多人一下子都病倒了，他们不能互相照顾，也没有人可以给他们面包或者其他吃的。在很多地方，一家人全部死去了，很多尸体都没有办法掩埋，人们只好把房子推倒，以盖住尸体散发出的恶臭：家园变成了墓园。

另一位旁观者写道：

除非站在印第安人的尸体上，不然根本无处插脚。

不过，在美洲，很少有来自西班牙的征服者染上天花。有可能是欧洲人早已将天花带到了美洲，但因为其中很多人已经历过天花，获得了免疫力，

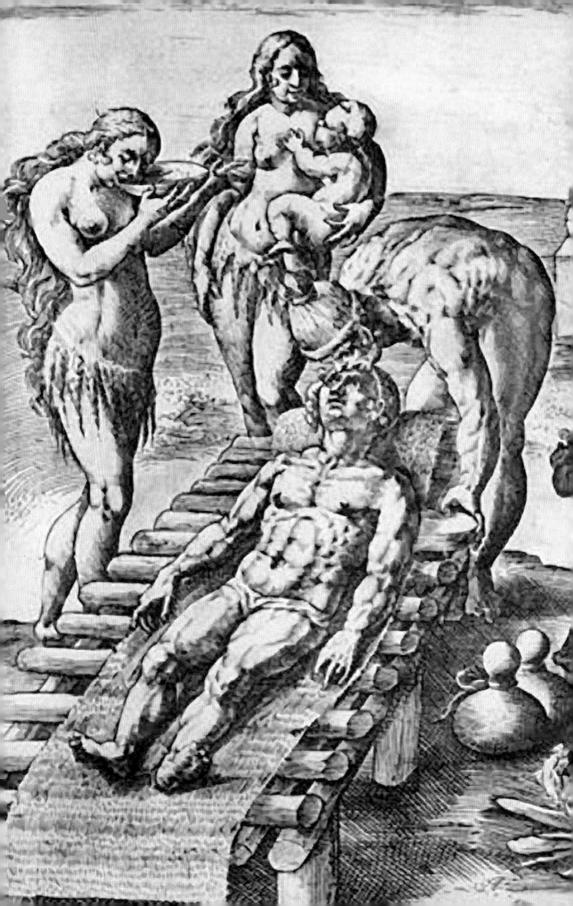

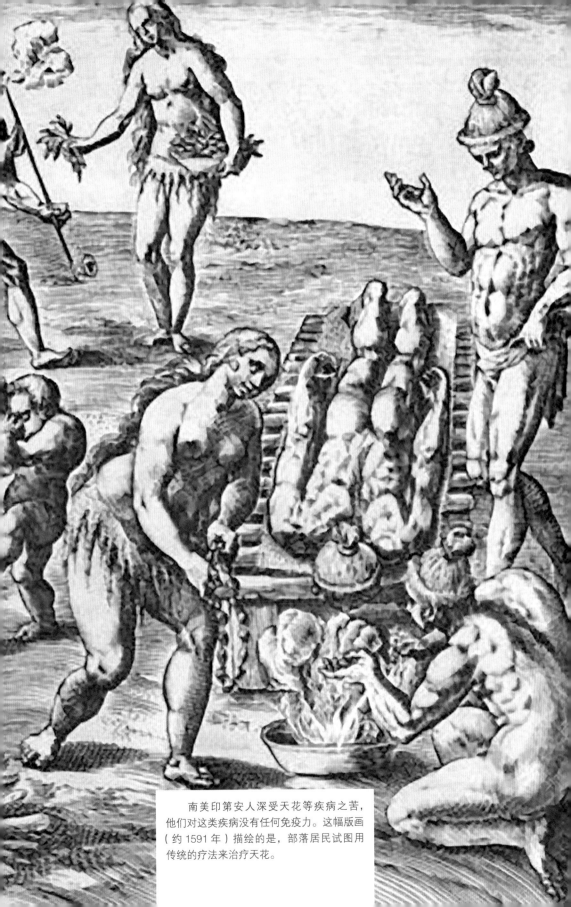

南美印第安人深受天花等疾病之苦，他们对这类疾病没有任何免疫力。这幅版画（约1591年）描绘的是，部落居民试图用传统的疗法来治疗天花。

使他们不会再受到天花的侵袭。天花对原住民心理的创伤与对他们躯体的伤害一样深重，因为这场可怕的感染，他们放弃了反抗的意愿。天花造成了部落和社区的分崩离析，这又使得天花传播得更远更广，强大的阿芝特克帝国和印加帝国就这样在恐惧、痛苦和慌乱中化为乌有了。

商人、士兵、水手、奴隶和殖民者穿过大西洋将天花带到了新大陆，一波又一波的天花不断地袭击着这里的原住民。天花还打击到北美东海岸新建立起的殖民地。波士顿在18世纪经历了8次天花流行，其中好几次都有超过一半的人口被感染。

麻子、脓与种人痘

伟大的历史学家麦考利勋爵（Lord Macaulay, 1800—1859 年）对 18 世纪的英格兰有如下一段灰暗的记录：

> 天花总是存在，将墓地填满尸体，用无尽的恐惧折磨着那些还未得过病的人，给劫后余生的人留下其威力的印记，把婴儿变得丑陋不堪，徒留母亲饮泪伤悲，夺走待嫁新娘美丽的双眸和脸颊，将其变成爱人午夜梦回的梦魇。

幸存者脸上会留下永久性的痘疤，这让他们感到非常焦虑；一些追求时尚的女性由于失去了光滑的皮肤，她们会利用染料、药水和美人痣等等，想尽一切办法来遮盖这些麻子。同时，人们也观察到只要有麻子，有之前得过天花的标记，就不会再染上这种恶疾了。招聘仆人的广告通常会要求招那些已经"按照自然的方式得过天花"的人，并且在世界上众多地方，很多父母都希望自己孩子的结婚对象已经得过天花。

这些现象便是我们今天所说的获得性免疫，受到启发的人们想到了一种预防天花的方法。那就是"种人痘"（variolation，来自 variola，即天花的学名；或者 inoculation）。取一些感染物质，将其传播给从未得过天花的人，他们可能会得一场较轻的天花，以获得免疫力，而不会完全发作，染上可能

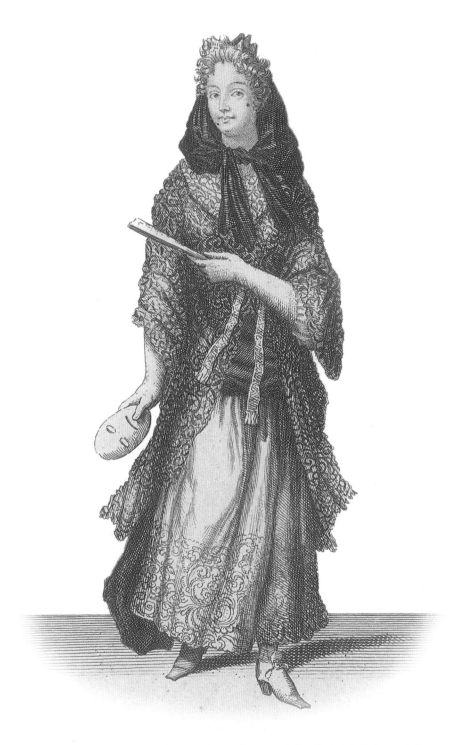

1688 年左右的伦敦交际花，手持面具、扇子，脸上点着美人痣。这种"美容技术"被用来掩盖天花或性病留下的疤痕。

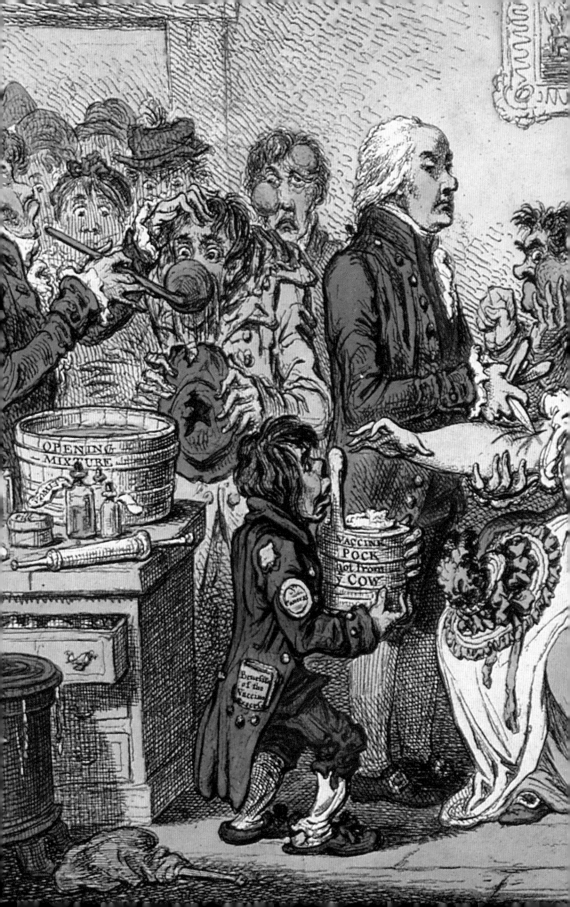

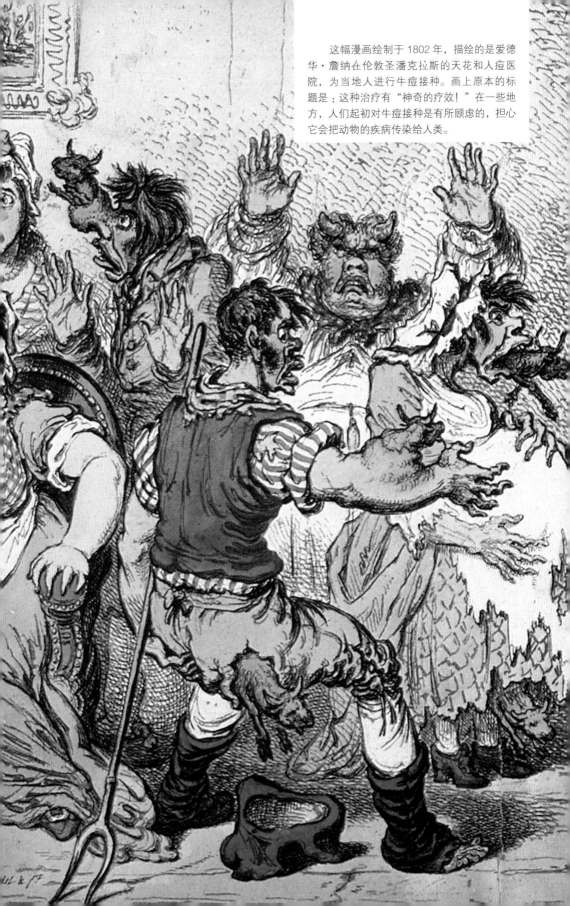

这幅漫画绘制于 1802 年，描绘的是爱德华·詹纳在伦敦圣潘克拉斯的天花和人痘医院，为当地人进行牛痘接种。画上原本的标题是：这种治疗有"神奇的疗效！"在一些地方，人们起初对牛痘接种是有所顾虑的，担心它会把动物的疾病传染给人类。

我去拜访了格雷厄姆夫人……她的大儿子生病了，是天花，不过可能很快会康复了。她其他的孩子在生病的孩子周围跑来跑去，她说她是故意让他们这么做的，这样他们可能也会传染上这种病。她认为他们将来肯定也要经历，索性还不如就染上轻一点的……

——约翰·伊芙琳（John Evelyn，1620—1706 年）的日记，1685 年

要命的天花，这样是否可行呢？

人痘接种技术很可能起源自印度，然后传播到其他国家。在公元 10 世纪时，中国人会取天花病人的干痘痂，研磨成粉，然后吹入未得过天花者的鼻子里，男孩吹到右鼻孔，女孩吹到左鼻孔。在亚洲的其他地区及阿拉伯世界，人们则是取感染者痘胞中的浆液，种到健康人皮肤的切口中。

18 世纪初，在君士坦丁堡（今伊斯坦布尔），英国驻奥斯曼帝国大使的夫人玛丽·沃特利·蒙塔古从当地人那里了解到这种技术。26 岁时，由于感染天花，她惊人的美貌被毁，留下了严重的疤痕，并且眼睫毛一根不剩。她在给一个朋友的信中描述了当地的"天花派对"，当地的农妇会在聚会时定期接种人痘：

我要告诉你一件事，知道后，你肯定希望自己也在这个地方。在我们那里，天花带来死伤无数，而在这里，因为一种被他们叫作种痘术的发明，它已经变得完全无害了，还会有一群老妇人为此举办派对……一位老妇人会带来一盒最好的天花浆液，问大家要切开哪根血管。她会用一根大针划开你选定的血管（疼痛程度和划破皮差不多），然后将针头上的所有毒液挤入血管中。

1717 年，玛丽夫人让她 6 岁的儿子接受了人痘接种；1721 年，回到英格兰后，她让名医查尔斯·梅特兰（Charles Maitland, 1677—1748 年）又给自己 3 岁的女儿进行了人痘接种。这件事引起了广泛的关注。卡洛琳王妃，即未来的国王乔治二世的妻子，也十分热衷于人痘接种。所以，她让自己的两个女儿接种了人痘。但在此之前，她以缓刑为交换条件给 6 位关押在新门监狱的备受谴责的重刑犯接种了人痘，然后又给慈善学校的 12 名儿童接种了人痘。在确定这种接种方法温和有效后，她才给自己的两位

小公主进行了接种。俄罗斯的凯瑟琳大帝（1729—1796 年）让一个名叫托马斯·蒂姆斯达尔（Thomas Dimsdale, 1712—1800 年）的英国外科医师给自己全家进行了接种。这名医师也因此获得 1 万英镑和一块土地作为报酬。在欧洲，由于皇室对接种的赞成，接种技术很快吸引了大众的关注。

与此同时，马萨诸塞州波士顿市的牧师科顿·马瑟（Cotton Mather, 1663—1728 年）从他的一个非洲奴隶口中了解到同样的方法。他给自己的儿子接种了人痘，但这违背了上帝的旨意，因此遭到很多波士顿人的反对。即便如此，1721 年波士顿暴发严重的天花流行时，他还是劝说医生扎伯蒂尔·伯依斯顿（Zabdiel Boylston, 1680—1766 年）为未感染者接种了人痘。尽管有些种过痘的人也病死了，但这个数字与"自然地"染上天花病死的人相比，要小得多。

人痘接种很快在大西洋两岸变得非常流行，特别是在 18 世纪后半叶，一众种痘师的努力使种痘变得更为安全、廉价和便捷，其中包括英格兰的罗伯特·萨顿（Robert Sutton, 1708—1788 年）和他的儿子丹尼尔（1735—1819 年）及南卡罗来纳州的詹姆斯·柯克帕特里克（James Kirkpatrick, 1676—1743 年）。尽管如此，依然有很多人质疑人痘接种的效果和安全性。除了 1%—3% 的死亡风险外，另外一个主要问题是，在天花轻度发作时，被种痘的人实际上已被感染，需要被隔离。因此，种人痘只不过是一个权宜之计，18 世纪末天花在全世界依然造成了很大的人员伤亡。

例如，第一批欧洲人在新南威尔

> 医学从未取得如此有用的进展。您已经把人类最可怕的灾难抹掉了一个……将来的人们只能从史书上知道曾经存在过天花这样一种让人憎恶的疾病，并且是由您根除的。
>
> ——托马斯·杰弗逊（Thomas Jefferson）1806 年 5 月 14 日写信给爱德华·詹纳。大约 170 年后，天花被最终"消灭"

詹纳发明了牛痘接种吗？

詹纳 1796 年在詹姆斯·菲普斯身上进行实验之前 20 年左右，多赛特一位名叫本杰明·杰斯特（Benjamin Jesty, 1736—1816 年）的农民已经注意到牛痘的预防作用。他用缝衣针沾了一些牛痘的痘浆，划进妻子和两个孩子胳膊的皮肤里。

不过，他之后没有让他们接触天花病毒。杰斯特可能是第一个使用这种技术的人，不过真正把牛痘接种变成日常医学操作的无疑是詹纳。

士建立殖民地一年后，天花在 1789 年传播到澳大利亚（可能是从印度尼西亚传过去的），就对当地的原住民造成了毁灭性的影响。亲历者描述了尸横遍野的恐怖情景，尸体被抛到海边冲走。英国殖民者到达亚瑟港（悉尼）后，感染者中将近一半都死掉了，这大概是澳大利亚历史上最大的人口数目的折损和心理上的重创。

牛痘接种在全球采用

1797 年，爱德华·詹纳将他在小詹姆斯·菲普斯身上进行牛痘接种的第一份实验报告寄到了伦敦皇家学会，但这份报告并没有受到重视。因为关于布谷鸟的研究，詹纳被选为皇家学会的会员，不过学会还是拒绝发表他的报告，理由是詹纳"不应该把有违于既有知识的东西呈现在有识之士面前，而且还是如此令人抵触的东西，这是在拿自己的名声冒险"。

第二年，詹纳获得了更多的病例和证据来支持自己的理论，于是出版了《牛痘之原因及结果之研究》(*An Inquiry into the Causes and Effects of the Variolae Vaccinae, a*

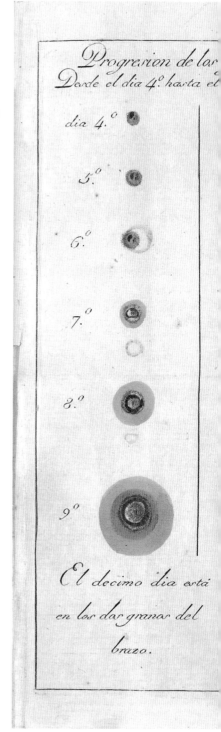

1803 年，西班牙发行的折叠式有色图谱，画的是牛痘接种后留下的痘疤。

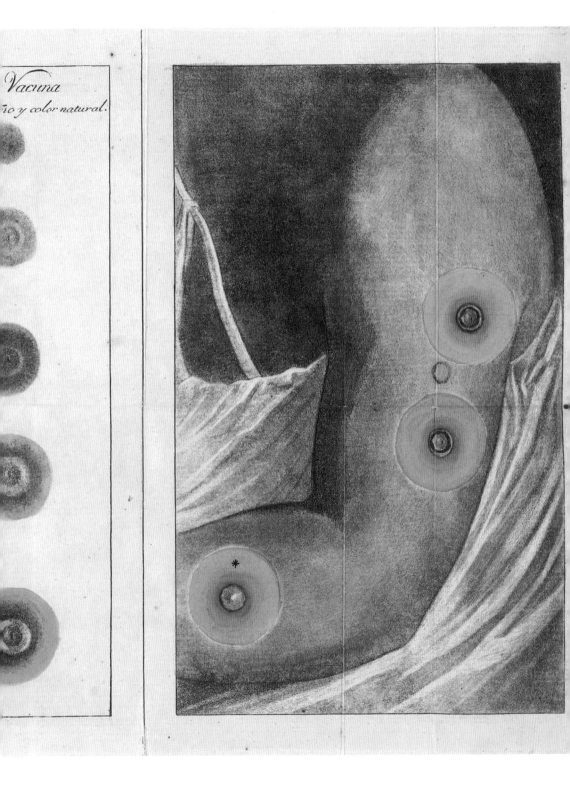

Vacuna

...o y color natural.

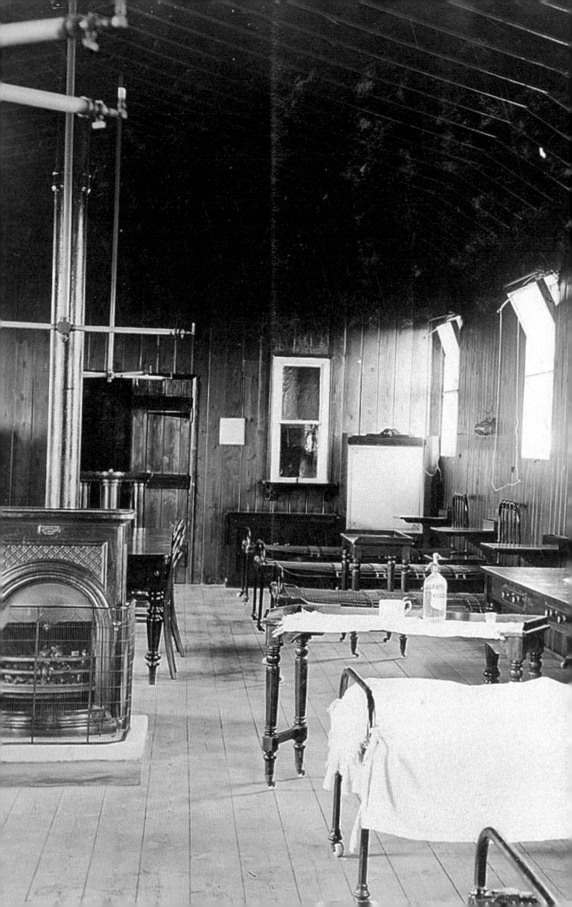

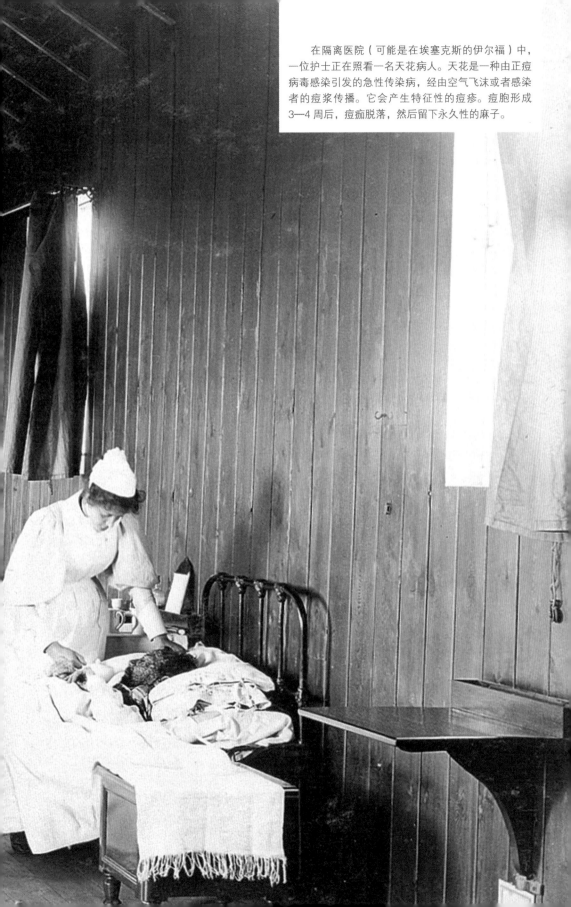

在隔离医院（可能是在埃塞克斯的伊尔福）中，一位护士正在照看一名天花病人。天花是一种由正痘病毒感染引发的急性传染病，经由空气飞沫或者感染者的痘浆传播。它会产生特征性的痘疹。痘胞形成3—4周后，痘痂脱落，然后留下永久性的麻子。

Disease, Discovered in some of the Western Counties of England, particularly Gloucestershire, and Known by the Name of The Cow Pox）的小册子。尽管遭到了一些批评（特别是有些人害怕动物疾病会被传染给人），牛痘接种还是很快被全世界广泛采用。英国至 1801 年有超过 10 万人已经接种过牛痘，法国至 1811 年有超过 170 万人接种过牛痘：拿破仑的军队里有一半的人接种了牛痘。从 1804 年到 1814 年，俄国有 200 万人接种牛痘；在美国，牛痘接种受到波士顿本杰明·沃特豪斯医生（Dr. Benjamin Waterhouse, 1754—1846 年）的大力推崇。截至 19 世纪 20 年代，天花的牛痘接种已传遍世界的大部分地区。它对人类的贡献很快被人们所认识，詹纳也收获了极大的荣誉和回报。

牛痘疫苗是如何在全世界运输的呢？这大概是这个故事中最精彩的部分。人们把干疫苗放在羽毛、柳叶刀、干的痘痂，或者浸满痘浆的棉线等物体上，使用各种方式来运输牛痘疫苗。在海上长途运输时，人们会采用"接力法"，即在抵达目的地之前，相继用成熟的痘浆给若干个孩子进行接种。从 1803 年到 1806 年，弗朗西斯科（Don Francisco Xavier Balmis, 1753—1819 年）用从胳膊到胳膊的方法，横渡大西洋，把疫苗从西班牙带到西属美洲，接着带到菲律宾和中国，最后又返回西班牙，沿途给 45 万人进行了牛痘接种。可以说，牛痘疫苗从格洛斯特郡的小村庄环绕地球转了整整一圈。

牛痘之于人痘的优势在于，接受者不具有感染性，但具有免疫力，并且身体的反应也温和、安全得多。不过，后来发现，牛痘疫苗不具有终生免疫力，若干年后需要再次接种。有些国家建立起大规模接种的疫苗中心。牛痘接种也遭到了一些人的反对，有的是由于宗教的立场，也有的是出于伦理的考虑，很多疫苗接种的反对者主张要取缔它。

他们尤其反对有些国家强制接种疫苗（至少是对婴儿）的政策。牛痘接种也可能会引发其他的疾病感染，比如梅毒；以及发生并发症的风险，比如接种后脑炎的发生。不过，总体来看，牛痘的接种是非常成功的，特别是在 19 世纪末期对疫苗做出进一步的改进之后。

也许我们很难统计天花疫苗究竟挽救了多少人的生命，不过仅 19 世纪和 20 世纪初,大概有几百万人幸免于天花的恐怖阴影,包括死亡、毁容和失明。18 世纪晚期,欧洲三分之一的失明很可能都是由天花导致的。

天花的根除

牛痘接种的广泛传播无疑是西方国家死亡率下降的主要因素。在 20 世纪初,尽管工业国家中天花的死亡率比上个世纪明显下降,但它几乎在每个国家都仍属地方性流行病,在欧洲和北美的部分地区依然定期发生小天花(程度较轻的天花)的流行。到 20 世纪 50 年代时,天花在英国和美国已不再地方性流行;1967 年,天花在欧洲、北美,以及中国、日本和澳大利亚已被消灭。

不过,在非洲、亚洲和南美洲的部分地区,天花依然存在。20 世纪 60 年代,全世界每年有 1000 万到 1500 万人感染天花,大概 200 万人死亡,主要分布于约 43 个国家。1966 年,在日内瓦召开的第 19 届世界卫生大会上,世界卫生组织通过了"天花十年加强根除规划"(Intensified Ten-Year Smallpox Eradication Programme)。当时人们对这个项目的可行性有很多疑虑,连世界卫生组织的总干事都对它是否能够取得成功不甚乐观。尽管如此,项目还是在第二年如约启动,并获得一个国际团队的支持,该团队由世界卫生组织的唐纳德·亨德森(Donald Henderson,1928—2016 年)领导。

可以在热带气候条件下保持稳定的冻干疫苗的发现,使得大规模接种变得更加容易;1972 年,南美成功消灭了天花。不过,在非洲和亚洲的部分地区,这一难题依然难以克服。医务人员面临着技术、后勤和文化屏障。他们需要穿过丛林、沙漠,翻过高山,直面频仍的内战,跨越政治的界限(美国和苏联在这一领域实现了全面合作)。"监督"和"控制"是技术的关键。不论他们去哪里,其目标都是要寻找天花的活跃病例,追踪感染者然后对他们进行接种,并给当地人接种,从而在感染者周围建立一个"环"。

关于接种运动的消息,通过报纸、广播和海报进行发布,并为报告天花活跃病例的人提供酬金。技术发展也发挥了一定的作用:新型的注射枪

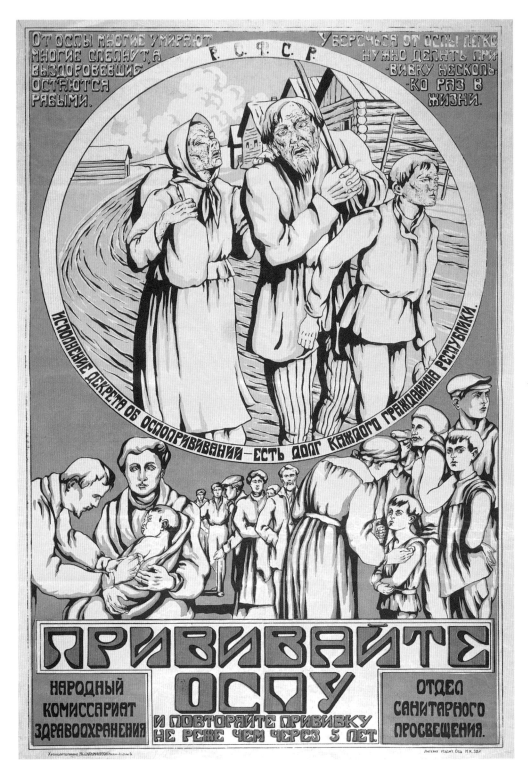

20 世纪 20 年代的俄国海报，画面上部是儿童时期罹患天花后满脸麻子、失明的农民，下部是接种过天花疫苗的城里人。

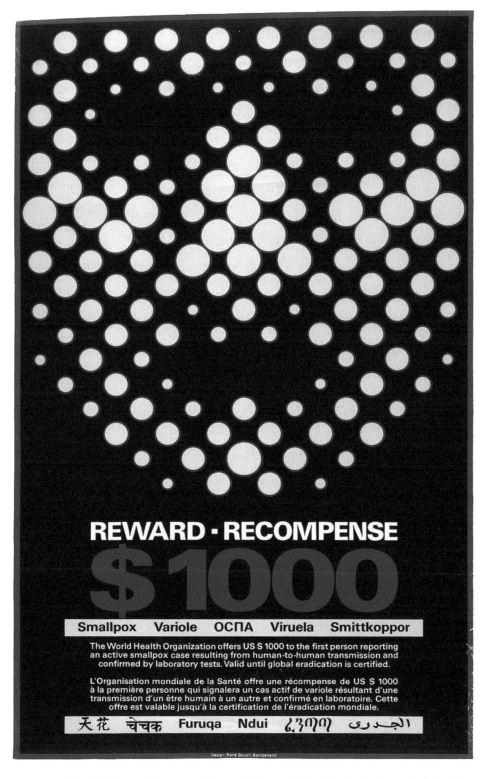

1977 年前后的海报，红黄圆点（天花痘疱）形成一个张着嘴的脸，以悬赏第一个报告天花活跃病例的人，不过必须是被人传染的病人。最后一笔赏金是最高的，但并未有人认领，仅两年后天花被证实已被完全消灭。

可以在 1 个小时内为 1000 人接种，而使用分叉针接种只需要极少量的疫苗，这使得当地的卫生人员可以为几千人接种疫苗。

1975 年 10 月，印度次大陆上最后一例大天花病例登上了报纸头条。病人是孟加拉国一个 3 岁的小女孩，她活了下来。全世界最后一例自然发生的天花病例是索马里某医院的一位厨师，他在 1977 年 10 月感染了小天花，后来也成功痊愈。1979 年，世界卫生组织宣布全世界已彻底消灭天花。詹纳的目标——"消灭天花，这个人类最可怕的瘟疫"终于被实现了。

从某些方面来讲，天花要比其他传染病更容易处理。早在 19 世纪初期，有效的疫苗已经被研制出来。除了人类之外，天花病毒并没有其他宿主，因此不需要破坏其复杂的生命周期，也无须解决病毒动物宿主的问题，并且不存在传播疾病的虫媒。天花病毒在人体的潜伏期为 12—14 天；只有在出现红疹后才会具有传染性，因此我们可以通过追踪感染者，并在感染期开始前对其实施隔离，来打断传播链。此外，天花没有较长的隐匿期，一旦痊愈，就不再具有感染性，不存在所谓的"沉默"携带者。最后，天花会在皮肤上留下特殊的标记，便于辨认、诊断和控制。接种疫苗后也会留下特殊的疤痕，因此很容易观察一个人是否已经接种过疫苗。尽管有这些优势，但世界卫生组织的唐纳德·亨德森回忆这场他曾参与的伟大运动时，仅将其称为"只是碰巧成功了"。

病毒的留存

天花在全球范围被消灭之后，1978 年在英格兰的伯明翰又发生了一例天花病例。病人是一位摄影师，在一所研究天花的实验室工作，病毒可能是通过通风系统逃逸，感染了她。这位年轻的女性去世了。她的母亲也被感染了，但是活了下来。实验室的负责人在隔离期间自杀了。此后未再发生天花病例。

天花病毒和疫苗是否应该保存在实验室，依然是一个有争议的问题。1995 年，各国政府开始销毁所储存的天花病毒和疫苗，最后同意只留两个

疾病图文史 | 影响世界历史的7000年 |
Disease: The Extraordinary Stories Behind History's Deadliest Killers

著名的天花受难者们

国王亨利八世的第四任妻子安妮得过天花，虽然幸存下来，但脸上留下了瘢痕。亨利和她结婚不久便离婚了，就是因为反感她的容貌。

1562 年，英格兰伊丽莎白一世患上了严重的天花，但后来康复了。有传言说，她拒绝结婚就是因为不想让人看到她的麻子。

1616 年，弗吉尼亚一位酋长的女儿宝嘉康蒂死于去英格兰的路上，年仅 16 岁，可能就是死于天花。

英格兰、苏格兰和爱尔兰女王，奥兰治亲王威廉的妻子玛丽二世，1694 年死于"黑"天花，年仅 32 岁。黑天花是天花中最为严重的一种类型，皮肤、肺脏和其他器官会大量出血。

1700 年，大不列颠安妮王后唯一的孩子威廉王子死于天花，终年 11 岁。俄国沙皇彼得二世在 1730 年死于天花，终年 14 岁。

俄国沙皇彼得三世在 1744 年罹患天花。1911 年版的《大英百科全书》中如此评论他：

> 自然赋予他刻薄，天花赋予他丑陋，放纵堕落的习惯使他令人憎恶。

沃尔夫冈·阿马德乌斯·莫扎特（Wolfgang Amadeus Mozart）在 1767 年维也纳天花流行暴发时受到感染。他变得精神错乱，但幸运地挺了过去。"感谢上帝！"他的父亲写道，"小沃尔夫冈战胜天花了！"

美国总统林肯在 1863 年患上了轻度天花。

苏联领导人约瑟夫·斯大林因年轻时罹患天花留下了严重的麻子。他时常会让人修饰照片来掩盖脸上的痘疤。

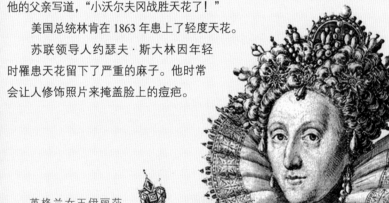

英格兰女王伊丽莎白一世是一位天花的受难者，从她所穿的袍子就可以看出。她用白铅和醋掩盖脸上的麻子。

防护严密的实验室对它们进行保存，并且冰冻在液氮中。这两个实验室分别位于美国佐治亚州的亚特兰大和俄罗斯西伯利亚的科利佐沃。

也有人提出有必要保存病毒，以防天花复发。比如说，如果恐怖分子用天花病毒作为生物武器，后果将是灾难性的，因为现在的很多年轻人都没有接种过天花疫苗，而在20世纪70年代之前接种过疫苗的人早已没有足够的免疫力来抵抗天花病毒的侵袭了。也有人反对保留现有的疫苗，他们指出，利用现已保存的牛痘，科学家可以很快重新制备出天花疫苗。天花病毒基因图谱的完成也引发了同样的问题，即是否有必要保存天花病毒。

为了消灭人类历史上最可怕的疾病，人类已经付出了几个世纪的努力，如今我们只能期望这种可怕的病毒不会再次出现，不论是自然的复发还是生物恐怖主义的蓄意为之。

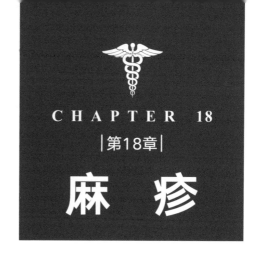

CHAPTER 18

|第18章|

麻疹

麻疹（measles 或 rubeola）是一种具有极高感染性的病毒性疾病，其特点是发热和全身红疹。它在旧大陆很可能已经存在了 5000 年之久，在人们开始城市生活之初，麻疹便已是一种常见的儿童疾病。尽管通常不太严重，但麻疹也可能致命，特别是在之前未曾接触过麻疹的人群中。20 世纪 60 年代时，麻疹疫苗被引入，接种麻疹疫苗和感染一次麻疹具有相同的效用，可使被接种者获得长期的免疫力。在西方国家，很多儿童都已免除了发生麻疹的危险。不过，麻疹在部分发展中国家依然是造成儿童死亡的主要原因。

1910 年，波斯哲学家、医生拉兹完成了著作《论天花和麻疹》（*A Treatise on the Smallpox and Measles*）。他的论著后来被从阿拉伯语翻译为拉丁

麻疹过后，要记得数数还剩几个孩子。

——阿拉伯谚语

大事表

公元 910 年　波斯医生拉兹记录了麻疹和天花。

1492 年　欧洲人抵达美洲大陆，麻疹成为主要的"处女地"流行病之一。

1758 年　爱丁堡的弗朗西斯·霍姆（Francis Home, 1710—1801 年）尝试麻疹接种。

1846 年　丹麦医生彼得·帕努姆（Peter Panum, 1820—1885 年）对麻疹进行了流行病学研究，报告了法罗群岛上的一次麻疹流行。

1875 年　斐济发生麻疹流行，导致 25%—30% 的人口死亡。

1954 年　美国微生物学家恩德斯（J. F. Enders, 1897—1985 年）及其同事皮布尔斯（T. C. Peebles）分离出麻疹病毒。

1962 年　恩德斯发明了有效的麻疹疫苗，后在 1963 年获得许可。

1963—1964 年　美国疾病控制中心启动麻疹消退规划项目。

1974 年　世界卫生组织宣布扩大免疫规划项目，覆盖 6 种常见病：麻疹、脊髓灰质炎、结核病、白喉、破伤风和百日咳。

2005 年　世界卫生组织和联合国儿童基金会宣布实施全球免疫远景与战略（Global Immunization Vision and Strategy, GIVS），以求在 2010 年前使麻疹死亡率下降 90%。

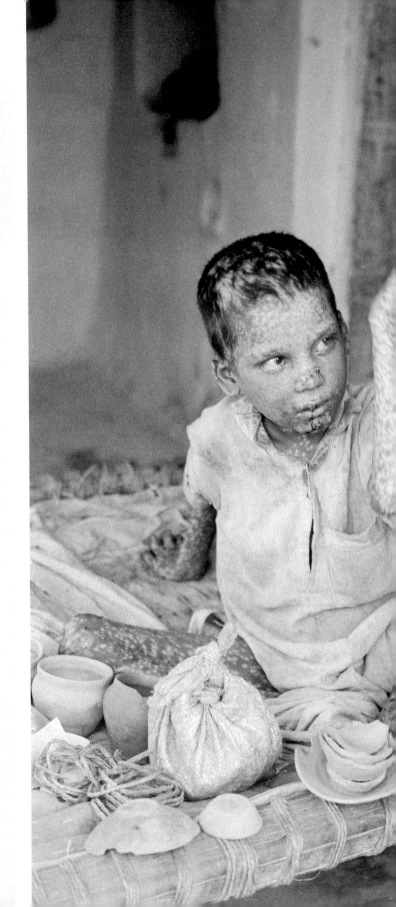

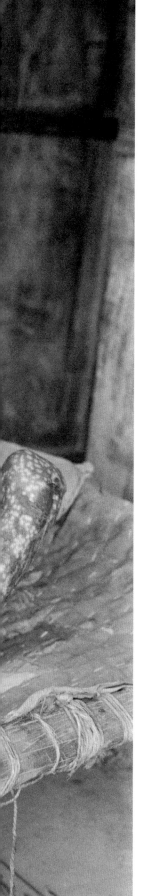

文，是最早对这两种具有高度传染性并且都会导致皮肤出疹的疾病进行鉴别的著作。拉兹提出麻疹"要比天花更具有致命性"。他认为，一个人会罹患天花还是麻疹取决于他本人的体质：

身形过瘦、胆汁质、干热的身体更容易患上麻疹，而不是天花。

麻疹的早期历史难以追踪，但它可能是在几千年前从狗瘟或牛瘟进化而来的，因为那时人类开始驯养家畜。大约公元前 3000 年，麻疹传入人类，在美索不达米亚的原始城邦中传播开来。麻疹等在人群中传播的疾病通常被称为"拥挤病"或"文明病"：它们需要达到一定的人群密度才能形成地方性流行。

对于麻疹来说，一旦城市人口达到 25 万左右，它就会成为儿童感染的常见病，形成地方性流行。在规模较小的城市和农村地区，麻疹更可能会屡次暴发，呈波状流行，波及不具有免疫力或易感人群，并累及更广的年龄层。

适应旧大陆

麻疹在阿拉伯语中是 *hasbah*（拉兹用的便是这个词）。在拉兹之后，各种各样的名字被用来称呼它，其中包括 rubeola（来自拉丁语 *rubeus*，意思是"红色的"）和 morbilli（来自拉丁语 *morbus*，意思是"小瘟

左图为患有严重麻疹的儿童。麻疹最初通常表现为发热，并伴有咳嗽（cough）、鼻伤风（coryza，流鼻涕）和结膜炎（conjunctivitis，红眼病），这些症状的英文首字母都是 C，因此被概括为 3C。

17 世纪，由于与欧洲人的接触，比如通过贸易，美洲土著人染上了他们毫无抵抗力的疾病。麻疹和很多其他疾病对人口造成了极大的破坏。美洲人习惯用图画的形式描述麻疹流行。

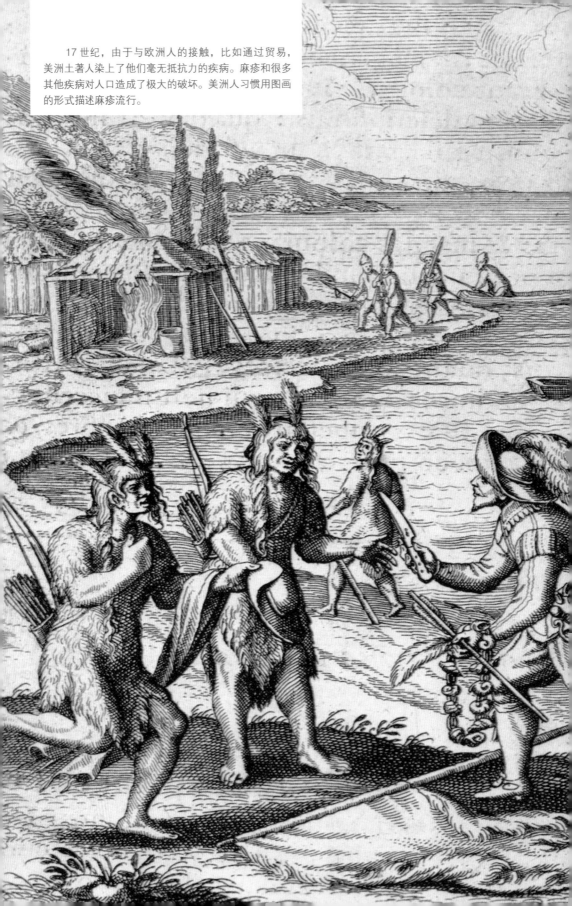

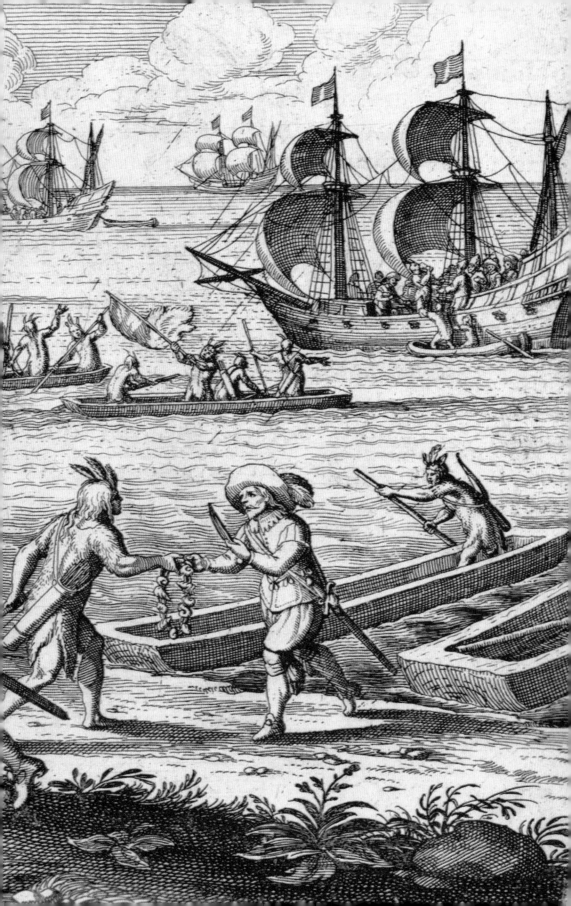

疫")。Measles（麻疹）一词的来源不确定，不过有些学者认为它是来自古老的德语单词 *masa*，即"点"的意思，后来变为中古英语（约 1150—约 1475 年间的英语）中的 *maselen*，意思是"很多小点"。在公元 11 世纪的日本，麻疹被称为"红痘"或者"红痘疹"，在欧洲被称为"红疹""红斑疹""红色天花""硬疹""九日疹"，意在强调其特征性的表现；红疹很快长满全身，一般维持 9 天左右。被誉为"英格兰希波克拉底"的伦敦医生托马斯·西德纳姆对 1670 年和 1674 年伦敦的麻疹流行进行了描述，被奉为经典。尽管麻疹只造成了少数儿童死亡，但从 1629 年起，伦敦《死亡周报表》中每年都有麻疹的死亡记录。显然，这也是一种让人恐惧的疾病。

有些流行暴发是轻度的，不过也有一些会造成死亡。1808 年，一场极其严重的流行袭击了格拉斯哥：

麻疹从未造成如此多人丧命，自鼠疫过后还从没有哪一种传染病（甚至包括天花在内）如此可怕，在 5 月和 6 月，麻疹留下数目惊人的埋葬登记。

19 世纪，麻疹的杀伤力依然存在，其影响程度的不同取决于健康状况、生活条件、营养和年龄，而不是疾病毒性的差别。

侵袭新大陆

在欧洲人抵达美洲之前，那里完全没有麻疹的影子。新大陆的征服被描述为人类历史上最大的人口灾难之一。在 1492 年哥伦布来到新大陆之前，这里生活着大约 5000 万到 1 亿原住民，此后减少为原来的十分之一。对于为什么会发生这种"毁灭"，历史学家有很多争论。有些人认为是西班牙征服者的残暴所致，还有一些人认为是社会和经济结构瓦解所致。但大多数历史学家认为，主要是"病菌"而不是"火枪"让这么多人在后哥伦布时代丢掉性命。

麻疹与天花（参见第 17 章）是美洲原住民的主要杀手，他们对这些"新的"疾病没有丝毫抵抗力。所有年龄层都会受到波及。而那些为家庭提供食物和照顾的顶梁柱（年轻人）尤其受到重创。这场疾病暴发的结果便是无助与绝望。与之相反，欧洲人对麻疹和天花已具有免疫力，因此在启程奔赴征服之路时，他们不论是在技术（马、火枪及钢剑）上，还是在流行病学的认知上，都已经占据上风。

斐济的恐慌与绝望

德国医生、医学史学家奥古斯特·赫希（August Hirsch, 1817—1894 年）在描述 1875 年斐济毁灭性的麻疹流行时，写道：

在流行的后期，已经和鼠疫时一样……恐惧中的人们开始抛弃病人……人们选择到沼泽地居住；在疾病严重的时候，他们要么待在门窗紧闭的小屋里面，完全没有通风，要么冲到桑拿房或者待在水里，后果是同样致命的。由于害怕神秘的抽搐，或者病中缺乏最普通的帮助，很多原本不该死的人也死去了……成千上万的人因为缺乏营养和照料，以及痢疾和肺梗阻而失去生命。

——奥古斯特·赫希，《地理和历史病理学手册》（*Handbook of Geographical and Historical Pathology*, 1883—1886 年）

适应美洲大陆

17 世纪末和 18 世纪时，麻疹成为北美东海岸居民首要的死亡原因。反观旧大陆的疾病模式，麻疹通常是轻度的，不过有时它又是非常严重，并且具有破坏性的。在大多数城市人群中，每隔两年或三年就会有一次流行暴发；在较小的社区和地区，麻疹的暴发更是受到空间的局限，并且更为严重。

在 1759 年这个"永志不忘的一年"，一位见证者以法莲·哈里斯描述了当时的新泽西费尔菲尔德：

主把破坏天使派到这里来洗劫，短短的时间内把我们的很多朋友都带走了；家园不在，家庭再也无法宁静；多么可怕啊！它让每只耳朵都在刺痛，每颗心脏都在流血；我和我的家人也都患上这种可怕的疾病——麻疹。但是受老天眷顾，我们都活了下来。

19 世纪，随着新的土地被开垦，麻疹也开始向西传播。最为严重的一次流行暴发于 1861—1865 年内战期间，据称当时有上万名士兵死于麻疹。

传遍全球各个角落

19 世纪和 20 世纪初，麻疹跟随着探险者和游客翻山越岭、跋山涉水，传播到许多偏远的地方。在法罗群岛、冰岛、阿拉斯加、澳大利亚、新西兰、夏威夷、萨摩亚、斐济和其他太平洋群岛等地，就经常发生严峻的麻疹流行，并且有时会造成巨大的损失，特别是在第一次发生时。记录最为完备的两次流行分别是 1846 年法罗群岛的流行和 1875 年斐济的流行。

1846 年，丹麦医生彼得·路德维格·帕努姆被派到法罗群岛（位于大西洋上，设得兰群岛和冰岛之间），去研究当地发生的麻疹流行。尽管 1846 年的麻疹流行并不是法罗群岛上的第一次流行，但在这次流行中，共累及 6100 名居民，而当地总居民不过 7800 人。年龄在 65 岁以上，并且挺过上一次流行的人群并没有感染麻疹。在他有关流行病的报告中，帕努姆认识到麻疹具有终生免疫力。

在法罗群岛的流行中，麻疹的死亡率相对较低。相比较而言，在 1875 年的流行中，斐济在前 3 个月稍多的时间里就已有四分之一的人口死亡。斐济皇室在对新南威尔士州（澳大利亚州名）进行国事访问之后把麻疹带回了斐济。斐济国王萨空鲍（Ratu Seru Cakobau）本人在悉尼感染了麻疹，但在"迪多"号轮船（HMS Dido）上便康复了，并于 1875 年 1 月 12 日抵达斐济首都莱武卡（位于欧瓦罗岛东海岸）。不过，他的两个儿子病得非常重，并且毫无疑问，他们的疾病是有传染性的。

爱情就像麻疹，每个人都要经历一场。
——杰罗姆·K. 杰罗姆（Jerome K. Jerome），《懒人闲思录》
（*Idle Thoughts of an Idle Fellow*），1886 年

"迪多"号并没有挂起黄旗，告诉人们船上有病人，也没有施加隔离检疫。在接下来的 10 年中，皇室举办了盛大的派对，宴请远道而来的列位长官及其家人并带着大批的随从，一起为国王和他的儿子

接风洗尘。待宴会结束，这些人回到家后，麻疹就像野火一样传遍了整个群岛。幅员 180 万平方千米的土地上，大约有 4 万人（总人口大约 15 万人）在这一次流行中死亡。有些学者认为，死亡率如此之高是因为对发热的小孩用冷水"灌肠"所致。也有人认为是中毒、叛变或蛊惑的结果。感染者缺乏必要的医疗照顾也是一个严重的问题。这次流行病被描述为"太平洋历史上最悲剧的事件之一"。

至 19 世纪末，麻疹几乎已经传到全球每个角落，成为最常见的传染病之一。遥远偏僻、与世隔绝的亚北极地区是麻疹最后染指的地方。1900 年，阿拉斯加大陆发生麻疹流行，在与世隔绝的美洲土著人中，死亡率达

麻疹：微乎其微还是致命？

在过去的几个世纪，麻疹流行要么被描述为"微乎其微的"，要么就是"致命的"。在发展中国家，麻疹导致大量的死亡，在所有感染者中有近 5%—10%（有时更高）发生死亡。死亡率不等的原因是复杂的，但对于贫困孩子来说，生活环境拥挤不堪，营养不良，并且缺乏基本的医疗保健，加剧了麻疹导致的严重后果。麻疹的并发症包括肺炎、腹泻、中耳炎、神经系统受损和脑炎，尤其是营养不良的儿童死于麻疹相关性腹泻的风险特别高。麻疹还可能会造成急性夸希奥科病（蛋白质缺乏引起的一种营养不良），加重维生素 A 缺乏，进而导致失明。

自 20 世纪初开始，麻疹在美国和欧洲导致的死亡明显下降，其原因依然是一个谜，但可能与护理手段的提高、生活和营养标准的改善有关。

到 40%。在 1846 年、1882 年和 1904 年，冰岛遭遇数次流行。1904 年 4 月底，一艘来自挪威的捕鲸船抵达西北峡湾。在一个偏远的峡湾，一座小教堂举行了一次坚信礼（通常是在青少年时期进行）后，麻疹很快传播开来。儿童和没有抵抗力的成人都挤在教堂里，到 8 月底时附近的医生也都病倒了。整个 20 世纪，麻疹在冰岛不断地暴发流行；50 年代随着航空事业的发展，麻疹流行变得愈加频繁。

"使麻疹成为记忆"

1951 年，麻疹发生最后一次大规模的"处女地"流行，地点在格陵兰岛，岛的南部共有人口 4262 人，其中只有 5 人躲过了此劫。10 年后，美

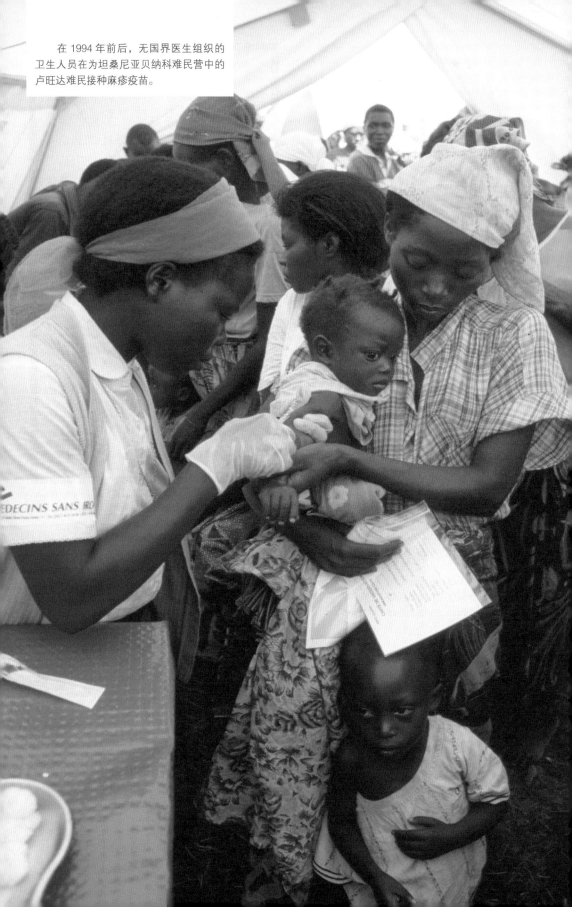

在 1994 年前后，无国界医生组织的卫生人员在为坦桑尼亚贝纳科难民营中的卢旺达难民接种麻疹疫苗。

国科学家发明了第一种有效的麻疹疫苗。自 18 世纪中期开始，麻疹疫苗的研究已经开始，当时苏格兰医生弗朗西斯·霍姆尝试经过皮肤或者鼻腔，用蘸有"高热的麻疹病人的新鲜血液"的棉签，对儿童进行接种。和爱德华·詹纳（参见第 17 章）所发明的天花疫苗不同，霍姆的方法并没有流行起来；直到 1963 年，第一种灭活的麻疹疫苗才获得批准。

至此，麻疹在美洲、欧洲、亚洲部分地区和大洋洲已经不再是主要的死亡原因。实际上，截至 20 世纪 40 年代（距离疫苗的发明还有 20 年），麻疹的死亡率已经降到 20 世纪初的十分之一左右。随着麻疹疫苗（如今通常是流行性腮腺炎、风疹和麻疹三联疫苗，简称为 MMR 疫苗，中文即所谓的麻风腮疫苗）的发明，麻疹在发达国家的下降态势进一步加快。美国通过开展大规模的接种项目，即"使麻疹成为记忆"运动，在国内成功地消灭了麻疹。随着其他工业化国家展开了有效的儿童免疫规划，麻疹病例在过去的半个世纪已经下降了 99%。

不过，在发展中国家，麻疹病例尽管明显下降，但依然是一种严重的儿童疾病，每天大约有 1000 人死于麻疹。在麻疹疫苗使用之前，全球每年有 1 亿麻疹病例，其中有 600 万人死亡。至 21 世纪初，这组数字已经降低为 3500 万例感染和 60 万例死亡。从 2000 年到 2005 年，全世界有超过 3.6 亿儿童接种麻疹疫苗，目前这组数字为每年 2000 万例病例，34.5 万例死亡。这一下降的趋势还是十分鼓舞人的，然而如此高的死亡率让人难以接受。超过 90% 的死亡病例发生在人均国民生产总值低于 1000 美元的国家，超过 75% 的死亡病例发生于 5 岁以下儿童之中，超过 50% 的死亡病例发生在非洲。尽管安全、有效和廉价的疫苗已经存在了 40 多年，麻疹依然是造成全世界最多儿童死亡的可预防性疾病。

在过去的几十年中，世界卫生组织已启动了一系列规划项目，试图扩大贫困国家儿童接种麻疹疫苗的覆盖率，目标是在全世界范围内使麻疹成为"记忆"。在公元 10 世纪，拉兹推测，麻疹要比天花"更为可怕"，他的话将在 21 世纪应验。天花已经被消灭，麻疹步其后尘变成尘封的往事也指日可待了。

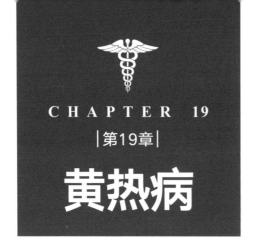

CHAPTER 19
|第19章|
黄热病

黄热病（yellow fever）是一种急性病毒性疾病，病人会出现黄疸（jaundice，来自法语 *jaune*，意为"黄色的"），并呕吐黑血。它曾经是最为致命的疾病之一。在欧洲人开始全球探险时，黄热病尤其流行，与此同时，水手、士兵和奴隶又将黄热病病毒和虫媒从非洲带到了新大陆。20 世纪 30 年代，人们发明了黄热病疫苗，但至今没有治愈该病的办法。和其他虫媒疾病一样，黄热病依然需要我们的持续努力，才能将其消灭掉。

黄热病，因病人典型的症状而得名，即皮肤和眼睛呈黄色，最早是由格里芬·休斯（Griffin Hughes）于 1750 年在《巴巴多斯博物志》（*Natural History of Barbados*）中命名的。这种病的严重程度各异。有些情况下，它是一种轻度的疾病，而且病程较短；在最为严重的病例中，会累及肝脏和肾

大事表

1647年　最早有记录的黄热病流行发生于巴巴多斯的加勒比岛，马萨诸塞州州长约翰·温斯洛普（John Winthrop, 约1587—1649年）称之为"巴巴多斯瘟"。他颁布了北美第一个隔离检疫法，以保护英格兰殖民者不会感染这种瘟病。

1654—1655年　法国军队在试图攻占加勒比的圣卢西亚岛时，很多士兵死于黄热病。

17—19世纪　美洲、加勒比和欧洲屡次发生黄热病流行，导致了巨大的伤亡。

1741年　在试图攻占西班牙位于新格林纳达（今天的哥伦比亚）的大本营时，因为疾病特别是黄热病的影响，英国皇家海军上将爱德华·弗农（Admiral Edward Vernon, 1684—1757年）的兵力损失过半。

1764年　西非发生第一次有记录的黄热病。

1802—1803年　法国军队在海地遭遇黄热病。

1878年　密西西比和俄亥俄山谷发生严重的黄热病流行，造成10万多人感染，约2万人死亡。

1881年　古巴医生卡洛斯·芬利（Carlos Finlay, 1833—1915年）提出，蚊虫是黄热病的传播媒介。

1897年　英国医生罗纳德·罗斯发现蚊虫具有传播疟疾的作用。

1900年　英国医生赫伯特·达勒姆（Herbert Durham, 1866—1945年）和沃特·迈尔斯（Walter Myers, 1872—1901年）访问古巴。与芬利一样，他们也怀疑黄热可能是由蚊虫传播的，沃特·里德（见下条）可能是受到了这种观点的影响。

1900年　美国陆军医生沃特·里德（Walter Reed, 1851—1902年）及其同事在古巴哈瓦那开展实验研究，最终证明黄热病是由蚊虫传播的。

1901—1902年　在美国陆军医生威廉·戈加斯（William Gorgas, 1854—1920年）的领导下，卫生队成功摧毁了哈瓦那蚊虫滋生的基础，从而让这座城市免除了黄热病的困扰。

1903—1908年　巴西医生奥斯瓦尔多·科鲁兹（Oswaldo Cruz, 1872—1917年）用灭蚊策略来抗击巴西的黄热病。

1905年　美国发生最后一次黄热病流行。

1914年　在经过艰苦卓绝的灭蝇运动之后，巴拿马运河开通。

1926年　在黄金海岸的英属殖民地，西非土著人中发生第一次大规模的黄热病流行。

1927年—20世纪30年代　巴西新发黄热病，美国医生弗莱德·索珀发现黄热病的丛林和森林循环，经由蚊虫传播，并且宿主存在于猴子身上。

1935—1937年　纽约洛克菲勒研究院的南非裔美国医生、细菌学家马克斯·泰勒（Max Theiler, 1899—1972年）研发出黄热病的第一种有效的疫苗。

1939—1952年　经过密集的疫苗接种运动，法属西非的黄热病基本消失。

1960—1962年　埃塞俄比亚经历了20世纪最严重的黄热病流行，造成几千人死亡。

1986—1991年　尼日利亚发生严重的黄热病流行，共感染近2万例，并发生4000多例死亡。后来在热带、亚热带非洲和南美洲的部分地区出现疾病高潮。

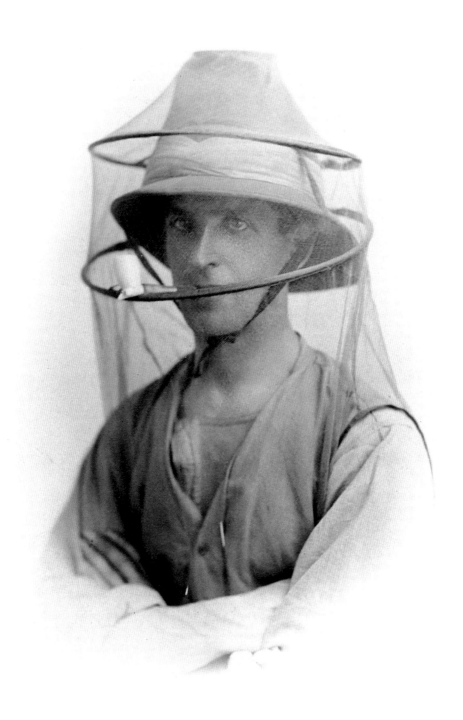

防蚊装。如图中这种网子，被用来避免虫媒疾病的感染。但如今，疫苗接种才是预防黄热病的唯一重要的措施。

脏，进而导致黄疸。20%—50% 的严重病例会死亡。

尽管黄热病已经存在了几个世纪之久，但直到 1900 年，人们才发现它是经由蚊虫叮咬传播的；到 20 世纪 30 年代，其病原体才被发现是一种病毒，并且与导致登革热的病毒属于同一个家族（参见第 20 章）。

黑色呕吐物

在过去，黄热病在水手中非常常见，以至于船上会挂一面特殊的"黄杰克"（yellow Jack，即检疫旗）旗子。被感染的船只需在港口外面隔离，并且必须挂一面旗子以示警告。水手和乘客在 40 天内都不得下船，若是试图逃跑，很可能会被警察或义务警员枪毙。"黄杰克"于是成为一个鲜明的符号，以至于常被当作黄热病的绰号。

黄热病的英文名字中 yellow 反映的是病人的外在表现，西班牙名字 *vomito negro*，反映的则是它另一种有名的症状："黑色的呕吐物"。这是内出血造成的，特别是胃肠道的内出血。眼、鼻、牙龈和直肠的大量出血也可能发生。

1897 年，一位叔叔在一封信里描述了自己的侄女最后咽气之前几个小时的情形：

> 对我来说，最可怕、最恐怖的是"黑色呕吐物"，这是我从来没有见过的。到周二晚上的时候，呕吐物已经黑得像墨水一样了，并且是一下子喷出来。有的还溅到我的脸上和手上，但我还是不得不站在旁边，扶着她。要形容这件事实在太可怕了……

黄热病与大西洋两岸国家

和很多疾病一样，我们很难知道黄热病是什么时候以及如何开始感染人类的。有一种可能，在长达几千年的时间内，黄热病只存在于非洲（也有一件事是两百年来几乎每个人都赞同的，那就是：当城里有人开始脸色变黄，每天打嗝并呕吐黑血，先是几十人，然后是几百人，那么唯一要做的事情就是赶紧爬起来，出城去吧……

——保罗·德·克鲁伊夫（Paul de Kruif，1890—1971 年），《微生物猎人传》（*Microbe Hunters*，1926 年）

可能是南美洲）热带雨林中的猴子身上。后来，当人们向丛林迁徙时，传播黄热病的蚊子开始靠吸食人类的血液来生活。

据记载，在 17 世纪，第一次重要的人类黄热病流行发生在加勒比和美洲。一些历史学家提出，黄热病及其虫媒搭乘着奴隶的船只从非洲穿过大西洋来到这里，而欧洲殖民者和土著人此前从未接触过黄热病，因此对他们产生了毁灭性的影响。

蚊子、肮脏与可怕的实验

1900 年，美国陆军军医沃特·里德及其助手詹姆斯·卡罗尔（James Carrol）、杰西·拉齐尔（Jesse Lazear）和阿里司提戴斯·阿格拉蒙特（Aristides Agramonte）在古巴的哈瓦那发现黄热病是经由蚊虫传播的。卡罗尔任由叮咬过黄热病人的蚊子叮咬自己。他的病情后来变得非常重，但好在活了下来。拉齐尔在医院病房里被蚊子叮咬后也感染了黄热病。在临终之前，他陷入严重的谵妄状态，以至于要 5 个人才按得住他。

为了证实蚊子理论，里德设立了实验场地；为了纪念去世的拉齐尔医生，他将场地称为"拉齐尔营地"。一组招募者被放在没有蚊子但很肮脏的楼房中，并在里面放满了沾有黄热病人呕吐物和鲜血的衣物和床褥。另外一组则被隔离在装有纱窗、干净的大楼中，然后让之前叮咬过黄热病人的蚊子叮咬他们。被蚊子叮咬过的志愿者染上了黄热病，而另外一组的志愿者尽管有点喘不上气，很想呼吸点新鲜空气，但非常健康。

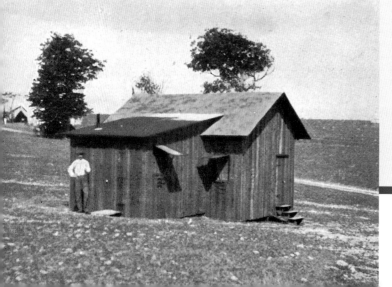

"拉齐尔营地"。沃特·里德就是在这里开展实验，证明黄热病并不是经由被感染的衣物传播的。

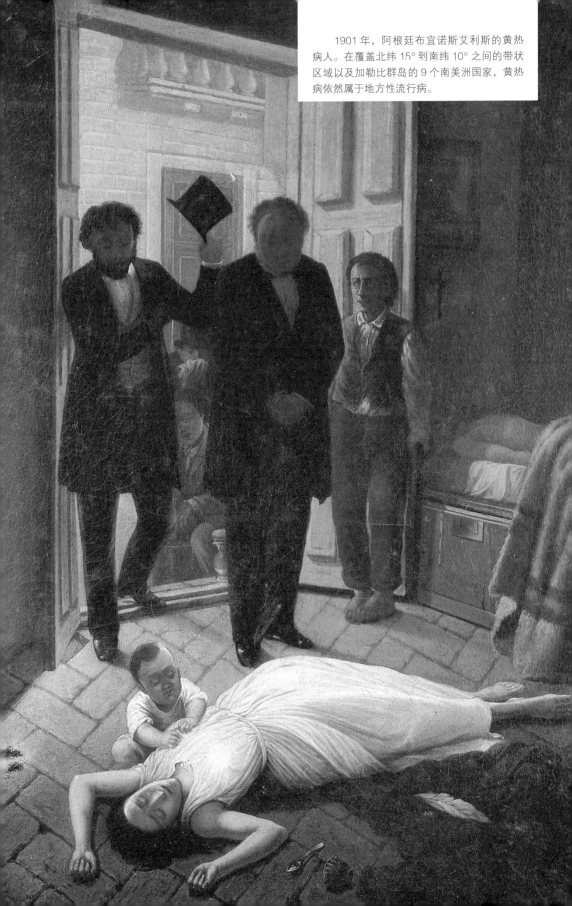

1901 年，阿根廷布宜诺斯艾利斯的黄热病人。在覆盖北纬 15° 到南纬 10° 之间的带状区域以及加勒比群岛的 9 个南美洲国家，黄热病依然属于地方性流行病。

1647 年，黄热病在巴巴多斯出现，大约 5000 人死于一种"新的瘟病"。在接下来的一年，黄热病开始侵袭古巴和尤卡坦半岛。从那时起，它开始每逢夏天定期光顾美洲的港口和城市，从北美洲的魁北克到南美洲的里约热内卢。费城因为与加勒比频繁的贸易关系，成了黄热病的温床，仅在 1793 年的流行中，全市就有 4000—5000 人死于黄热病，是费城总人口的十分之一。另外差不多同样数量的人因为恐惧而逃走了。

在接下来的一个世纪，不仅是费城，还有新奥尔良、萨瓦纳、查尔斯顿和其他美国城市也不断遭到黄热病的侵袭。在 1853 年的新奥尔良，死亡者众多，以至于掘墓人都人手短缺了。在欧洲的各港口，包括葡萄牙的里斯本、法国的圣纳泽尔和威尔士的斯温西，也遭到黄热病的反复光临。

令人困惑的"病因"

对于新大陆的人来说，黄热病是很令人困惑的。有些人指责它是由肮脏和恶臭造成的，并开始在大街上点起有香味的篝火；还有些人认为它是一种从人到人传播的接触性传染病。一位医生把黄热病归咎为"令人恶心而且味道差的"牡蛎所致，另有一位医生认为是发霉的咖啡豆所致。黄热病似乎只会或者主要累及欧洲人，特别是初来新大陆的外来者，因此也常被称为"陌生者"疾病，这一点也让很多人感到非常神秘。非洲奴隶大概是因为儿童时感染过轻度的黄热病，因此似乎具有抵抗力，这让种植园主有了一个阴险的"正当理由"来把奴隶当作劳动力。

蚊子传播疾病

在 19 世纪 80 年代初，卡洛斯·芬利（盎格鲁—法国裔的古巴医生）通过大量的实验，推测黄热病是由蚊虫传播的。芬利的猜测是正确的。不过，其他人很确信黄热病是由肮脏、被污染的衣物和床褥或者死水散发出的有毒空气造成的。20 年后，芬利的预感才最终被证明是正确的。

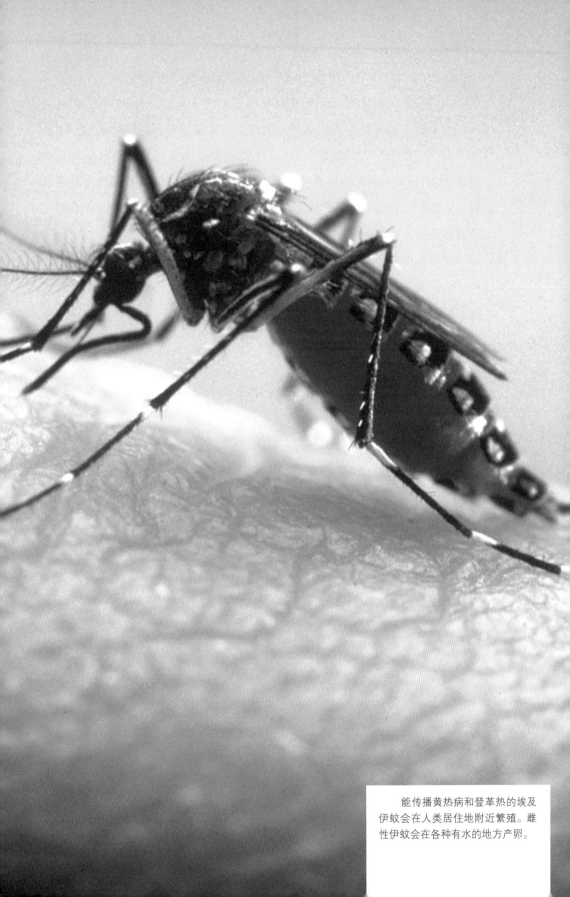

能传播黄热病和登革热的埃及伊蚊会在人类居住地附近繁殖。雌性伊蚊会在各种有水的地方产卵。

在古巴独立战争（1895—1898 年）和美西战争（1898 年）中，美国军队因为疾病（其中就包括黄热病）折损的士兵要比战斗折损的多得多。战争结束后，美国陆军医生沃特·里德少校被派到古巴首都哈瓦那。战后大约有 50 万美国士兵被留在古巴，里德被委任为美国陆军黄热病委员会的负责人，以寻找黄热病真正的病因。尽管在陆军医务长威廉·克劳福德·戈加斯的率领下，对全城进行了大扫除，很多疾病的死亡率都下降了，但黄热病的死亡率反倒上升了。

在前人的基础上，特别是卡洛斯·芬利敏锐的观察以及后来确定蚊子对疟疾传播的作用（参见第 10 章）之后，1900 年里德证明黄热病是由埃及伊蚊（参见文本框"蚊子、肮脏与可怕的实验"）传播的。12 月 31 日，里德在给妻子的信中写道：

20 年的祈祷终于灵验了，我可能有办法也有时间来解除上天赋予人类的一些苦难了！新年快乐！

悲剧的是，沃特·里德在得到这个重大发现之后不久就因阑尾炎不幸去世了。

在知道它是一种虫媒疾病之后，人们开始采取策略清除城里的蚊子。埃及伊蚊生活在人类居住地附近，雌性伊蚊会把卵产在任何有水的地方。所有装水的容器都被抹上油，房屋被挂上帘子，洒上除虫菊杀虫剂，将病人隔离起来，并对病房进行防蚊处理。

在里德的发现不久，1882 年戈加斯在得克萨斯感染了黄热病并活了下来，因此对黄热病具有免疫力；他在哈瓦那成功开展了消灭蚊子的运动，终于在 1901 年取得成功。灭蚊运动的成功，使得巴拿马运河在 1914 年得以完工（参见文本框"把油倒入有问题的水中"），我们希望随着灭蚊运动的进一步成功，黄热病能够在全世界被彻底消除。

一种顽症

    20 世纪 30 年代,黄热病被发现是一种病毒性疾病,这是人类发现的第一种此类疾病。同样在 30 年代,黄热病疫苗被开发出来。在 40 年代,杀虫剂 DDT 成为抗击黄热病的另一个武器。在大西洋两岸的各港口,黄热病的流行开始减少,于是人们乐观地以为"城市"黄热病将被根除。

    早在 1926 年,保罗·德·克鲁伊夫在其畅销书《微生物猎人传》中自信满满地写道:

    这世界上剩下的黄热病病毒不够放满 6 枚大头针的针尖;再过一些年,世上可能都没有人会再提起这种病毒——它将和恐龙一样,从世上完全绝迹。

    不过,他乐观得过早了。在最近几十年,黄热病再次死灰复燃,特别是在非洲、中南美洲的部分地区,蚊子依然大量盘踞。目前,黄热病在非洲的 33 个国家、南美洲的 9 个国家及几个加勒比岛上依然地方性流行。近年来,

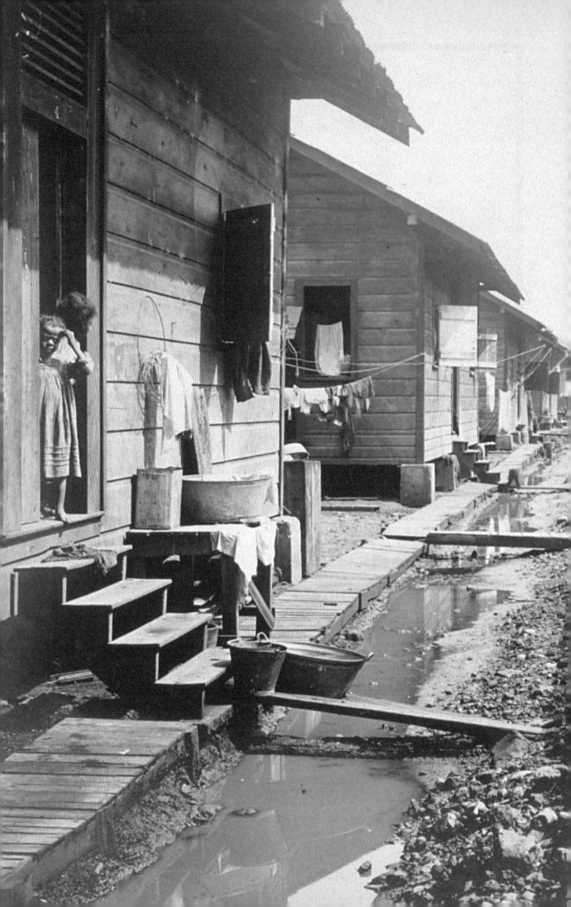

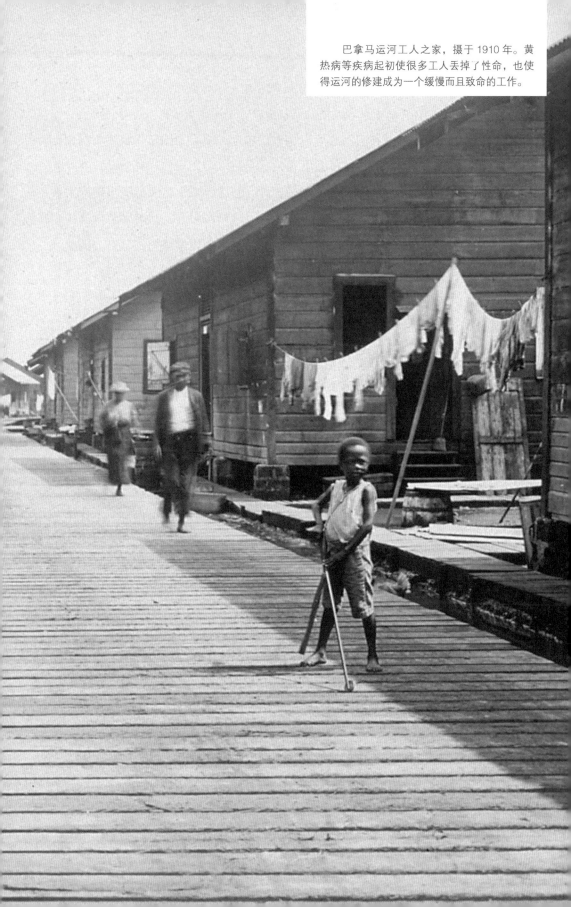

巴拿马运河工人之家，摄于 1910 年。黄热病等疾病起初使很多工人丢掉了性命，也使得运河的修建成为一个缓慢而且致命的工作。

每年有 20 万例报告病例，大约 3 万例死亡，但这有可能是低估了。令人好奇的是，尽管在亚洲也有大量的埃及伊蚊，亚洲却从未报告过黄热病例。

在这些国家，黄热病之所以会东山再起，主要原因之一是很多贫困国家的免疫规划已经失效（尽管儿童常规接种和大规模的接种运动仍然在各地开展）。快速城市化和缺乏灭蚊规划，也是造成黄热病再次出现的因素之一。丛林媒介（比如南美洲趋血蚊）及亚马孙和非洲热带雨林中非人宿主（包括猴子）的发现，又使得黄热病的流行暴发变得愈加复杂。随着人们搬到之前从未有人居住过的地方，面临的威胁越来越多了。因此，黄热病这种维持了一个世纪之久的瘟疫，在 21 世纪也依然是一个真切的问题。

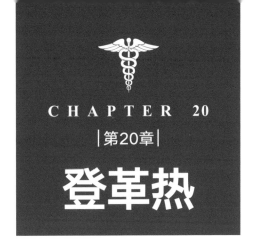

CHAPTER 20

|第20章|

登革热

登革热（英文名为 dengue fever 或 break-bone fever），是一种经雌性蚊虫叮咬的病毒感染引发的疾病。它可能导致高热和剧烈的疼痛，之后让人不断衰弱。过去，人们对登革热的恐惧要小于其他很多疾病，但最近随着一些更为致命的类型出现，特别是登革出血热（dengue haemorrhagic fever，DHF）的出现，该病在世界很多地区开始成为一种严重威胁健康的疾病。

登革热的名字是怎么来的呢？这还是一个谜。一种说法是，它来自斯瓦希里语中的 *ka dinga pepo*，指的是恶魔导致的一种类似绞痛的抽搐。另一种说法是，登革热是花花公子的堕落腐败所致，在西印度的奴隶把这种病叫作"花花公子热"（dandy fever），因为病人会由于疼痛变瘸，走路时像"花花公子"似的。还有一种解释是，它来自西班牙语中的 *denguero*，

大事表

意思是 "受累的" 或者 "过于考究的"，形容的是病人肢体 "僵直"。美国医生本杰明·拉什（Benjamin Rush, 1746—1813年，美国独立宣言的签名者之一）最早进行了描述，把这种让人变瘸的疾病称为 "断骨热"（break-bone fever）。

痛苦难忍的症状

在费城的登革热流行过后，本杰明·拉什于1780年对 "断骨热" 做出了历史性的描述：

> 发热的同时会有疼痛，头部、背部和四肢尤其疼得厉害……有时是后脑勺疼，有时是眼眶子疼……各个阶层都通用的一个名字是断骨热……

拉什用 "吐酒石" 给病人进行催吐，清空病人的胃。他还建议病人 "按需服用鸦片、牡蛎，以及由多个仆人照顾，在户外进行一些温和的运动"。至今，我们还没有治疗登革热及黄热病（和登革热相近，参见第19章）的方法。然而，自20世纪30年代起已经发明了黄热病的有效疫苗，有一些候选的疫苗正在评估之中，但依然没有针对登革热的疫苗。

登革热的典型特征是突然发热、呕吐、红疹、严重的前额疼痛，眼睛后方剧烈的疼痛，关节酸疼和肌肉疼痛，特别是腰痛。通常来说，登革热并不致命，不过它会让病人变得非常虚弱，个别情况下病人痊愈后依然会 "沮丧" 很长一段时间。

登革热的病因

我们至今并不确定登革热的来源。在非洲，它可能是地方性流行疾病，经由横跨大西洋的奴隶贸易传播到了西印度群岛和美洲。埃及伊蚊是其主要的传播虫媒，可能是源于非洲，但随着人类的足迹布满全球，蚊子也随之到达了遥远的地方。18 世纪 80 年代，亚洲、非洲和北美同时发生了登革热流行；在接下来的 100 年内，也发生了多次登革热流行，主要是在热带和亚热带地区，不过个别发生在温带地区。

在最开始，人们都不知道登革热是如何传播的。1906 年，在发现蚊子对于疟疾和黄热病等疾病传播的作用之后，澳大利亚医生托马斯·雷恩·班克罗夫特用人类志愿者进行了试验，发现传播黄热病的埃及伊蚊也会携带登革热。几十年后，科学家发现其感染源是病毒。

> 我给两个女人看了病，她们声泪俱下地诉说自己的况。其中一个甚至建议我把病的名字改了，不要叫断骨病，不如改成心碎病。
>
> ——本杰明·拉什

寻找解决之道

在虫媒被发现之后，人们一度信心满满。成功的疾病控制项目在古巴和巴拿马运河地区基本消灭了虫媒疾病（参见第 19 章），人们对"解放"世界上的其他地区充满了巨大的希望。20 世纪 50 和 60 年代，泛美卫生组织（Pan American Health Organization，世界卫生组织美洲区域办事处。——译者）在美洲启动了从中南美洲清除埃及伊蚊的运动。

DDT 被广泛地用于蚊虫控制项目，但至 20 世纪 60 年代，在发现 DDT 对环境的恶劣影响及耐药性的问题后，它不再被认为是神奇的武器。至 70 年代，抗蚊项目也流产了，

> 白纹伊蚊（A. albopictus）的存在急剧增加了把外来病毒带到美洲城市的可能性……白纹伊蚊什么都会叮咬，比如老鼠，然后转过头就可能叮咬人一口。
>
> ——杜安·居布莱（Duane Gubler），夏威夷大学登革热专家

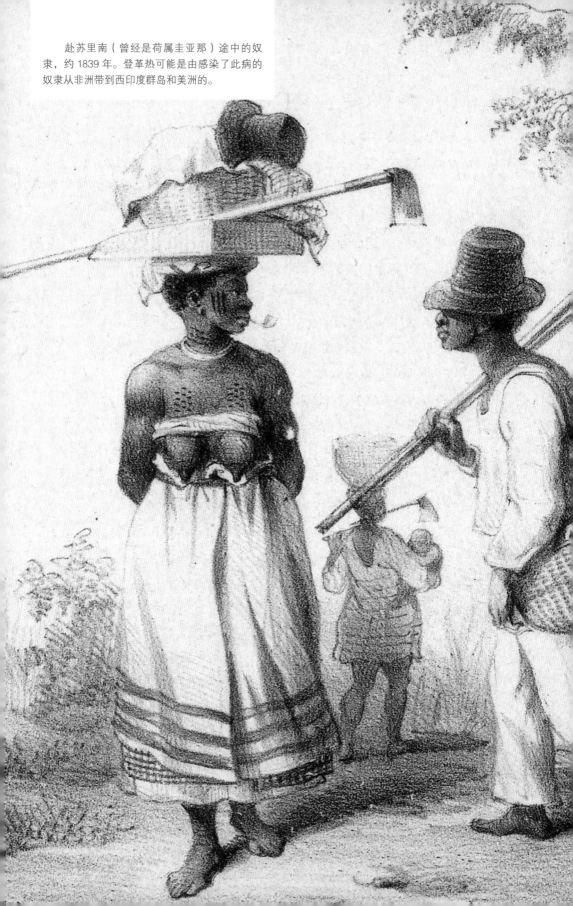

赴苏里南（曾经是荷属圭亚那）途中的奴隶，约 1839 年。登革热可能是由感染了此病的奴隶从非洲带到西印度群岛和美洲的。

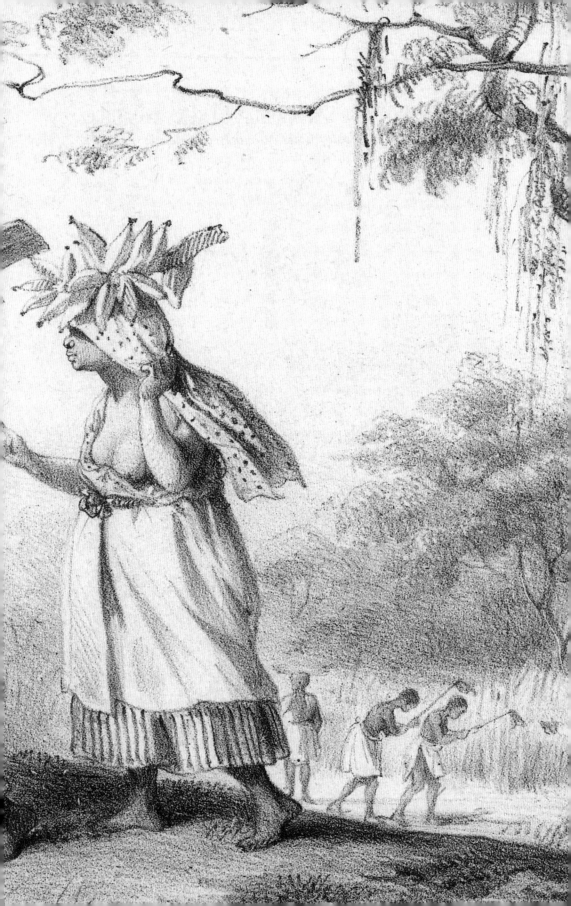

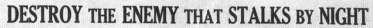
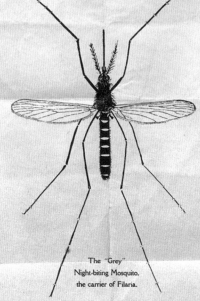
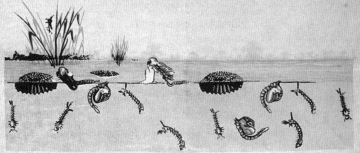

1928 年，澳大利亚公共卫生信息海报提醒人们警惕蚊子的危险。尽管埃及伊蚊在历史上是传播登革热最重要的虫媒，但如今在亚洲，白纹伊蚊成为造成登革热流行的主因。1985 年，蚊子到达美洲并迅速在东部传播开来，再次掀起了人们对登革热重新传入美洲的恐惧。

疾病图文史 | 影响世界历史的7000年 |
Disease: The Extraordinary Stories Behind History's Deadliest Killers

在一些地方性流行的国家，控制登革热变得日益困难。在发展中国家，高密度城市化变得日益失控，加上缺乏充分的供水和排污系统，这些都为蚊虫滋生繁殖以及传播登革热创造了绝佳的条件。

在地方性流行地区，恶劣的医疗卫生和公共卫生设施都会进一步加剧问题的严重性，全球航空运输的发展加速了登革热病毒的全世界传播，并使各种亚型和种属不断混杂。

新型致命登革热的出现

由于上述因素，在最近几十年，登革热的发生率出现了急剧上升，特别是在东南亚、太平洋地区（包括澳大利亚昆士兰北部）、加勒比、南美、中东部分地区和非洲。20 世纪 50 年代末，每年大约发生 900 例登革热，至世纪末，这一数字急剧攀升到 50 万例。一种更为致命的类型开始出现，即登革出血热和登革休克综合征（dengue shock syndrome，DSS），这成为更让人焦虑的问题。

1953 年，马尼拉发生第一次登革出血热流行。一位感染登革热的儿童开始无法控制地出血，然后是其他儿童染上这种古怪的疾病。次年，又一次严重的登革出血热流行横扫该地区，接着侵袭到泰国和亚洲的其他国家。1981 年，古巴哈瓦那发生了历时 6 个月的登革热和登革出血热流行，导致 158 人死亡，其中包括 51 名儿童，之后在拉丁美洲又发生了几次流行。新的症状似乎是来自东南亚和太平洋地区，发生在二战期间及战后，与军队和人口的运动相关，并且与生态环境的破坏有一定的关联。很快，在热带和亚热带的很多城镇，它已成为一个重要的公共卫生问题。

登革出血热的初始症状是针尖状大小的出血点（是皮下出血的表现）、抽搐和 40℃以上的高热，并会导致多发性的出血，或者是循环性出血（登革休克综合征病例）。目前，登革出血热是导致东南亚居民（尤其是儿童）住院和死亡的首要原因。对于登革出血热，我们没有任何治愈的办法，不过，通过良好的医疗照顾和液体置换疗法可以将死亡率降低（至 5%）。登革出血热和登革休克综合征是登革热中非常令人疑惑和害怕的类型，一种假设是：感染过某种登革热类型后，会激发复杂的过度活化的免疫应答。

登革热现状

如今，大约有 25 亿人（全世界五分之二的人口）生活在登革热地方性流行的 100 多个国家。截至 21 世纪，已报告几千万例登革热，每年发生几万例登革出血热 / 登革休克综合征。登革热目前被认为是最重要的经由蚊子传播的病毒性疾病。

目前，避免登革热感染最好的办法是包裹严实，避免蚊子叮咬，将"蚊子繁殖"的所有容器都清除干净，在有登革热风险的地区使用驱虫剂；并且牢记，埃及伊蚊喜欢在白天叮咬，特别是日出之后和日落之前的几个小时内，这一点和致疟蚊是不同的，后者更喜欢在黄昏后叮咬。

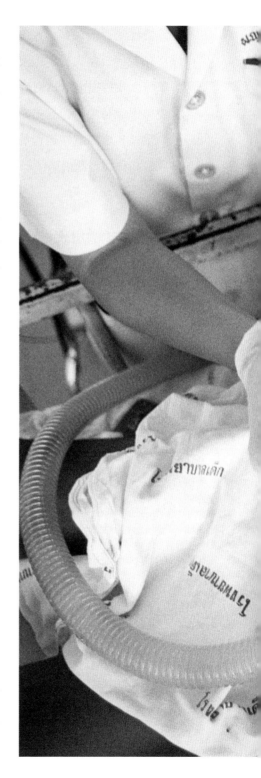

图为泰国曼谷儿童医院的一例登革出血热儿童病患。很多儿童在雨季时感染登革热，此时到处都有大量的积水。目前没有治愈的办法，但通过医疗照顾和静脉内液体置换，我们可以降低死亡率。

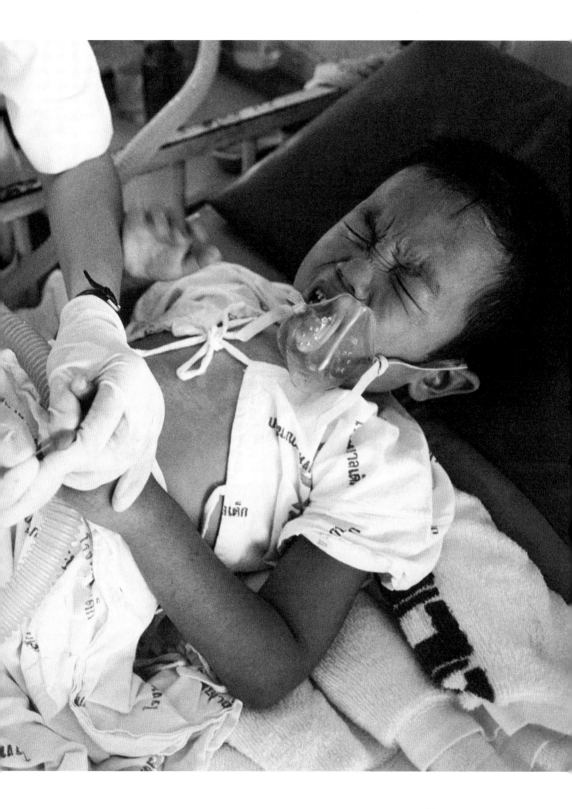

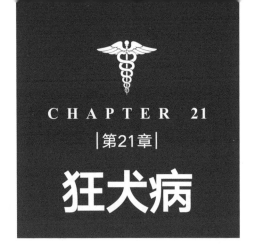

CHAPTER 21

|第21章|

狂犬病

狂犬病是一种中枢神经系统的急性病毒性感染，经由被感染动物的唾液传播。尽管狂犬病并不像霍乱和鼠疫一样造成巨大的流行，但却是最让人害怕的疾病之一。狂犬病的英文名字 rabies 来自拉丁语，意思是"怒吼"，名副其实地刻画了一只口吐白沫的疯狗形象，它疯狂地撕咬人，导致可怕的症状，被咬者几乎必死无疑。尽管已经有了有效的疫苗，但目前在世界上部分地区，狂犬病依然是非常真切的威胁。

公元前 23 世纪，美索不达米亚起草了《巴比伦埃什努那法典》（Eshnunna Code of Babylon）。它规定：疯狗若是咬伤了他人，主人要付一笔赔偿金，以防导致他人死亡，大多数情况下是 40 舍客勒（古代货币单位）；如果受伤者是一个奴隶，则赔偿 15 舍客勒。进入 21 世纪，为了确保家养的动物都已接种疫苗或者在进入无狂犬病的国家之前实施过隔离检疫，国家颁布了各种严格而且成本高昂的规定。在这中间的4000多年，各个国家都在拼命地理解、控制和预防狂犬病。在关于狂犬病的故事中，有灼知的洞见、看不见希望的死胡同、了不起的科学发现以及全世界的恐惧。

疯狗的撕咬

早在古代美索不达米亚、印度、希腊和罗马，被患有狂犬病的疯狗咬过的后果可谓尽人皆知。人们没有治愈的办法，被咬伤后没有生还的可能。在古代世界，人类狂犬病是人们对病因认识最为清楚的致命疾病，即被携带狂犬病病毒的动物咬伤所致。那么，最初疯狗或其他患有狂犬病的动物又是如何变疯的呢？对于古希腊和古罗马的医生来说，疾病的"体液学说"（humoral doctrine）也适用于狂犬病，即人体是由四种"体液"构成的——黑胆汁、黄胆汁、黏液和血液。当四种体液处于平衡时，人体就能处于健康状态。但如果体液失衡，就会出现疾病。事实上，所有的因素都会干扰平衡。由于冷、热、中毒、应激或者因为吃尸体，动物的"体液平衡被打破"，之后就会发生狂犬病。下一个谜题就是，患有狂犬病的动物咬人后是如何传播疾病的。

公元1世纪，罗马哲学家、作家塞尔苏斯将"病毒"（virus）一词和狂犬病联系在一起。在拉

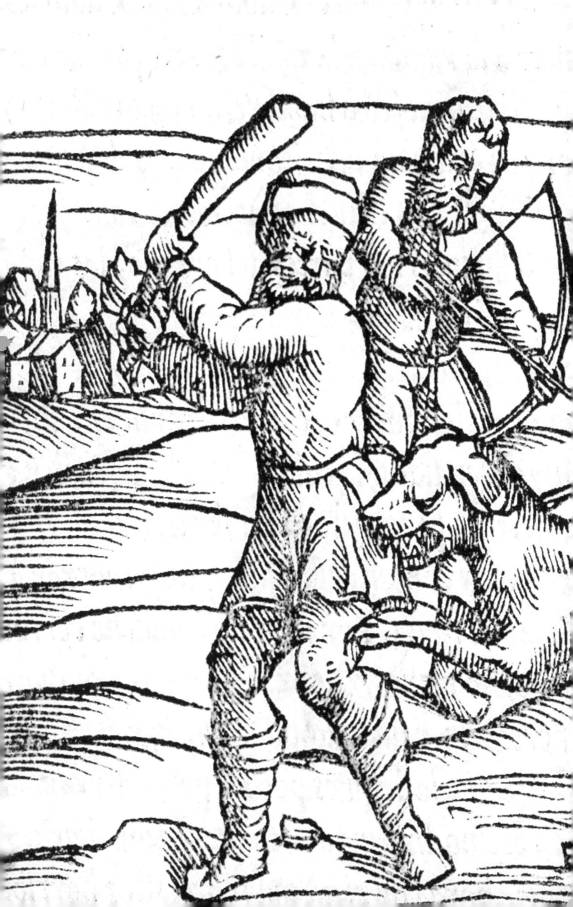

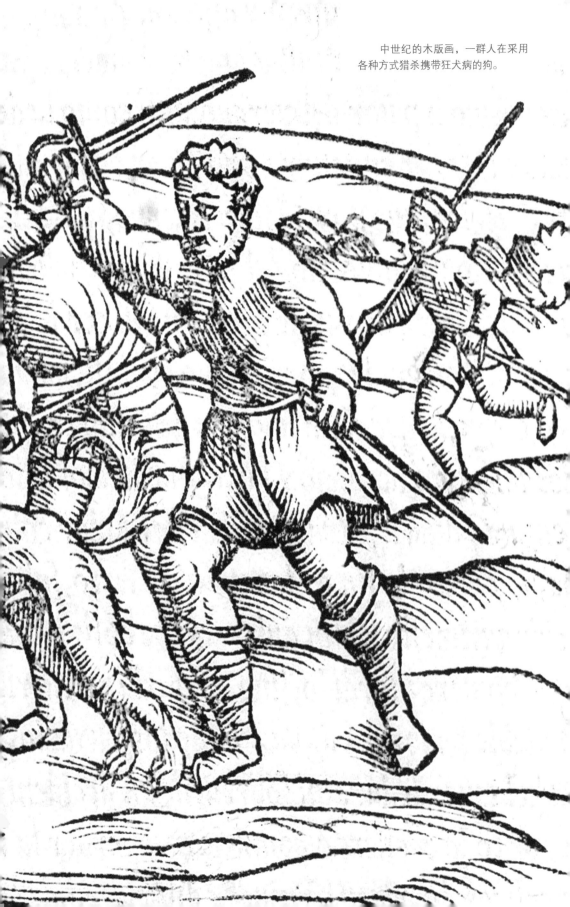

中世纪的木版画，一群人在采用
各种方式猎杀携带狂犬病的狗。

丁语中，virus 的意思是"微小而且有毒的东西"。塞尔苏斯认为，如果有人被患有狂犬病的狗咬伤，"必须用拔罐的杯子把病毒吸出来"。塞尔苏斯虽然这么做了，并且为它取了恰当的名字，但直到 20 世纪 30 年代，才真正地用电子显微镜看到了病毒（只有在活细胞内才能复制的微生物）的存在。

　　在很多个世纪中，古人对狂犬病的看法一直占据主导地位，并且一直被其困扰和迷惑。有些人（正确地）把病毒范围缩小为狂犬病动物咬人时"有毒的"唾液。1735 年，一位匿名作者在《伦敦杂志》上发表文章称，狂犬病是经由"微小的粒子或精气与唾液混合"，通过伤口进入到"神经汁"，

　　晚期狂犬病症状，绘于 1872 年。在 1000 年的时间里，为了预防狂犬病的传播，各种法规被颁布。英国维多利亚时期的法律规定，在公共场所，所有的狗都必须戴上口套；若是没有戴口套，那警察便有权力将其枪毙。在其他地方，为了防止伤口被咬得过深，人们会把狗的牙齿挫短。

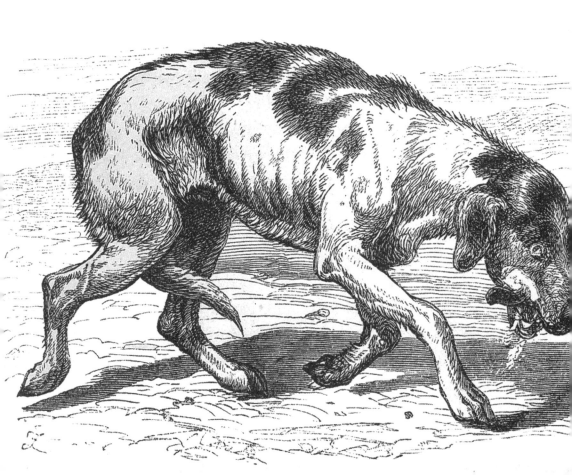

然后这些粒子会感染大脑。另外也有人（错误地）质疑疾病的物理实质，认为它致命的症状不过是想象和恐惧的结果。

治疗还是控制？

医生为治疗这种可怕的疾病尝试了各种办法，包括给病人使用药物、催泻催吐、放血，用滚烫的烙铁烧灼伤口，让病人跳入大海中，采取电休克治疗，让病人吃疯狗的肝脏，但无不以失败告终。在韩国，用猫作为主要成分做成的药来治疗狂犬病，这种想法大概来自狗毒要用猫药来医。法国医生约瑟夫－伊尼亚斯·吉约坦（Joseph-Ignace Guillotin，1738—1814 年，guillotin 有"断头台"的意思）曾试图做一些实验，让"疯"狗来咬死刑犯，然后在他们身上试验各种治疗方法。不过，这一设想并没有得到实施。

因恐惧而治疗

1885 年 7 月，法国化学家路易·巴斯德（现代细菌学的创始人之一）的实验终于改写了控制狂犬病的故事。在法国东部侏罗山脉的一个小村庄，当时 9 岁大的巴斯德目睹了一只患有狂犬病的疯狼在全村扫荡，咬了好几个人的手和脸，造成了多人死亡。这一经历让他对狂犬病产生了终生的恐惧，也是成千上万人共同的恐惧。到 1885 年，巴斯德已经成为享誉国际的科学家。他用疾病的"细菌理论"（germ theory，他证明导致腐败的是传染性的介质或微生物，而不是相反）取代了"自然发生说"（spontaneous generation）的旧理论（比如，认为腐败变质的肉是自然生成的霉）。他发现了一种从牛奶中消除微生物的方法（pasteurization，巴氏消毒法），并发明了抗击鸡霍乱和炭疽的疫苗。不过，还有一样东西是他下定决心要攻克的，那就是治疗狂犬病。

经过多年刻苦的工作，巴斯德及其团队在巴黎终于发明了一种用兔

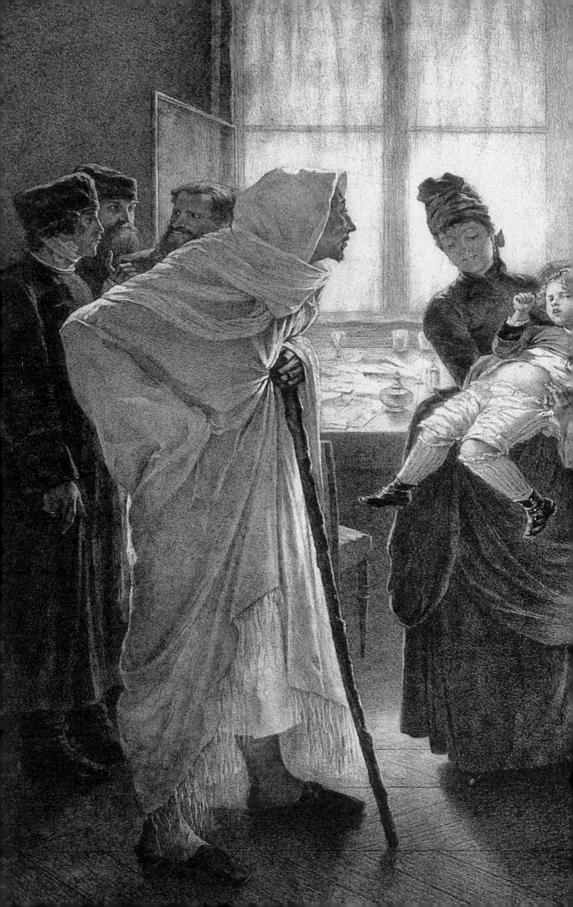

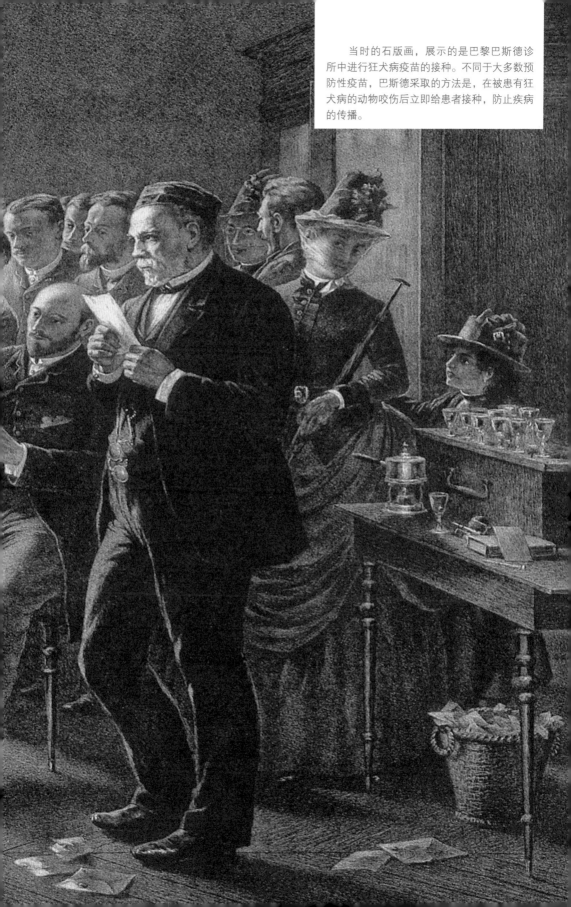

当时的石版画，展示的是巴黎巴斯德诊所中进行狂犬病疫苗的接种。不同于大多数预防性疫苗，巴斯德采取的方法是，在被患有狂犬病的动物咬伤后立即给患者接种，防止疾病的传播。

痉挛、怒吼与恐水

狂犬病的英文 rabies 来自古语。在梵文中，*rabhas* 的意思是"采取暴力行为"。希腊人用 *lyssa* 一词指代"暴怒"。在拉丁语中，*rabere* 的意思是"咆哮"，其形容词形式 *rabidus*，意为"愤怒的、怒吼的"，演变为 rabid。在法语中，狂犬病是 *la rage*（*rage* 意为"暴怒"）。这些词都描述了这种可怕疾病的症状。

狂犬病是由狂犬病病毒所致，这种病毒存在于患有狂犬病的动物的唾液中。被感染了狂犬病的动物咬伤或者舔舐了伤口，会传染狂犬病。病毒从入口部位进入，然后沿神经通路进入大脑。从咬伤或舔舐伤口开始，经过一段时间（即潜伏期，可能是从 9 天到 1 年多，不过通常是 3—8 周）后，狂犬病会表现出非常可怕的症状。从很多方面来讲，感染者的确是会"变疯"。他们会口吐白沫，变得恶狠狠和极具进攻性，出现抽搐、幻觉、极度口渴的症状，但当他们试图喝水时，喉咙处的肌肉又会发生严重的痉挛而无法进水；虽然他们迫切需要喝水，但还是一看到水就变得极其恐惧，之后会发生谵妄和癫痫。在中世纪的欧洲，狂犬病又被称为"恐水症"。最终，病人会陷入昏迷和死亡，通常是由于呼吸麻痹所致。迄今为止，在发生症状之后存活下来的病例可谓屈指可数。

子干脊髓制备而成的疫苗，并发现这种疫苗在患有狂犬病的狗的身上是有效的。但它在人身上是否有效呢？1885 年 7 月 6 日，一个名叫约瑟夫·迈斯特的小男孩被从阿尔萨斯（法国东北部地名）送到了巴斯德这里，他被一只患狂犬病的狗咬得非常严重，送他来的是他焦急万分的母亲和疯狗的主人西奥多（Théodore Vone）。所有人都认为小男孩活不成了。巴斯德和两位医生给男孩进行了接种，10 天接种了 12 次，后来他活了下来。

因为这个孩子的死亡在所难免，尽管感到深深的不安——大家可以想象，我还是决定在约瑟夫·迈斯特身上试验一下这种方法，毕竟之前在狗身上实验一直都很成功。

——路易·巴斯德，
1885 年 7 月如此描述其接种狂犬病疫苗的意图

同年 10 月，巴斯德成功地为另一个男孩进行了接种，即让 – 巴蒂斯特·朱毕（Jean-Baptiste Jupille）。他是一位 15 岁的男孩，来自巴斯德的家乡侏罗区。他在保护其他孩子躲避一条疯狗的时候被严重咬伤。巴斯德的疫苗取得了初步的成功，但医学界对他这种实验性的疫苗仍然持怀疑和批评态度。巴斯德自己也不得不承认，尽管他怀疑狂犬病的传染源是"极

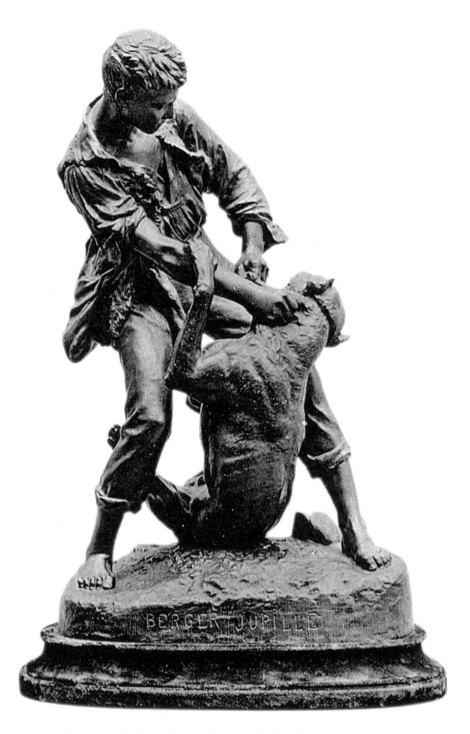

图中，让－巴蒂斯特·朱毕在与患有狂犬病的狗做斗争。这位 15 岁的牧羊童是
细菌学先驱路易·巴斯德 1885 年用狂犬病疫苗拯救的第二个人。

小的微生物"，但他并没用当时的显微镜观察到这种微生物。巴斯德发现的狂犬病疫苗和100年前爱德华·詹纳发现的天花疫苗（参见第17章）一样，是基于直觉、试错和纠错的结果；直到几十年后，科学家才真的"看到"致病的病毒，理解它是如何作用的。

巴斯德的狂犬病疫苗不同于我们今天所熟悉的多数疫苗。注射它并不是为了预防狂犬病，而是为了治疗狂犬病。在被疯狗咬伤后，狂犬病会经历漫长的潜伏期，这意味着在该阶段可以防止症状的发生。1886年，38名俄国农民被患有狂犬病的狼咬伤后，经过从俄国到巴黎的长途颠簸，乘坐火车来到巴黎寻找巴斯德的帮助，注射疫苗后35人的性命都被挽救了。

1888年，一个新的科学研究中心在巴黎成立，为了纪念巴斯德的伟大成就，该中心被命名为巴斯德研究所。约瑟夫·迈斯特来到研究所，当了看门人。1940年，法国沦陷后，因为无法阻止纳粹侵入研究所的地下室，即巴斯德遗体的埋葬地，迈斯特悲剧性地饮恨自杀了。

犬狂犬病

巴斯德的狂犬病疫苗在经过多番改良之后，被继续用于狂犬病的控制和预防，长达一个世纪。最近，更为安全和有效的暴露后狂犬病疫苗已被开发出来，针对高危人群的预防性疫苗同样开发出来了。被用于狗、猫、羊、牛和马的狂犬病疫苗也已出现。在世界上的部分地区，家养动物的狂犬病控制已经非常成功。比如，英国自1922年以来再未出现犬狂犬病。狐狸狂犬病曾经在欧洲大陆广泛传播，但自从针对狐狸的口服狂犬病疫苗（装在鸡头中，在农村进行分散）引入以来，其发病率在近几十年一直都在显著下降。

早瘫性狂犬病

并非所有感染狂犬病的病狗或其他动物都会表现出骇人的症状，诸如口吐白沫和恐水症。早瘫性狂犬病是狂犬病的一种类型，会让动物或人类焦躁不安，并逐渐发展为运动失能。要想躲开患有狂犬病的动物，我们要严密观察它们诡异的行为，不论是被"暴怒的"还是"麻木的"动物咬到，人都可能会丢掉性命。

在西欧、中欧和东欧国家，包含俄罗斯联邦，每年报告的狂犬病死亡病例不足 50 例。1981 年，拉丁美洲设立了犬狂犬病控制项目，人类狂犬病死亡病例已下降 84%，在 21 世纪初仅报告 56 例。在全世界范围内，每年有 5000 万只狗接种狂犬病疫苗，尽管在非洲和亚洲的部分地区，狗的狂犬病疫苗接种覆盖率仍然较低（30%—50%），不足以打破狂犬病的自然传播循环。

人类感染狂犬病且死亡的数量依然居高不下。每年有超过 1000 万人接种暴露后疫苗，估计全世界每年有 5.5 万人死于狂犬病。大多数人类病例都发生在非洲及亚洲的部分地区（主要是印度）；在这些地方，大多数人类死亡病例都是因为被狗咬伤之后没有接种或者无法获得暴露后疫苗所致。

野生食肉动物与吸血蝙蝠

尽管在说起人类狂犬病时，"疯"狗总是被指为罪魁祸首，但实际上，狗和其他家养动物本身被感染也是因为野生动物咬伤所致，比如狼、狐狸、豺、郊狼、浣熊、臭鼬和猫鼬。这些动物也可能会直接感染人类：比如，在南美洲，由于野生动物咬伤所致的狂犬病死亡比狗咬伤所致的要多。蝙蝠，比如澳大利亚的狐蝠和中南美洲的吸血蝙蝠都是狂犬病病毒的宿主。自 1985 年以来，欧洲（包括英国）、美国和加拿大一直都有蝙蝠狂犬病病例的报告。在北美，最常见的人类狂犬病死亡病例都是因为银发蝠感染所致。引起人们警惕的是，1996 年在澳大利亚几个狐蝠和蝙蝠的种属中发现了一种新的狂犬病病毒，与典型的狂犬病病毒相关但不完全相同，已造成两例类似狂犬病的人类死亡病例。

和其他存在于野生宿主身上的很多疾病一样，打破传播循环绝非易事。野生动物在跨越国界时不需要遵从于检疫。我们主要的建议是警惕任何行为诡异的动物，远离狐蝠和其他蝙蝠；如果有怀疑，那就学习约瑟夫·迈斯特，寻求早期治疗为好。

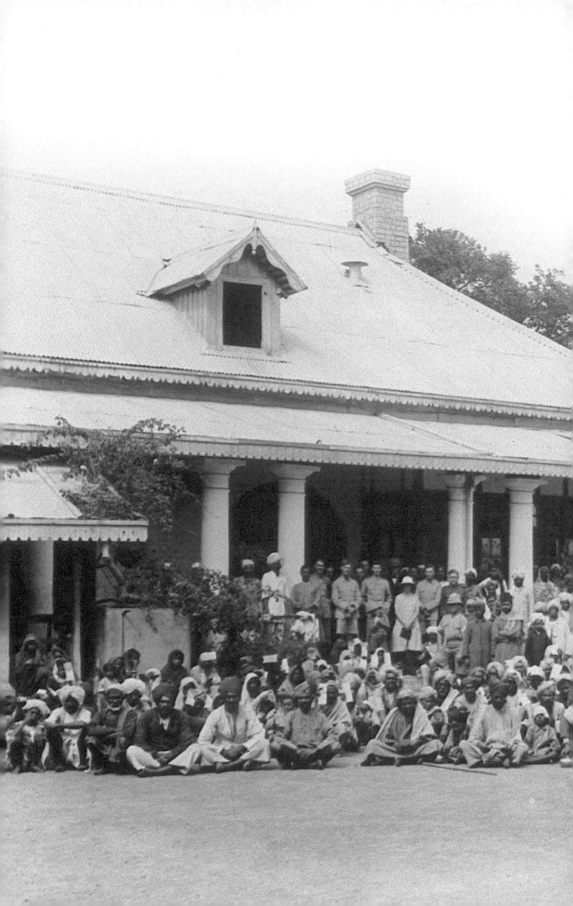

1910 年，摄于印度巴斯德研究所，病人站在医院接种室外。尽管医院会制备多种疾病的疫苗，但在很多年中，它因为治疗狂犬病而得名，当地人都把它叫作"疯狗"医院。

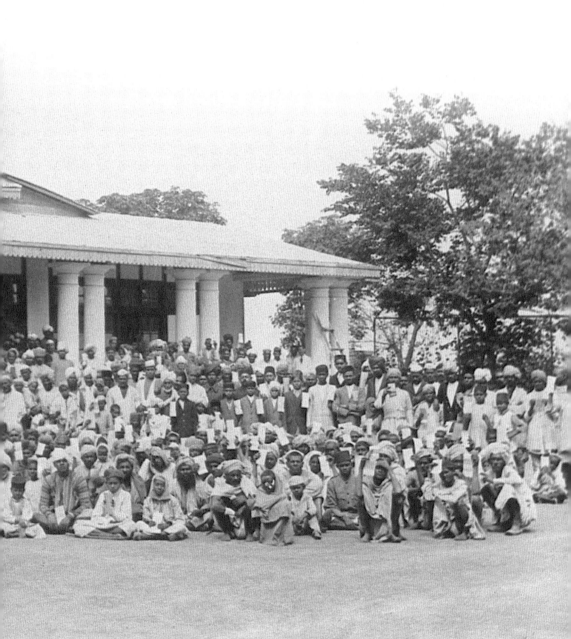

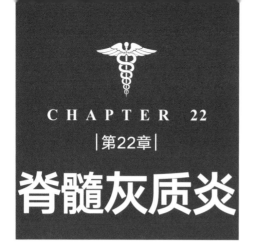

CHAPTER 22

|第22章|

脊髓灰质炎

在逾一个世纪中，脊髓灰质炎是一种使很多人落下残疾的疾病，特别是儿童。它是病毒所致，经由未洗净的手或者被污染的食物和饮水从人到人进行传播。多数情况下，感染后只会发生轻度的疾病；但有些情况下，病毒会侵入中枢神经系统，导致肌肉萎缩和麻痹。它的全名叫作 poliomyelitis，因为是脊髓灰质的炎症；在希腊语中，polios 的意思是"灰色的"，myelos 的意思是"物质"。脊髓灰质炎可能是一种古代疾病，但直到 19 世纪末，该病的流行才引起人们的关注。最早的脊髓灰质炎疫苗开发于 20 世纪中期，随着大规模的接种，全世界脊髓灰质炎的发病率已急剧下降。

1916 年夏季，在纽约市的布鲁克林，一个小孩病倒了。她呼吸急促，上气不接下气。她绝望的父母不知道是哪里出了问题。深夜，他们找来了

人事表

公元前 1400 年　一块埃及石碑上刻着一位年轻的神父，他的一只脚短一些而且畸形，这是脊髓灰质炎的典型表现。该病可能与人类历史一样古老，但早期描述非常之少。

公元 1789 年　英国外科医生、药剂师迈克尔·安德伍德（Michael Underwood, 1736—1820 年）对脊髓灰质炎进行了最早的临床描述，称之为"下肢衰弱"。

1831—1835 年　据记载，最早有关脊髓灰质炎的流行发生在圣赫勒拿岛；之后在英格兰和美国暴发了几次小规模的流行。

1840 年　德国医生雅各布·冯·海涅（Jacob von Heine, 1800—1879 年）认为脊髓灰质炎是一个临床实体。他称之为"小儿脊髓麻痹症"。

19 世纪 90 年代至 20 世纪初　斯堪的纳维亚和美国的新英格兰地区发生了进一步流行。

1908—1909 年　奥地利生物学家、医生卡尔·兰德施泰纳（Karl Landsteiner, 1868—1943 年）将脊髓灰质炎病人的脊髓提取物注入猴子体内，然后成功将病毒转移到另一只猴子体内，从而发现脊髓灰质炎具有传染性。

1916 年　在纽约市的洛克菲勒医学研究所，西蒙·弗莱克斯纳（Simon Flexner, 1863—1946 年）描述了他和同事在显微镜下观察到的脊髓灰质炎病毒，是"无数跳动的亮点，没有确定的尺寸和形状"。

1916—1917 年　据记载，世界上最严重的脊髓灰质炎发生在美国。仅在纽约市即发生 9000 多例，而全国共有 2.7 万例病例，其中 6000 例死亡。

1921 年　富兰克林·罗斯福（Franklin D. Roosevelt, 1882—1945 年）感染了脊髓灰质炎。

1927—1928 年　美国波士顿哈佛公共卫生学院的菲利普·德林克（Philip Drinker, 1894—1972 年）和路易斯·肖（Louis Shaw, 1886—1940 年）发明了一种密封箱，可以把空气从行动不便的脊髓灰质炎病人体内压入或压出。1928 年，波士顿儿童医院的一个小女孩是第一个使用"铁肺"的病人。多年之后，铁肺投入商业化生产。

20 世纪 20—50 年代　在美国和其他工业化国家，大规模的脊髓灰质炎流行开始定期发生。

1933 年　伊丽莎白·肯尼（Elizabeth Kenny, 1880—1952 年）在澳大利亚的汤斯维尔开办了第一家脊髓灰质炎诊所。她照顾脊髓灰质炎病人的方法包括物理治疗和热疗。

1938 年　富兰克林·罗斯福建立的国家小儿麻痹症基金会，是美国第一个依靠公众募资运营的公共卫生机构。每年举办"一人一毛钱运动"（March of Dimes）进行筹资，这一活动取得巨大成功，从 1938 年到 1962 年共募得约 6.3 亿美元。

1942 年　修女肯尼研究所在美国明尼苏达州明尼阿波里斯市成立，由伊丽莎白·肯尼担任负责人。

1948—1949 年　美国马萨诸塞州波士顿市儿童医学中心的实验室中，约翰·恩德斯（1897—1985 年）、托马斯·韦勒（Thomas Weller, 1915—2008 年）和弗雷德里克·罗宾斯（Frederick Robbins, 1916—2003 年）在人类非神经组织中成功培养了脊髓灰质炎病毒，为疫苗的研发铺平了道路。

1952 年　在美国宾夕法尼亚州的匹茨堡，乔纳斯·索尔克（Jonas Salk, 1914—1995 年）在国家小儿麻痹症基金会的资助下，在志愿者身上（包括他自己、实验室工作人员、他的妻子和孩子）检验了他发明的脊髓灰质炎灭活疫苗。

1954 年　在美国，索尔克疫苗在近 180 万学龄儿童身上进行了检验。

1955 年　在索尔克试验宣布成功之后，索尔克疫苗获得许可。不过，在臭名昭著的"卡特事故"中，近 20 万人被注射了由加利福尼亚的卡特实验室生产的索尔克疫苗。该"疫苗"后来被发现包含具有毒性、未灭活的脊髓灰质炎病毒：7 万人感染患病，200 名儿童瘫痪，10 名儿童死亡。随后在美国引发了巨大的争议。

1961—1962 年　继苏联等地成功开展临床试验之后，美国科学家阿尔伯特·沙宾所制备的减毒疫苗在美国及其他泛美卫生组织成员国被广泛应用。由于沙宾疫苗是口服而非注射给药，因此很快就基本取代了索尔克疫苗。

1979 年　美国发生最后一例由"野生的"脊髓灰质炎病毒地方性传播所致的致瘫脊髓灰质炎，之后发生的病例要么是从外国引入，要么是疫苗所致。

1988 年　由各国政府、世界卫生组织、扶轮国际、美国疾病控制中心和联合国儿童基金会牵头的全球脊髓灰质炎消除倡议启动了在 2000 年之前消灭脊髓灰质炎的运动，这是到目前为止规模最大的公共卫生倡议。

1994 年　美国被认证已消灭脊髓灰质炎；此后，西太平洋地区和欧洲地区分别在 2000 年和 2002 年宣布消灭脊髓灰质炎。

2003 年　全球脊髓灰质炎病例的数量从 1988 年的 35 万例下降到 2003 年的不足 700 例。

2007 年　世界卫生组织称，现在是根除脊髓灰质炎最佳的时机，但它在尼日利亚、印度、巴基斯坦和阿富汗等热点地区依然是地方性流行病。

当地的医生。医生握着孩子的手，摸她的脉搏。她高烧不退、神志不清而且疼得厉害。她的两条腿开始失去所有的感觉，而且不能动弹。她躺在床上，完全浸在汗水中，有气无力，甚至几乎没有生命的迹象。医生要送她去医院进行治疗，她的父母手足无措地让医生把孩子带走了。她的所有体征和症状都与脊髓灰质炎相符，当时这种病叫作"小儿麻痹症"，正值1916—1917 年世界上暴发最严重的小儿麻痹症流行期间，而她是几千例病人中的一员。

小儿麻痹症

1916 年，诊断为"小儿麻痹症"就意味着毫无希望、无药可医，而且原因不明。很多儿童夭折了，还有一些得在医院里住上好几个月。除了等待和观察，人们无能为力。至 1917 年，纽约共发生近 9000 例小儿麻痹症患者。有些病人留下了终身残疾，约 2400 人死亡，其中大多数是儿童。很多幸存者在"铁肺"中度过余生（通常是短暂的余生）。

政府部门应对脊髓灰质炎流行的方式，让人联想到几个世纪之前的腺鼠疫流行。道路设置了障碍，载有 16 岁以下儿童的车辆不准进城。有些富裕的家庭逃到乡下避难，但也有很多试图逃离的人被赶回城里。在城市的贫困地区，"小儿麻痹症病院"被隔离起来，四处张贴起警示性的布告，"瘸腿跛足"的儿童被强制性地转移到隔离医院中。疑似携带者的猫、狗一律被放逐或杀戮；公共场所一律关闭或禁止出入；移民家庭遭到指责和孤立。整个夏天，为了控制住这场神秘的疾病，整个城市都飘散着消毒液的味道，官员们也在不遗余力地改善城市的卫生状况。

肮脏、疾病与危险的家蝇

从 1916 年到 1917 年，整个美国发生了 2.7 万例小儿麻痹症，逾 6000人因此而死亡。几乎所有病例都是 5 岁以下的儿童。每个美国人都被恐

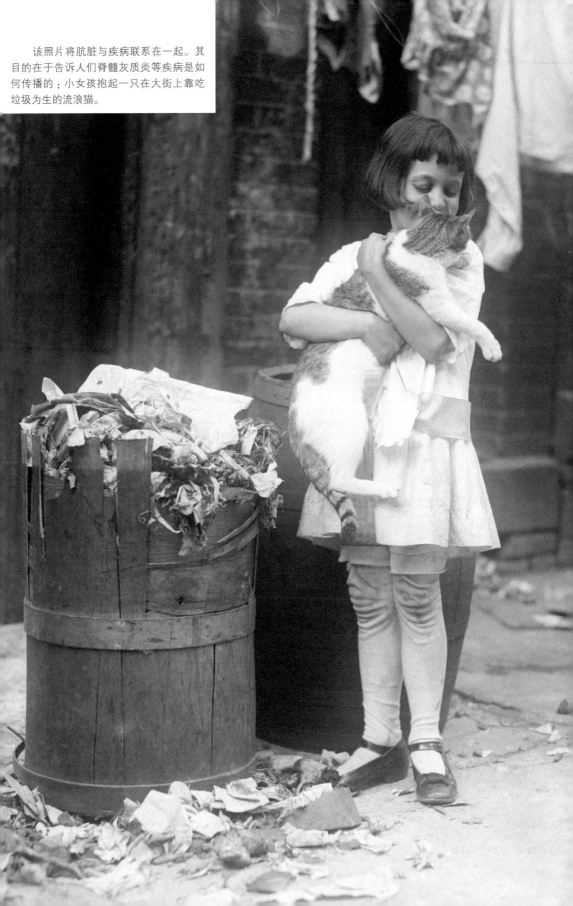

该照片将肮脏与疾病联系在一起。其目的在于告诉人们脊髓灰质炎等疾病是如何传播的：小女孩抱起一只在大街上靠吃垃圾为生的流浪猫。

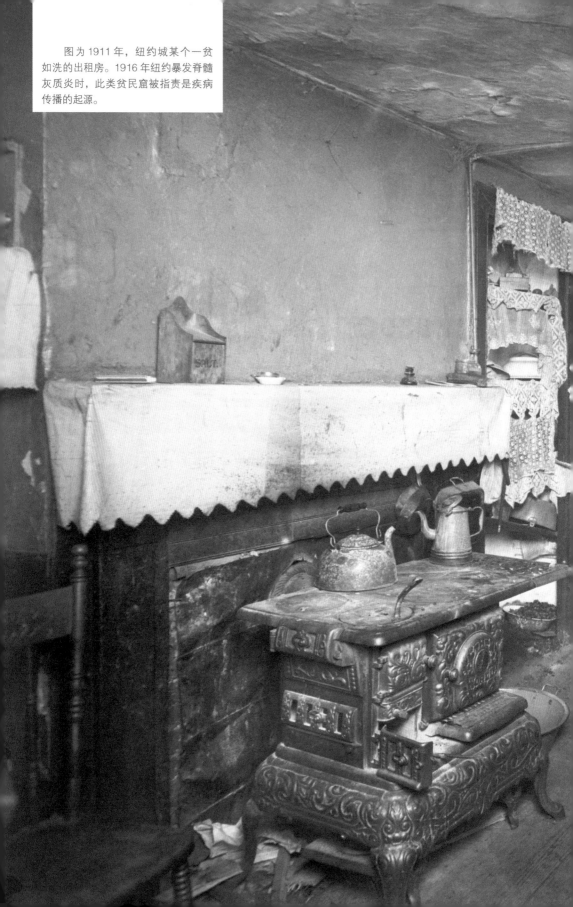

图为 1911 年，纽约城某个一贫如洗的出租房。1916 年纽约暴发脊髓灰质炎时，此类贫民窟被指责是疾病传播的起源。

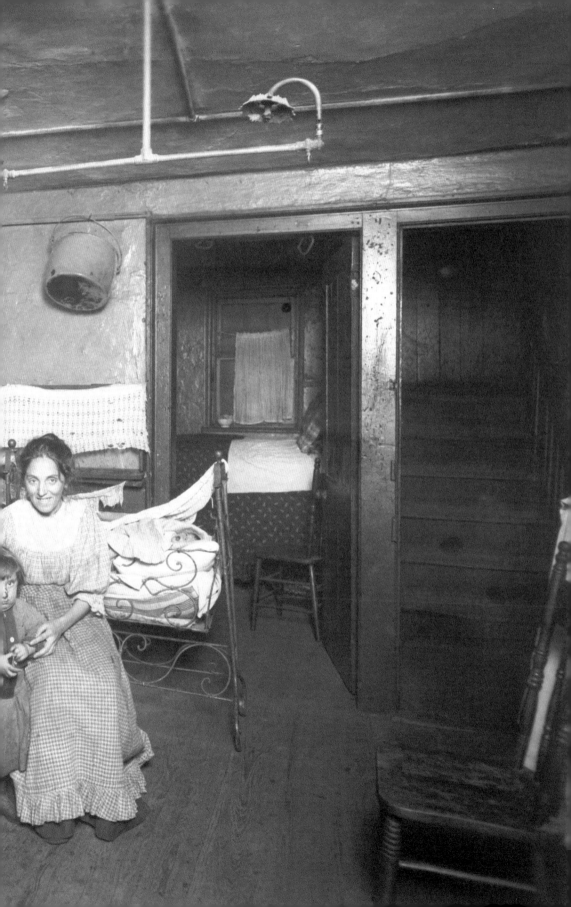

在我进去的屋子里，唯一的窗子不仅被关得死死的，还用抹布把所有的缝隙都堵上了，就是为了不要让'病'进到里面。你可以想想这个黑漆漆、脏兮兮的屋子会是什么样子；婴孩们都打着赤膊，不穿衣服，身上湿漉漉、黏糊糊的，就好像在油里浸了一下一样，苍蝇们趴在他们身上不肯离去……

——1916 年纽约流行小儿麻痹症期间，一位社会工作者的一封信，后刊发在纽约报纸上

惧、慌乱和失望包围了。这是一种骇人的疾病，似乎只会侵袭年幼的儿童，并且后果十分惨重。小儿麻痹症似乎已经存在了几个世纪之久，但由于一些无法解释的原因，仅在过去百年左右的时间才变成了严重的问题（参见文本框"脊髓灰质炎谜题"）。

在 1916 年，没有人知道疾病是如何传播的。它究竟是通过空气还是通过水和食物传播的呢？人们一筹莫展，不论是医学家还是普通百姓。人们将原因归罪于夏季水果、冰激凌、糖果、结肠中的蛆、昆虫、污水、垃圾、灰尘、有毒的毛虫、腐败发霉的面粉、被污染的奶瓶，甚至是被鸟蛛感染过的香蕉。也有人建议父母不要与孩子亲密接触，认为这种病可以通过打喷嚏、咳嗽、吐痰和亲吻传播。

在 19 世纪末 20 世纪初的美国和欧洲，小儿麻痹症一直是夏季的主要疾病。联想到霍乱、伤寒和其他"肮脏病"，医生们将小儿麻痹症与肮脏、不卫生的环境联系在一起，尤其是在闷热、气味难闻的夏天，这些状况更加明显。纽约暴发流行时，城市中一些较为贫困的区域、移民聚居区和贫民窟等都被当作疾病的发源地。1916 年夏，人们逐渐发现这种流行病对年轻人的打击最大，不论其富贵或贫穷，是长住居民或新近移民。

从肮脏与疾病之间的联系，人们想到可能是由于无所不在的家蝇将脊髓灰质炎的病菌从粪便携带到食物，从"肮脏的"移民区携带到"窗明几净"的殷实之家。19 世纪末 20 世纪初热带医学领域的发现，证实蚊虫、虱子、苍蝇和跳蚤都会传播疾病，像疟疾、黄热病、鼠疫、昏睡病和斑疹伤寒等。家蝇随处都在，无论是纽约街头的马粪堆上、垃圾桶上，还是婴儿身上和食物上，都能看到成群结队嗡嗡作响的家蝇。消灭家蝇成为当务之急。垃圾桶的盖子被封上，屋舍被挂上帘子，门窗紧闭，拍蝇大赛大张旗鼓地举

行，海报和宣传册也在警示人们，家蝇在威胁着纽约市的孩子们。

如今，我们知道家蝇能够携带 100 多种病原体。不过，脊髓灰质炎主要通过被污染的水、食物和不洁的手来传播。脊髓灰质炎肠道病毒被吸收后，会进入内脏。经粪便排出后，在卫生设施或卫生状况较差的地方，就会发生感染。这种传播通路被称为粪—口途径。大多数感染脊髓灰质炎病毒的人只会轻度发热，或者不会表现出任何症状，但会成为携带者（20 世纪初在瑞典观察到第一例健康携带者）。1916 年纽约的抗脊灰运动——包括隔离检疫、清洁和消毒等，引发了巨大的绝望和不安，但回头来看，有些措施也绝非无稽之谈。

> 我们要传一个福音。我们需要让全美国每个人都认识脊髓灰质炎，所有没有借口的忽视都应当摒除。
>
> ——富兰克林·德拉诺·罗斯福，1932 年

一位著名的脊灰病人

在少数情况下，病毒会经过肠道进入血液，然后侵入中枢神经系统（大脑和脊髓）并对神经系统造成严重的破坏，进而导致肌肉无力、偏瘫，有时甚至是死亡。在 20 世纪头几十年，找到一种治疗"小儿麻痹症"患者的办法与理解它的病因一样困难重重。有些医生建议对患肢进行按摩和锻炼，也有些医生建议应当打上石膏绷带或者穿上护具，并建议长时间卧床以防止身体发生畸变。

脊髓灰质炎谜题

脊髓灰质炎让人很不解的一点是，为什么所有的感染者中只有 1% 会瘫痪，而 85%—90% 的人没有任何症状，另外剩下的感染者只会有轻度发热。脊髓灰质炎的严重性不同可能是因其不同毒株的毒性不同，遗传因素的影响，或者疾病潜伏和发病初期肌肉活动是否过度所致。

另一个谜题是，为什么在 20 世纪上半叶，脊髓灰质炎会伴随着经济的繁荣和城市的清洁化而发生。脊髓灰质炎通过粪—口途径传播，该途径的盛行是不是因为卫生条件的改善所致，这显然是流行病学的一个悖论。有学者提出，在过去的 2000 年间，在恶劣的卫生条件下生存的婴儿和儿童总是暴露于这种疾病，他们可能只是发一场低烧，之后就拥有了长期的免疫力。当卫生状况和公共卫生改善之后，脊髓灰质炎退化为生活中永恒的存在，一旦它再次侵袭，儿童和青少年体内只有早期暴露于这种疾病而染上的一点病毒，因此他们的免疫力很低或者几乎没有。

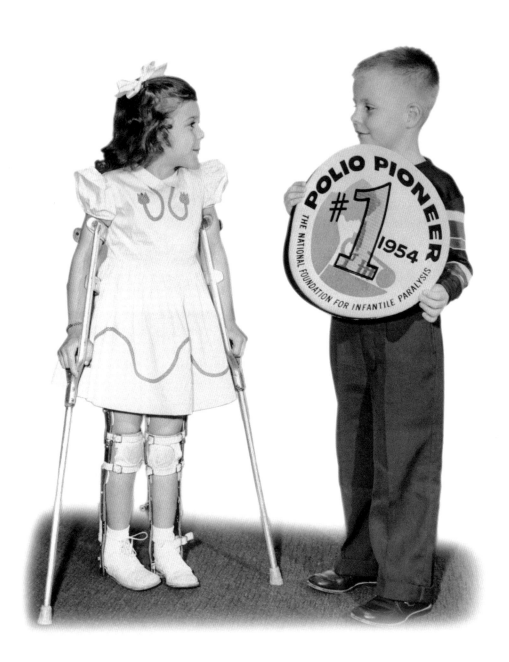

　　1955 年"一人一毛钱运动"的海报女孩、脊髓灰质炎患者玛丽·科兹罗斯基（Mary Kosloski），与美国第一个接种索尔克疫苗（1954 年春天）的兰迪·科尔（Randy Kerr）碰面。他们两人代表"一人一毛钱运动"的两个目标——治疗和治愈。

各种实验性的治疗方法也在医院中开展，包括腰椎穿刺和注射抗脊髓灰质炎血清等。家庭治疗和预防的办法简直无奇不有，从"蚯蚓油"到在公牛血中泡澡等各种各样的方法。

因患上小儿麻痹症而跛足的孩子，无疑让人十分心痛；而1921年夏天，一位声名显赫的纽约客患上了脊髓灰质炎：很明显这种疾病会侵袭任何一个人，不论你年龄有多大、地位有多显赫。这位病人就是富兰克林·德拉诺·罗斯福，民主党内冉冉升起的新星，后来连任四届美国总统。当时39岁的他正在新不伦瑞克省和缅因州之外的坎波贝洛岛（加拿大东南部岛屿）避暑。在1921年8月10日夜里，他忽然患上了这种病。

罗斯福活了下来，但终生都在与疼痛和残疾做斗争。1924年，佐治亚州温泉疗养院之行使他动了一个念头，就是把这座疗养之城变成脊髓灰质炎病人的水疗和康复中心。此外，他还把残疾人的需求放入政治议程。

"一人一毛钱运动"

从1933年担任美国总统到1945年去世，罗斯福肩负着很多重任，最重要的是将大萧条的不良影响降到最低，之后又领导着自己的国家安然度过了第二次世界大战。他还要与自己躯体的残疾做斗争，但这是他不想摆在公众面前的：据我们所知，他只留下了两幅自己坐在轮椅中的照片。尽管他一直隐瞒残疾，但他依然承诺要帮助那些和他一样的受害者。

开启罗斯福在温泉疗养院的个人使命的是1938年的国家小儿麻痹症基金会，其目标是"领导、指导与统一对抗脊髓灰质炎，这种杀戮和致残的疾病"。他在广播上发布倡议，号召每个人将10美分寄给总统，通过此方式，基金会很快募集到100多万美元。每年的"一人一毛钱运动"是这场运动十分响亮的名号，从1938年到1962年，共募得6.3亿美元。基金会为病人的长期护理做出了巨大的努力，同时也为脊髓灰质炎的研究和人们对其认识的提高提供了资金支持。其宣传影片《每天的战争》（*The Daily Battle*）中，有一个接近于无形的人物靠在一副拐杖上。这一形象通

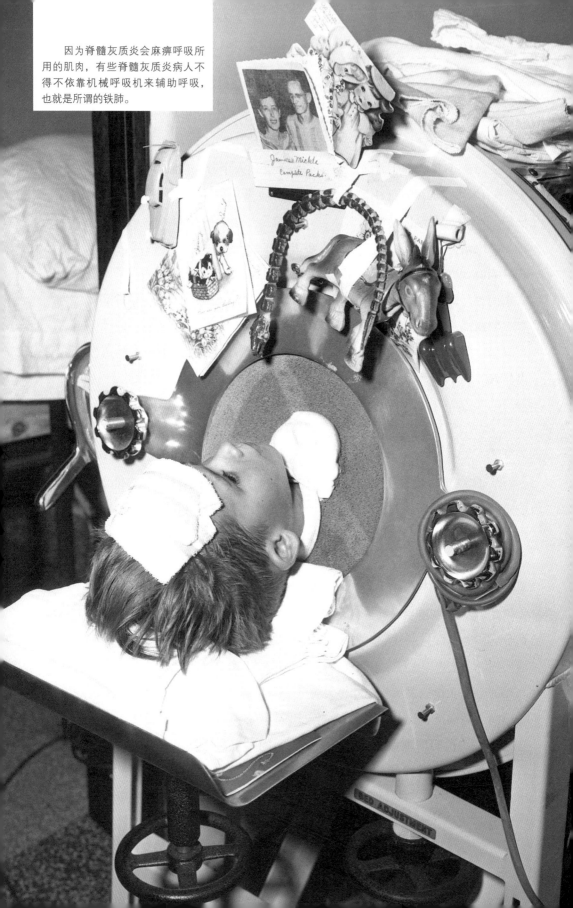

因为脊髓灰质炎会麻痹呼吸所用的肌肉，有些脊髓灰质炎病人不得不依靠机械呼吸机来辅助呼吸，也就是所谓的铁肺。

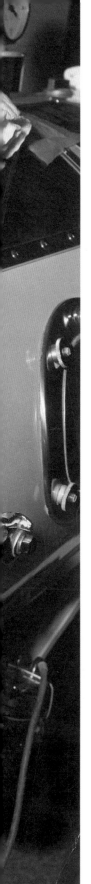

俗地叫作"跛子"，他慢慢接近大地，口中说着阴险但却真实的话语："我尤其喜欢孩子"。

铁肺

对于活动受限的病人来说，温泉疗养是一个不错的治疗方法。有些脊髓灰质炎幸存者受伤极为严重，其呼吸肌已瘫痪，存在严重的呼吸和吞咽困难，可谓命悬一线。20世纪30年代起，"铁肺"（一种大型、笨重和噪声巨大的机器）便是他们的呼

吸机。病人水平躺在铁肺里，机器通过挤压和拉伸胸腔肌肉让它们工作。对于有些患者来说，铁肺可提供暂时的帮助，让他们有时间恢复呼吸肌的功能。还有一些患者一生都要在充满了恐怖和孤寂的机器中度过。1952年，在丹麦的哥本哈根暴发了欧洲最严重的脊髓灰质炎流行，铁肺的短缺激发人们发明了另一种呼吸机。使用时，需要在病人的气管上做一个切口，然后用导管和橡皮袋来给病人通气。在整个流行过程中，大约1500名医学生用"橡皮袋法"来帮助他们呼吸，耗费16.5万小时挽救了很多小孩子的生命。

修女肯尼

铁肺、气管切开术、拐杖、腿固定器、夹板和石膏绷带都被用来固定病人，限制其患肢的使用。在20世纪30年代，修

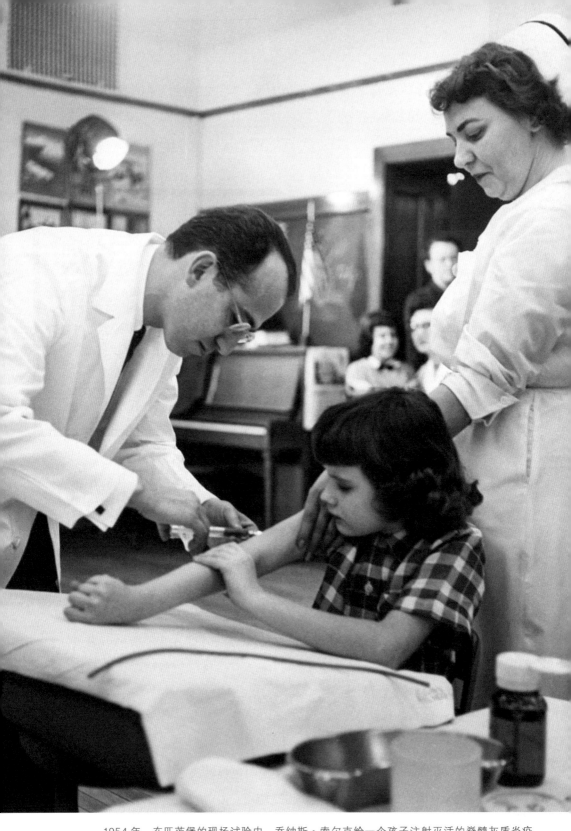

　　1954 年，在匹茨堡的现场试验中，乔纳斯·索尔克给一个孩子注射灭活的脊髓灰质炎疫苗。不过该疫苗后来被沙宾的口服疫苗取代，这种灭活的脊髓灰质炎疫苗，至今仍被一些国家使用。

女伊丽莎白·肯尼——澳大利亚一位颇具传奇色彩和端庄华贵的女士，想到了一种方法可以让脊髓灰质炎的幸存者重新站起来。"肯尼法"借助物理和心理学手段，靠肌肉热敷、患者的乐观和意志来实现。对于一些幸运的病人来说，这种方法有效，使得他们能够再次使用残疾的双腿，这几乎是一个奇迹；也许仅仅是用拐杖走路，但还是让他们的生活如释重负。直到去世之前，修女肯尼的方法都是颇具争议的，她的秘诀是"提醒大脑，别忘了如何走路"。

双疫苗记

1952 年，修女肯尼去世的那一年，美国再次遭遇到严重的脊髓灰质炎流行。大约 5.8 万人感染：3000 人死亡，另外 2.1 万人瘫痪。罗斯福"一人一毛钱运动"以及国家小儿麻痹症基金会所募集的资金几乎都被用来照顾这些幸存者。现在，研究一种治疗方法或疫苗的时机成熟了。尽管抗生素对细菌性感染的治疗带来了革命性的疗效，为病毒感染寻找治疗方法却未受到科学界的关注。我们可能会也可能不会有根治脊髓灰质炎的方法。但在 1955 年，美国第一个大规模的免疫试验取得了成功，超过 40 万名儿童接种了一种安全而且有效的疫苗。

发明疫苗的人是美国病毒学家乔纳斯·索尔克，他在一夜之间成为国家英雄。他的疫苗是灭活的脊髓灰质炎病毒，通过注射接种，在双盲试验中对近 180 万名儿童进行了检验，一部分接种了疫苗，一部分接种的是安慰剂，其他孩子则作为对照。另一位美国科学家阿尔伯特·沙宾研制出一种灭活疫苗，采取口服方式，具有超越索尔克疫苗的一些优势。两种疫苗的支持者之间出现了激烈的竞争，成为医学史领域最大的纷争之一，各方似乎要将对手一命锁喉，甚至都不愿意和对方讲话。

沙宾在一系列受试者身上进行了试验，其中包括他自己的家人和联邦监狱中的囚犯，之后在苏联对几百万人进行了大规模的免疫接种。最后，在 20 世纪 60 年代初，沙宾的口服疫苗在大多数国家成为标准疫苗。在"沙宾

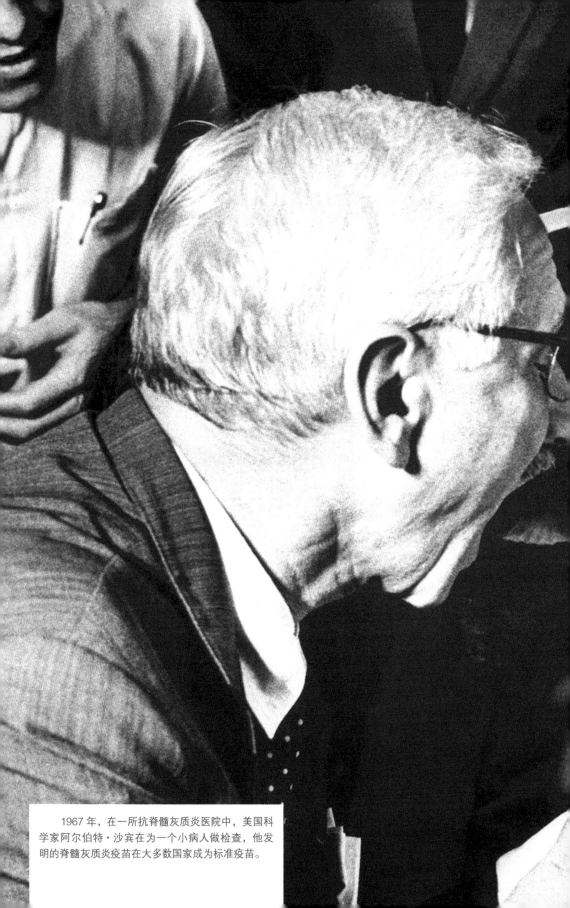

1967年，在一所抗脊髓灰质炎医院中，美国科学家阿尔伯特·沙宾在为一个小病人做检查，他发明的脊髓灰质炎疫苗在大多数国家成为标准疫苗。

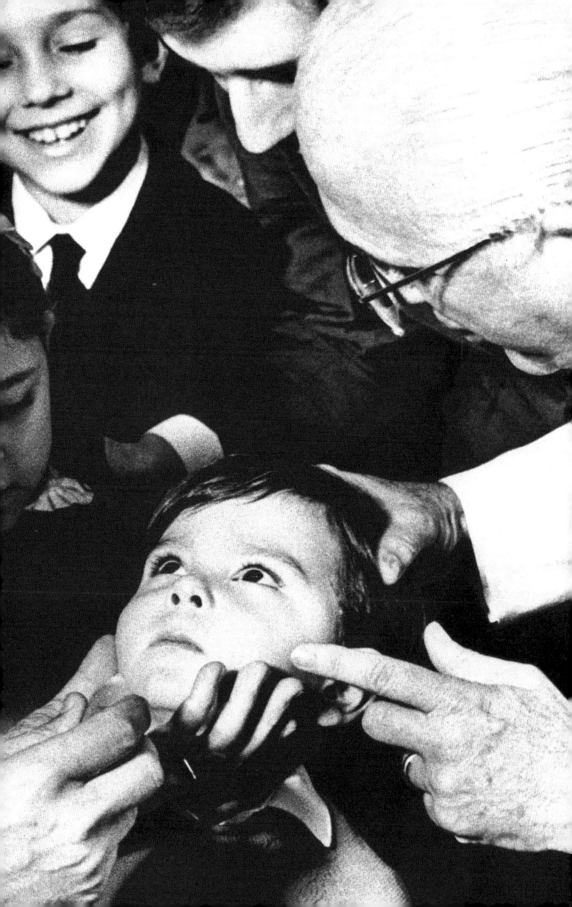

周日"（Sabin Sundays），大约 1 亿美国人免费接种了疫苗。之后，在西方世界，这种含有脊髓灰质炎活病毒的小小糖丸几乎将脊髓灰质炎彻底消灭。在未接种过的人群中有时还会暴发流行，另外还有个别是口服疫苗所导致的散在病例。

全球消灭的边缘

在西方大部分国家，脊髓灰质炎已经不再是地方性流行病，然而直到最近，它在非洲和亚洲的部分地区，依然是一个严重的问题。20 世纪 80 年代末，"野生"脊髓灰质炎在 5 个大陆的 125 个国家呈现地方性流行，

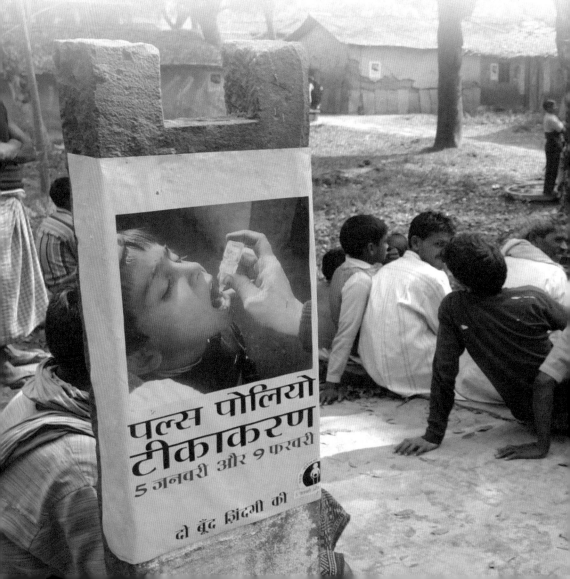

每天造成 1000 多名儿童瘫痪。脊髓灰质炎发病率最高的地区是印度次大陆，在加尔各答、德里和其他印度城市，瘸腿的小孩挂着拐杖沿街乞讨成为常见但触目惊心的景象。从那时起，全世界已经开始实施抗击脊髓灰质炎的国际合作。1988 年，继 1979 年天花被成功消灭之后（参见第 17 章），世界卫生组织在扶轮国际的启发下，通过了在 2000 年之前根除脊髓灰质炎的决议，目的是"让所有孩子都不必再知道会让人变瘸的脊髓灰质炎"。除了国家和国际机构所赠予的资金，个人捐赠也及时提供了援助。自决议

2003 年，在一个印度村庄，村民通过木偶戏演出来告诉儿童什么是脊髓灰质炎。他们身后是一幅有关口服疫苗的海报，向其父母解释预防性治疗是怎么回事。

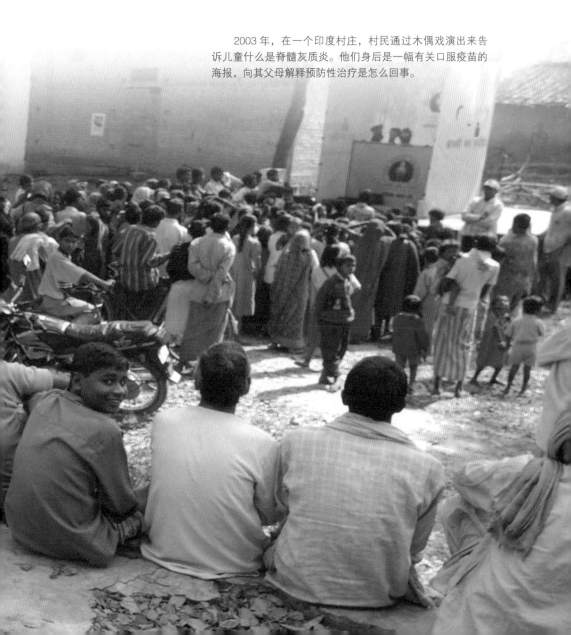

后脊髓灰质炎综合征

在没有疫苗之前，对于那些经历过脊髓灰质炎后存活下来但受累严重的病人来说，生活往往不过是痛苦的挣扎。一些脊髓灰质炎幸存者只能依赖长期的照顾，但很多人不得不用尽所有的气力来应对自己残疾的问题。让他们有一丝欣慰的是，脊髓灰质炎不同于多发性硬化和肌肉萎缩症，它不是一种进行性的疾病。

在 20 世纪 70 年代末，一种让人焦虑而且出乎意料的趋势开始出现。之前患过脊髓灰质炎的很多病人开始出现严重的疲劳、肌肉无力和一系列类似脊髓灰质炎的症状。之前借助手杖和拐杖可以行动的患者，现在发现自己的行动严重受限。这被叫作后脊髓灰质炎综合征（post-polio syndrome，PPS）或脊髓灰质炎延迟效应（late effects of polio，LEP）。针对后脊髓灰质炎综合征，科学家给出了各种解释，不过似乎不认为这与病毒的持续存在有关。这种状况的存在依然是一个谜团。

通过以来，克服重重困难和巨额成本，全世界大约有 20 亿儿童已经接种了脊髓灰质炎疫苗，脊髓灰质炎的发病率已急剧下降。

尽管至 2000 年全球根除脊髓灰质炎的目标尚未完全实现，但它已经濒临在全球被消灭的边缘。在 4 个国家（印度、尼日利亚、巴基斯坦和阿富汗），脊髓灰质炎依然是地方性流行病，每年的新发病例已经下降到百例，而不再是数千例。如果消灭脊髓灰质炎仍然是人们关注的热点，那么该病的完全消除是可能的，我们只希望"跛子脊灰"将不再是全球儿童的梦魇。

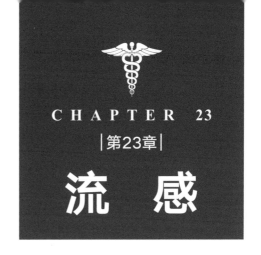

CHAPTER 23

|第23章|

流 感

流行型感冒通常被称为"流感",是一种感染性很强的病毒性疾病,主要累及上呼吸道。过去 500 余年的时间里记录了很多次暴发于冬季和春季的流感,但只有那些造成世界大流行的流感,也即在全球范围内流行的流感,方是给人们带来最大不解之谜的疾病。18 世纪,人们认为这种疾病的发生肯定是上帝的"影响"(influence),所以称其为流行性感冒(influenza)。1918—1919 年的大流行(即所谓的西班牙流感),在全球范围内夺去了 5000 多万人的性命,这是人类历史上单次疾病大流行夺取人类性命最多的一次。今天,世界各国都在焦急地等待是否一种新的毒株(即禽流感病毒株),会导致类似的全球性灾难。

1918—1919 年,世界各地的殡葬业者都忙着埋葬死于流感的人,这场"人类历史上最为重大的单次人口震荡"夺去了数百万人的生命,不祥的

大事表

儿歌在儿童口中传唱：

> 我有一只小鸟，
> 它的名字叫恩扎，
> 我打开窗户往外瞧，
> 飞进了流行性感冒。

所以，经常在我们感觉自己要生病的时候，我们会说"有点感冒"，甚至到最近几年，当发烧看医生时，他们也只能耸耸肩，说"只是有点病毒性感冒"。流感通常从人到人传播，主要是通过咳嗽、喷嚏或是触摸被感染的物品等途径。当流感发作时，人会感到非常难受，症状包括瘙痒、疼痛、高烧、头痛、咳嗽、咽喉疼痛等，但一般只需要服用阿司匹林，卧床休息一周，外加使用很多手绢，就会康复。然而某些种类的流感更为严重，甚至是致命的，例如 1918—1919 年大流行期间的流行性感冒。几个世纪以来，人们对这种疾病没有治疗的办法，也没有疫苗，甚至不清楚为何它能够如此迅速地蔓延，累及世界上这么多人，导致如此灾难性的后果。

"恒星的冲击"

1658 年 4 月，在刚刚经历过极其寒冷的冬天之后，世界上许多地方出现了一种

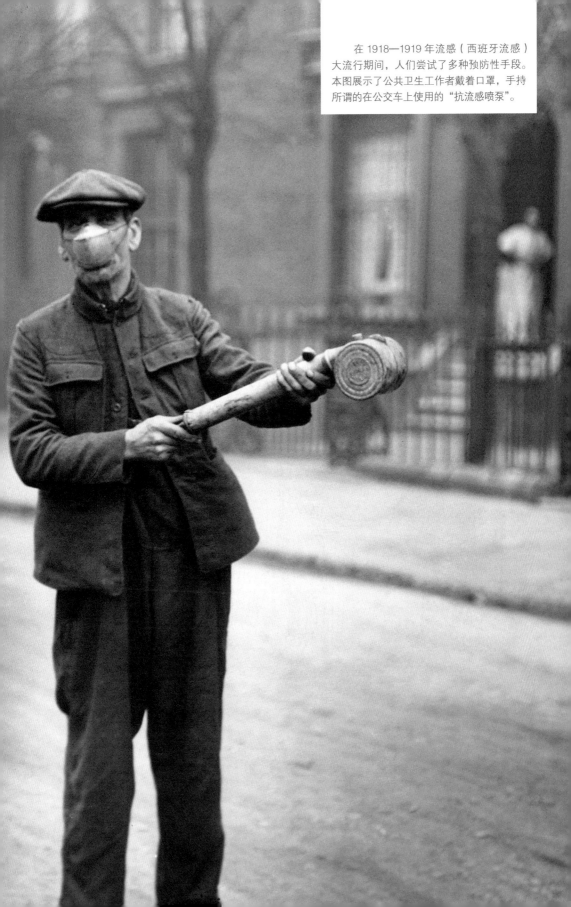

在 1918—1919 年流感（西班牙流感）
大流行期间，人们尝试了多种预防性手段。
本图展示了公共卫生工作者戴着口罩，手持
所谓的在公交车上使用的"抗流感喷泵"。

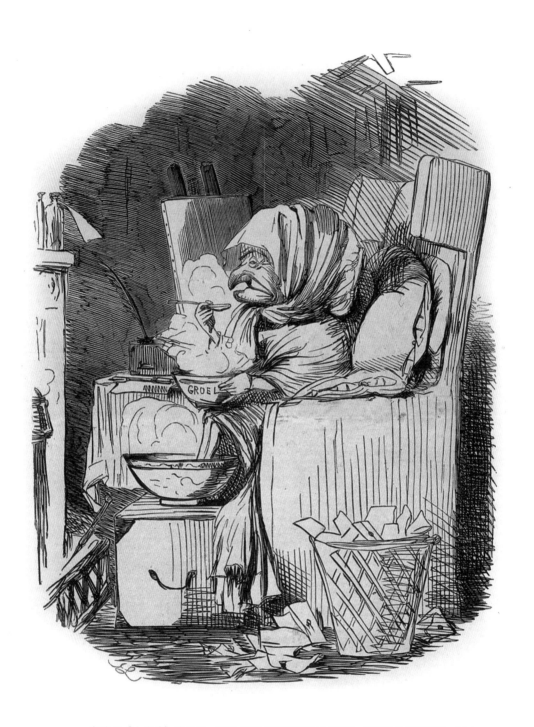

　　一幅名为《大流感》的漫画，出自 1847 年漫画周刊《笨拙》。笨拙先生得了流感，在火前裹着毯子，喝着稀粥，大声抱怨道："啊！你笑啊！小子！得了流感可没什么好笑的！"

"热病"。英国医师托马斯·威利斯（Thomas Willis, 1621—1675 年）说，这种疾病看上去好像：

……这是来自恒星的冲击，许多人都受到侵袭；在某些城镇，一个星期的时间内就会有 1000 余人同时生病。其特异性的症状包括顽固性的咳嗽，多痰，上颚、咽喉部、鼻腔严重的卡他症状；同时伴有发热温病，血管跳动和口渴、食欲缺乏、自发性疲劳、后背和肢体剧痛等症状……主要出现在体弱多病的患者或是衰老的男性患者中，他们都被这种疾病侵袭，不少人还因此而死去，但身体较为强壮健康的大多都痊愈了。

这种疾病传播范围十分广泛，据说"在一个月的时间内，几乎三分之一的人染上了同一种疾病"。1732—1733 年的大流行被称为"有史以来传播最为广泛的疾病"。它传播到欧洲每一个国家，尤其肆虐于美洲和加勒比海地区。苏格兰医师约翰·阿巴思诺特（John Arbuthnot, 1667—1735年）说："不管在哪里出现，疾病的症状都十分一致，这是该病最为显著的特征。"1781—1782 年，在短短 6 周的时间里，英国人口的四分之三被另外一次流行所感染，这次流行甚至传播到美国和世界其他地方。

这种传播"广泛"的疾病有很多不同的名字，例如"发热卡他或流行性卡他""时髦感冒""春季热"等。法国人将其称为 la grippe，意大利人给出了现在我们使用的名字：流感。实际上，似乎只有把它视为"来自恒星的冲击"，甚至某些上天带来的影响，才能解释为何这种疾病能够突然迅速地遍布全球。

一种神秘疾病

一些医生记录下疾病早期暴发的情况（大部分历史学家认为这很可能是流感），他们惊讶地发现，这种疾病总是容易感染老弱病残或是身体不太健康的人。无数的人染上了流感，可见该病没有"放过任何一个家庭"，也

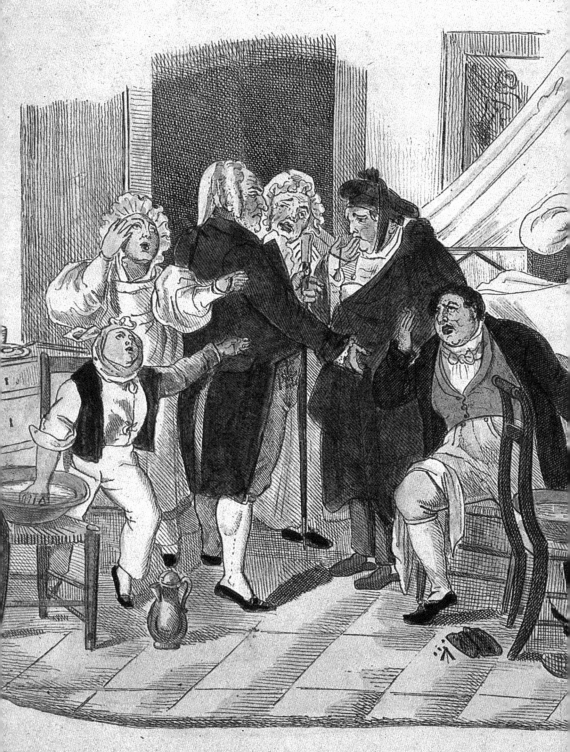

La Grippe

Sig Dottore quanto sangue? Otto

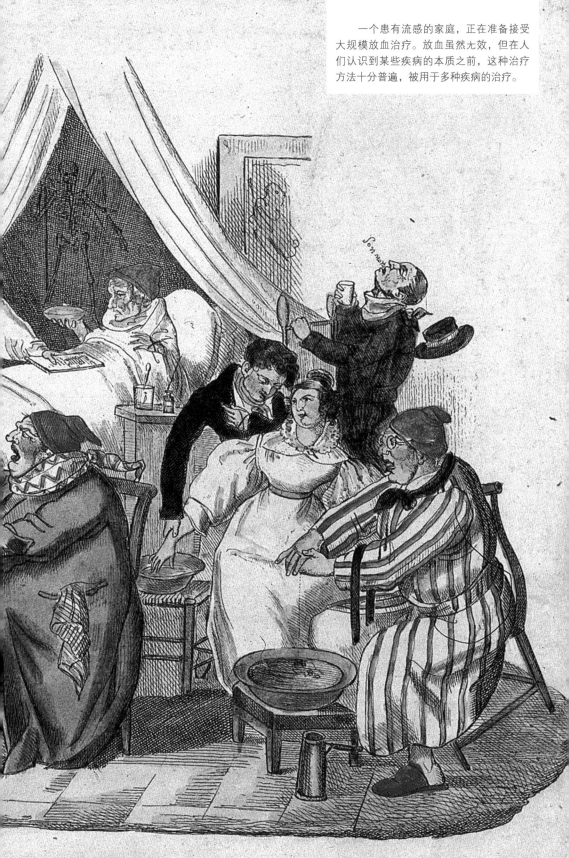

一个患有流感的家庭，正在准备接受大规模放血治疗。放血虽然无效，但在人们认识到某些疾病的本质之前，这种治疗方法十分普遍，被用于多种疾病的治疗。

可以看到这种感染通常只针对"患有慢性消耗性疾病的老年人，哮喘患者，身体瘦弱、多痰、身体肥胖、多血质的人群"，或是瞄准了最近患有其他疾病、刚刚发过烧的人群。健康强壮的人也会患病，但一般会痊愈。

19世纪，流感大流行再次席卷全世界。其中致病性最强、流传最广的一种流感是俄罗斯流感。这次流行于1889年12月出现在圣彼得堡，在接下来的春天中，使得数亿人患病。虽然整体死亡人数较高——仅仅在欧洲就有约25万人死亡——但对于患病人群而言，死亡率不到1%。只在老幼人群中出现了死亡。

我们不知道流感的历史有多长，但正是15—19世纪后期的流感流行或大流行，让我们开始关注该病的起源和传播模式；尤其是在今天，人们通过各种各样的快速交通工具在全球旅行的年代，对该病的正确认识变得更为重要。这些来去匆匆的流感给人们带来痛苦甚至死亡，尤其是对老年人群威胁很大，但整体看来，流感并不像天花、鼠疫等其他流行病那样令人恐慌。然而，1918—1919年发生的流感大流行推翻了这种观点，因为它夺去了数百万青壮年的生命。

被遗忘的疾病大流行

1976年，医学史学家阿尔弗雷德·克劳士比（Alfred Crosby）撰写了一本关于流感的书籍《1918年，流行病与和平》（*Epidemic and Peace, 1918*），随后重新发行时更名为《在美国被遗忘的大流行病：1918年流感》(*America's Forgotten Pandemic: The Influenza of 1918*)。这本书冷酷无情地让历史学家们回想起1918—1919年的流感，这是有史以来单次致死人数最多的一次流行。

14世纪中期的黑死病（可能是腺鼠疫和肺鼠疫两种疾病，参见第1章）在4—5年的时间内杀死了大约2500万人。1918—1919年流感（又称西班牙流感），在6个月的时间内杀死了上百万人。克劳士比和其他学者估计这一数字为2000万左右——比第一次世界大战导致的死亡人数还要

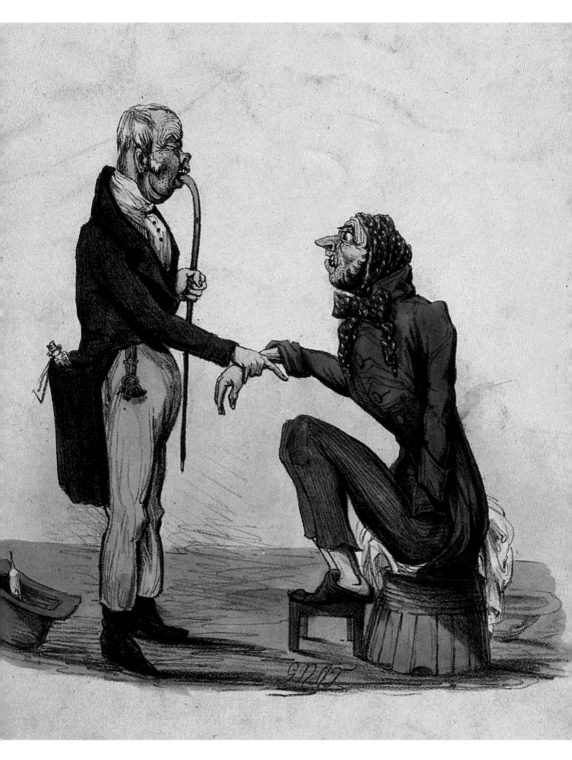

19 世纪 40 年代的石刻幽默漫画，注脚写道："你的流感怎么样了？你还有痰吗？
（expectorate）""有一饭一团（expect-to-ate）吗？我兜里连 6 便士都没有，哪里来的饭团？"

高。而且，超过一半的死亡人数出现在年龄20—40岁的人群中。此次大流感不仅杀死了年老体弱者，而且正中人口的心脏部分，即年轻人。克劳士比的著作唤起了其他历史学家深入挖掘过去流感大暴发历史的兴趣，尤其是针对1918—1919年流感大流行的研究。

在学术界和科学界之外，还有很多新闻媒体也开始将这次疾病流行称为"被世界遗忘的全球大灾难"。这次全球大灾难现在已成为热点新闻。面对当下的禽流感和其他重大流感的威胁，亟须历史学家再次研究历史上的疫病案例。实际上，现在有些人认为西班牙流感可能导致了5000万人死亡，某些人甚至认为死亡人数高达1亿。

在过去的一个世纪中，人们对于这场疾病流行的记忆是素描式的，而非蚀刻一般。历史学家们指出，许多人对于中世纪欧洲腺鼠疫的恐惧要大于对这场悲剧的恐惧，而这场悲剧中有数百万我们这辈人的祖辈和曾祖辈丧生：没有回忆录，很少有小说谈论这场伤心事，没有纪念活动，没有死者名单。与两场世界大战造成的破坏和残酷相比，这种最为致命的疾病几乎已被人们遗忘。

西班牙流感的暴发、传播和"消失"

最近对于1918—1919年流感的研究使人们揭示了很多新的事实和数字，并且从科学上证明了该疾病就是流感。但对于历史学家和病毒学家而言，这种急促、致命的暴发仍然有很多不解之谜。该疾病被称为西班牙流感，最初并不是出现在西班牙，而是因为当时西班牙不是第一次世界大战的交战国，政府没有对新闻报道进行审查，1918年5月疾病暴发以后，新闻界自由地报道了其影响，引起了人们的警觉。实际上，没人能够确定此病最初出现在哪里，也没人能够确定其传播途径。某些人认为它可能首先出现在法国盟军的军营中（在盟军军营中，英国人称之为"佛兰德斯感冒"或"化脓性支气管炎"，德国人称之为"暴发性卡他"）。还有一些人怀疑它最早于1918年春季出现在美国中西部的军营中，当时美军正在那

流感的多种名称

Una influenza 一词首先被意大利人所使用。拉丁语为 *influentia coeli*，意为"上天的影响"，人们认为天上某些行星和恒星的排列组合形状可能是导致这种神秘疾病暴发的原因。在 18 世纪中期，英语也开始使用 influenza 一词指代流感，法语称之为 *la grippe*。阿拉伯语中发音类似，为 *anfal-'anza*，意为"母山羊的鼻子"：当地人认为母山羊是该疾病的携带者。

到 1889 年俄国流感暴发时，许多人开始将地理名称与此种流行病联系在一起，某些情况下是人们认定的疾病首先出现的地方；其他情况下，仅仅是将其暴发的原因归咎于其他国家。1918—1919 年大流行，也被称为西班牙流感，主要是因为它在西班牙的流行肆虐没有被政府压制，使得世界各地都关注了西班牙所暴发的这种疾病。

在 20 世纪后半叶，科学家确认此类病毒会持续变异为新的病毒，所谓的流感暴发及其病原体更为复杂。有 A、B、C 三种病毒类型和许多亚型，例如 H5N1（代表第 5 型血凝素和第 1 型神经氨酸酶）。而血凝素和神经氨酸酶是此类病毒的关键组成成分。

里集结，准备赴欧参战。最近几年还有人提出，与近期禽流感类似，这种疾病可能起源自亚洲。

不论疾病的起源在哪里，1918 年 8 月下旬，第二波袭击从三个相距遥远的地方几乎同时出现：美国马萨诸塞州波士顿市、法国布列塔尼布雷斯特市、非洲西海岸塞拉利昂弗里敦市。这三个港口城市都有部队集结、运送物资到西线的任务。1918 年 11 月，双方签署停战协议，第一次世界大战结束时，该病已经像野火一样传遍了整个世界。不论是欧洲血腥的战场，还是南太平洋上孤零零的小岛，从北极圈到整个大洋洲，从热带地区到苔原地带，东西南北各个方向都有它的踪迹。它成为 20 世纪早期最可怕的"死神"，杀死了不计其数的士兵和平民，杀死了许许多多青年男女、健康的婴儿、孕妇和老人。

这场疾病几乎波及地球上的每个人，无数的孩子沦为孤儿或单亲家庭的孩子。印度是疾病流行最为严重的地区之一，有 1700 万—2000 万人死亡；在太平洋中部的西萨摩亚，1918 年 11 月和 12 月间，该地区 3.8 万人中有 7500 人死亡。整个疾病流行过程中，只有南大西洋上的圣赫勒拿岛和太平洋上新几内亚及若干小岛躲过一劫。可能是由于隔离措施十分严

第23章 流 感 365

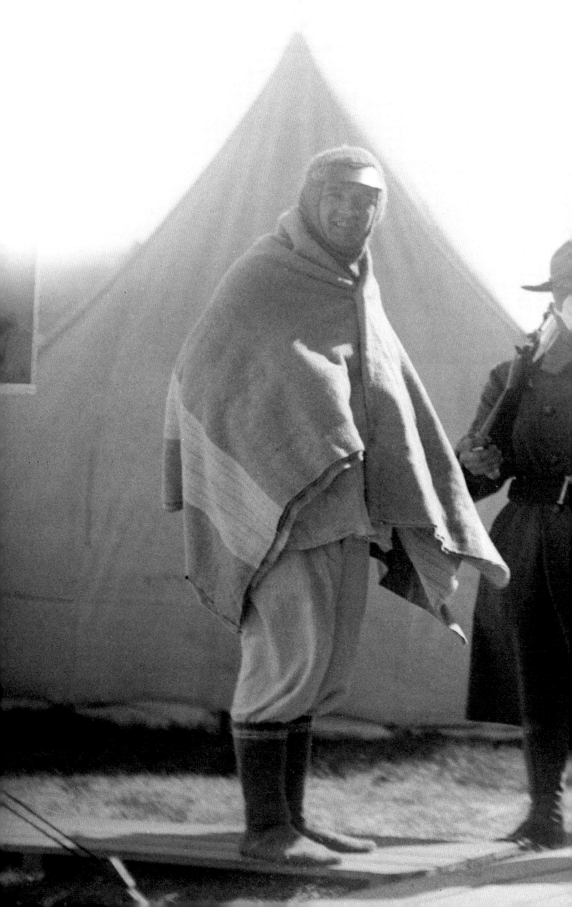

1918 年，许多美军基地都被流感肆虐。在缅因州劳伦斯军营专门建立了流感休养所，使患者能够呼吸新鲜空气。当时人们认为这种方法能够限制流感的流行。下图中间的士兵戴着口罩，避免被感染。

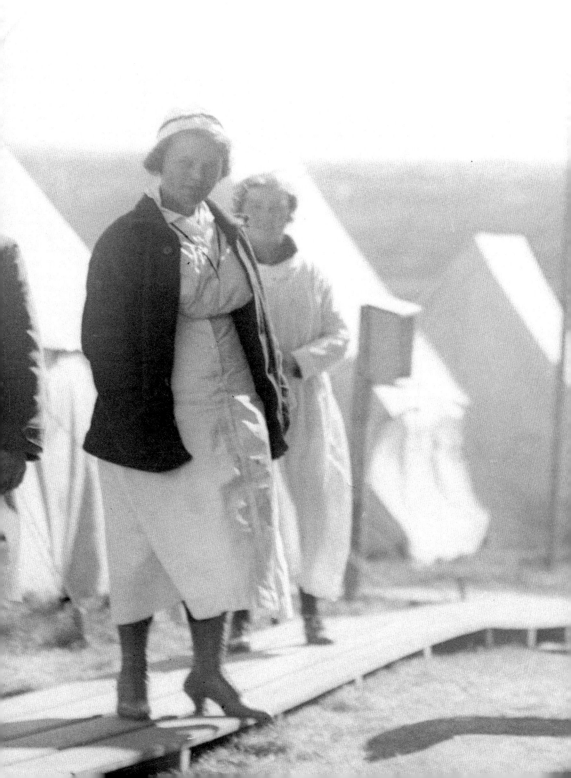

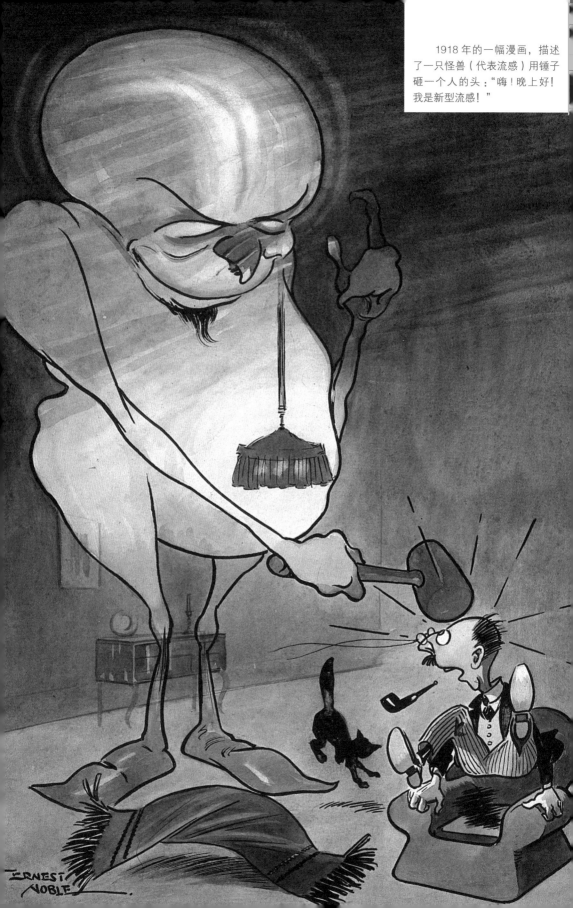

1918 年的一幅漫画，描述了一只怪兽（代表流感）用锤子砸一个人的头："嗨！晚上好！我是新型流感！"

格，澳大利亚的情况不像其他国家那么糟。

现代社会对于这种疾病的描述刻画出了一幅令人恐惧的画面。人们迅速死亡——通常是发病后 48 小时内死亡，某些患者就像是被自己的痰堵住窒息而死一般，肺里充满了液体。血沫不断从患者的鼻腔、耳朵和肺部涌出。某些人甚至是在路上行走时死去，在驾驶电车或公交车时倒地，或是一头从马上或马车上摔下来。在拥挤的军营或运兵船上，士兵们发热、陷入谵妄状态，身体迅速垮掉。殡葬业者需要 24 小时工作。医生和护士们也都很快被染上这种疾病，需要大量志愿者以应对该疾病和死亡带来的沉重负担。

为了防止疾病扩散，人们做了很多努力和尝试，尤其是在病情变得十

> 自从黑死病之后，再没有哪种疾病这样横扫过地球表面；可能也从来没有哪种疾病流行后被如此平静地接受。
>
> ——伦敦《泰晤士报》，
> 1918 年 12 月 18 日

1918—1919 年流感大流行导致养肺疗法等多种保健方法盛行。

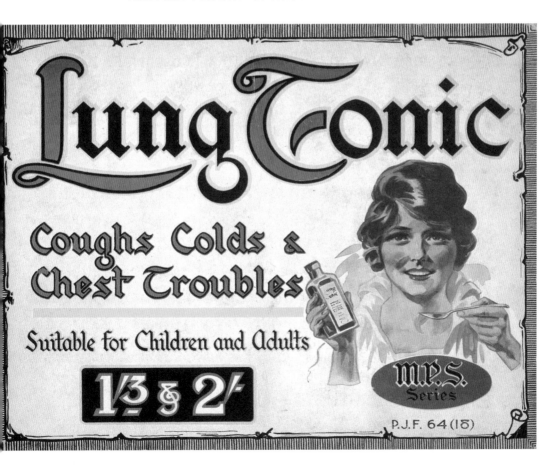

分严重时，包括防止公共场合人员密集，对街道、家庭住宅进行消毒，对饮水设备进行消毒，禁止随地吐痰和握手（在某些地区，这甚至成为一种会受到惩罚的不端行为），隔离船只，强调戴口罩等。某些地区出现了大量民间疗法，例如携带大蒜、硫磺、黄瓜、土豆等等，以预防感染，许多人对这种民间疗法进行销售，宣称"肯定能够治愈"此种疾病——实际上它几乎没有效果。

西班牙流感在 1918 年后期迅速暴发，流行于全球，并且在第二年冬天再次暴发，但 1920 年春季它消失了。据悉，死亡人数主要集中出现在不到 6 个月的时间里。全世界的反应包括最初否定这种疾病、审查新闻报道、宿命论，由于震惊而无所作为，迷茫及后来全世界共同努力试图"控制流感"。但由于种种不明原因，与过去其他主要流行病相比，该病带来的恐慌较轻微，可能是源于对它的恐慌被第一次世界大战所遮盖。只有凯瑟琳·安·波特（Katherine Anne Porter, 1890—1980 年）的作品《灰色马和灰色骑手》（Pale Horse, Pale Rider）记录了这段历史，而波特本人正是这场疾病的幸存者（参见文本框"为何 1918—1919 年流感杀伤力这么强？"）。1918—1919 年禽流感世界大流行迅速而神秘地消失了，就像它迅速而神秘地到来一样。

预防下一场流感大流行

20 世纪还有两场严重的人感染禽流感大流行（1957—1958 年和 1968—1969 年），以及若干次小流行（含部分季节性暴发）。在 1957—1958 年暴发的流感中，地球上三分之一的人口被感染，虽然死亡人数很多，但整体死亡率只有 0.25%。1968—1969 年的流感同样流行很广，仅仅在美国就有 3000 万人患病，不过幸运的是，最终死亡人数没有达到 1918—1919 年的规模。20 世纪 30 年代，科学家们最终发现流感是由病毒所致，虽然直到近些年才开发出抗病毒药物，但这两次流感暴发时，已经开始使用能够治疗继发性细菌性肺炎的药物。

40 年代，科学家们确定了流感病毒，并开始大量生产疫苗，同时他们也认识到疾病的复杂性。实际上，有人认为流感不是单一疾病，而是一系列快速变异的病原体所导致的疾病。有三种主要类型的病毒——A、B、

为何 1918—1919 年流感杀伤力这么强？

她躺在一个狭窄的壁架上，下面就是一个无底洞似的地窖……她爬回来后，疼痛也回来了，这种可怕的疼痛沿着她的静脉蔓延到全身，就像烈火一样，她的鼻腔里充满了腐败变质的恶臭，充满了令人作呕的烂肉和浓痰的味道；她睁开了眼睛，透过蒙在她脸上的粗白布看到了苍白的灯光，知道死亡的气息就在自己身体内部，挣扎着抬起了手……

这段话摘录自美国小说家凯瑟琳·安·波特的作品《灰色马和灰色骑手》，该书首次出版于 1939 年。波特是当时仅有的几位通过小说的方式记录当时人们对于 1918—1919 年流感大流行恐惧的作家；她的未婚夫死于该病，她本人也差点因此丧命。

与此前其他任何人类流感大流行相比，西班牙流感的症状更具有戏剧性。最糟糕的症状是淡紫色发绀，患者肤色变成紫色、黑色或蓝色。人们认为这种症状意味着患者会很快死亡，而该症状是由于双肺急需氧气所致。当时的医师想尽一切办法试图理解这种可怕的"紫色死亡"。

从那时开始，医生们试图给出（或排除）此次流感死亡率如此之高的原因。第一次世界大战和军队的行军，可能在这种病毒最初传播的过程中起到了关键作用。继发性细菌性肺炎（当时没有抗生素治疗该疾病）导致的相关并发症，或是强烈的免疫反应，可能是该病如此致命的原因。

最近几年中——部分是因为对于再次出现类似全球大流行的恐惧——科学家们开始搜寻过去的历史记录，检查保存下来的遗体组织，甚至开始发掘挪威和阿拉斯加永久冻土里的流感受害人遗体。这些证据提示，1918—1919 年的流感全球大流行可能是由于 A 型流感病毒中的 H1N1 病毒（一种变异后能够感染人的禽流感病毒）导致的。该病毒最初可能是从鸟类扩散到人类身上的，具有讽刺意味的是，有传言称是一种名为恩扎（Enza，与流感英文单词最后四个字母完全相同）的鸟传播了该病。

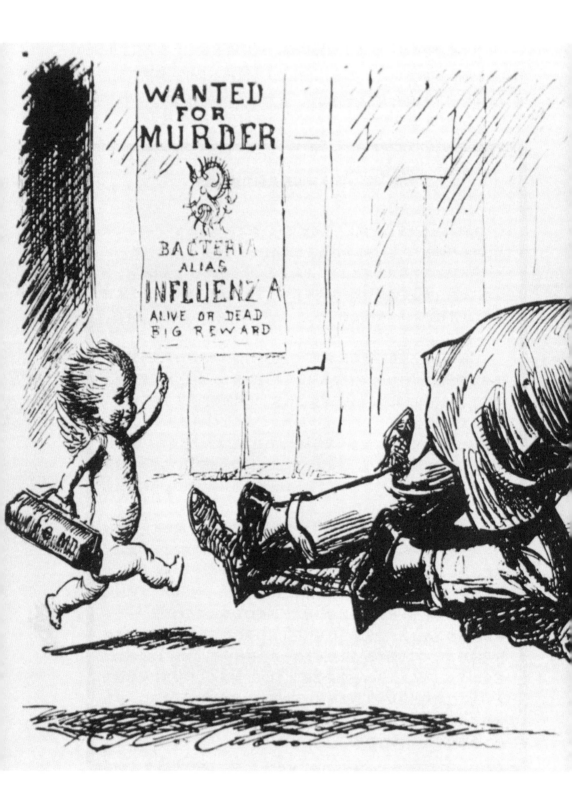

疾病图文史 ┃影响世界历史的7000年┃
Disease: The Extraordinary Stories Behind History's Deadliest Killers

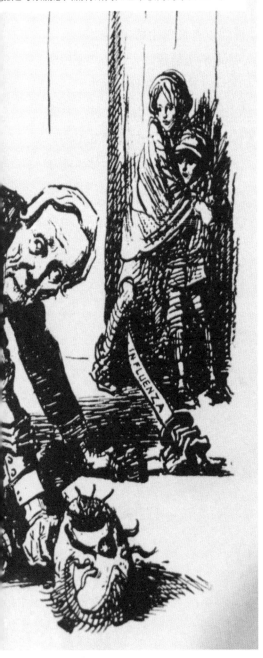

卡通图展示了 1918—1919 年流感大流行暴发时情景,当时人们以为该病是由细菌导致的。现在我得知流感是一种病毒性疾病,而继发性细菌性肺炎能是导致流感大流行期间死亡率较高的原因之一。

C 型。A 型流感是导致人类患病和流感大流行的主要原因。但也有很多亚型或不同类型毒株,一些为"轻度"致病,另外一些是"高致病性"或致命的。暴露于某种流感病毒不会使人们对其他种类的流感病毒产生免疫力,制药业试图制造疫苗时所面临的主要挫折之一,就是你永远不可能知道某一年会有哪种"新型"流感毒株出现。

国际上已经有专家试图确认、监测、追踪新的流感暴发事件,以便能够在流感季节到来之前,生产出足够、适当的疫苗,为易感高危人群接种。专家们也希望能够持续进行监测活动、能够提早做出预报,预防流感大流行再次出现。在过去的 20 多年里,科学家们审查了历史记录,认为目前很可能再次出现流感大流行,甚至是早就应该出现。世界各地卫生工作者都十分关心流感大流行是否会出现,何时会出现,是否会像 1918—1919 年的流感大暴发一样致命。

禽流感(H5N1)到来

过去几年里,焦虑情绪不断增长。1996 年,在某些大雁和鹅群中确定了一种新型流感病毒 H5N1，被称为禽流感病毒。起初人们并没有十分关注这种病毒，但 1997 年 5 月此病毒在中国香港活禽市场暴发，并传播给人类，夺去了 18 位患者中 6 人的生命后，人们开始给予了关注。行政当局采取果断措施阻断了疾病的暴发：对活禽市场进行消毒，禁止鹅、鸭交易，杀灭活禽，这些措施摧毁了香港整个活禽产业。

通过早期迅速采取果断手段，香港特区政府可能预防了一场禽流感的全球大流行。此后，科学家们又积累了大量关于流感复杂性的知识。几个世纪以来，人们一直知道不仅仅有人类感染流感，野鸟、活禽、猪、马和其他动物都会感染禽流感。现在科学家们认识到，鸟类或猪等哺乳类动物可能是某些种类病毒亚型的蓄水池，某些时候这些亚型在其宿主体内能和

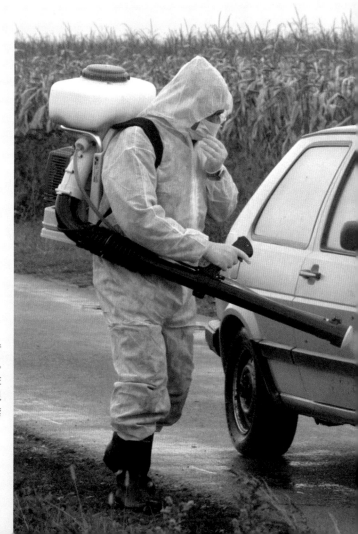

一名克罗地亚农业工作者对养鱼池附近的车辆进行消毒。2005 年，在克罗地亚东部农村佐丹茨（Zdenci）的野天鹅中发现禽流感。该国立即采取措施，禁止猎取、运输野禽和家禽。

平相处，但另外一些情况下会导致疾病。某些病毒在人体中是在呼吸道内复制，而在禽类中则是在消化道内复制，这样就会通过鸟类粪便和人类唾液、鼻腔分泌物等途径传播，很容易污染鸟笼、水源和鸟食等。

自 2005 年起，禽流感在家禽和野鸟之间的传播更为迅速，它对世界各地活禽饲养业来说无疑是巨大的打击。对于科学家而言，他们调查 H5N1 时所需要的知识有助于解释人类历史上的禽流感大流行；在流行过程中，水禽或家禽将病毒传染给人类，其中猪可能起到了中间宿主的作用。

这些知识也有助于开发新型禽流感药物，原则上这些药物可以治疗鸟类、猪或人流感。然而，即便有了这么多知识储备，还是没人能够确定杀

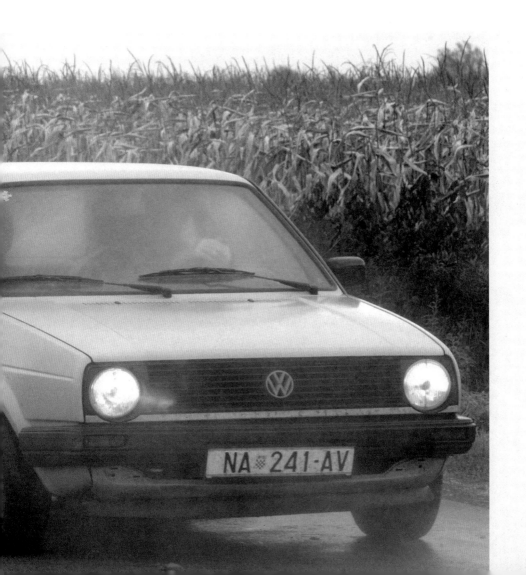

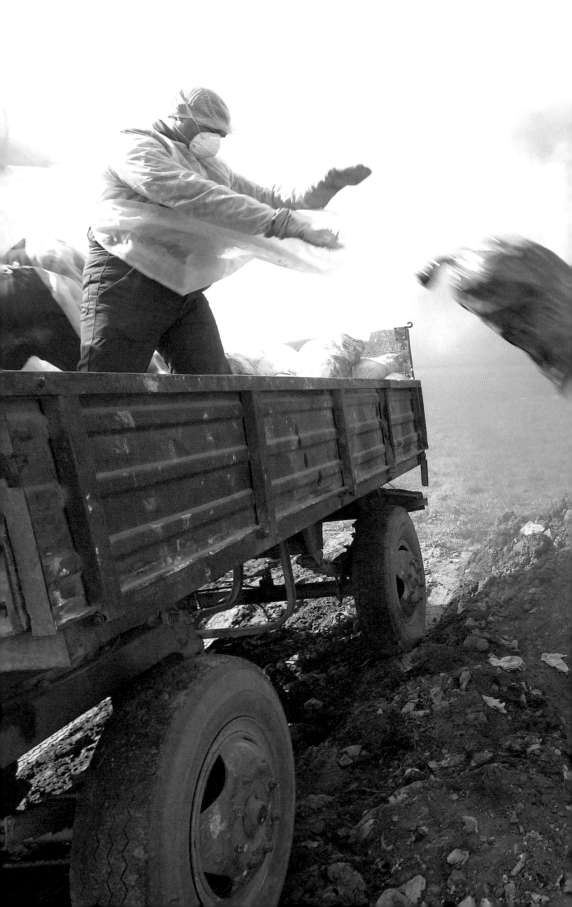

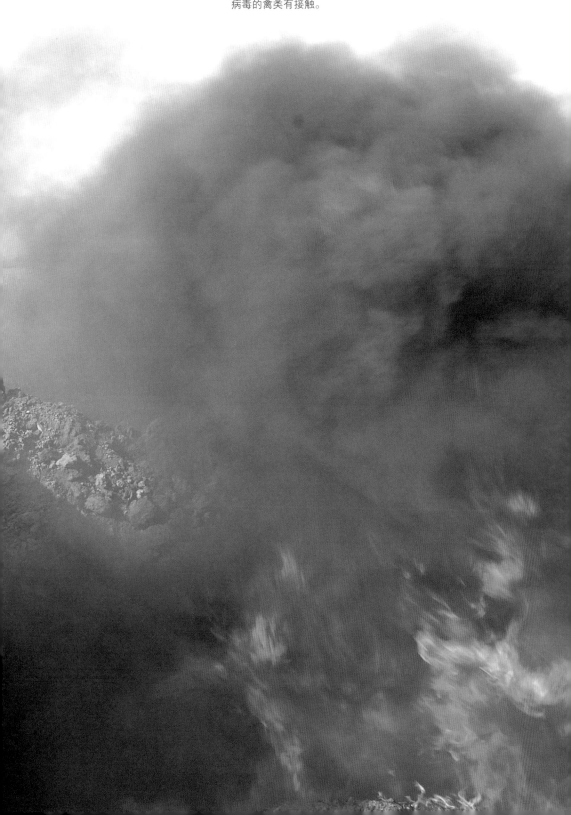

2005 年，一位罗马尼亚工人正在丢弃装满死禽的塑料袋。人们大量捕杀布加勒斯特东部农村疑似感染禽流感的活禽。H5N1 即禽流感，会导致人类肺组织的大量坏死。大部分的人死亡病例曾与感染该病毒的禽类有接触。

死野鸟、鸡、火鸡、鸭子的 H5N1 毒株将来会不会在人群中广泛传播和肆虐。

迄今为止，大约有 315 人感染了 H5N1 禽流感，其中 191 人因此死亡。大多数病例中，可能是由于人们与感染了 H5N1 病毒的禽类有接触，或是接触了其排泄物所致，目前还没有出现大规模的人传人的情况。但是，将来可能会出现两种十分可怕的情况。一是鸟类病毒进入人体后出现变异，更容易人传人，这样就会在全球迅速传播，就像"来自恒星的冲击"。二是如果某人感染了一种症状较轻的流感（"仅仅是流感"），随后接触感染了 H5N1 病毒，或另外一种潜藏在其家人或朋友体内的可怕流感毒株，两者重组混合，就会成为一种对人类而言十分致命的病毒。

当然，这些是最差的情况。我们有药物能够进行治疗，世界卫生组织和有关国家政府存储了大量奥司他韦（达菲）和瑞乐沙（扎那米韦）。共有 83 个国家 112 个流感中心组成的监测网络（世界卫生组织全球流感监测网络）密切监测着当前的局势。历史学家和科学家们共同努力，探索和认识人类历史上若干次流感大流行的神秘特征，尤其是 1918—1919 年那场几乎被人类遗忘的流感（其致病菌 H1N1，与 H5N1 在传播方式上有类似之处）。一旦发现家禽中有病毒感染，会马上对农场及农贸市场采取严格的隔离措施，同时会采取戴口罩、用消毒剂杀毒、对机场进行控制等措施（SARS 之后采取的措施，参见第 26 章），预防人类感染传播。人类发现 H5N1 已有十余年，这种病毒有时间和机会出现变异，跨过物种屏障，成为能够大流行的毒株，但目前该疾病还没有发展到这一步。

我们必须密切关注、耐心等待，希望那种叫恩扎的鸟不会再次造成流感大暴发。

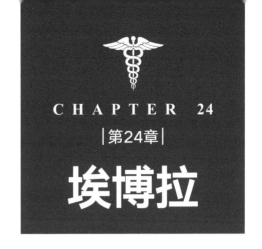

CHAPTER 24

|第24章|

埃博拉

埃博拉出血热（Ebola haemorrhagic fever，EHF），通常被简称为埃博拉，是一种具有高度传染性的病毒性疾病，也是最近几十年来出现的最为致命的疾病之一。1976 年，在非洲刚果民主共和国（前扎伊尔）埃博拉河流域首次出现人类病例，随后在撒哈拉以南的非洲若干国家中出现了疾病的零星聚集暴发。埃博拉病的主要特征是身体内外广泛出血，全部病例中有 50%—90% 是因为外科休克和呼吸暂停而死亡。埃博拉病毒接触者的发病风险极高，埃博拉病毒被归为"生物安全 –4"级的病原体，需要最为严格的实验室安全防护措施。目前，埃博拉病毒尚无有效疫苗或治疗方案，关于该病的来源有很多未解之谜。

1976 年 8 月下旬，在扎伊尔北部一个名叫扬布库（Yambuku）的偏远小镇，一位名叫马巴罗·洛克拉的老师开始发热。当地的教会医院以为他可能患

大事表

1976年 6—11月，苏丹有284人感染了埃博拉—苏丹型病毒，其中151人死亡。9—10月，疾病首次在刚果民主共和国（当时名为扎伊尔）暴发，受到广泛关注，共发生318例病例，其中280例死亡。

在英格兰波登当一个安保措施严密的实验室中，一名研究人员不慎被病毒污染的针头刺伤，几乎丧命。

1979年 苏丹出现第二次大暴发，共有34例，其中22例死亡。

1989年 在从菲律宾运送到美国弗吉尼亚州莱斯顿市的猕猴中，在隔离期间发现了埃博拉—莱斯顿型病毒。有4个人被检测出含有埃博拉—莱斯顿型病毒抗体，但没有患病。

1989—1990年 负责向美国运输动物的菲律宾灵长目动物实验室中，猕猴大量感染埃博拉—莱斯顿型病毒，致死率极高。

1990—1996年 在从菲律宾出口到美国弗吉尼亚州莱斯顿市和得克萨斯州艾利斯市的猕猴中，再次检测出埃博拉—莱斯顿型病毒。这种疾病似乎于1992年曾出现在意大利锡耶纳市。许多受到感染的猕猴死亡。

1994年 在非洲西部科特迪瓦共和国塔伊森林的猩猩群里发现埃博拉病例。一名对患病的猩猩进行解剖的科学家被感染患病。她随即接受治疗并痊愈。

1994年 加蓬丛林深处的金矿宿营地暴发埃博拉病毒。它被认为是黄热病，随即确诊为埃博拉病毒感染，此次暴发共出现52例病例，其中31人死亡。

1995年 在刚果民主共和国西部城市基奎特暴发埃博拉病毒，此次暴发可以追溯到一名曾在城市周边丛林里工作的人。此次流行通过家庭和医院接触迅速传播，共有315例病例，其中250人死亡。

1996年 加蓬猎人发现丛林里有一只死掉的黑猩猩，就分食了这只猩猩，这些人中有19人开始发病，其家庭成员中也有人发病，总计21人死亡。一名医生从加蓬到达南非约翰内斯堡，他在加蓬参加了对这些病人的治疗，受到感染，随后在约翰内斯堡入院接受治疗，最终这名医生康复，但有一名照顾他的护士感染了埃博拉病毒并死亡。

1996年至今 埃博拉病毒先后在加蓬、乌干达、刚果民主共和国、刚果共和国和苏丹多次暴发；自1976年起，约有1800例病例，其中1200人死亡。

2004年 俄国和美国各有1名实验室工作人员感染埃博拉病毒，其中1人死亡。

有疟疾，但注射氯喹后，他发热的症状没有得到控制。一个星期后，他又被送回医院，病情十分严重，且出现了无法控制的呕吐、严重的腹泻、头疼欲裂等症状。这名患者发生了严重脱水，呼吸困难。更为可怕的是，其鼻腔、牙龈、眼球开始出血，大便中也开始带血。医院中没有医生，但护士尽其所能地照顾他。她们不知道病人患病的病因是什么。马巴罗·洛克拉于同年9月8日死亡。

葬礼、家人、朋友和卫生工作人员

洛克拉的家人朋友按照传统习俗清洁并整饰了他的遗体，准备给他举办葬礼。没过多久，许多参加葬礼的亲友出现了相同的症状，当地教会医院里很多员工也开始病重、生命垂危。恐慌迅速开始蔓延：人们好像是七窍流血而死。9月30日，扬布库教会医院不得不关闭，扎伊尔军队封锁了整个区域。扎伊尔国立大学的微生物学家和流行病学家开始调查扬布库所暴发的流行病。疾病最终蔓延到扬布库周边50多个村子及首都金沙萨，共有318人染病，其中280人死亡，死亡率接近90%。

大约两个月前，苏丹（与扎伊尔东北部相邻）南部恩扎拉和马里迪市暴发了类似的疾病。在苏丹暴发的疾病感染了284人，其中151人死亡（死亡率大约为

来自猴子的警告

1967 年，德国马尔堡一家传染病医院的医生们发现了一种令人震惊的神秘疾病，其患者高热不退、疼痛难耐、皮肤和各处黏膜流血不止。最终发现所有患者都曾经在同一家制药公司工作，系从携带病毒的非洲绿猴身上感染了这种病毒。这些猴子被用于制备疫苗的细胞培养基，从乌干达运到德国之后，已经有一半死亡。受到感染的实验室工作人员中有 7 人死亡。后来在塞尔维亚贝尔格莱德市（当时为南斯拉夫）和德国法兰克福市都出现了病例。一种"新型"致命的疾病来了，当时被称为马尔堡病毒或绿猴病毒。

1989 年，警钟再次响起——这次是在美国。美国弗吉尼亚州莱斯顿隔离实验室从菲律宾马尼拉进口了 100 只猕猴（也被称为食蟹猴）。不久后，猴子开始死亡。美国军队医学研究所的官员们被召集而来探寻死因，后来发现它们死于一种埃博拉病毒——后被称为埃博拉—莱斯顿病毒。幸运的是，当时虽然有 4 个接触猴子的实验室工作人员产生了针对这种病毒的抗体，但没有发病。然而，这次事件绝不是单一事件。随后几年中，在美国和意大利的实验室中，从菲律宾同一家实验动物供应商处进口的猴子中数次出现被埃博拉—莱斯顿型病毒感染死亡的情况。

在非洲之外，尚未发现人感染埃博拉出血热的病例，但在亚洲猴类中出现这些病毒，使人们更为担心这种致命的神秘疾病。世界上哪些地方还有埃博拉病毒呢？会不会跨物种传播？

在从菲律宾运往美国和意大利的食蟹猴中，发现携带有致命的埃博拉病毒。

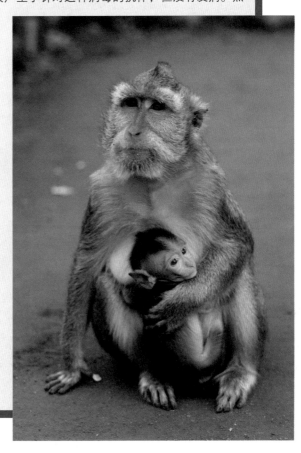

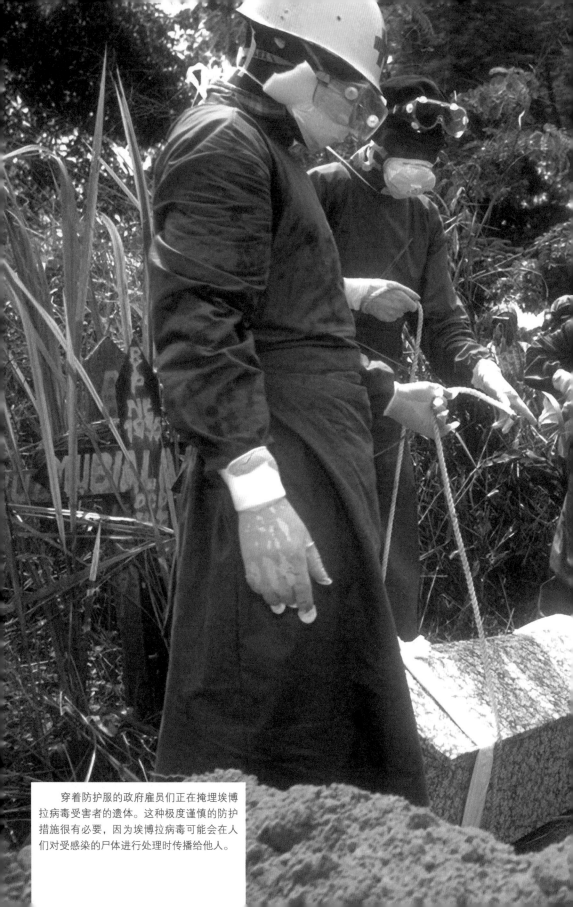

穿着防护服的政府雇员们正在掩埋埃博拉病毒受害者的遗体。这种极度谨慎的防护措施很有必要，因为埃博拉病毒可能会在人们对受感染的尸体进行处理时传播给他人。

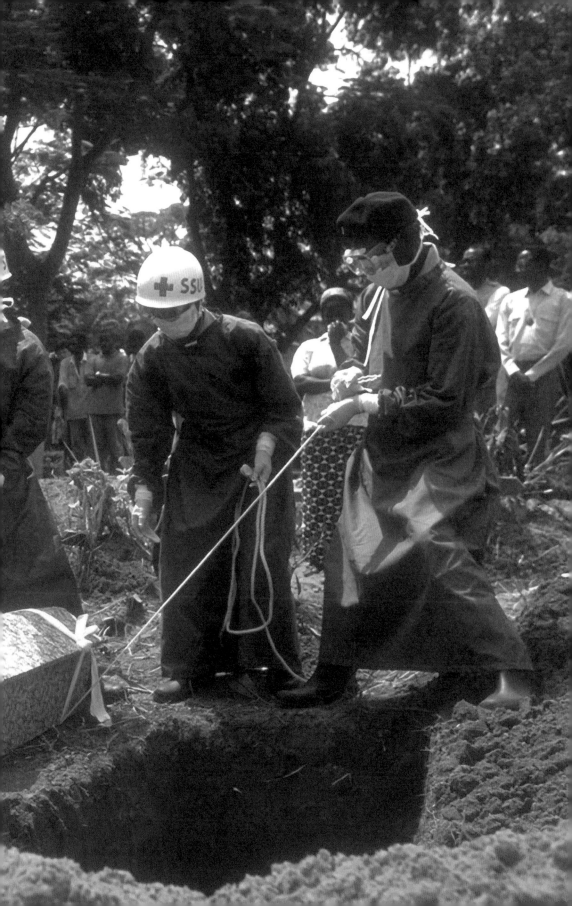

53%）。当地医院很快变成了一个大太平间，很多患者家属和医院员工也染上了这种疾病。

在扎伊尔暴发疾病的后期，人们都被吓坏了。据说，很多感到恐惧的病人在疾病后期都把自己的衣服扔掉，在大街上跌跌撞撞地裸奔，幸存的医务工作者也恐惧异常，纷纷"三十六计走为上"。

确定病因

该疾病在苏丹暴发时，没有引起国际关注。但是，当位于瑞士日内瓦的世界卫生组织总部获知此种疾病在扎伊尔出现令人恐惧的死亡率，并且得知它已经在苏丹开始暴发时，警钟开始响起。患者的血样被寄送到欧美多个实验室。人们启动了一项规模较大的国际联合调查，以查清疾病暴发的原因，寻找线索以及预防该疾病的方法。

在防护措施严密的实验室中，科学家们使用电子显微镜观察扬布库患者的血液，他们感到震惊和迷惑。这种疾病与另外一种令人恐惧的"新型"出血热——马尔堡病毒或绿猴病毒十分相似。马尔堡病毒在10年前就已被发现，该病毒得名于德国小镇马尔堡。在这个小镇上，从非洲运送来的绿猴感染了某制药公司实验室员工（参见文本框"来自猴子的警告"）。常见的症状包括死亡率高、严重的出血热（haemorrhage一词来自希腊语中的 haima，意为"血液"，rhēgnumai 意为"流出"）。两种疾病的病毒从外观上来看都是线状或卷曲的细丝。但是，这两种病毒存在血清学差异。1976年11月上旬，这种"新型"高致病性病毒以扬布库镇附近的一条小河流命名，即为"埃博拉病毒"。

震惊全世界

20世纪50和60年代，西方医学经历了数十年的乐观主义情绪的洗礼。当时所出版的疾病史书籍的标题都十分乐观，一般都是"……的兴衰"征服……""清除……"，流行性传染病似乎已成为过去的事物。1979年彻底消灭天花成为医学史上重要的里程碑（参见第17章），更是给人带来了乐观的感受。

但从20世纪50年代到世纪末，很多之前不为人所知的致命疾病开始出现，例如多种出血热开始在世界各地浮现。直到这些疾病开始对欧美国家产生影响，西方世界才开始关注它们的重要意义。马尔堡热（于1967年首次在德国发现）、拉沙热（1969年在尼日利亚拉沙市首次出现，夺去了一名美国护士的性命）、莱姆病（1975年在美国康涅狄格州旧莱姆市发现）、退伍军人综合征（1976年导致29名在美国费城集会的老兵死亡）、1976年暴发的埃博拉病毒、20世纪80年代的HIV/AIDS（参见第25章），所有这些疾病都打破了一个家庭应有的氛围。直到1990年，各种著作开始出现如下这些题目《新型杀手病毒》《探究杀手疾病和即将到来的瘟疫》等，提醒读者注意痘性疾病、瘟疫和鼠疫等疾病远没有消失。正如英国化学家、生理学家约翰·梅奥（John Mayow，1640—1679年）在17世纪观察到的："疾病很难与挠痒痒和谐相处。"

埃博拉病毒可能是最为恐怖的新型疾病，一位科学家说：该疾病让大众"大吃一惊"。埃博拉不仅仅在新闻中出现，在电影和小说中也有大量相关描写：科学家们在太空服的保护下来到非洲村庄，将致命的病毒带回保护措施严密的实验室；更遑论对这种疾病可怕症状的生动刻画，通常吓得人们手足无措。虽然对患者内脏会化为烂泥、七窍喷血的描写过于夸张，但毫无疑问，埃博拉出血热占据了20世纪70年代后期各大报纸的头条（比HIV/AIDS稍早几年），被人们视作最可怕和最致命的新发疾病。

> 衰弱、消瘦的男女们躺在窝棚里，用空洞无神的眼睛盯着白人看。这种病毒毒性很强，导致他们的头发、指甲和皮肤都纷纷掉落，那些痊愈的人都如同换了一层皮。
>
> ——劳里·加勒特（Laurie Garrett）在《逼近的瘟疫：失衡世界里的新发疾病》（ *The Coming Plague: Newly Emerging Diseases in a World out of Balance*，1994年）一书中，描写苏丹1976年埃博拉病毒暴发的情景

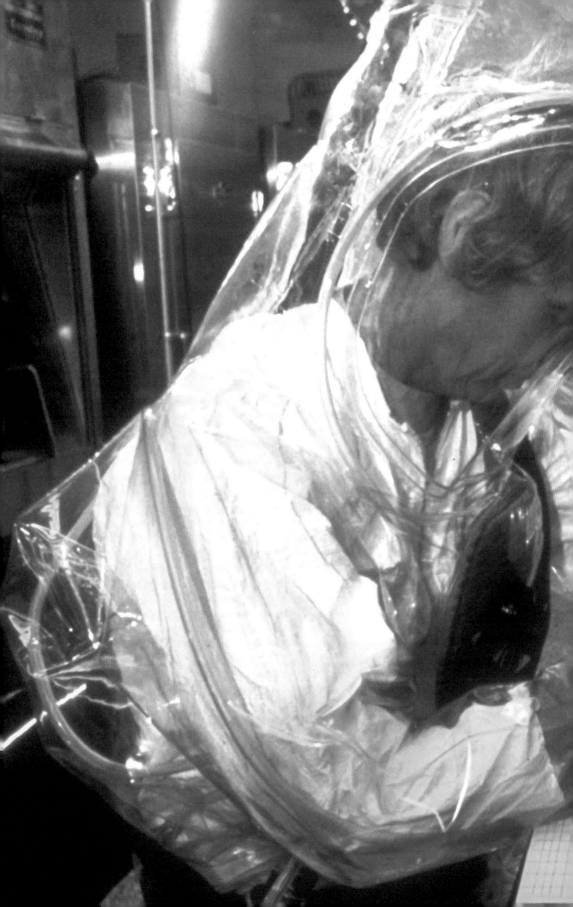

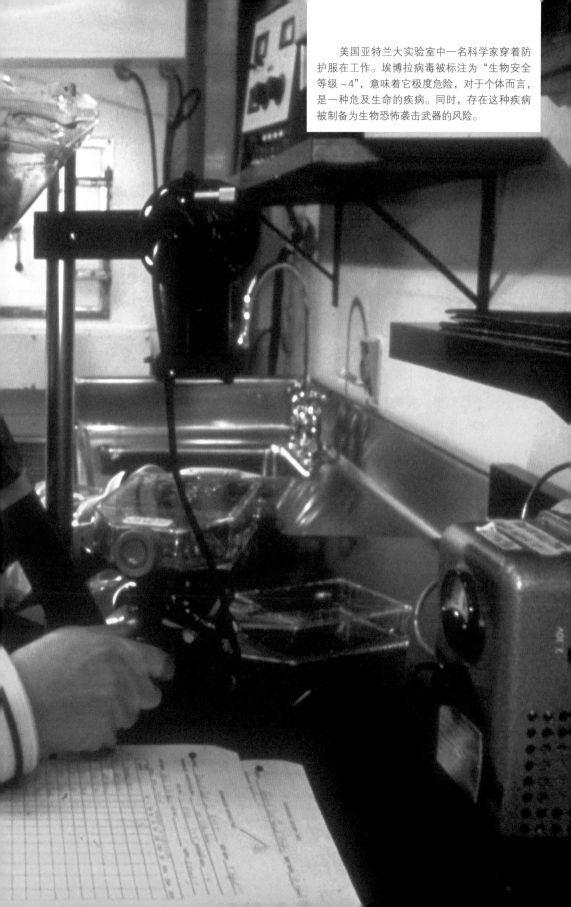

美国亚特兰大实验室中一名科学家穿着防护服在工作。埃博拉病毒被标注为"生物安全等级-4"，意味着它极度危险，对于个体而言，是一种危及生命的疾病。同时，存在这种疾病被制备为生物恐怖袭击武器的风险。

病毒猎人

在保护措施严密的实验室（比如在佐治亚州亚特兰大市或是英格兰波登当的实验室）里工作的科学家们，彼此之间竞争激烈，都想最早确认、弄清埃博拉病毒；其他一些科学家在苏丹和扎伊尔的偏远地区工作，试图追踪理解其流行病学特征，尽其所能地控制疾病的蔓延。这些在非洲工作的医学"侦探"被称为"疾病牛仔"，在试图控制埃博拉病毒蔓延的过程中面临难以逾越的困难。

乔伊·麦克科尔梅克（Joe McCormick）和苏珊·费雪–霍克（Susan Fisher-Hoch）1996年撰写了《病毒猎人：从前线传来的快报》（*The Virus Hunters: Dispatches from the Front Line*）一书，讲述了在缺医少药、安全防护措施匮乏的非洲地区，埃博拉病毒所造成的悲剧，以及人们面对这一切时的悲伤恐惧。乔纳森·曼恩（Jonathan Mann，1947—1998年）在为劳里·加勒特的著作《逼近的瘟疫》所撰写的序言中对"疾病牛仔"（包括国际和当地的科学家、卫生工作者团队）有这样一段描写：

> （他们是）一群特殊的英雄：将科学、好奇心、人文关怀和务实的工作态度结合起来……他们进入这个战场时赤手空拳，陪伴他们的仅有他们的意志、智慧和终将揭开疾病奥秘的自信。

他们的故事和100年前热带病先驱们的故事一样伟大。男女科学家们通过艰苦奋斗，使人们得以理解并控制疟疾、黄热病和昏睡病等疾病。

在前几次暴发过程中，人们对埃博拉病毒的研究有了很多重要的发现。苏丹和扎伊尔的埃博拉出血热先后流行是一种巧合，很可能彼此间没有联系。然而，两次流行中埃博拉病毒都是经由体液、血液、组织和器官，通过人与人之间的接触快速传播，尤其多发于医院和诊所中。葬礼习俗——处置和清洁尸体的方式——在疾病扩散过程中起到了很大的作用。某些医学中心反复使用消毒不彻底的注射器，也是病毒快速传播的重要途径。在扬布库，马巴罗·洛克拉生病住院和死亡之后，该教会医院中每天有300—600人接受注射，这些患者需要共用5枚针头。某些病人可能仅仅是稍有不适而来医院就诊，可是回去时却携带了致命的病毒。

自从1976年首个病例报道以来，共发生1800例埃博拉病例，其中1200人死亡，每次暴发死亡率在50%至90%之间变动。在非

丛林肉与大猩猩

在某些非洲国家，政治的不稳定、人口的增加、经济条件的恶化使得很多人不得不依赖"丛林里的肉"（野生动物的肉），贩卖或是自己吃掉。猎人们用钢丝陷阱捕猎，或直接用枪打猎。

自然资源保护论者十分关注过度捕猎和各种对于野生动物的威胁，流行病学家关注野生动物把疾病传播给人类的风险，例如埃博拉出血热等，同时也关心埃博拉病毒对于大型猿类种群数量的威胁。在加蓬及刚果共和国边境工作的研究人员认为，大约有5000只大猩猩因感染埃博拉病毒而死亡，表明埃博拉病毒能够通过直接接触在大猩猩之间传播。

洲之外的地区，尚无本地接触感染的人类病例。埃博拉病毒和马尔堡病毒一道，构成了一类新的病毒，被称为线状病毒或丝状病毒（Filoviridae 或 filoviruses，拉丁语 *filo* 意为"线"）。

目前确认埃博拉病毒有四种亚型：埃博拉—扎伊尔亚型、埃博拉—苏丹亚型、埃博拉—科特迪瓦亚型、埃博拉—莱斯顿亚型。前三种亚型都会导致人类和动物出现出血热。最后一种亚型发现于1989年，是在从菲律宾运往美国弗吉尼亚州莱斯顿市实验室的猕猴中发现。许多猴子死亡，导致全球出现恐慌。然而，埃博拉—莱斯顿亚型是唯一一种迄今为止不会导致人类临床病例的亚型（参见文本框"来自猴子的警告"）。埃博拉—扎伊尔毒株是最为致命的亚型，死亡率高达90%；感染埃博拉—苏丹毒株后，大约一半的病例会死亡。不同毒株之间的死亡率差异较大和部分患者能够活下来的原因，尚未完全查明。

追溯起源

关于埃博拉病毒还有很多谜团尚未揭开，尤其是疾病的来源。它来自哪里？为什么突然开始感染人类？在最初的几次暴发中，病毒猎人们收集

预防疾病的暴发

从 20 世纪 80 年代开始，卫生主管机构认识到"新型"疾病的危险，以及疟疾、结核等重新出现的"老"疾病的威胁。寻找埃博拉等疾病的疫苗或治疗方法十分急迫，目前已经有一两种方法给人们带来了希望。

同时，可以采取多种方法预防疾病的暴发。快速诊断十分关键，并且要采取严格的隔离措施，使用屏障护理技术——不仅仅需要穿戴防护服、一次性罩衣、口罩、眼罩、手套，也需要对所有被污染的医学设备、床单、被罩进行消毒。如果能够维持患者的体液和电解质平衡，他们存活的机会将比较高；在病情十分严重时，需要对出血严重的患者输血或血浆。对于预防埃博拉病毒扩散而言，十分重要的一点就是安全处置尸体、体液和固体废弃物。还要警告当地猎人们当心被森林动物传染埃博拉病毒的危险性。然而，在非洲许多贫穷遥远的地区，很难实施这些措施。

对于非洲受影响的国家，包括刚果民主共和国、苏丹、刚果共和国、乌干达和加蓬等，埃博拉只不过是在其现有新老疾病的基础上又增加了一种无情的微生物。与疟疾或艾滋病相比，目前埃博拉出血热的发病率和影响还不在一个数量级上，但埃博拉病毒当属现在已知的对人类危害最大的病毒，它能够摧毁生命，使家庭和社区分崩离析，将恐惧传播到世界各地。

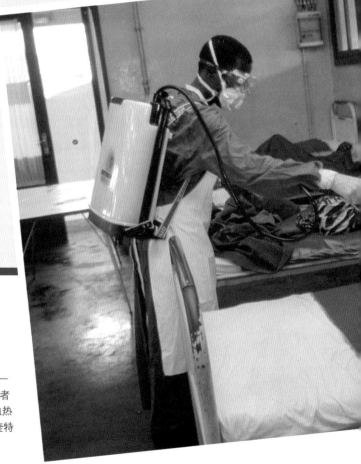

1995 年，扎伊尔基奎特总医院的一名工作人员使用喷雾器对埃博拉病毒患者使用过的病床进行消毒。此次埃博拉出血热暴发，仅在几个月的时间内就夺去了基奎特城 250 人的生命。

了多种动物，并对其进行检测，试图追踪这种病毒在其他种类动物中的中间宿主。科学家们对臭虫、蚊子、猪、牛、蝙蝠、猴子、松鼠和其他啮齿目动物进行了研究，不论是在扎伊尔还是在苏丹，都没有显示存在埃博拉病毒。然而，随后的研究显示一系列非人类灵长目动物，包括猴子、黑猩猩和大猩猩，对病毒具有易感性，羚羊和豪猪等也是易感动物。这些动物都能够将疾病传播给人。马巴罗·洛克拉在发病之前不久吃过羚羊肉，他和另外一名患者也曾经处理过新鲜的猴肉。1994 年，科学家在科特迪瓦塔伊森林对一只感染病毒死亡的黑猩猩进行尸检时染病。1996 年，在非洲西部国家加蓬的梅依波特地区，猎人们在森林中发现了一只已死的黑猩猩，就把它吃掉了，结果造成 19 人患病。其中部分人的亲属也患上了埃博拉。

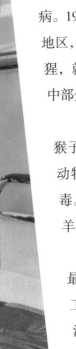

美国发现感染埃博拉—莱斯顿型病毒的猴子死亡率很高，揭示出对于非人类灵长目动物而言，这种病毒也是一种"新型"病毒。病毒来源可能不是猴子、黑猩猩或羚羊，而是某种未知的宿主。

在 1976 年苏丹暴发埃博拉流行时，最先患病的人是当地羊毛工厂的工人。该工厂同时也是很多蝙蝠的栖息地，但当时没有在这些蝙蝠中发现埃博拉病毒。对于其他几次埃博拉流行暴发来说，蝙蝠仍然有重大嫌疑，虽然未被证实。实验室观察显示，以水果和昆虫为食的蝙蝠感染埃博拉病毒后，并不会发病或死亡，这使得人们更加怀疑蝙蝠在热带雨林中作为该病毒贮主的作用。在科学家们能够追踪并确定该病毒的自然宿主或贮主之前，理解并打破埃博拉病毒的传播链十分困难。实际上，即便是发现了真正的宿主，关于如何应对埃博拉病毒仍然存在很多问题。

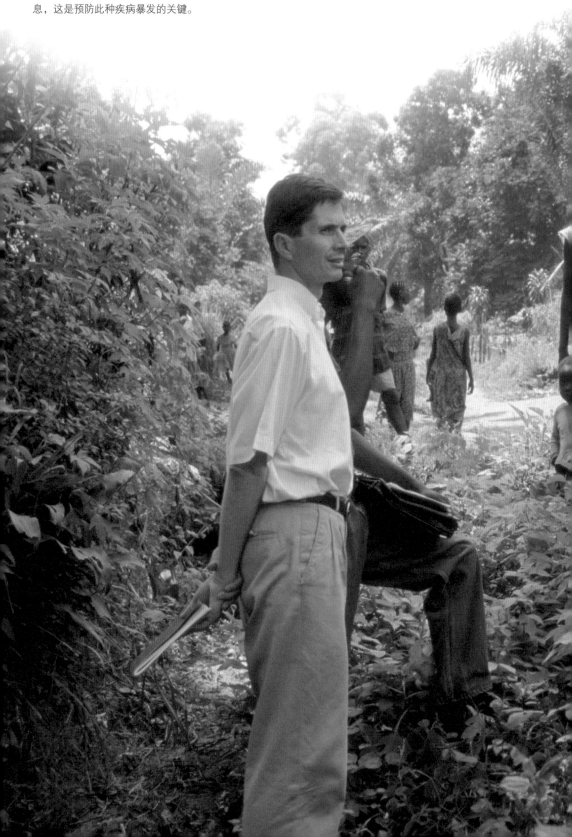

1995 年 5 月，一名世界卫生组织的官员正在督导向扎伊尔西部城市基奎特居民传播有关埃博拉病毒的信息，这是预防此种疾病暴发的关键。

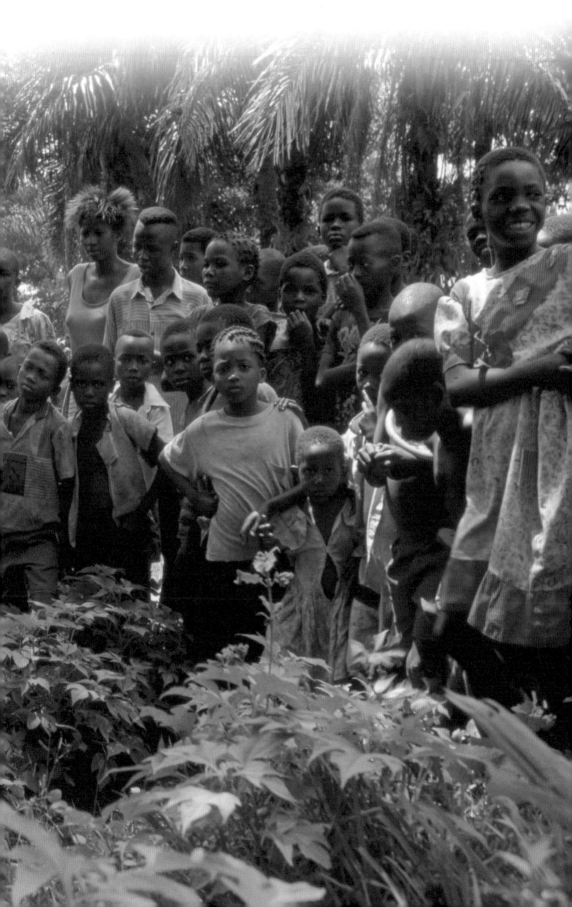

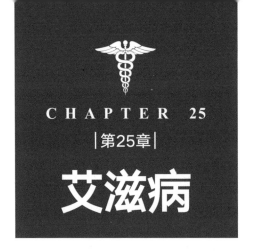

CHAPTER 25
|第25章|

艾滋病

　　艾滋病即获得性免疫缺陷综合征，是 21 世纪人类最主要的死因之一。它也是现代社会最大的悲剧之一。艾滋病最早于 20 世纪 80 年代初被发现和命名，并在 1984 年明确其致病介质为人类免疫缺陷病毒（Human Immunodeficiency Virus，HIV）。HIV 是一种逆病毒，经由性交、被污染的针头或被感染的血制品从人到人传播，也可经由胎盘由母亲传播给未出生的胎儿，或者通过母乳传播给婴儿。HIV 可导致免疫系统进行性的崩溃，如果不予治疗，最终就会发展为艾滋病。HIV/AIDS 的起源依然是谜，不过自从 80 年代在人群中突然出现，已导致超过 2500 万人死亡。今天，它影响最大的地方恰恰是世界上最贫穷的地区。

　　1980 年，旧金山公共卫生局的塞尔玛·德里茨（Selma Dritz）博士警告人们注意，在旧金山男同性恋人群中发生了一种疾病：

大事表

1981年 美国疾病控制与预防中心报告了五例患有异常免疫缺陷的病人。

1982年 在美国，AIDS即获得性免疫缺陷综合征被命名。

旧金山艾滋病基金会，洛杉矶AIDS项目，纽约男同性恋健康危机组织，以及位于伦敦的特伦斯·希金斯基金会（Terrence Higgins Trust）均被启动。

1982—1983年 第一例血友病患者确诊艾滋病，他是在输凝血因子VIII时因血液污染被感染。

1983年 非洲发生一起异性恋艾滋病病例。

1984年 美国和法国的实验室发现导致艾滋病的病毒（后来被称为HIV或人类免疫缺陷病毒）。

1985年 HIV抗体筛查被颁发许可，美国血库开始实施HIV筛查。好莱坞明星洛基·赫德森（Rock Hudson, 1925—1985年）死于艾滋病。

津巴布韦是最早在输血前对血液进行筛查的发展中国家。但艾滋病在津巴布韦还是导致了众多死亡：在1990年，津巴布韦人出生时的期望寿命为52岁，到2003年将是34岁。

首届国际艾滋病大会在佐治亚州亚特兰大举行。

1986年 国际病毒分类委员会建议使用HIV一词来命名该疾病。

美国总统里根首次在公共场合提及艾滋病一词。在英国，艾滋病内阁委员会成立，英国首个针具交换项目启动。

1959年在扎伊尔（今刚果民主共和国）采集的血样，经检测为HIV阳性。

1987年 截至年底，世界卫生组织共报告71751例艾滋病病例；其中47022例在美国。

世界卫生组织启动全球艾滋病规划，估计全球有500万到1000万例HIV感染病例。

"遏制艾滋病"运动在美国和欧洲启动。

美国食品和药物管理局（US Food and Drug Administration）批准抗病毒药物AZT（azidothymidine，叠氮胸苷）用于临床，它是最早的HIV/AIDS治疗药物。

美国科学家罗伯特·加洛（Robert Gallo, 生于1937年）和法国科学家卢克·蒙塔尼耶（Luc Montagnier, 生于1932年）被公认为HIV发现者。

1988年 全世界艾滋病病例剧增56%。世界卫生组织宣布1988年12月1日为首个世界艾滋病日。

1991年 摇滚乐队皇后乐队的佛莱迪·摩克瑞（Freddie Mercury, 1946—1991年）死于艾滋病。同年，红丝带成为艾滋病的标志。

1992年 艾滋病成为25—44岁美国男人最重要的死亡原因。

1993年 美国黑人网球手阿瑟·阿什（Arthur Ashe, 1943—1993年）死于艾滋病并发症，他在进行心脏手术输血时被感染了HIV。

1995年 在美国，高效抗逆转录病毒治疗（highly active anti-retroviral therapy, HAART）获得批准。

世界卫生组织宣布，自流行以来，已报告艾滋病病例100万例，1950万人已感染HIV。

1996年 联合国艾滋病规划署（Joint UN Programme on HIV/AIDS, UNAIDS）成立，致力于全球联合抗击艾滋病大流行。

第11届国际艾滋病大会在加拿大温哥华召开，大会主题为"同一个世界，同一个希望"。国际艾滋病疫苗倡议组织在纽约成立，以推进疫苗的研究。至此，90%的HIV感染者生活在发展中国家。

1997年 与前一年相比，美国艾滋病相关的死亡率下降40%，很大原因是采用了HAART。

1998年 第一次HIV疫苗的大规模临床试验在美国开始。

2000年 第13届国际艾滋病大会在南非召开，这是第一次在发展中国家召开。该次大会提醒人们认识到艾滋病流行的全球属性。

"千年发展目标"包括遏制艾滋病、疟疾和结核病的蔓延。

2002年 抗击艾滋病、结核病和疟疾全球基金启动。

2003年 世界艾滋病日，世界卫生组织和UNAIDS发起倡议，在2005年前为发展中国家的300万感染者提供抗逆转录病毒治疗。

2004年 UNAIDS启动全球女性与艾滋病防治联盟，以引起人们正视艾滋病对全世界妇女和儿童的影响。

2005年 八国峰会在英国爱丁堡举办，会议的焦点问题是非洲的发展，包括抗击艾滋病。

"Live 8"演唱会在伦敦举办，以提高人们对艾滋病的认识。

世界卫生组织、UNADIS、美国政府以及抗击艾滋病、结核病和疟疾全球基金召开历史性的记者招待会，宣布其在发展中国家提高抗逆转录病毒可及性的成果。

2006年 联合国秘书长科菲·安南敦促国际社会继续"战斗"，以控制艾滋病在全球的流行。

传播面太广了，所有这些病人都没有经过检测。这里有太多传播的机会，如果一个环节脱节，后果将不堪设想。

如果人类文明一直延续，如果它继续如此传播，传染性疾病的数量在全球的各个角落将继续增加。交流与移民将各地的人类和动物疾病带到每个国家。医术已经很发达，未来亦是高枕无忧。

——夏尔·尼科尔，《传染病的命运》
(*The Destiny of Infectious Diseases*, 1932 年)

20 世纪 70 年代末 80 年代初，美国医生发现年轻男同性恋中发生了一种罕见的皮肤癌——卡波西肉瘤（参见文本框"卡波西肉瘤"），发病率呈上升趋势，而且感染的数量不断增加，包括一些罕见的肺炎类型。在旧金山、洛杉矶、纽约市和迈阿密也都发现有些病人的白细胞数量非常低，而白细胞在机体对抗疾病的过程中具有重要的作用，此情况引起了人们的警觉。势必是有什么东西破坏了这些人的免疫系统，使他们成为快速致命的机会性感染追逐的猎物。AIDS 最初被叫作 GRID（同性恋相关免疫缺陷），也有人把它称为"同性恋瘟疫"。在美国，疾病控制与预防中心在 1981 年 6 月 5 日出版的《发病率与死亡率周报》(*Morbidity and Mortality Weekly Report*) 中，最早描述了五例艾滋病病例。

由于在美国、加勒比、欧洲以及在非洲的旅行者中又发生了新的此种奇怪的综合征病例，人们可以做出各种模糊的联系。尽管科学家们依然不确定它的病因是什么，但在 1982 年，该病被正式命名为艾滋病（AIDS）。艾滋病的故事由此开始了，但它在几十年中都在沉默地上演。在某时、某地，通过某种方式，这种致命的病毒开始进入人类（参见文本框"艾滋病的神秘起源"），并且一直处于酝酿发酵积蓄之中，直到在全世界引爆。

污名与科学

过去的 25 年，在全世界各个角落，个人、家庭和社区都遭到艾滋病大流行的洗劫，几百万人已经丧失了生命。很少有人预测到艾滋病危机的到来，尤其是考虑到它的潜伏期长达数年，而在潜伏期内多数人几乎没有任何症状。

　　1979 年，世界卫生组织宣布天花已被消除（参见第 17 章）。即使在一些较为贫穷的国家，人类期望寿命依然在延长。人们一度乐观地以为感染性疾病是可以被征服的，即便不能完全消灭。当艾滋病病例最早被发现时，其症状被认为是非常罕见的，只会累及某些高风险的人群，主要是同性恋者和静脉注射吸毒者（IDUs）。政治家并没能及时理解这种迫在眉睫的危机有多严重。在美国和欧洲的活动家团体跃上中央舞台，为艾滋病争取更多的公共资金，号召更多人克服歧视，关注艾滋病。

人类免疫缺陷病毒的示意图。它是艾滋病的病因，是一种逆
转录病毒，即在复制之前遗传信息就被永远地写入宿主细胞中。

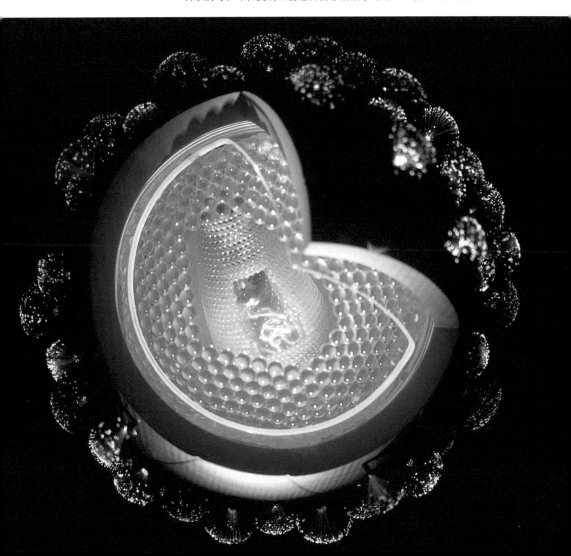

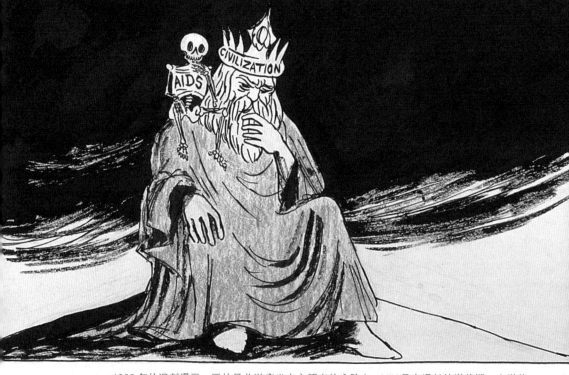

1988 年的讽刺漫画。画的是艾滋病坐在文明者的肩膀上。HIV 具有漫长的潜伏期，在潜伏期内，大多数感染者不表现症状，这也是为什么艾滋病的冲击会在 HIV 默默地、慢慢地在全世界传播若干年后方才发生的原因。

1982—1983 年，大量的血友病患者被诊断出艾滋病。他们在输入凝血因子 VIII 时，因输入了被污染的血液而发生感染，于是有些人主张区分"无辜的受害者"和所谓的"自作自受者"。所有病人都被拉入"4H 俱乐部"：同性恋者、海地人（他们起初被误认为是把艾滋病带到美国的罪魁祸首，并遭到了指责）、海洛因吸毒者和血友病患者。对这些边缘人士的指责、羞辱和歧视是人们早期的反应，也成为最让人悔恨的反应之一。

很快，科学家开始试图对艾滋病做出解释。它匪夷所思的表现、对免疫系统造成的戏剧化影响，以及可能通过性交或血液制品传播，都成为最初的线索。从 1983 年到 1984 年，美国国家癌症研究所和巴黎巴斯德研究所的科学家分别独立发现了艾滋病病毒。事实上，这是一种全新的病毒，一种此前从未在人群中看到过的逆病毒。1986 年，该病毒被称为 HIV（人类免疫缺陷病毒）。接下来，两个实验室为争夺谁最先发现 HIV 和谁应该拥有 HIV 抗体血液检查的专利，暴发了激烈的斗争。

艾滋病的神秘起源

追寻 HIV 的起源已经萦绕于很多人的脑海中好些年。最早且最有争议的理论之一是"走出非洲"假说，以致很多人"怪罪"非洲将这样一种致命的微生物释放到世界上。在早期，也有人把矛头指向海地加勒比岛上的人们。有些研究者甚至宣称对艾滋病追踪到了"零号病人"（Patient Zero），是一位加拿大籍的空勤人员，名叫加埃唐·杜加斯（Gaetan Dugas）。他频繁往来于世界各地，通过性接触将 HIV 感染给无数的人。

爱德华·胡珀（Edward Hooper）在其 1999 年的著作《河：HIV 和 AIDS 的寻源之旅》（*The River: A Journey Back to the Source of HIV and AIDS*）中，将指责的目标转向了西方科学家。他提出，HIV/AIDS 的起源始于美国实验室。20 世纪 50 年代末，研究者试图研究脊髓灰质炎疫苗时，不小心用感染了 HIV 的黑猩猩的肾脏细胞来培养脊髓灰质炎病毒。1957 年 2 月到 1960 年 6 月，这些疫苗被接种给了 100 万人，他们恰好居住在比利时位于刚果和卢旺达－乌隆迪的殖民地。

人们对部分最初的脊髓灰质炎疫苗进行了追查，发现并不存在猴子或人类的任何病毒，于是胡珀的理论不攻自破。不过，在脊髓灰质炎和天花的消灭运动中以及基于其他用途，皮下注射器的广泛使用（通常是消毒后反复使用），连同输血的共同作用，都对病毒的早期传播发挥了重要的影响。

经过对 20 世纪中期异常的临床综合征进行审视，对 50 年代以来存血的检测，并用计算机生成 HIV "进化树"，目前对于 HIV/AIDS 的起源已达成一定程度的共识，即人类艾滋病很可能是来自非洲西部赤道地区，大概发生在 30—50 年代。HIV–1 型病毒（第一种确认的人类艾滋病病毒）与黑猩猩身上的一种无害病毒（猿猴免疫缺陷病毒）非常接近。HIV–2 型病毒（一种在西非发现的人类艾滋病病毒，较不危险）与该地区的白眉猴身上的一种病毒更为接近，它们也生活在这一区域，并且可能是两种亚型中较为古老的一种。这两种病毒是如何、何时以及为何会跨越种属的屏障，依然是一个谜。有可能是猎杀黑猩猩或猴子的猎人经由伤口或者食用带有病毒的肉时被感染了。

也许我们永远都没有办法知道问题的答案。不过日益清楚的一点是，艾滋病的确起源于非洲，并且在 80 年代初最早在美国年轻的男同性恋者身上确诊艾滋病病例之前已经存在了几十年，然后在新的人类宿主中无声地演进和暴发，没有人知道它的存在，也没有人想象得到它日后的影响是怎么样的。

在非洲加蓬，路边有人兜售丛林肉。艾滋病研究认为，艾滋病病毒可能是从猿猴等动物经由猎杀、屠宰或者食用丛林肉等途径传播给人类的。

但同时，随着致病物质被发现，诊断性的检查和血液制品筛查的方法也已找到，于是人们对科学报以极大的厚望，希望能够找到治疗或预防艾滋病的方法。

20 世纪 80 年代中期，HIV 被发现的消息慢慢进入了公众视野。1985 年，好莱坞明星洛基·赫德森死于艾滋病，立马登上了头版头条。1987 年，世界卫生组织启动全球艾滋病规划，很多国家也陆续建立了自助团体和慈善机构，来应对 HIV/AIDS 的流行，以及消除与其伴生的污名化。

但对于很多人来说，为时已晚。HIV 已经渗入到各行各业和世界的各个角落。自满、否定和反责，然后是惊讶、害怕、歇斯底里以及混乱，人们不知道如何应对这一无法预料的流行病学危机。HIV/AIDS 已不再是一种被边缘化或忽视的疾病。它已经成为一种全球性的问题。

非洲艾滋病患者增加

在美国，HIV/AIDS 病例数从 1980 年的 0 例增加到 1984 年的 7699 例，其中 3665 例死亡。在欧洲，至 1984 年底已发现 762 例病例；108 例在英国，其中 46 例死亡。在这一时期，艾滋病依然主要累及同性恋者和静脉注射吸毒者（以及他们的孩子），贫穷的城市弱势群体以及越来越多的妇女开始受到冲击。

随着美国和欧洲艾滋病患者（PWAs，people with AIDS）的数量不断增加，全世界艾滋病问题也日益彰显。在撒哈拉以南的非洲，异性恋人群中患者也曾呈现缓慢的增长，这一现象尤其让人担心。在乌干达，人们开始死于一种神秘的疾病，被称作"干瘦病"，因其会导致严重的体重减轻。然后，乌干达和赞比亚的医生开始注意到卡波西肉瘤，并想知道它与艾滋病是否有关系。1985 年，很多患有干瘦病的

> 起初是一些流言。然后发现我们对付的是一种疾病。接着我们意识到它是一场流行病。如今，我们已经接受它是一个悲剧。
> ——一位乌干达坎帕拉的流行病学家所言，引自约翰·艾利夫（John Iliffe），《非洲艾滋病流行》（*The African AIDS Epidemic*，2006 年）

人经过检测都呈现出 HIV 阳性。

在非洲和在西方一样，疾病流行初期都经历了否定、指责，最后是道德和科学参半的解释。政府在把握新发危机的事态时稍显迟滞，加之艾滋病漫长的潜伏期和缺乏特异性的症状，使得疾病的检查困难重重，而且难以评估病况如何。不过，在短短的几年中，艾滋病在撒哈拉以南的非洲已经沿着火车道（艾滋病高速路）传遍了东、西、南、北——从窑子妓院传到异性恋的人群，从城市到乡村，从男人到女人，从女人到男人，从老到少，从母亲到婴儿。到 20 世纪 80 年代初，艾滋病在撒哈拉以南的非洲已经达到无法想象的程度；到 21 世纪初，感染进一步推进，到达北非、亚洲、中东、东欧和太平洋地区，每年在全世界导致近300 万人死亡。

遏制艾滋病：全世界一起行动

随着全世界已经认识到艾滋病这一新发全球性疾病的严峻事态，很多问题也被提了出来，并且做出一些骇人的预测。艾滋病从哪里来？要想控制和预防它的传播，应该做些什么？它对世界的长期影响会是怎样的？

关于艾滋病的问题引发了重要的医学、种族、政治和伦理问题。试图揭晓它的起源（很可能是在 20 世纪 30—50 年代之间的某个时间起源于非洲，可能是从黑猩猩跃迁到人类）引发了更多的歧视。如同 400 年前的梅毒一样（参见第 3 章），没有一个国家愿意顶下这样的罪名。另外，执迷于研究艾滋病的起源也分散了很多科学家的精力，毕竟当务之急是预防和控制它。

同样，把艾滋病跟过去的瘟疫和世界大流行进行类比，也引发了人们关于如何遏制其传播的无尽争论。古巴曾经进行实验，对年轻人强行检查，并将 HIV 感染者隔离，不过很多活动家团体和政府以及世界卫生组织都反对采取这种胁迫性的措施，因为艾滋病漫长的潜伏期（1—10 年）意味着感

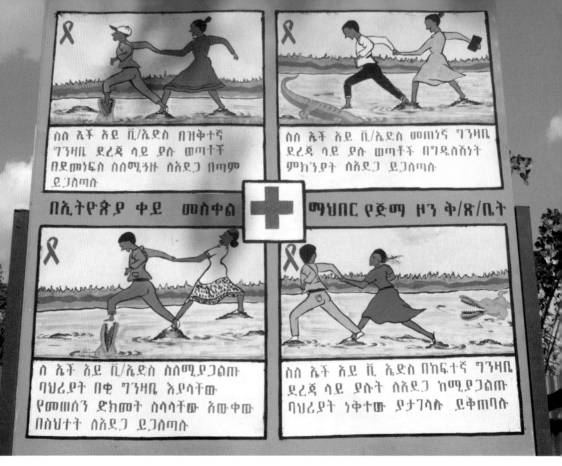

埃塞俄比亚介绍 AIDS 的海报，展示的是染上艾滋病的风险。画中，年轻的夫妻穿过河流，并试图躲过鳄鱼。海报中央有一个红十字，角落中是艾滋病红丝带。

染者需要隔离相当长的时间。事实上，人们很快发现艾滋病与历史上其他任何一种病都截然不同（除了从 15 世纪末到 16 世纪梅毒的第一波流行），并且之前的经验放在 20 世纪末，其结果是无效或者无法被接受的。出于对人权的尊重，并认识到"警察式"的疾病控制方式已不再适宜或者无法取得成功，以及获取高危人群支持的必要性，人们在如何解决这场新的流行病方面达成了自由的共识（在部分国家而非全部）。

　　20 世纪 80 年代下半叶，面对艾滋病危机带来的一片惨淡与凄凉，人们振臂疾呼、号召有所行动，预防和行为改变的运动也成为国家和全球卫生组织的主要目标。在全世界范围内宣传感染 HIV/AIDS 的风险，如何避免被感染以及它是如何传播的。海报、媒体声像资料都向人们传达了"安

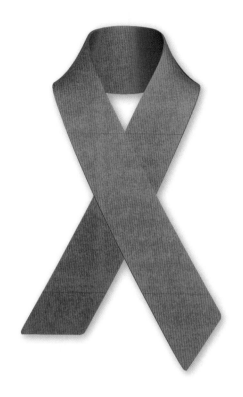

1991 年引入艾滋病红丝带，佩戴红丝带以示与 HIV 阳性者团结一致。

全的性"或禁欲的必要性，以及要使用保险套和干净的针头。"遏制艾滋病"运动成为全世界迄今为止规模最大的健康教育运动。

毒品与困境

随着遏制艾滋病运动的开展，1987 年艾滋病的治疗出现了一个突破，即第一种抗逆病毒 AZT（叠氮胸苷）获得批准；AZT 并不是"魔弹"药物，但它是一个开始。不过，人们很快发现这种药极其昂贵，世界上大多数人都没有办法负担。它还有严重的副作用。此外，尽管它延长了一些 HIV 阳性病人的寿命，并可以阻止母婴传播，但流行病学家也提出，它的

卡波西肉瘤

奥地利医生卡波西（Moritz Kaposi，1837—1902年）对世人理解皮肤病做出了原创性的贡献。1872年，他发表了一篇文章，描述了一个奇怪的病例，是缅甸一个男人全身的文身，甚至包括生殖器的部分。1876年，他描述了这种皮肤癌，至今依然用他的名字命名：卡波西肉瘤。这种病一直都相对罕见，直到20世纪70年代末和80年代初，美国男同性恋者中突然涌现出大量的此类病例。卡波西肉瘤成为诊断艾滋病的标记物之一。在过去的若干年中，HIV相关的卡波西肉瘤的发病率开始下降，其原因至今无法确定。

使用将意味着能够将病毒传染给他人的感染者数量会增加。在科学界，关于个体的权利和公共卫生的指令之间一直有不断升温的争论。

大约10年后，鸡尾酒疗法诞生，即三种或更多的高效抗逆病毒混合给药，也被称为高效抗逆转录病毒治疗。在北美和欧洲，这种联合疗法的效果也被称为拉撒路效应（Lazarus effect）。过去HIV感染者可能会死于艾滋病，而如今已经可以回到正常生活。在美国和加拿大，艾滋病的死亡率在1996—1997年明显下降。在西欧部分国家，我们也看到类似的励志故事。这些药物纵然不能治愈艾滋病，但可以延缓病毒的进展，抑制其复制，防止它对免疫系统的迅速破坏，可以说复方药物是一种突破。包括抗生素和止疼片在内的其他药物，辅以疫苗和长效的医学照顾，也对减少机会性感染的杀伤力起到一定的作用。在较为富裕的国家，20世纪末艾滋病已经不再是必死无疑的"死刑"。

但药物的成本是非常高的，此后必须每天服用。不论是在城市还是偏远的乡村，HIV感染者都要进行检测、诊断、咨询、治疗和监控。药物可以对人的生活产生神奇的效果，比如，它们可以防止HIV阳性的孕妇将感染传播给未出生的胎儿。然而，这些药物如何才能送到贫困国家的人们手中呢？

1996年，联合国艾滋病规划署成立，这是第一个完全致力于对抗艾滋病危机的联合国机构。

2000年，来自189个国家的几千名科学家共同签署了《艾滋病承诺宣言》（Declaration of Commitment）。他们在宣言中表达了希望通过国际合作，"科学终有一天会战胜艾滋病，就像它战胜天花一样……"

艾滋病的悲剧

2006 年，联合国艾滋病规划署成立 10 个年头后，发表了十年纪念文集。它用详细的数据对艾滋病在过去 25 年中所造成的悲剧进行了概括：超过 6500 万人感染 HIV，接近 4000 万人（其中一半为妇女）患有艾滋病，超过 2500 万人已死于艾滋病，它已经成为历史上最具破坏性的世界大流行。每年有近 300 万人（其中 50 万是儿童）死于艾滋病，每天大约有 6000 人感染 HIV。与此同时，结核病重新死灰复燃，结核病和艾滋病已经强强联手。一旦感染 HIV，潜伏期肺结核病人变成临床结核病人的概率将升高 6—8 倍。

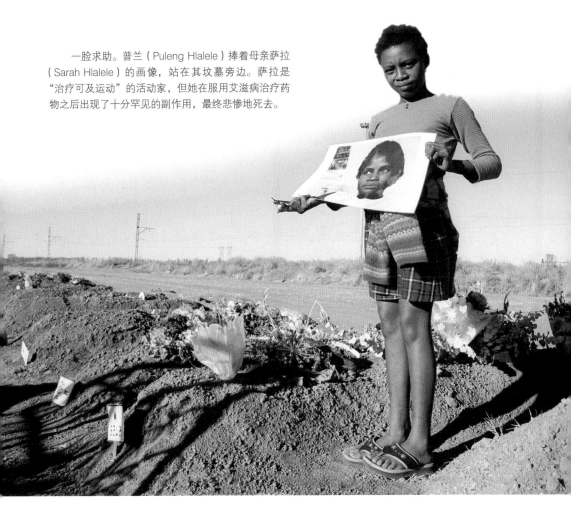

一脸求助。普兰（Puleng Hlalele）捧着母亲萨拉（Sarah Hlalele）的画像，站在其坟墓旁边。萨拉是"治疗可及运动"的活动家，但她在服用艾滋病治疗药物之后出现了十分罕见的副作用，最终悲惨地死去。

这种交叉感染的存在使结核病在过去的 20 年里已经增长了 5—10 倍；在世界上部分地区，成人中 10%—15% 患有这两种传染病。

这两种世界流行病的伴行已经对世界上较为贫穷的国家造成了极具毁灭性的后果。在撒哈拉以南的非洲，大约有 2500 万人存在 HIV 感染（或者说是处在死于 HIV 的边缘），1200 万儿童已经失去了父亲或母亲，超过 1300 万人已经死于艾滋病。在撒哈拉以南的非洲，有 200 万名 HIV 阳性的儿童，占全世界 HIV 阳性儿童的 90%。在一些受艾滋病影响严重的国家，比如博茨瓦纳和斯威士兰，有四分之一到三分之一的年轻人都生活在艾滋病的威胁之下。在很多地方，人类期望寿命已经下降了 10 岁（在 9 个非洲国家下降到 40 岁），其原因主要也是艾滋病。在南非，尽管一些有影响的人物试图提出艾滋病不是由 HIV 所致，但死亡人数是庞大的，并且目前有 530 万感染者。而刚刚体验到艾滋病威力的国家还在计算他们的损失究竟有多少。印度已成为 HIV 感染者人数第三的国家，仅次于南非和尼日利亚。

数据背后是无数的悲惨故事。无论是在发达国家还是发展中国家，一代年富力强的年轻人英年早逝，一代育龄期女子香消玉殒；有效的资源被拿来支付长期的看护、昂贵的药物和葬礼的花费；农场、家园和学校被废弃；徒留毫无希望的孤儿，一贫如洗的老人穷其所能照看无父无母的孙辈；小小少年承担起养家糊口的重责；亲人们为至亲至爱处理后事；照顾家人、支付卫生工作者报酬的负担；无数窘

数字在说话

（据 UNAIDS 2006 年数据估算）

2006 年全球艾滋病感染者：3950 万人。
2006 年新发艾滋病感染者：430 万人。
2006 年艾滋病相关的死亡：290 万人。
自 1981 年截至 2006 年，超过 2500 万人死于艾滋病。
截至 2006 年年底，全球 HIV 感染者中妇女占 48%。
全世界新发 HIV 感染者中，（25 岁以下的）年轻人占一半。
在撒哈拉以南的非洲，HIV 感染者占 63% 左右。
非洲有艾滋病孤儿 1200 万人。
在撒哈拉以南的非洲，有 2470 万 HIV 感染者。
2006 年，在撒哈拉以南的非洲，有 280 万艾滋病患者。
在北美，有 140 万艾滋病患者。

迫、无辜、孤独而又寂寥的人生活在死亡的边缘。

同一个世界，同一个希望

　　1996 年，在加拿大温哥华召开第 11 届国际艾滋病大会，主题是"同一个世界，同一个希望"。人们坚信，希望永远都在。在最近几年，药企开始为贫困国家降低药物的成本，较为廉价的仿制药已投入市场。自 2000年以来，全球资助已经翻了三番，特别是对中低收入国家抗逆转录病毒的资助；在发展中国家，大约有 130 万人因这些药物获益，尽管依然有一小部分的临床需要没有获得满足。比尔·盖茨和梅琳达·盖茨基金会等私人慈善机构也对艾滋病的研究提供了丰裕的资金支持，波诺等摇滚明星的遭遇也增进了人们对艾滋病危机的认识。鲍勃·吉尔道夫（爱尔兰歌手）在2005 年举办了"Live 8"演唱会，以提醒人们重视艾滋病问题。要终结艾滋病流行，最大的希望似乎是接种疫苗。各种疫苗的试验正在开展中，尽管免疫学家在过去的 25 年中付出了巨大的努力，然而获得有效的疫苗还很遥远，一部分原因是 HIV 突变的速度非常快，以至于难以检测和破坏。

　　1980 年，塞尔玛·德里茨警告道："如果一个环节脱节，后果将不堪设想。"她的话就好似预言。一些新的情况失控，其后果的确是毁灭性的。正如联合国前秘书长科菲·安南所说：

　　曾经的神秘病例，如今已成世界大流行，在 21 世纪对全球发展构成了最大的威胁……我们需要承诺更大的政治决心、勇气和资源；我们需要在全新的规模上团结协作。

> 我不在意死去，但没有孩子就死去是非常痛苦的，因为我就要进棺材了，却没有任何人记得我的名字。
>
> ——一位来自乌干达小村庄的年轻妇女，在死于艾滋病之前说的一段话。引自约翰·艾利夫的《非洲艾滋病流行》（2006 年）

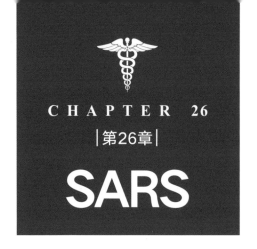

CHAPTER 26

|第26章|

SARS

2003 年春，世界卫生组织（WHO）宣布全球紧急警报。亚洲报告了一种可能致命的新型疾病，叫作严重急性呼吸综合征（severe acute respiratory syndrome, SARS）。全球范围都对这种疾病产生了恐慌。机场开始对旅客进行筛查，国际贸易和旅行受到极大困扰。随着这种神秘的肺炎样疾病在各大洲快速传播，世界各地的人们都屏住了呼吸（或戴上了口罩），SARS 共感染了 29 个国家的 8000 余人，其中 700 余人死亡。到 2003 年 7 月，SARS 全球大流行已经结束，该疾病的致病微生物确定为一种冠状病毒，主要通过空气微尘快速传播。该疾病将来是否会再次出现仍然有待观察。

2003 年 2 月中期，WHO《疫情周报》的一条简讯提及了一种在中国南方广东省出现的神秘呼吸道感染。这种疾病已经造成了 5 人死亡。一周之后，在越南河内担任 WHO 传染病专家的意大利籍医生卡洛·乌尔巴尼（Carlo Urbani，1956—2003 年）向 WHO 西太平洋地区办事处示警。一种令人警觉的不明疾病在河内一家法国医院暴发，会导致严重的肺炎症状和死亡，对医院员工的威胁尤其大。这次暴发过程中一个关键的病人是美籍华裔商人约翰尼·陈（Johnny Chen），该患者于 2 月 26 日入院接受治疗。乌尔巴尼连续三周在河内处理这一危机，3 月 11 日他去泰国曼谷参加一个医学会议。一到曼谷他就感觉到不适，他叮嘱当地准备迎接他的朋友不要接触他，而是给他叫一辆救护车。他被安置在隔离的重症监护室中，3 月 29 日死亡。

中国首次报告不寻常的"非典型肺炎"之后，乌尔巴尼医生死亡之前，WHO 已经怀疑这种疾病的严重性。中国香港、新加坡、加拿大多伦多和中国内地、河内都开始出现新型奇怪疾病的报告。3 月 15 日，WHO 总干事格罗·哈莱姆·布伦特兰夫人（Gro Harlem Bruntland，生于 1939 年）向全世界发出这一新疾病的警告，同时发布了一项紧急旅行警戒，这在 WHO 历史上还是第一次。

超级感染者

SARS 开始的时间很可能早于 2003 年 2 月，2002 年 11 月中国可能就已经出现了这

2002 年 11 月 16 日　广东省出现第一例"非典型性肺炎"（后来发现是 SARS）。

2003 年 1 月 22 日　中国香港出现第一例 SARS：一名妇女从内地返港后患病，2 月 3 日死亡。

1 月 30 日　第一位超级传播者，广州的周姓患者住院。

2 月 14 日　世界卫生组织《疫情周报》提及中国华南地区出现了 305 例急性呼吸道综合征患者，其中 5 例死亡。

2 月 21 日　广东省刘剑伦教授入住香港京华国际酒店，不经意间把疾病传染给其他旅客。

2 月 23—26 日　入住京华国际酒店的客人将 SARS 传播到世界各地，包括新加坡、加拿大多伦多和越南河内。

2 月 28 日　卡洛·乌尔巴尼医生注意到一名来自上海的患者约翰尼·陈，曾经入住香港京华国际酒店。乌尔巴尼医生首先向 WHO 通报了当地出现的一种奇怪的呼吸道感染。这一疾病传染了医院员工。

3 月 5 日　一名曾经在 2 月入住香港京华国际酒店的妇女，在加拿大多伦多被确诊患有 SARS 并因此死亡。她的儿子同样感染了 SARS 并死亡，疾病传播到安大略湖区。

3 月 11 日　WHO 专家卡洛·乌尔巴尼抵达泰国并入院治疗。

3 月 12 日　香港卫生当局向 WHO 报告一种"急性呼吸综合征"暴发。

3 月 15 日　WHO 发布警报，提醒人们注意一种源头不明的新型传染性疾病。该疾病被命名为 SARS（严重呼吸系统综合征）。此时，病例已经扩散到印度尼西亚和菲律宾。

3 月 17 日　WHO 设立全球合作项目，试图寻找 SARS 病因，研发可靠的诊断检测方法。

3 月 19 日　SARS 在美国、欧洲扩散，英国、西班牙、德国、斯洛文尼亚报告了 SARS 病例。

3 月 26 日　加拿大安大略省宣布该省由于 SARS 进入紧急状态。

4 月 8 日　香港科学家发表文章，确认一种新型冠状病毒是 SARS 的致病因素。

5—6 月　疾病流行进入高峰期，每天大约报告 200 例新增病例。

6 月 17—18 日　WHO 在马来西亚吉隆坡举办了全球 SARS 研讨会，有来自 44 个国家的 900 余名代表与会。

6 月 23—24 日　WHO 宣布解除对于中国内地和香港的旅游警戒。

7 月 2 日　加拿大多伦多宣布连续 20 天没有新增病例。这座城市曾于 4 月份过早地宣布已经没有 SARS 病例。

7 月 5 日　WHO 宣布，所有出现 SARS 的国家目前都已经成功控制住 SARS。

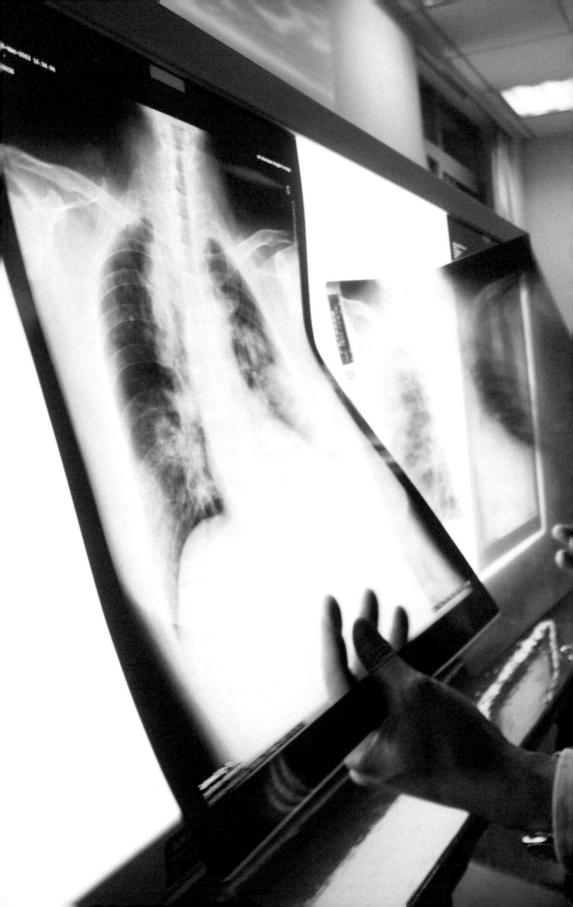

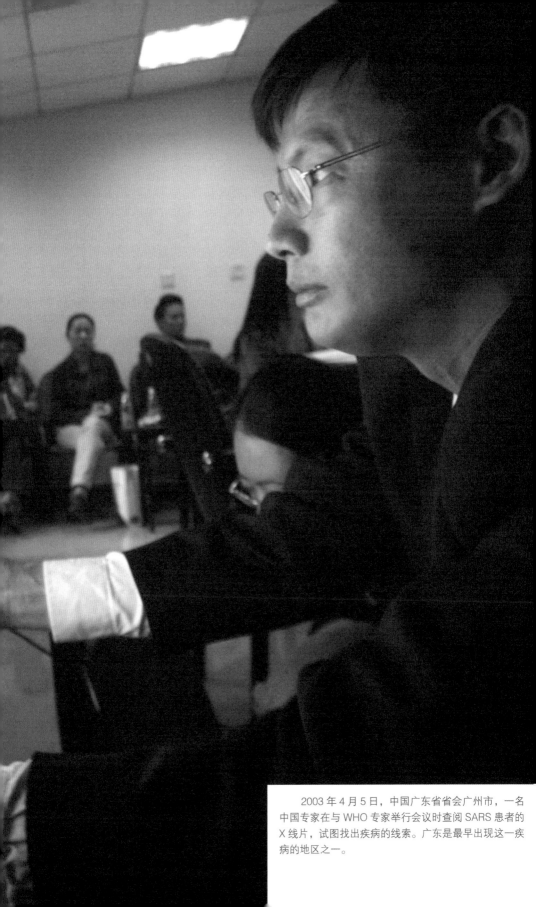

2003 年 4 月 5 日，中国广东省省会广州市，一名中国专家在与 WHO 专家举行会议时查阅 SARS 患者的 X 线片，试图找出疾病的线索。广东是最早出现这一疾病的地区之一。

种疾病。在此期间，疾病的严重性不为人所知。第一例 SARS 病例很可能是来自中国南方城市佛山的一名年轻人。他于 2002 年 11 月 16 日进入佛山市第一人民医院接受治疗，当时他患上了一种不寻常的呼吸系统疾病。他如何感染该病以及为何感染仍然是一个谜。这名年轻人不久便康复出院，但与之后很多病例一样，他感染了很多人，疾病迅速传播到中国各地，包括香港，之后传播到全世界。

2003 年春天，WHO 把这些支离破碎的事件拼接到一起。当时的情况是，很多个案都没有向多数人传播，但也有很多所谓的超级传播者，会将 SARS 病毒以令人担忧的速度传播给他人，感染很多人，最终将病毒传向全世界。

在中国，第一个超级传播者是一名周姓患者，他是一名海鲜商贩，2003 年 1 月下旬在广东省广州市感染了这种疾病。他不但感染了三所当地医院的员工和患者（最终在所有的 SARS 病例中，医务人员占 20%），而且传染给肾内科的刘剑伦医生。2 月 21 日刘医生夫妇到香港旅行，入住了京华国际酒店 9 层的某个房间。10 天之后，刘医生去世。

2 月底，很多在这一层住过的旅客受到感

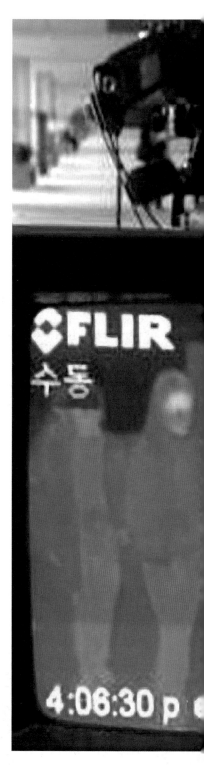

2003 年下半年，安置于韩国仁川国际机场的特殊摄像设备，可以测量游客的体温，判断来自中国的游客是否可能感染了 SARS。管控措施对于防止此种疾病传播，打断疾病传播链条十分关键，可能是由于我们足够幸运，也可能因 SARS 病毒怪异的特性，该疾病迅速地消失了。

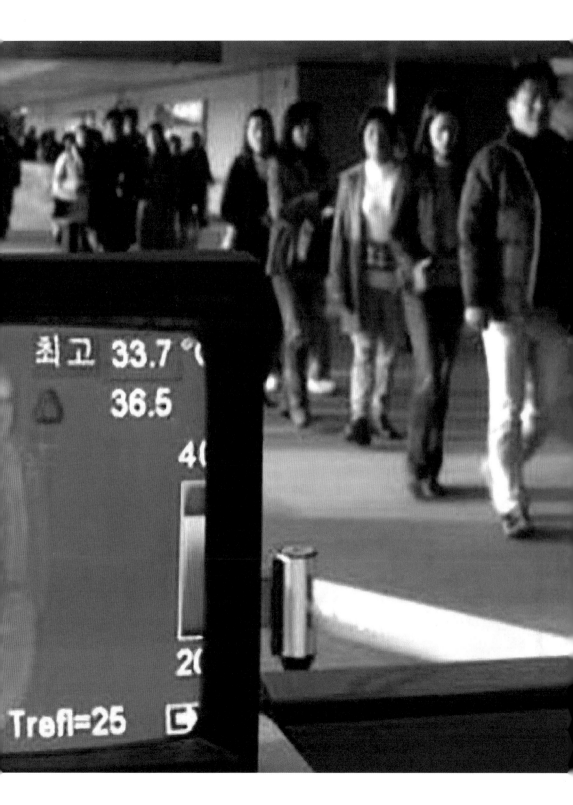

染。部分在香港当地入院治疗，而另外一些不知道自己已经患病，之后辗转到过香港淘大花园，或是飞回越南、新加坡或多伦多。

约翰尼·陈也是不幸的"超级传播者"之一。他是一名来自上海的美籍华人，前往河内的途中曾在香港入住京华国际酒店9层。到达河内后，他出现了一种类似于肺炎的症状。2月25日进入法国医院治疗。随后该院的患者和员工被感染。其中包括首个向WHO示警的卡洛·乌尔巴尼医生。约翰尼·陈之后被亲属带回香港，3月13日在隔离设施内死亡。

变小的世界

SARS向世人展示，感染性疾病能够很快扩散到全球。

在18世纪晚期，乘船从英国到澳大利亚，需要耗费1年的时间；结果是，在第一批移民者抵达终点之前，很多传染病的流行已经被消灭于无形了。19世纪中期，随着蒸汽轮船的诞生，从英国到澳大利亚的航程已经缩短到3个月，乘客在抵达时往往是染病或者是携带着多种传染性疾病的。到20世纪50年代，这段航程只需不足6周。

不过，航空时代大大加快了疾病传播的速度。1925年，从英格兰到澳大利亚，乘飞机需要16天。如今，只需要1天。当今世界上多数大城市之间只需要几个小时便可以抵达。正如在SARS期间，来自香港的SARS病毒只需要3—4个小时就可以被感染者带到东南亚的任何地方，12个小时内到达欧洲，18个小时就可以到达北美。每年大约有15亿游客乘飞机，为疾病在全球范围内的快速传播创造了无数机会。

一场确认新型疾病的竞赛

3月15日WHO发布了紧急旅行警戒，在此之前，没人知道这种致命的疾病是什么。它甚至没有名字——只有一个"非典型肺炎"的称呼。人们最初的臆测是，这可能是一种流感病毒。它的起病症状（高热、肌肉酸痛、寒战、咳嗽等）与流感相似，但检测结果很快否定了这种猜想。在某些严重致命的病例中，患者肺部损伤极为严重，提示可能是一种肺部瘟疫，该疾病对于抗生素没有反应，因此排除了细菌感染的可能。然而，人们只花费几周时间就确定了这种神秘感染的原因，发现这是人类进入21世纪以来第一种严重的"新型"疾病。

该疾病被称为"严重急性呼吸

综合征"——SARS。3月17日，WHO建立全球合作机制，召集众多顶尖微生物学家、病毒学家、临床医生和流行病学家开展协作研究。科学家们每天通过电话会议及网络安全网址进行沟通。他们分享彼此的发现，交换看法。4月初，这种新型致命病原体被确定为"冠状病毒"——从来没有在人和动物身上发现过此种病毒。具有讽刺意味的是，SARS病毒与世界上最广泛、危害最小的疾病——感冒病毒同为一个种属。为何人类冠状病毒几个世纪以来都仅仅给人们带来轻微的不便，而这种突然出现的新型致命病毒却给人们带来如此大的困扰，这仍然是一个难以回答的问题。

控制SARS的传播

2003年5月，该疾病流行的高峰时期，每天都有200余例新增病例报告，没有特异性抗病毒药物或疫苗可供使用。控制SARS的传播依赖于传统的流行病学措施：患者隔离、接触者追踪、隔离检疫、旅行限制、边境筛查、医院抗传染措施等等。

最终可能携带病毒的人通常分布在世界各地，因此需要确定与SARS患者在之前10—20天内有过接触的人。在新加坡，那些怀疑曾与SARS患者接触过或是确认与SARS患者接触过的人需要遵从家庭自我隔离令，他们的家里会被安装摄像头，以监测他们是否违反隔离令。违反隔离令需要缴纳一大笔罚款。在香港，淘大花园一栋楼中就出现了320名患者，该物业中的居民一开始就在这座大楼中被隔离，后来被转移到隔离营中居住了10天。3月5日多伦多首次出现死亡病例（当时还不知道是SARS病例）后，安大略省的医院都被隔离了数月，为了控制这种疾病，很多医院都被完全封闭。WHO建议除非特别必要，不要前往多伦多旅行。

医院中采取了严格的预防措施，包括使用口罩、手套、眼罩、一次性防护服、鞋套等；指导医院员工在接触感染患者前后洗手，使用消毒液和一次性设备。许多机场开始使用先进的温度扫描设备，以测量游客是否发

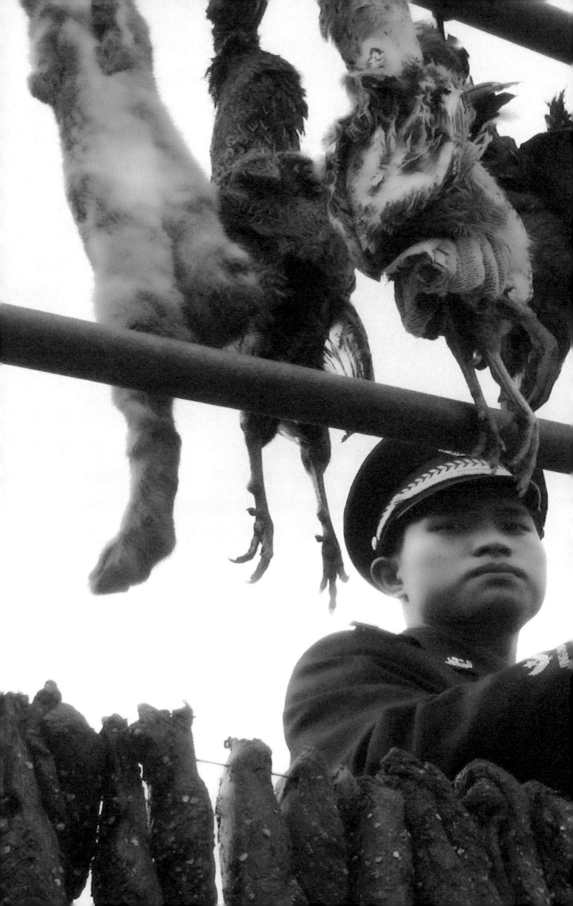

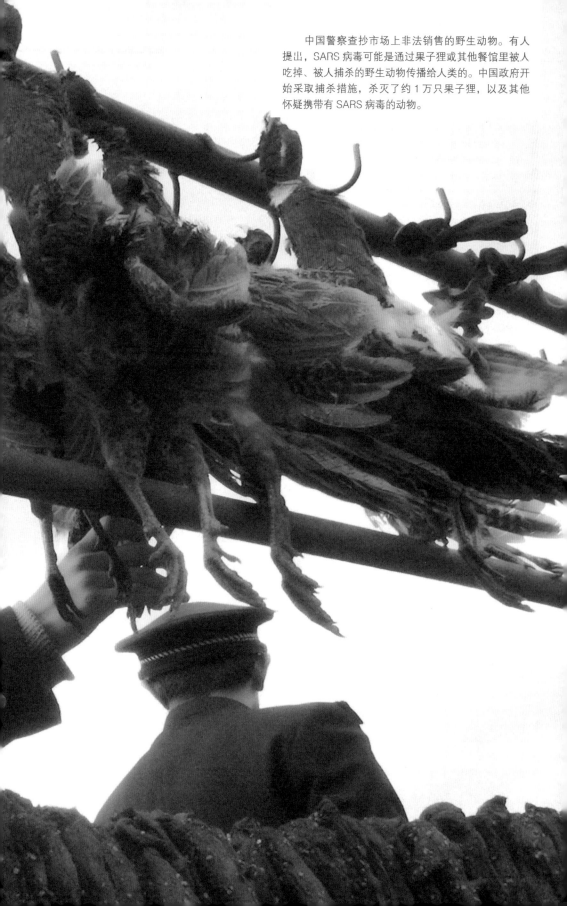

中国警察查抄市场上非法销售的野生动物。有人提出，SARS 病毒可能是通过果子狸或其他餐馆里被人吃掉、被人捕杀的野生动物传播给人类的。中国政府开始采取捕杀措施，杀灭了约 1 万只果子狸，以及其他怀疑携带有 SARS 病毒的动物。

SARS 和蝙蝠

有研究证据显示，蝙蝠在众多疾病的传播过程中发挥了作用，广为人知的就是狂犬病。另一种可能是，蝙蝠是 SARS 病毒的自然贮主。食用水果的蝙蝠咀嚼水果，吸取了其中的糖分后，将残渣吐在地上。食用昆虫的蝙蝠也会吐掉昆虫身体的硬质部分。科学家们指出，这些未经消化的部分可能携带了病毒，而这些部分可能被食草动物如果子狸等吞噬，随后可能会传播给人类。中国菊头蝠可能是 SARS 的传播源之一。

热，设备就安置在金属探测仪旁边，显示出人们对于 SARS 的恐慌就像对于恐怖主义袭击的恐慌一样。

在中国，政府认识到问题的严重性之后——尤其是北京暴发疫情，结束后人们发现北京的病例占了全世界 SARS 病例的四分之一——中国行政部门以令人惊叹的速度控制住了疾病的发展。学校、网吧、舞厅、影院、剧场都被关闭，婚礼暂停。严禁在公共场所吐痰。即便如此，疾病对于医院系统的影响也是巨大的——数百名医生、护士、救护车司机和其他卫生工作者感染了这种疾病。4 月 27 日，北京郊区新建了一个拥有 1000 张床位的医院——7000 名建筑工人花了 8 天时间完成这一建筑，总费用为 1.7 亿美元。

小汤山医院共收治了 680 名患者，其中仅有 8 人死亡；到 6 月底，已经不需要再由小汤山医院收治 SARS 病人了。6 月 24 日，WHO 宣布将中国从 SARS 疫区名单中移除。7 月 5 日，WHO 宣布所有曾出现疫情的 29 个国家都暂时消除了这一疾病。这种致命的病毒神秘地"消失了"。

SARS之谜

关于这场流行病的起源，一条可能的线索来自中国华南地区的一个市场。科学家们在其中某些种类的动物（例如果子狸、浣熊、雪貂等）身上发现了与人类 SARS 病毒基因构成一致的病毒。处理和销售这些动物的人体内 SARS 病毒抗体水平也比一般民众的高。中国华南地区早期的 SARS 患者中，有三分之一的职业与处理加工食物有关，提示该疾病可能是跨越了物种障碍，从动物身上传播到人身上。另一方面，动物也有可能通过与人接触被传染。还有可能是，市场上销售的动物最初是被其他野生物种所传染的（见文本框"SARS 和蝙蝠"）。

会否再次来袭？

SARS 带给人们的恐慌已经结束——至少现在看来是这样。某些流行病学家怀疑这种短命的疾病是不是仅仅在医学史上留下一个脚注。WHO 仍然维持对于全球可疑或疑似病例的监控：2003 年 7 月之后，仍然有几起孤立散发的 SARS 病例，大部分与实验室传播有关。这个世界有可能迎来异常的禽流感大暴发（参见第 23 章），谁也不敢确定将来 SARS 是否会重新出现，更不确定何时重新出现。

> 抗击 SARS 的过程经常被比喻为一场战争。看不见的侵略者发起了攻击，世界各国像回击其他攻击一样展开行动——动员各方资源打败侵略者。很多国家采取了很严格的措施，很明显，真正的攻击不是来自入侵的敌国军队，而是来自未知的微生物。
>
> ——托马斯·亚伯拉罕，
> 《21 世纪的瘟疫：SARS 的故事》
> （2005 年，SARS 流行期间正好与伊拉克战争的时期重合）

从 SARS 暴发的过程中我们学到了很多有用的经验。正如 WHO 的专家所写：

SARS 戏剧性地展示了在这个紧密相连、高速流动的世界中，一种新型疾病带来的广泛影响。同样也强调了密切协作、数据和经验分享等全球协调措施的重要性。

全球范围内的紧密接触能够传播致命的疾病，世界各国科学界更为紧密的合作也是十分关键的。目前，我们不确定 SARS 是否正在潜伏、伺机再次来袭，或是其传播链条已经被打断。故事真的已经结束了吗？只有时间能够告诉我们答案。

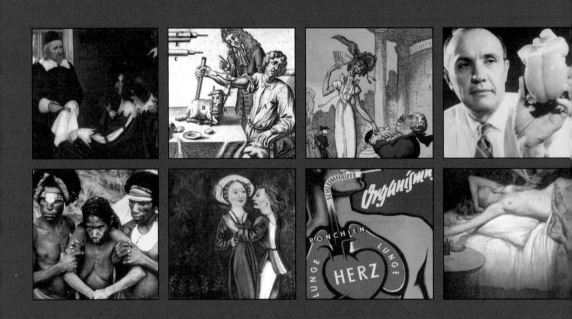

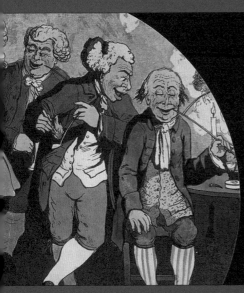

part 4 第四部分

生活方式病

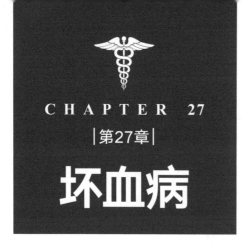

CHAPTER 27

|第27章|

坏血病

当欧洲的航海家们登上航船，开始遥远的探险和贸易之路时，他们将面对很多新的危险。其中潜藏最深的当属坏血病，如今我们都知道坏血病是因为维生素 C 缺乏引起的。在海上漂泊几周，甚至数月，水手们不得不忍受肮脏局促的生活条件，单一且几乎没有营养的饮食：一些臭水、限量供应的朗姆酒、油腻腐臭的腌肉、海鸟肉、发霉长蛆的饼干，甚至有时是老鼠肉。患上坏血病的水手可谓有碍观瞻：牙龈出血、皮肤上铁青色的斑点以及口臭，如果不加以治疗，只能是痛苦万分地等待死亡。在 18 世纪中期，詹姆斯·林德（James Lind, 1716—1794 年）用让人信服的证据表明，每天服用一杯橘子汁和柠檬汁（其中含有重要的维生素 C）可以预防坏血病。所幸在世界上大多数地区，坏血病如今已是一种罕见病。

大事表

1405—1433 年　中国航海家郑和数次下印度洋，而没有发生坏血病。他的水手会在船上装绿豆，因绿豆芽是很好的维生素 C 的来源。

1492 年　克里斯多弗·哥伦布（Christopher Columbus，1451—1506 年）横渡大西洋。在大西洋航行时，航程较短，坏血病较为少见。

1497—1498 年　葡萄牙航海家达·伽马（Vasco da Gama，约 1469—1524 年）绕过好望角抵达亚洲。全船 160 名水手，100 人死于坏血病。

1519—1522 年　费迪南·麦哲伦（Ferdinand Magellan，1480—1521 年）第一次环球航行。途中，水手们为了抵抗坏血病，尝试吃老鼠和野芹菜，但全船 218 名水手到航行结束时仅有 18 人存活。

1535—1536 年　雅克·卡蒂埃（Jacques Cartier，1491—1557 年）率领的法国探险队在加拿大过冬时，遭遇了严重的坏血病。在当地易洛魁人的推荐下，他们尝试了一种来自 annedda 树（可能是白杉）的浆汁，结果被成功治愈。

1541 年　荷兰医生约翰内斯·埃斯（Johannes Echthius）第一次使用 scorbutus 一词指代坏血病，但认为它是一种感染性疾病。

1577—1580 年　弗朗西斯·德雷克（Francis Drake，约 1540—1596 年）在环球航行时记录了坏血病病例。

1593 年　理查德·霍金斯（Richard Hawkins，1562—1622 年）在太平洋航行时，最早记录了用柠檬治疗坏血病的方法。

1601 年　英国东印度公司四艘驶往香料群岛（即 Moluccas，印度尼西亚东北部马鲁古群岛）的船只中，只有一艘没有遭遇坏血病的侵袭。詹姆斯·兰卡斯特（James Lancaster，约 1554—1618 年）率领的"红龙"号是唯一的幸运者，他为水手们提供了橘子和柠檬。

1740—1744 年　由乔治·安森（George Anson，1697—1762 年）掌舵的英国舰队驶往太平洋。船上多数人员死于疾病。

1747 年　詹姆斯·林德实施了临床试验，验证了饮食中加入橘子和柠檬对预防坏血病有重要的作用。1753 年，他将实验发现发表在《论坏血病》（*A Treatise of the Scurvy*）一书中，并在 1762 年发表了《维护皇家海军海员健康的最有效方法》（*An Essay on the Most Effectual Means of Preserving the Health of Seamen in the Royal Navy*）。

1756—1763 年　在七年战争（是欧洲两大军事集团英国—普鲁士同盟与法国—奥地利—俄国同盟之间的战争）中，死于疾病（主要是坏血病）的士兵要比死于战斗的士兵多 10 倍。

1768—1771 年　詹姆斯·库克（James Cook，1728—1779 年）的环球航行，在确保新鲜水果和蔬菜不断供应的情况下，没有一人因坏血病死亡。

1795 年　伤病船员委员会理事吉尔伯特·布莱恩（Gilbert Blane，1749—1834 年）建议英国海军部每天为每个水手提供一杯柠檬汁。因此，地中海尼尔森舰队消耗了大约 5 万加仑的柠檬汁。在接下来的 20 年间，坏血病逐渐从英国舰队中消失。

1808 年　美国海军开始在长途航行中添加柠檬汁。

1845—1847 年　爱尔兰发生马铃薯饥荒，同时发生广泛的坏血病。

1846 年　在美国和墨西哥战争时，美国水手被困在墨西哥，发生了严重的坏血病。

1848—1850 年　加利福尼亚淘金热时，在金矿区的劳工遭遇了坏血病。

1854—1856 年　在克里米亚战争期间，英国和法国士兵遭遇了严重的坏血病。

1861—1865 年　美国内战期间，大量士兵特别是战俘死于坏血病。

1867 年　在英国，劳克林·罗斯（Lauchlin Rose）发明了保存柑橘汁的方法，不再需要用酒精，并首创了罗氏柠檬汁。

1870—1871 年　巴黎包围战中，很多人罹患坏血病。

1912 年　vitamine 一词被发明，后来缩短为 vitamin（维生素）。

1928 年　维生素 C 被发现。

在海上所有威胁生命的因素中，如暴风雨、沉船、战争和感染，没有一种像坏血病一样夺去那么多人的生命。15—19世纪，估计有200万名欧洲水手患上了这种可怕而又痛苦的疾病。当时，坏血病（scurvy或scorbutus）被称作是海洋的瘟疫。

坏血病起病缓慢且隐匿。最开始的症状是关节疼痛和疲倦，而表现出这些症状的水手会因为"懒惰"遭到责罚。几周过后，开始有全身各处坏死的体征：皮下黑色的淤青，牙齿松动，牙龈发紫、肿胀、呈海绵状，剧烈的酸痛。一旦患病，病人就会散发出腐败的臭味，不过对于五味杂陈的甲板（充满了腐坏的食物、尿液、粪便和呕吐的味道）来说，只不过是又增添了一味而已。当死神真的降临时，死者就会被裹到吊床里。荷兰人和英国人会把死者埋尸大海，而法国人和西班牙人会把病死的同胞带回家乡掩埋。

在陆地上有时也会发生坏血病，不过它主要是在长途航海时发生。1593年，英国航海家、探险家霍金斯海军上将写道：

海上漂泊20年，我敢打包票，少说也有1万人死于这种病。

1596年，英国海军外科医生威廉·克洛维斯（William Clowes，1544—1604年）这样描述坏血病的症状：

他们的牙龈一直烂到牙齿根部，他们的脸颊发硬肿胀，牙齿松动，随时都要掉下来……他们的呼吸发出恶心的臭味。他们的腿虚弱无力，似乎连自己的身子都无法负荷。此外，他们还浑身疼痛，全身遍布青一块紫一块的淤青或斑点，有的很大，有的很小，就像被虱子叮了一口似的。

霍金斯继续表达了他的愿望：

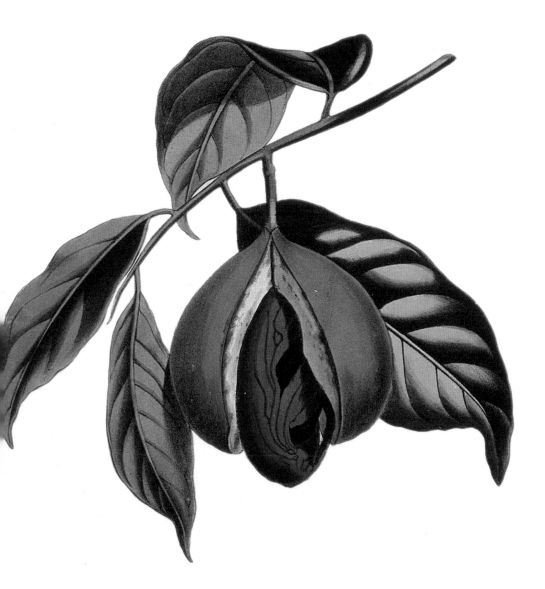

　　在 16 和 17 世纪，肉豆蔻被认为是鼠疫的治疗药物。人们赴新几内亚以西香料群岛采集这种植物，来回一趟需要两年的时间。这也让水手的健康面临了巨大的考验，很多水手失去了生命，坏血病就是其中最主要的杀手之一。

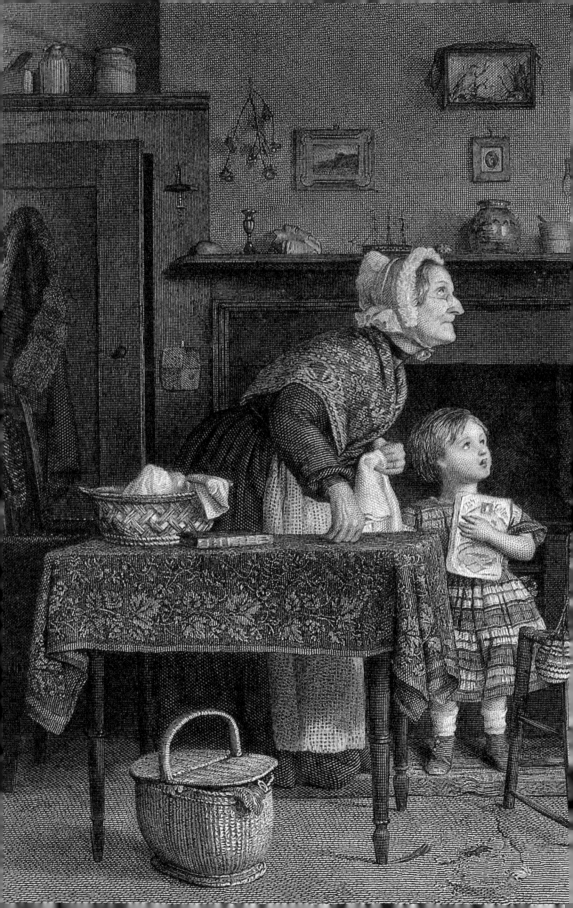

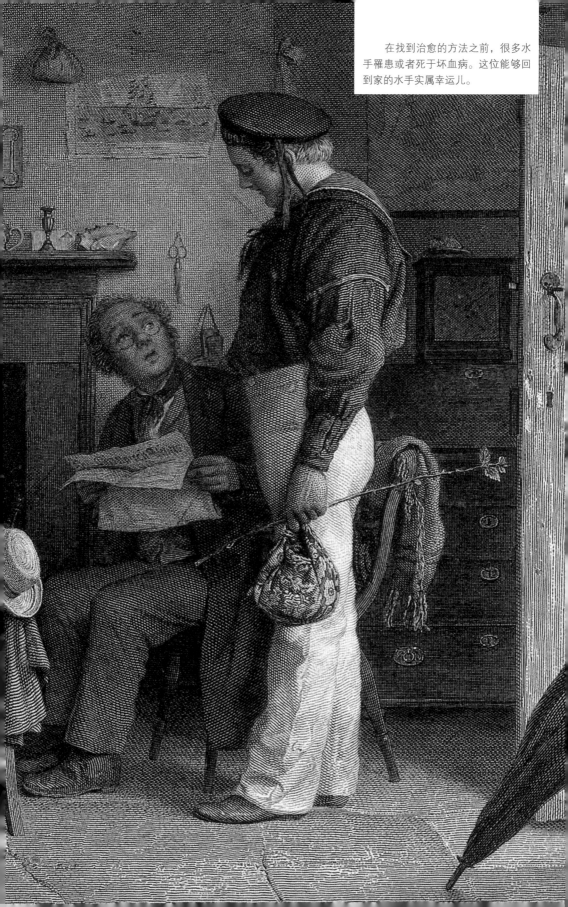

在找到治愈的方法之前，很多水手罹患或者死于坏血病。这位能够回到家的水手实属幸运儿。

一些有识之士可以写一写它，因为它是海上的瘟疫和水手的梦魇。

橘子、柠檬与辣根菜

16 世纪 90 年代，霍金斯在南太平洋探险时经历了一次坏血病，之后提出"酸橘子和柠檬"是"这种病最有效的治疗方法"。他并不是第一个或者唯一一个指出新鲜水果可以治疗坏血病的人。事实上，到 17 世纪初，推荐用橘子汁、柠檬汁或青柠汁预防和治疗坏血病的报告已越来越多。不过，在实际生活中，要带着新鲜水果等容易腐烂的物资长途跋涉几乎是不可能的。个别情况下，如果船只在海港靠岸，船上的长官可能会短暂地享用一下新鲜的食物，不过对于船员来说，能吃上柑橘的机会是很少的，甚至可能是闻所未闻的。

在中世纪的草药园还有另一种很流行的药材，一种叫作辣根菜（scurvy grass，即 Cochlearia officinalis）的植物。威廉·克洛维斯描述了一种治疗药，"两位航海家在斯考彼海患上了坏血病"：治疗药就是麦芽加上辣椒、肉桂、姜、藏红花、豆瓣菜和"一些精挑细选并清洗干净的辣根菜"。17 世纪时有这样一则故事，一艘船刚刚离开格陵兰岛，船上的人就患上了坏血病。一人病得很严重快要死掉了，于是船员把他放到岸上等死，结果他"狼吞虎咽"了一顿辣根菜后，活了下来。

辣根菜看起来比其他新鲜水果白一些。不过，它的治疗效果要比其他药材好一些。放血、泻药、硫酸盐、醋、汞剂膏药（万不得已的"治疗选择"，抹在渗血的溃疡面上）和疾病本身一样危险且可怕。

这么可怕的疾病究竟是由什么引起的呢？医生们对此也感到非常疑惑。是腌肉和熏肉？是发霉生蛆的饼干？还是新鲜食物的缺乏呢？抑或是海上又冷又潮的空气，缺乏锻炼，水手的"懒惰"，甲板下空气污浊、臭气熏天，黑胆汁过多还是某种神秘的瘴气？

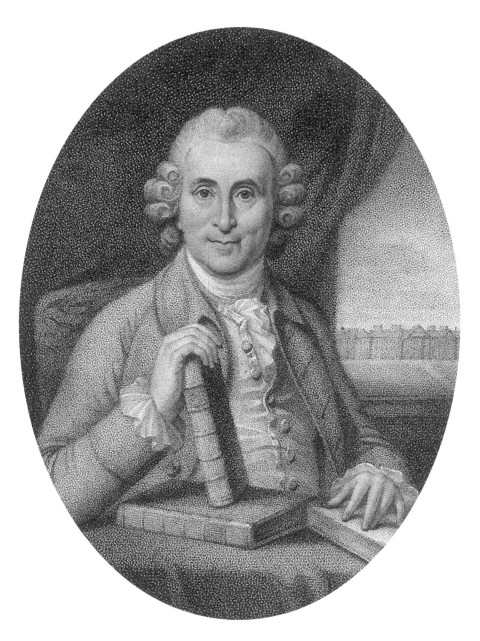

詹姆斯·林德是研究坏血病治疗的先驱，证实了新鲜水果对抗击坏血病具有重要的作用。

最早的临床试验

1734 年，生活在荷兰的波兰牧师约翰·弗里德里希·巴克斯松（Johann Friedrich Bachstrom，1686—1742 年）完成了《关于坏血病的观察》（*Observationes circa scorbuticum*），在其中写道：

> （坏血病）通常被认为是由北方寒冷的气候、海洋空气、咸肉等导致，显然是错误的；其实它仅仅是由于缺乏新鲜的素食和绿色植物而引发的；这是疾病主要的原因。

如此多的人将矛头指向饮食中"缺失某种重要的要素"，并指出新鲜水果和植物才是治疗的药材，历史学家试图了解，为什么医学行业用了这么长的时间才提出这种假说。但是怎么把假说变成证据呢？来自爱丁堡的詹姆斯·林德做到了这一点（至少一部分）。当时他刚刚当上医生，在 1747 年被英国皇家海军舰艇"索尔兹伯里"号聘为助理外科医生。

18 世纪 40 年代初，在林德被聘任之前不久，坏血病的病程再次被提上日程，舰队队长乔治·安森率领的英国舰队在驶往太平洋的途中，2000 位水手中有 997 人死于坏血病。林德加入当时正在英吉利海峡巡航的皇家海军舰艇"索尔兹伯里"号时，船上很多海军士兵已经患上了严重的坏血病。林德认为是时候检验一些理论了，并把自己的工作建立在"可观察的事实"上。他选择了 12 个症状相似的坏血病人（两人一组），把他们召集到船上的医务室，然后进行了他著名的试验。14 天时间内，除了正常饮食外，每对水手都多增加了一样，包括苹果汁、硫酸盐、醋、海水、橘子、柠檬、蒜酱、山葵、"秘鲁香脂"和"没药"，用大麦茶送服。结果是惊人的。6 天后，每天吃两个橘子和一个柠檬的病人恢复得最快——在水果供应还有富余的情况下。林德如愿找到了治疗

> 对于坏血病的治疗来说，在所有的东西中，不管是药物还是饮食，柠檬和橘子是效果最好的……它们是坏血病真正的特效药……林德医生最早明确和阐明了这一点。
>
> ——吉尔伯特·布莱恩

坏血病的办法。

ROB秘方

林德在 1753 年出版的《论坏血病》一书中发表了试验结果。尽管他找到了令人信服的证据，每天食用柑橘类水果可以治疗坏血病，但即便是林德本人也依然对疾病真正的病因感到很不解。他认为坏血病是由于潮湿不健康的空气和船上的"腐败"所致。另外，他也认为在长途跋涉中携带新鲜水果并不现实，于是就有了一个名叫 ROB 的处方，用橘子和柠檬做成一种糖浆，即使放一段时间也不会坏掉。

饥　荒

在整个人类历史上，饥荒已经导致了无数的死亡。今天，蛋白质—能量营养不良（protein-energy malnutrition，PEM）依然是世界上重要的杀手。最严重的两种类型是消瘦（marasmus）和夸希奥科病（kwashiorkor，加纳语，意思是孩子断奶后发生的病）。在发展中国家，感染性疾病和饥饿一起导致了数百万儿童的夭折和青壮年的早逝。

1768 年，詹姆斯·库克和年轻的博物学家约瑟夫·班克斯（Joseph Banks, 1743—1820 年）受伦敦皇家学会和英国海军的派遣，赴南太平洋航行。他们带了各种可能的"抗坏血病"药，包括桶装的麦芽酒、德国泡菜、胡萝卜、芥末和少量的林德 ROB 处方（含橘子和柠檬）。他们在一切可能的地方停靠，补充新鲜的水果、蔬菜和水。1771 年，当最终回到英国时，他们报告称没有一位船员死于坏血病。然而，对于库克或阅读了库克报告的读者来说，并不清楚各种"抗坏血病"药究竟哪个是真正有效的，但饮食的补充（库克坚持清洁和通风）无疑从根本上改善了水手的生活。

"青柠佬儿"

有些人认为，如果英国人能够留意詹姆斯·林德的建议和库克船长的

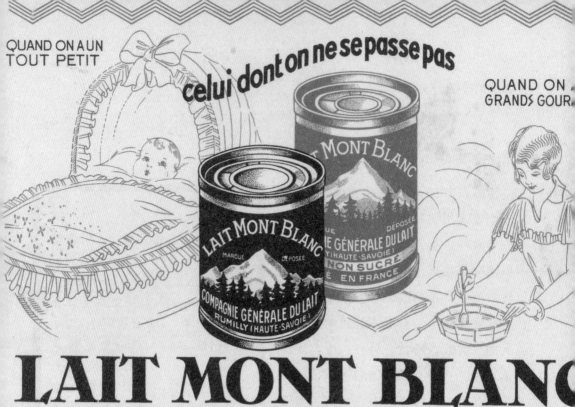

最早的罐装婴儿牛奶。20世纪20年代，作为母乳喂养的替代品，它被普及推广，其中含有牛奶、麦子和麦芽。不过，缺乏维生素C等成分。

经验，那么美国革命战争的结局兴许就不一样了。英国人在海上的突袭战中损失了很多兵力，但因为坏血病而损失的更多。相比起来，在拿破仑战争期间，英国人之所以能在海上占据上风，是因为他们已着手对付坏血病了。1795年，在海军医生吉尔伯特·布莱恩爵士的建议下，英国海军部颁布了一条规定，士兵在海上待两周后，作为津贴，每天将获得1盎司的柠檬汁和1.5盎司的糖。

来自地中海的柠檬很贵，无法满足海军的需求量，皇家海军开始用英属西印度群岛的青柠，因此英国水手开始被叫作"青柠佬儿"。不幸的是，青柠汁的效果远不及柠檬汁。于是，这再次引发了大量的争论。就连林德的长效配方（事实上，由于其制作过程，配方已经失去了部分功效）也不怎么理想。有些医生开始怀疑柑橘类水果的效果。不过，至 19 世纪中期，在消耗了几百万加仑的橘子汁后，坏血病终于基本从英国舰队中消失了。

坏血病依然在其他环境中屡次发生，在欧洲和美洲的监狱、工厂和孤儿院导致了大量的死亡。19 世纪 40 年代，由于土豆的歉收，爱尔兰发生了严重的饥荒，坏血病变得流行起来（土豆是维生素 C 很好的来源）；在同一时期，加利福尼亚州淘金热中的"淘金者"也遭遇了严重的坏血病。在其他地方，它还在侵袭军队，特别是在围攻战期间，并且对于极地探险者来说也一直是一个困扰。19 世纪末 20 世纪初，欧美上层阶级中出现了一种"婴儿坏血症"：一些母亲不愿意母乳喂养，而选择用保存的乳制品喂养，结果造成孩子缺乏母乳中存在的维生素 C。

> 我的牙龈肿胀起来，嘴里面长出了一些小疙瘩，似乎要发展成溃疡……然后，我赶紧喝柠檬汁……效果是立竿见影的，不到一周，牙龈就和原来一样了。
>
> ——约瑟夫·班克斯（博物学家，曾待在库克船长的船上），《努力》，写于 1769 年

维生素C的发现

自 19 世纪 70 年代起，在发现"细菌理论"后的几十年中，科学家试图寻找造成坏血病的细菌原因。一位海军外科医生提出，柑橘汁的效果和抗菌漱口水一样快。

直到 20 世纪初，生物化学研究的成果才使弗雷德里克·高兰·霍普金斯（Frederick Gowland Hopkins, 1861—1947 年）和克里斯蒂安·艾克曼（Christiaan Eijkman, 1858—1930 年）等科学家开始相信，营养不良的关键是膳食中缺乏某些重要成分或"食物辅助因子"。

人们逐渐清楚，某种营养物质的缺乏是造成多种疾病的原因，包括坏血病（维生素 C 缺乏）、糙皮病（烟酸缺乏，即一种 B 族维生素缺乏）、脚气病（也是一种 B 族维生素缺乏）、佝偻病（膳食中缺乏维生素 D，或者缺乏晒太阳）以及缺铁性贫血。Vitamin [维生素的英文，原本叫作 vitamine，是由拉丁

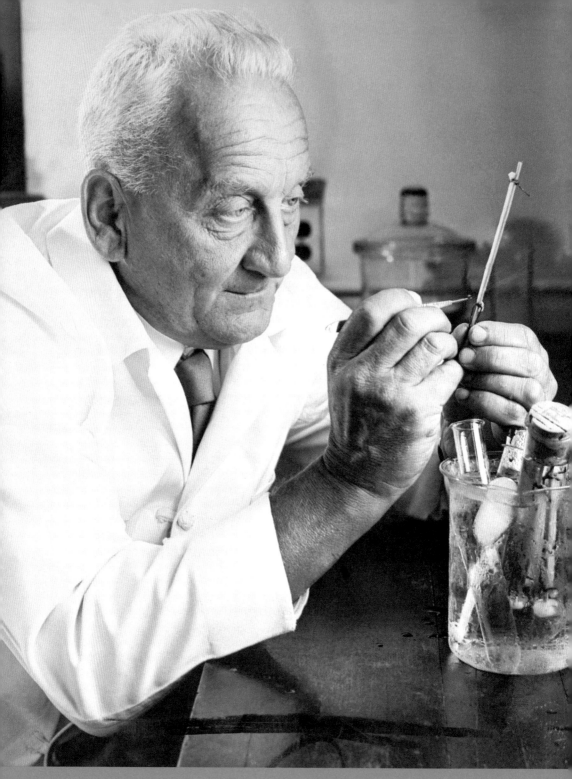

阿尔伯特·冯·圣乔其（Albert von Szent-Györgyi, 1893—1986 年）提取出了维生素 C。
照片摄于 1955 年。

语 *vita*（意为"生命"）和 *amine*（指的是一种化学物质"胺"）构成的]一词是 1912 年由卡西米尔·芬克（Casimir Funk, 1884—1967 年）发明的。他是一位在波兰出生的生物化学家，供职于伦敦的李斯特研究所。1920 年，vitamine 最后的 e 被去掉了，因为人们发现并非所有的维生素都是胺。

维生素 C 是剑桥大学的匈牙利裔科学家阿尔伯特·冯·圣乔其分离成功的。1928 年，他在肾上腺组织及白菜和橘子中发现了一种未知的化合物。圣乔其以为是一种糖，但他不确定是哪一种糖。糖的化学名（如葡萄糖、果糖、蔗糖等）结尾都有后缀 ose，因此，为了承认自己的无知，他把这种神秘的化合物叫作 ignose（"无知"的英文是 ignorance）。

他把自己的发现（为他赢得了 1937 年的诺贝尔奖）寄给了《生物化学杂志》的主编，主编把文章退给了他，建议他给化合物重新起个名字。

在偏振光的光学显微镜下观察到的维生素 C 晶体。

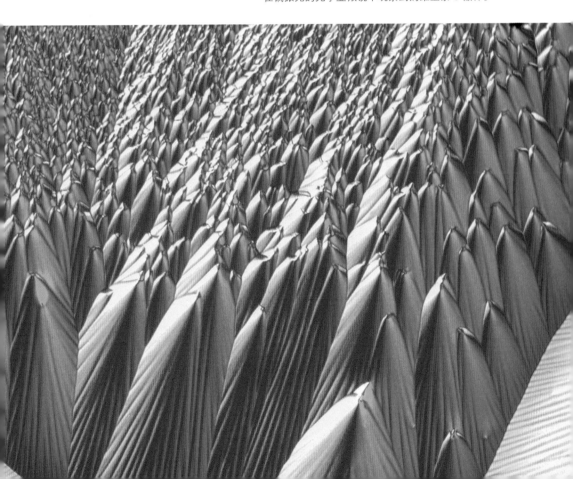

糙皮病（pellagra，来自意大利语）是一种营养缺乏性疾病，其特征是皮肤炎、腹泻和痴呆（英文分别为 dermatitis、diarrhoea、dementia，统称三个 D），超过半数的病例会死亡（death，第四个 D）。它尤其发生于几乎只吃玉米的社会。20 世纪初，在美国南部一些贫穷的农村地区十分常见。

很多人一度认为它是一种感染性疾病，1916 年，供职于美国公共卫生服务部卫生实验室的匈牙利流行病学家约瑟夫·哥德伯格（Joseph Goldberger, 1874—1929 年）决心证明糙皮病是一种膳食紊乱。经过大量的实验，他依然不能说服那些批评者。因此，他进行了一场戏剧化的实验，当然也是最后一场实验。

哥德伯格和他的助手乔治·惠勒（George Wheeler）将糙皮病患者的血输入了他们自己的胳膊里。然后把病人鼻子里的鼻涕和喉咙里的痰涂到自己的鼻子和喉咙里。他们甚至把装有糙皮病患者皮痂和疹子的胶囊吞了下去。哥德伯格称之为"肮脏的派对"，还有其他人加入了他们。结果没有一位实验人员"患上"糙皮病。

1937 年，最终哥德伯格的猜测被证实，糙皮病是由营养缺乏所致，即 B 族维生素中的烟酸缺乏，连同必需氨基酸即色氨酸水平降低所致。

圣乔其把稿子返给主编的时候，将化合物的名字改成了 godnose。最后，濒临崩溃的主编给它起名为己糖醛酸（因为它含有 6 个碳原子）。后来又被叫作"抗坏血酸"，也就是现在鼎鼎有名的维生素 C。

人们发现维生素 C 缺乏会干扰胶原蛋白（存在于人体结缔组织和骨骼中）的合成，导致出血、瘀青、自愈能力差，以及最后发生坏血病。自 20 世纪 30 年代以来，合成维生素的销售以及食品中维生素的添加已经成为一个巨大的产业。

肥胖流行病

坏血病的故事到这里并没有结束。在新鲜水果和蔬菜短缺的地方，或者因为各种各样的原因，有些人在食物中摄取的维生素 C 很少，坏血病依然会发生。

　　而在西方世界，人们正面临着一场报章杂志中所谓的"肥胖流行病"。营养学家和科学家继续提醒我们，儿童和成人每天都需要吃一些新鲜水果和绿色蔬菜，并且警告我们不要摄入过多的糖分和油脂，还警示我们超重的恶果、血脂过高的危险、缺乏体育锻炼的问题，以及发生糖尿病和心脏病的风险。薯条和汉堡可能吃起来比生蛆的饼干和咸牛肉好吃，但对我们每个人来说，营养过剩、膳食失衡之于健康的影响也是至关重要的。

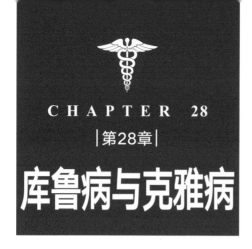

CHAPTER 28

|第28章|

库鲁病与克雅病

　　库鲁病是一种神秘而且致命的疾病，科学家最早于 20 世纪中期在巴布亚新几内亚观察到这种病。他们调查发现这种病与当地人吃掉已故亲人大脑的习俗有关。克罗伊茨费尔特 – 雅各布病（Creutzfeldt-Jakob disease，CJD；中文简称克雅病）是一种非常罕见的退行性脑病，在全世界散布发生，对该病最早的描述是在 20 世纪 20 年代。科学家最近提出库鲁病和克雅病是由一种叫作"朊病毒"的传染物质所致，很多种动物疾病都与这种朊病毒有关，包括牛海绵状脑病（bovine spongiform encephalopathy，BSE 或疯牛病）、羊瘙痒症，以及发生于鹿和麋鹿身上的慢性消耗性疾病。在人类和动物中，朊病毒疾病会导致可怕并且严重的症状，大脑组织会呈海绵状，布满空洞，如同瑞士奶酪一样。

　　20 世纪 50 年代初，澳大利亚政府巡查官麦克阿瑟（J. R. McArthur）

大事表

18 世纪 50 年代 《伦敦下院日志》是第一份有关羊群中发生羊瘙痒症的报告。

1920—1921 年 克雅病最早是由德国医生汉斯·克罗伊茨费尔特（Hans Creutzfeldt, 1885—1964 年）和阿尔方斯·雅各布（Alfons Jakob, 1884—1931 年）描述的。

1935 年 苏格兰制造出"绵羊跳跃病"（louping ill）疫苗，不过两年后接种过的羊发生了羊瘙痒症，发现这些羊那时可能已被感染。

1938 年 羊瘙痒症传播实验首次得到验证。

20 世纪 50 年代 包括卡尔顿·盖杜谢克（Carleton Gajdusek, 1923—2008 年）在内的研究者开始研究一种名叫库鲁病的神秘疾病。在巴布亚新几内亚，它被认为是由于弗尔族部落巫术蛊惑所致。它最初被认为是一种遗传病。

1954 年 冰岛病毒学家比约恩·西于尔兹松（Björn Sigurdsson, 1913—1959 年）提出，羊瘙痒症的致病因素可能是一种"慢病毒"（slow virus）。

1959 年 美国兽医学家威廉·哈德洛（William Hadlow）发表自己的观察结果，提出羊瘙痒症和库鲁病具有病理相似性。

20 世纪 50 年代末 巴布亚新几内亚弗尔地区库鲁病流行达到顶峰。

20 世纪 60 年代中后期 卡尔顿·盖杜谢克及其同事在美国通过开展实验发现，库鲁病是一种传染性疾病，可能是由"慢病毒"所致。包括迈克尔·阿尔珀斯（Michael Alpers）、罗伯特·格拉斯（Robert Glasse）和雪莉·林登鲍姆（Shirley Lindenbaum）在内的其他研究者，也对巴布亚新几内亚的弗尔族人进行了研究，确定库鲁病和食人仪式有关。

1967 年 塔提克瓦·阿尔珀（Tikvah Alper, 1909—1995 年）及其同事在伦敦提出一种理论，羊瘙痒症是由于传染性物质所致，而这种物质只由蛋白质构成，没有核酸。该观点立即引发巨大的疑问，但获得了剑桥数学家格林菲斯（J. S. Griffith）的支持。

1976 年 卡尔顿·盖杜谢克因发现传染性疾病新的传染源和传播机制，获得诺贝尔奖。

1979 年 针对羊瘙痒症新的传染物质，爱丁堡研究人员提出新的理论，并称之为 virino。

1982 年 斯坦利·普鲁西纳（Stanley Prusiner, 生于 1942 年）在《科学》杂志上发表文章，提出羊瘙痒症是由一种未知的传染物质所致，即"朊病毒"。

1984 年 英国发生第一例"疯牛病"；1986 年，该病被确认为牛海绵状脑病。

1988 年 英国政府禁止使用动物内脏制成的牛饲料。所有可能感染牛海绵状脑病的牛一律宰杀。

1992 年 英国牛海绵状脑病发病达到峰值。

1996 年 流行病学家提出牛海绵状脑病和一种新的人类克雅病变体（即克雅二氏病）有关。

欧盟禁止英国牛肉出口。

1997 年 普鲁西纳因发现传染病的一种新的生物学原理，被授予诺贝尔奖。

21 世纪 英国牛海绵状脑病流行结束，英国牛肉出口的禁令撤销，但牛海绵状脑病的病例在世界其他地区仍然时有发生，包括加拿大和美国。由此引发了公众巨大的担忧，需要人们始终保持警觉。截至 2007 年，有 203 例人类克雅二氏病发生，其中 165 例发生在英国。

致命的丧宴

自 19 世纪末开始，巴布亚新几内亚的弗尔族人形成一种风俗，在丧宴上烹食已故亲人的脏器。在孩子的帮助下，主要由妇女负责切开尸体，把大脑组织挖出来吃掉。科学家和人类学家认为，库鲁病就是通过这种方式从人传播给人的，妇女在这个过程中扮演主要角色，这也就解释了为什么女性感染者比男性更常见。这种食人的仪式在 20 世纪 50 年代末停止，随之，库鲁病的病人数量迅速下降。

不过，也有人认为库鲁病并不是食用人脑的直接结果。有些学者提出，它可能是因为处理尸体所致，感染性物质可以通过皮肤损伤、溃疡、切口，或者抠鼻子或揉眼睛进入人体。不过，库鲁病的起源至今仍是一个谜。克雅病是一种随机散发于所有人群的疾病，有一种可能是弗尔族中有人得了该病，然后通过食用或处理人脑组织被扩散开来。

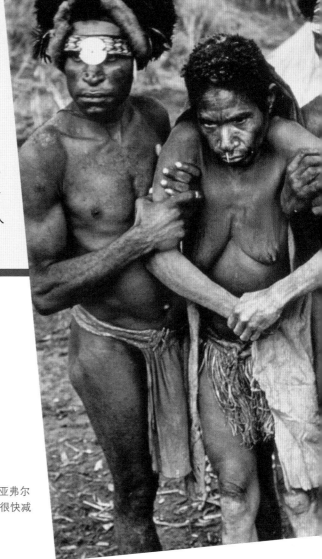

患有库鲁病的一位巴布亚新几内亚弗尔族人。在停止食人的仪式后，库鲁病很快减少了。

在巴布亚新几内亚高地的南弗尔（South Fore）地区工作，并在当地居民中看到一种古怪的疾病。他在 1953 年的一则日记中写道：

> 在一户人家附近，我看到一个小女孩坐在篝火旁边。她颤抖得厉害，头一直左右摇晃。据说，她被整蛊附身了，会一直这样下去，不断地颤抖，不能进食，连续几周，直到死神把她带走。

弗尔族人把麦克阿瑟见到的这种病叫作库鲁病（*kuru*），翻译过来意思是"令人颤抖"或"害怕"，他们认为这是巫术造成的。直到 20 世纪 40 年代末之前，该部落一直和外界处于隔绝的状态。他们把这种无药可医的疾病归咎为弗尔族巫师在他们中间作祟所致，在人们的记忆中，这是一种相对较新的疾病，并且传播较为缓慢。麦克阿瑟认识到他偶然发现了一种新的、重要的神秘疾病，并且急需解决的办法。

令人颤抖的死神

在接下来的几年中，澳大利亚公共卫生服务部的地区医学官员文森特·齐嘎斯（Vincent Zigas）和美国病毒学家卡尔顿·盖杜谢克开始致力于揭开库鲁病之谜。最初，他们怀疑它是一种遗传病。他们和其他一众人马长途跋涉、翻山越岭，描述和记录库鲁病患者的分布。他们观察库鲁病的症状，其中包括不自主的颤抖、肌肉抽搐、无法控制地突然大笑、共济失调、消瘦，最终

> 这种瘟病第一个阶段的主要症状是严重的头疼。患病的羊会感觉比平时野一些……第二个阶段时羊的主要症状是在树、杆子上磨蹭自己……暴怒生气到会把自己的毛拽下来，把自己的肉撕开……第三个阶段也是最后一个阶段……可怜的羊儿看上去蠢蠢的……直到死亡降临。
>
> ——托马斯·库默（Thomas Comber）关于林肯郡"羊瘟"的记录，18 世纪

导致患者的死亡。他们与弗尔族人交流，观察其饮食习惯、习俗和各种仪式。他们收集弗尔族人血液、脑脊液和尿液的样本，然后寄回加拿大和美国的研究实验室进行检测。死于库鲁病的女人和儿童远远高于男人。然而，部落族人认为作祟蛊惑受害者的一定是某个男人，抓住之后会把他乱刀砍死，这种仪式叫作 *tukabu*。库鲁病和 *tukabu* 一起摧毁了整个村落，弗尔社会的结构被彻底瓦解了。

羊瘙痒症

世界的另一边，在英国、冰岛和美国的科学家苦苦寻找一种叫作羊瘙痒症（或羊瘟病）的病因，他们很惊异地发现它与库鲁病有一定的相似性。18 世纪初，羊瘙痒症在欧洲被描述并开始叫作 scrapie。因为患病后发生严重的瘙痒，羊只好在墙壁、树干、岩石或篱笆上磨蹭。

羊瘙痒症和库鲁病一样，也被叫作"震颤"。受累及的绵羊和山羊开始失控，脚步蹒跚，最后死于一种缓慢消耗的疾病。一位冰岛科学家比约恩·西于尔兹松在 1954 年提出，羊瘙痒症的致病因素可能是一种"慢病毒"。机缘巧合下，多年后，一位也在研究羊瘙痒症的美国兽医科学家威廉·哈德洛，到伦敦去参观惠康医学科学博物馆一个有关库鲁病的展览。

他忽然意识到"库鲁病的大脑也有空洞……和羊瘙痒症的大脑一样"。1959 年，他发表文章指出，羊瘙痒症和库鲁病具有相似的病理学特征。

受这一观点的启发，卡尔顿·盖杜谢克开始寻找库鲁病"慢病毒"假说的证据。在巴布亚新几内亚，他从库鲁病患者的尸体中提取大脑组织，然后回到美国，将其注入黑猩猩体内。两到三年后，黑猩猩出现了与库鲁病非常相似的症状，说明导致库鲁病的物质具有传染性，与病毒类似；不过库鲁病有很长的潜伏期，人类感染后需要过很多年才会出现症状。1976年，盖杜谢克因为发现了"传染性疾病新的传染源和传播机制"，被授予了诺贝尔奖。

20世纪60年代，在盖杜谢克与其同事继续对慢病毒展开研究的同时，其他研究者也在弗尔地区开展研究，提出库鲁病与吃了患库鲁病的亲人的大脑有关。（参见文本框"致命的飨宴"）

20世纪50年代末，库鲁病患者的数量达到峰值；60年代中期时，库鲁病患者已非常之少，只有少数儿童感染库鲁病。50年代中后期，由于政府和传教士的干预，食人仪式终止，库鲁病的减少与此不无关联。（不过，最近依然有库鲁病病例发生，估计是几十年前已经感染了。）

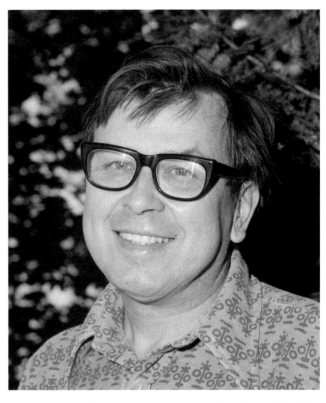

卡尔顿·盖杜谢克，摄于1976年，即获悉他将因对库鲁病传播的研究工作分享诺贝尔生理学或医学奖之后不久。

发现朊病毒

原本这应该是故事的结尾了，而实际上，20世纪末最激动人心的医学发现之一却刚刚开始。在加利福尼亚大学旧金山分校，医生、研究科学家斯坦利·普鲁西纳碰到了一位非常令人震惊的克雅病患者，他后来死于1972年。克雅病的名字取自两位德国医生，汉斯·克罗伊茨费尔特和阿尔方斯·雅各布，他们在20世纪20年代最早描述了这种奇怪的痴呆症。克雅病是一种极其罕见的神经性疾病（每年每100万人中只有1—2例发生），然而一旦感染就是非常痛苦的。病人一般首先表现出痴呆症的早期体征，之后是大脑受到破坏。普鲁

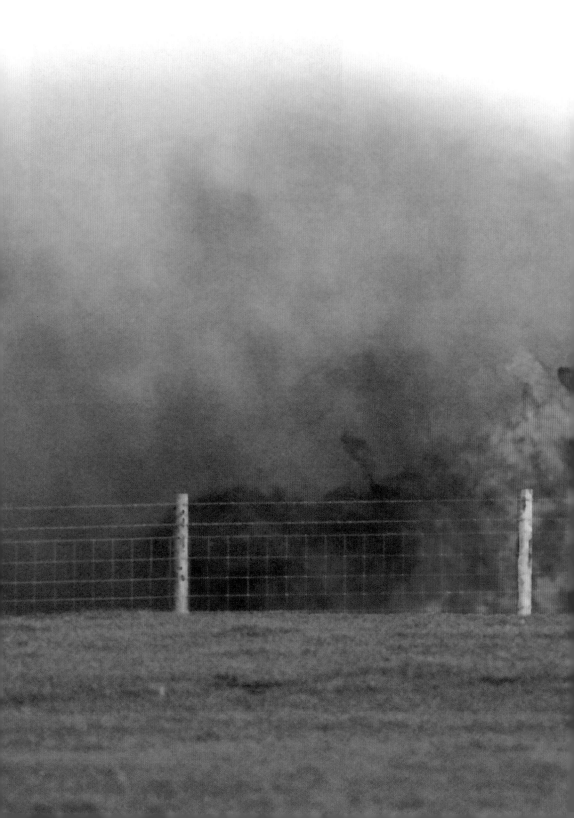

20 世纪 90 年代英国发生牛海绵状脑病危机期间，发现牛被感染的很多养殖场都被付之一炬，这种场景变成了很平常的景象。

> 朊病毒的故事就是一场真正的奇幻之旅，把我们从邪路引到正途。
>
> ——斯坦利·普鲁西纳在斯德哥尔摩接受诺贝尔奖时的演说，1997年

西纳获悉克雅病可能是由一种"慢病毒"所致。他对此很感兴趣，于是开始探索克雅病、羊瘙痒症和库鲁病之间的联系。

1982年，普鲁西纳在权威杂志《科学》上发表了其研究发现，文章迅速引发广泛讨论。应用实验仓鼠，他找到了证据，证明这些病的原因并非之前怀疑的"非传统的慢病毒"，而事实上是一种非常不同的传染介质。它是蛋白质的一种异常形式，他称之为朊病毒（prion，是 proteinaceous infectious particle 的缩写）。尽管能够自我复制，但朊病毒与其他传统的传染性介质（比如细菌、病毒、寄生虫和真菌）有所不同，其体内不存在核酸。1997年，普鲁西纳因发现朊病毒获得了诺贝尔奖——"有关传染病的一种新的生物学原理"。

疯牛病和英国人

从普鲁西纳提出朊病毒假说到获得诺贝尔奖，在这段时间，一个令人费解而又害怕的谜团出现了，即疯牛病（牛海绵状脑病）的流行开始了，其流行的主要阵地是在英国。

1984年，英国一位农民注意到他的奶牛行为有些诡异：走路蹒跚打战，很有攻击性。在一头病牛死后进行尸检发现，其大脑有很多海绵状的空洞。症状和体征颇为骇人，很像羊瘙痒症和库鲁病。在整个英国，越来越多的牛开始出现相似的异常症状，最后一律死亡。科学家们迅速展开工作，试图找到"疯牛"病的病因。

牛海绵状脑病的来源很让人不解。有人提出，一种可能的感染源是牛吃的被污染的食物。奶牛是食草动物，但到20世纪70年代时，在集约化养殖的方式下，牛开始被喂以各种其他的饲料，比如牛羊内脏中提取的蛋白质，包括大脑和脊髓。羊瘙痒症是一种发生于羊身上的朊病毒病，于是有人推测是羊瘙痒症跨越了种属的屏障变成了牛的牛海绵状脑病。疾病

一旦发生于牛群，很快就会传遍各种牲畜。一些人认为这让人联想到库鲁病，不过此次，所涉及的食人仪式却是"高科技"。尽管政治家们否认，但的确有这样的担心：如果说牛因为吃了羊的组织而被感染，那人是不是也有可能因为吃"疯牛"的肉被感染了呢?

新型克雅病

1996 年，英国医学杂志《柳叶刀》上刊登了一篇文章，对牛海绵状脑病对于人类健康的影响表达了严重的忧虑。位于爱丁堡的克雅病监控中心在之前的几年中监测到克雅病的死亡病例。在个别病例中，研究人员发现他们与典型的克雅病有明显的区别。他们较为年轻，病程有所不同，在发展到痴呆之前通常是首先出现性格和行为的改变，从最初表现出症状到死亡，临床病程也较长。

有学者推断，这种新型的人类克雅病（克雅二氏病，vCJD）是因为食用了牛肉造成的，在 80 年代末英国才取缔用内脏作为牛饲料的方式。官方报告很谨慎地提出，克雅二氏病是"因为暴露于牛海绵状脑病的病原体所致，这大概是最合理的解释"。媒体将这个故事提炼为"疯牛病害死人"。

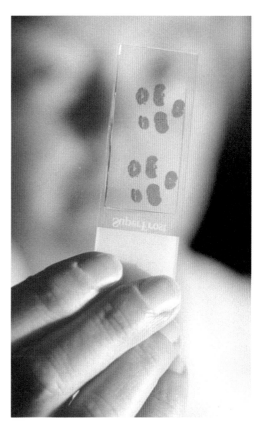

图片展示了对克雅病变体的研究。一位苏格兰爱丁堡大学的科学家在一个专门从事这方面研究的部门开展研究工作。

由于担心在食用过被污染牛肉的人群中暴发克雅二氏病流行，越来越多的牛被屠宰。英国牛肉被禁止出口，并且推行更为严格的制度，严禁任何被感染的肉进入牛饲料中或摆到超市货架上。在英国共发生几万例牛海绵状脑病病例，但作为预防措施，还有 200 多万头奶牛被杀掉。至今，已发生 200 例克雅二氏病病例，主要发生在英国，少数发生在其他几个国家。鉴于感染牛海绵状脑病的牛已被剔出人类食物链，克雅二氏病的发病是否已经达到峰值了呢？鉴于其漫长的潜伏期，是否可能还会有新的克雅二氏病病例浮出水面呢？为查明这些问题依然需要实施必要的监测。

从巴布亚新几内亚的神秘疾病，到科学界对动物和人类几种罕见的神经障碍症病因的讨论，带来了"有关传染病的一种新的生物学原理"的革命性发现。这一切随着牛海绵状脑病危机的出现，已经成为 21 世纪主要的公共卫生问题之一。

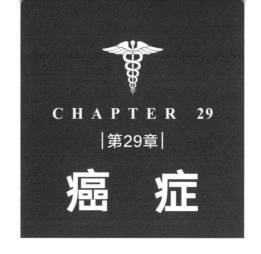

CHAPTER 29

|第29章|

癌　症

　　癌症是对 100 多种相关疾病的统称。它可以发生于身体的各个部位，也可能是由很多不同的原因所致，有的原因已知，还有些尚不可知。它们统一的特点是正常细胞的分裂失去控制，异常细胞的繁殖形成肿瘤。癌症并不是一种新的疾病，它自古代即已存在。在几个世纪中，人们尝试了切除、治疗或控制癌症肿瘤等方法，科学家们也在继续探寻适宜的方法来破坏"流氓细胞"（rogue cell）或者"关闭"这些细胞繁殖的潜在机制。在过去的 100 年间，人们在诊断和理解疾病以及发现新的治疗方法方面已经取得了一些惊人的进步。但是，尽管现代医学取得了诸多成绩，癌症依然是一个严重的全球问题，每年全世界有 760 万人死于癌症，而且不论对发达国家还是发展中国家都是如此；其中发展中国家癌症的问题在日益加重。

大事表

公元前3000—前1500年　埃及埃德温·史密斯纸草书中描述了8例乳腺癌或溃疡的病例，这是人类历史上最早的有关癌症的描述。

公元前5世纪　希腊医生希波克拉底被认为是区别良性肿瘤和恶性肿瘤的第一人。

约公元1年　在《论医学》中，罗马百科全书派医生塞尔苏斯（Aulus Cornelius Celsus，公元前25—公元50年）描述了脸、口腔、喉咙、乳房和阴茎的表面癌症，以及肝脏、脾脏和结肠的癌症。

公元1世纪　盖伦在书中描述了61种肿瘤。他的体液论认为癌症是由于黑胆汁过多，这一观念左右医学长达1500年。

16世纪　瑞士医生、化学家帕拉塞尔苏斯（Paracelsus，1493—1541年）建议用汞剂和砷剂等纯净物或化合物来治疗。

1543年　维萨里（Andreas Vesalius，1514—1564）发表《人体之构造》，是第一本基于人体解剖的解剖学著作，其中有大量人体结构的插图。

1622年　意大利解剖学家加斯帕尔·阿塞利（Gaspare Aselli，1581—1625年）发现淋巴系统，从而推翻了癌症由黑胆汁导致的理论。

1665年　英国自然哲学家罗伯特·胡克（Robert Hooke，1635—1703年）命名"细胞"一词，以描述他在显微镜下观察软木所发现的细微结构。

1775年　英国外科医生珀西瓦尔·波特（Percivall Pott，1714—1788年）明确了睾丸癌与打扫烟囱之间的关系。

1776年　伯纳德（Bernard Peyrilhe，1735—1804年）提出癌症是经由空气、唾液和其他身体分泌物来传播的。

1824—1827年　英国外科医生阿斯特利·库珀爵士（Sir Astley Cooper，1768—1841年）主张对某些病进行乳房切除术。美国外科医生威廉·霍尔斯特德（William Halsted，1852—1922年）用防腐技术实施了这种手术。

1830年　约瑟夫·杰克逊·李斯特（Joseph Jackson Lister，1786—1869年）制作出显微镜的透镜，从而掀起了组织学（组织的研究）的开端，并且使得区分癌症细胞和正常细胞成为可能。

1832年　英国物理学家、病理学家托马斯·霍奇金（Thomas Hodgkin，1798—1866年）描述了淋巴结的癌症。

1838年　德国医生约翰内斯·穆勒（Johannes Müller，1801—1858年）分析了良性和恶性肿瘤的显微镜特征，将癌症归咎为病变器官内新细胞的形成，并且癌症可能传播至身体的其他部位。

德国科学家施旺（Theodor Schwann，1801—1882年）和施莱登（Matthias Jakob Schleiden，1804—1881年）提出细胞是生命的基本单位。

1858年　德国病理学家鲁道夫·魏尔啸（Rudolf Virchow，1821—1902年）在《论细胞病理学》中提出细胞是生命的最小单位，每个细胞都是由另一个细胞生成的。

1895年　威廉·伦琴（Wilhelm Röntgen，1845—1923年）发现了X线，后被用于癌症的诊断和治疗。

1898年　玛丽·居里（Marie Curie，1867—1934年）和皮埃尔·居里（Pierre Curie，1859—1906年）发现放射性元素钋和镭，后者被用于治疗深在的癌症（区别于身体表面易于手术的癌症）。

1902年　英帝国癌症研究基金会成立，此后在欧洲和美国也相继成立了类似的非营利性组织。

1909年　德国医生保罗·埃利希（Paul Ehrlich，1854—1915年）应用其特异性药作为特异性疾病的靶向药物的理论，发表了第一本有关化疗的著作。

1923年　德国一项研究发现，肺癌的增加可能与吸烟人数的增加有关。但这一研究的重要性直到近年才被重视。

1931年　美国病理学家詹姆斯·尤因（James Ewing，1866—1943年）发表《癌症的病因、诊断和治疗》，强调癌症是一种多形式、多病因的疾病。

1937年　杰弗里·凯恩斯（Geoffrey Keynes，1887—1982年）在伦敦圣巴塞洛缪医院宣称，单纯切除乳腺肿瘤之后实施放疗的效果良好，优于乳房根治切除术。

1938年　美国生物学家雷蒙德·佩尔（Raymond Pearl，1879—1940年）将吸烟与人类寿命缩短联系在一起。他和其他人的研究直到20世纪50年代初才受到关注。

1942年　美国科学家对氮芥能否作为化疗药物进行了研究。

1948年　玛丽·居里癌症救济基金会（Marie Curie Cancer Relief Fund）建立，支持癌症末期的病人获得家庭照顾。

在波士顿儿童医院，西德尼·法伯（Sidney Farber，1903—1973年）用叶酸拮抗剂治疗白血病，开创了用化学药物干扰恶性细胞生长的先河。

1950年　英国和美国发表有关吸烟与肺癌相关性的报告。

1951年　理查德·多尔（Richard Doll，1912—2005年）和奥斯汀·布拉德福德·希尔（Austin Bradford Hill，1897—1991年）开始研究肺癌与吸烟的关系。

1953年　弗朗西斯·克里克（Francis Crick，1916—2004年）与詹姆斯·沃森（James Waston，生于1928年）描述了DNA的结构，为研究基因在癌症发展中的作用铺平了道路。

1955年　美国癌症化疗国家服务中心（Cancer Chemotherapy National Service Center）开始对数千种抗癌药物的活性进行筛查。

1971年　美国《国家癌症法案》（National Cancer Act）承诺提供5亿美元用于"讨伐癌症"。

1972年　CT扫描仪发明，20世纪80年代MRI扫描仪发明，两种仪器都是诊断癌症重要的检查工具。

1982年　美国肿瘤学家罗伯特·温伯格（Robert Weinberg，生于1942年）等人发现了第一种人类致癌基因（会导致正常细胞形成肿瘤的基因），并明确了第一种抑癌基因。

1990年　人类基因组项目开启，以测绘人类基因组成。

1992年　欧洲癌症与营养前瞻性研究（European Prospective Investigation into Cancer and Nutrition，EPIC）启动，致力于研究癌症不同影响因素的相互作用。

2005年　世界卫生大会通过了世界卫生组织关于全球癌症控制战略的决议。

1811 年，英国小说家范妮·伯尼（Fanny Burney, 1752—1840 年）进行了乳腺癌切除术。她很幸运地活了下来。之后她记录了手术带给她的创伤：手术所带来的痛苦和疼痛是刺骨的（参见文本框"范妮·伯尼的乳房切除术"）。在 19 世纪初，对于癌症的治疗没有什么有效的办法，而且癌症的原因和实质也是令人十分困惑的。正如范妮·伯尼的经历一样，唯有到了万不得已、疾病已经扩散而且出现了明显的症状时，外科医生才会尝试切除肿瘤。手术十分惨烈，而且病人几乎没有被施用任何麻醉措施来缓解手术带来的疼痛。

癌症的蔓延

尽管与范妮·伯尼的时代相比，如今癌症的治疗要有效得多，但癌症依然是现代社会严酷的杀手。在过去的一个世纪，癌症越来越多地出现在"人们的视野之中"，并且影响着众多人的生活。在西方世界，每三到四个人中就有一个人会在某个年龄患上癌症。如今，癌症要比过去更为常见，其背后有多方面的原因。部分原因是一些癌症与年龄有关系。近年，随着西方国家期望寿命的延长，癌症已经成为中老年人群中最主要的疾病之一（尽管很多癌症也会累及小孩子）。衰老是很多癌症发展的基本因素——因为随着年龄的增长，细胞修复和控制的能力已减弱。现代生活方式、环境和遗传因素也具有一定的作用，人们也已发现传染介质与一些癌症的发生有关。癌症的诊断已经取得了巨大的进步。专门从事癌症研究的肿瘤学（oncology，来自希腊语 *onkos*，意为"肿瘤"）便是现代医学的产物。

源自古代的疾病

癌症很可能是一种与人类一样古老的疾病。在古埃及、希腊和罗马，人们已经知道癌症的存在，实际上它的名字就是由希腊人在公元前 5 世纪

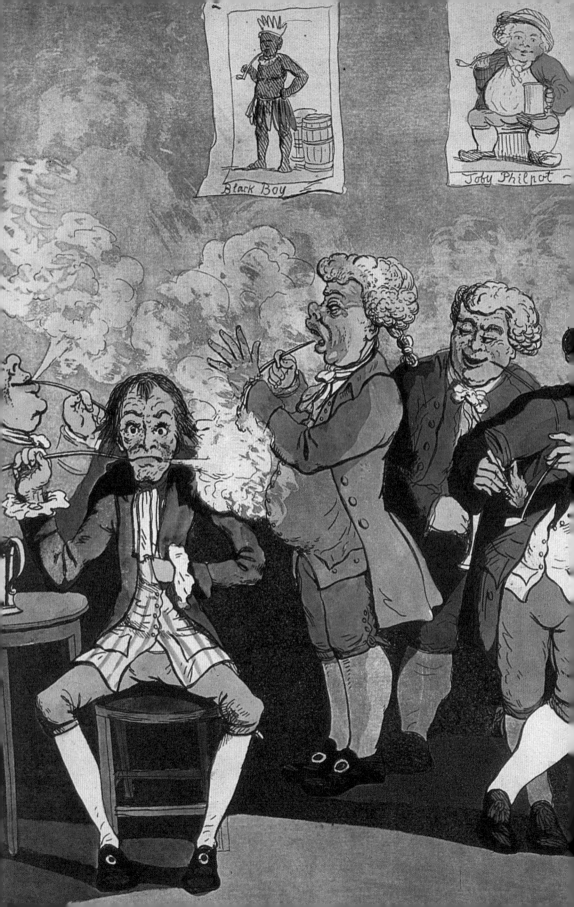

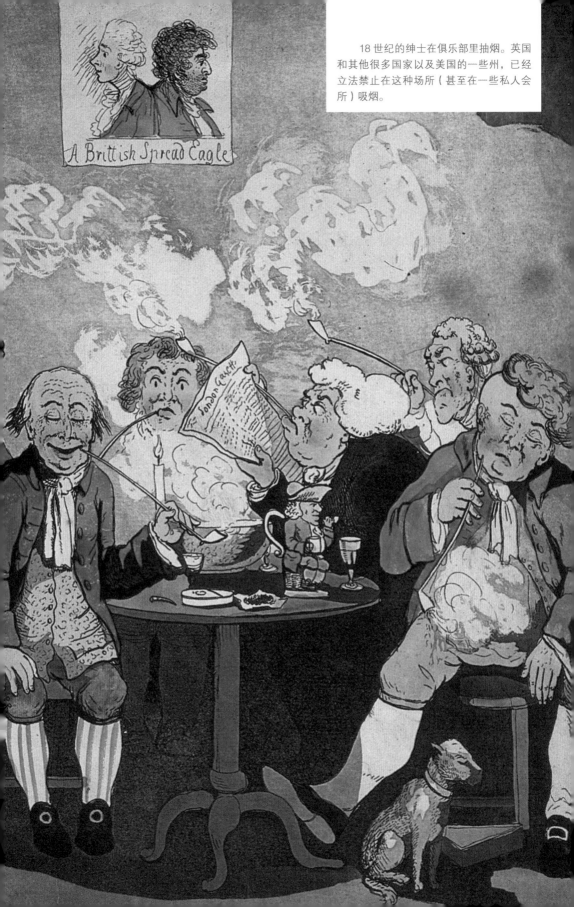

18世纪的绅士在俱乐部里抽烟。英国和其他很多国家以及美国的一些州，已经立法禁止在这种场所（甚至在一些私人会所）吸烟。

取的。在拉丁语中，*cancer* 的意思是"螃蟹"，最早来自希腊语 *karkinos*。得名的一个原因是，生病时疼起来就像被螃蟹夹了似的。也可能是因为肿瘤在其生长的组织内就像螃蟹一样钳住了组织。另外一种可能是，恶性肿瘤周围肿胀的血管就像螃蟹的钳子一样。希腊医生盖伦曾提出：

> 就好像那种动物（螃蟹）脚长在身体两侧一样；患病后，膨胀的血管让人们想起了螃蟹舞动钳子的画面。

黑胆汁与前沿发现

古人试图解释癌症发生的原因，以及为什么某些类型的人患病的风险很高。癌症不同于流行暴发的瘟疫，不会突然地一次次来临，并且迅速让很多人罹患严重的症状然后快速地死去。恶性肿瘤相对比较罕见，较不明显，而且病人死亡的速度比较缓慢。盖伦的体液论认为，健康有赖于体内"四种体液"的平衡，古代希腊和罗马医生认为癌症是黑胆汁（*melan cholos*）过多造成的。同样，"抑郁质"的人被认为更容易得癌症。对于可见的癌症，人们尝试了各种各样的办法，包括涂抹白菜汁，或者蜂蜜、盐和蛋清的混合液，或者具有腐蚀性的霜剂和药膏，其中通常含有砷剂。催吐催泻和放血也被尝试过。不过，长在身体深处的或"隐性的"恶性肿瘤被认为是不治之症。

古代人所看到的肿瘤通常是位于身体表面，可以观察到的。在西方古代文化中，身体是神圣的，很少有医生会探查人体的内部结构，不论是对生者还是死者。自 14 世纪起，人体解剖在欧洲（大多是死刑犯或无人认领的穷人的尸体）开始被允许。自 17 世纪起，越来越多的解剖开始在那些死于医院中的尸体上进行，并且临床和尸检被联系在一起，人们开始质疑盖伦关于癌症的理论，从而打开了一扇新的理解疾病的大门。

> 最好不要对隐性癌症进行治疗。因为一旦进行治疗，病人将很快死去；而如果不治疗，他们能坚持很长一段时间。
>
> ——《希波克拉底文集》，约公元前 5 世纪

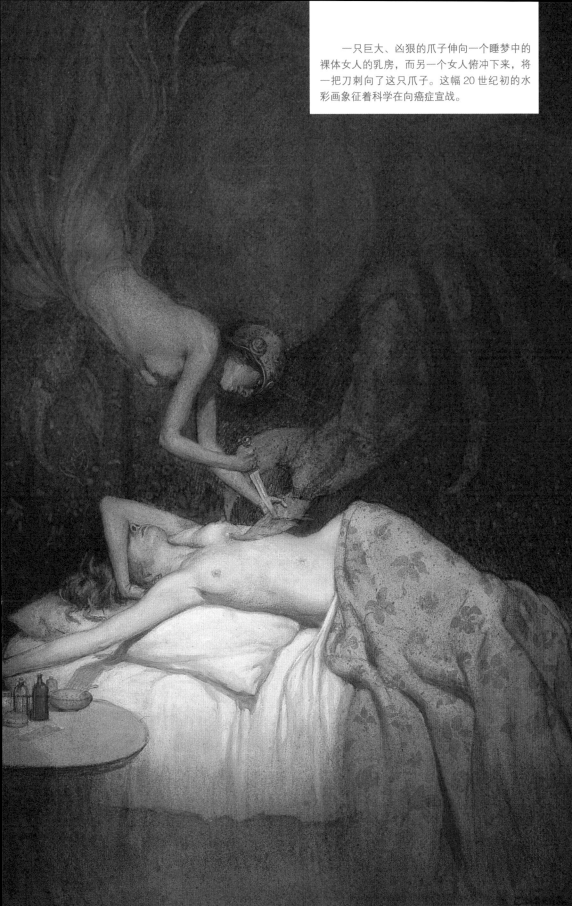

一只巨大、凶狠的爪子伸向一个睡梦中的裸体女人的乳房，而另一个女人俯冲下来，将一把刀刺向了这只爪子。这幅 20 世纪初的水彩画象征着科学在向癌症宣战。

范妮·伯尼的乳房切除术

1811 年，英国小说家范妮·伯尼因患有乳腺癌，在法国由军队外科医生多米尼克－让·拉雷（Dominique-Jean Larrey, 1766—1842 年）"切除"了乳房。她很幸运地活了下来。后来她回忆起这段极为折磨人的经历：

当可怕的钢块插入乳房，切掉静脉—动脉—肉—神经，我可以肆无忌惮地哭喊。在整个切除过程中，我哭嚎了一声，但这一声一直没停过，我几乎到现在还在耳鸣！这种锥心的疼痛实在是无可名状。当（刀口）切来，器具撤走后，疼痛似乎一点也没有减退，空气一下窜进这些切口里，感觉就像千万把微小但锋利有齿的匕首插进了胸口，把切口的边缘撕裂开来。当器具再次递着肌肉的纹理划了一道曲线，我感觉肌肉在剧烈有力地反抗，想要把手术医生的手勒断一样，他不得不改成从右向左划开；然后，事实上，我想我是晕厥过去了……我不再试图睁开双眼……器具再次被撤走，我想手术结束了……哦！不要！可怕的切割又开始了，比之前更加疼痛，这次是要把这个致命的腺体从底部、基部和附着的部分分开……而这一切还不算完……

结束时，手术整整花了 20 分钟，而它终究挽救了她的生命。

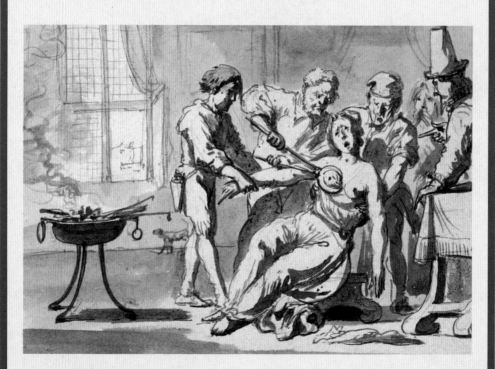

17 世纪乳房切除术可怕而又真实的再现。范妮·伯尼所经历的就是这样的手术。

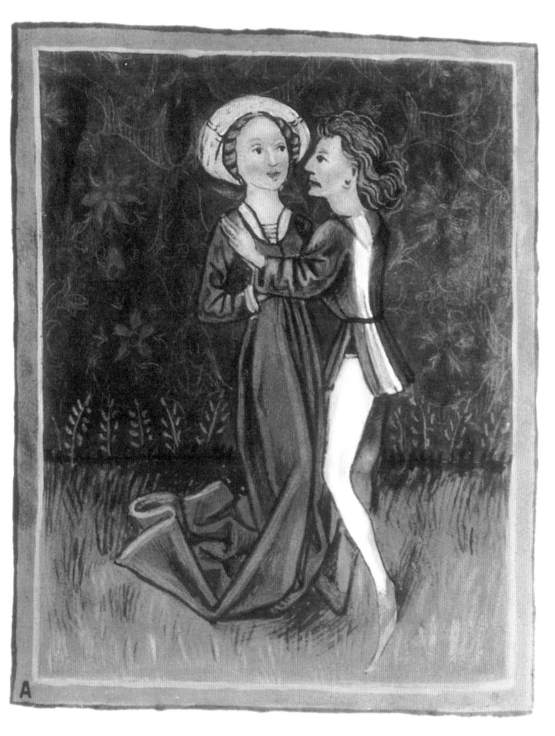

抑郁质，四种体液气质之一。人们曾经认为四种体液起到平衡人体健康的
作用。在几个世纪中，人们认为抑郁质体液过多的人更容易患癌症。

"一切细胞来源于细胞"

人们理解癌症病理的真正突破来源于我们在显微镜下研究人类细胞的能力，由此异常情况的发现不再停留在器官和组织水平上，而是到达细胞水平。德国科学家施旺、施莱登以及约翰内斯·穆勒为细胞理论的发展铺平了道路。细胞理论是由德国病理学家鲁道夫·魏尔啸提出的。魏尔啸将肉的切片和血液的涂片放在显微镜下观察，发现人眼看起来没有分别的肉在显微镜下显示出实际上是由几百万个细胞构成的。他认为细胞是生命的基本组成，并在 1858 年提出著名的理论："一切细胞来源于细胞"（*Omnis cellula e cellula*）。魏尔啸还观察到被他命名为白血病 [leukaemia，来自希腊语 *leukos*（白色的）和 *haima*（血液）] 的疾病，其特点是白细胞的异常增殖。我们如今认为白血病是血液的癌症。魏尔啸提出，疾病是由于细胞内的异常改变所致，细胞繁殖失控并扩散到身体的其他部位。这是现代肿瘤科学的开始。

肿瘤、外科手术和火烙

魏尔啸发表了无数关于癌症的细胞研究，以迫使他的学生"具有显微镜思维"。但是，当面对癌症的临床病例时，摆在眼前的问题总是：这个肿瘤应该切除吗？是否要动用外科医生的手术刀一直都是一个困境，这个困境可以追溯到古代。

希波克拉底和盖伦，以及之后的波斯医生拉兹、法国军队外科医生巴雷（Ambroise Paré，1510—1590 年）都反对切除深在的肿瘤。在他们看来，死亡的风险远远超过了治愈的可能，因为手术切口有可能会发展为丹毒和化脓糜烂。不过，在走投无路的情况下，切除肿瘤的方法并不是没有人尝试过，并且术后用烧红的烙铁来烧灼手术切口，即所谓的 fire drill。除了鸦片或酒精的催眠效果外，在没有麻醉的情况下，这两步所带来的疼痛是非常可怕的，范妮·伯尼的记录便是佐证。她的手术能够成功实属例外，而非常态。

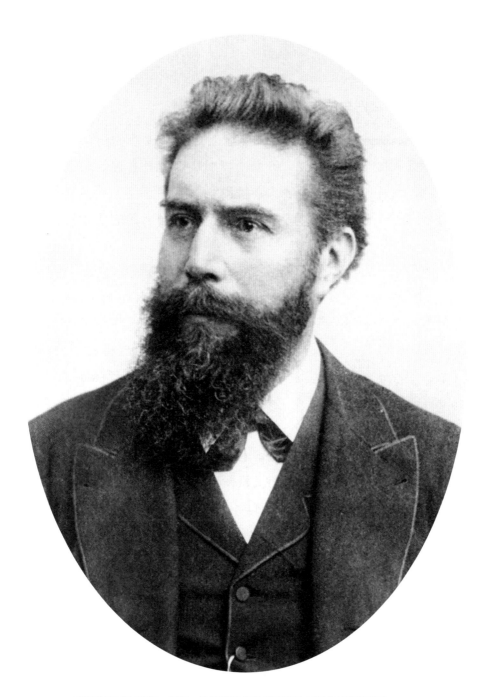

德国物理学家威廉·伦琴。他发现的 X 线是肿瘤检查和治疗的里程碑。

19 世纪下半叶，麻醉和防腐技术的引入（参见第 8 章）使癌症的外科手术变得不再那么可怕，不过大多数病人依然不会选择躺在外科医生的手术刀下。

希望之光：X 光与放疗

夜光表盘

在 20 世纪的头几十年，夜光表是一种非常时髦的物件。指针上涂有可发光的颜料，其中含有放射性物质铀。在新泽西美国镭公司（Radium Corporation）的工作室，有些年轻的女工会用这种夜光材料涂指甲、画眼影，一个年轻女人甚至用它来涂牙齿，希望自己的约会顺利。至 1927 年，13 名工人死于一种神秘的疾病，结果发现是由于长期辐射中毒导致的骨癌。

实际上，手术成功的病例依然十分稀少，特别是因为只有癌症晚期的病人才会被内科医生注意到，然后交给外科医生进行手术。早期的癌症依然是无法检测到的。

1895 年，德国物理学家威廉·伦琴偶然发现了 X 光，彻底改变了癌症的检查和治疗方法。X 光立即被应用于非侵入性的诊断中，在癌症全部体征和症状出现之前，即可检测到肿瘤。X 光被证明也具有治疗功能，不仅可以导致烧伤，也可以用来治疗轻度的皮肤问题，比如痣、粉刺、癣和毛发过度生长等。人们很快就发掘出它破坏癌细胞的功能。在 X 光被发现后不久，1898 年居里夫妇在法国发现了放射性元素钋和镭。在接下来的几十年中，放疗技术经过了一系列的改进，最终成为一种治疗癌症的方式，尽管价钱有些昂贵。在早期，它还造成一种人力消耗，即一些患者和放疗医生都因过度辐射而死亡。

放疗并没有取代手术治疗，不过它最初常被用来把无法手术的肿瘤缩小到可以手术的大小，并且被用来缓解疼痛和防止术后病情复发。直到 1945 年原子弹被投到日本的广岛和长崎，辐射的长期影响和危险性才得到充分的认识。直到今天，有关低剂量辐射的影响仍有很多争论，比如对于儿童和孕妇。

芥子气与化疗

在过去的几个世纪，人们试验了无数种"治疗"癌症的方法，其中包括各种化学药物。汞剂常被使用，内服或是外敷。而砷剂被发现可以预防癌症溃变。江湖郎中常会兜售包治百病的万灵药，如在 19 世纪末期，"哈木林神油"（Hamlin's Wizard Oil，含有樟脑、氨、氯仿、松节油和草药）据说可以治疗从便秘到癌症的所有疾病。此时，正统医学的各种替代疗法也开始受到癌症患者的追逐，包括顺势疗法、水疗、麦斯麦术和电疗等。20 世纪的头几十年，很多正统疗法的医生和外科医生开始担心这些"治疗方法"会让病人放弃早期诊断、放疗和手术治疗。不过，直到第二次世界大战之后，化疗才开始加入癌症治疗的阵营并成为其中的主力。

20 世纪初，化疗（chemotherapy）最早被德国细菌学家保罗·埃利希使用，指的是用杀死致病微生物的药物（"魔弹"药物）来治疗感染性疾病，但不会伤害病人。埃利希进一步提出，癌细胞也可以用化学药物来杀死，与此同时不会伤害正常的宿主组织。癌症化疗的第一个突破是人们对芥子气的认识。它曾在第一次世界大战中作为致命的化学武器使用，士兵在暴露于芥子气后，体内的白细胞会大量减少。有些科学家由此推断，它可以用来破坏肿瘤细胞从而达到治疗的效果。40 年代，美国的路易斯·古德曼（Louis Goodman，1907—1984 年）和阿尔弗雷德·吉尔曼（Alfred Gilman，1908—1984 年）对多种相关的氮芥物质进行了检验。其中一种被给以患有淋巴癌的白鼠，令人惊奇的是，肿瘤萎缩了。很多患晚期淋巴癌的病人都被注射了这种化合物。它在短期虽然取得了成功，但效果是短暂的。不过，这些实验的确刺激了人们对新型细胞毒性药物的进一步研究。所谓细胞毒性药物是指能够迅速破坏肿瘤细胞增殖的药物。

50 和 60 年代，化疗药物的研究取得了一些成绩；60 年代中期随着复方疗法（即联用多种药物，每种具有不同的功效）的引入，人们乐观地以为进一步的研究将会找到根治癌症的答案。在"一切都值得试验"的口号之下，美国对成千上万种不同的化学物质进行了检验。1971 年，

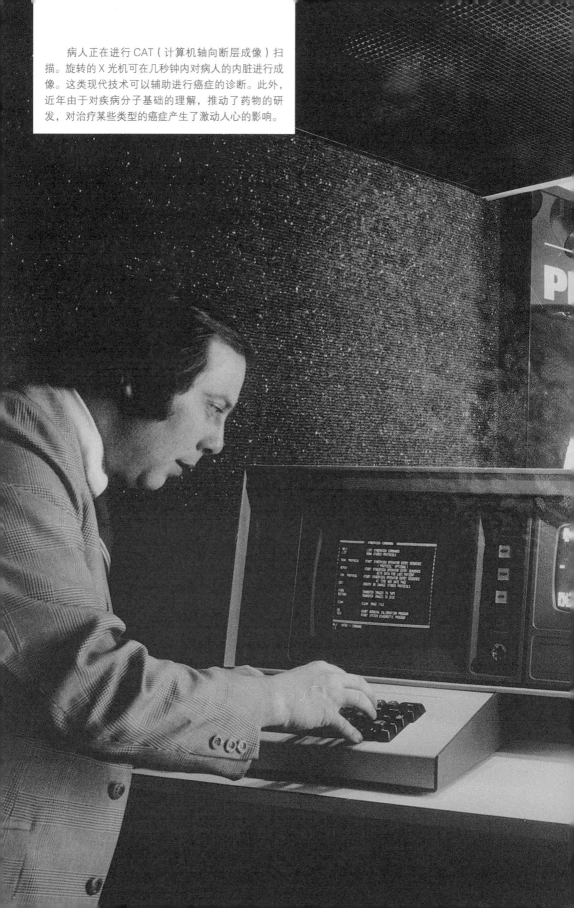

病人正在进行 CAT（计算机轴向断层成像）扫描。旋转的 X 光机可在几秒钟内对病人的内脏进行成像。这类现代技术可以辅助进行癌症的诊断。此外，近年由于对疾病分子基础的理解，推动了药物的研发，对治疗某些类型的癌症产生了激动人心的影响。

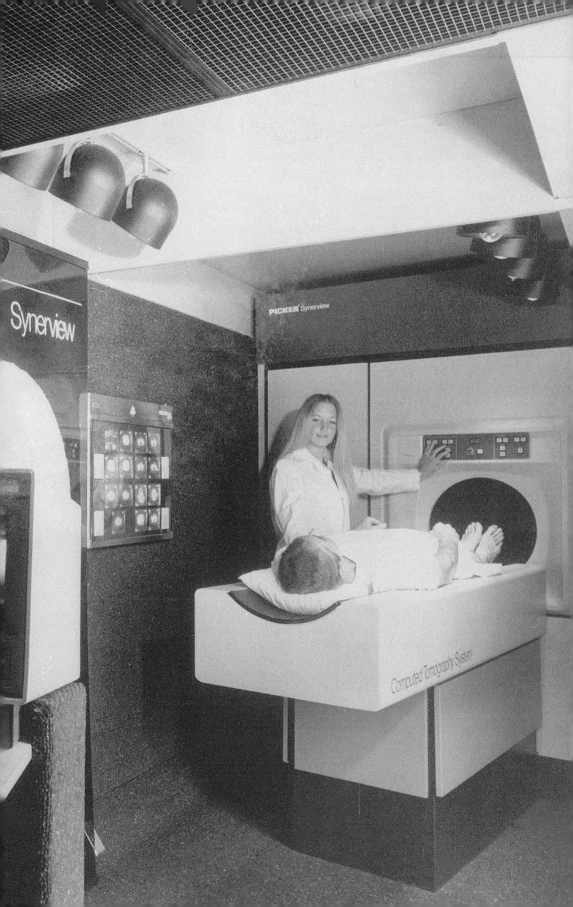

美国国会通过《国家癌症法案》，承诺对癌症研究提供更多的资金和资源。其他国家也同样将大量的资源投入到大学和研究所中。一个由制药企业和生物技术公司组成的庞大产业迅速发展起来，由此掀起了著名的"抗癌战争"。

儿童白血病、霍奇金病和睾丸癌曾经是三种无法治愈的癌症，如今已经可以用新发现的药物给予控制。随着越来越多新的诊断和计算机成像技术，如CT（计算机断层扫描）、PET（正电子发射计算机断层扫描）和MRI（核磁共振成像）的使用，以及对一些常见癌症（如乳腺癌和宫颈癌）的大规模筛查，早期诊断可以保证更高的生存概率。对于乳腺癌病人，外科医生如今会试图将手术的范围缩小，最初只切除肿瘤，然后进行放疗和化疗，而不再实施乳房根治术，即切除整个乳房以及周围的淋巴系统。但是，对于很多癌症病人特别是晚期病人来说，找到有效的治疗方法依然还有很长的路要走。

环境与生活方式导致的癌症

在过去的几个世纪，科学家和医生已经试图找寻癌症最初为什么会发生。盖伦认为"抑郁质"的人更容易得癌症，这种古老的观点延续了很多个世纪。有些医生曾经认为癌症是遗传性的，也有些医生认为癌症是接触传染性的。医学书和大众通俗健康书建议人们避免从事一些会"刺激"癌症发病的活动，比如饮食不当，妇女束胸束腰，戴不合适的假牙或缺乏锻炼等。

环境因素也应该考虑在内。最早提示癌症与外部环境因素相关联的研究可追溯到18世纪下半叶，英国外科医生珀西瓦尔·波特在伦敦圣巴塞洛缪医院观察到，睾丸癌与男孩时期打扫烟囱有关，"他们要打扫狭窄的甚至有时是滚烫的烟囱，结果被擦伤、烫伤，并且几乎窒息而死；等长大成熟后，会特别容易患上一种非常有害、痛苦而且致命的疾病"。波特由此提出睾丸癌与煤灰产生的刺激有关。

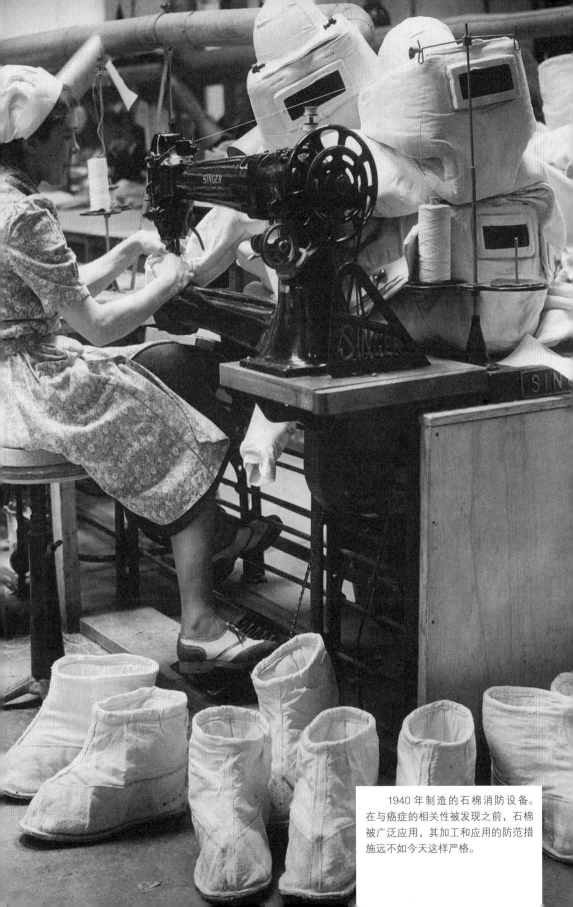

1940 年制造的石棉消防设备。在与癌症的相关性被发现之前，石棉被广泛应用，其加工和应用的防范措施远不如今天这样严格。

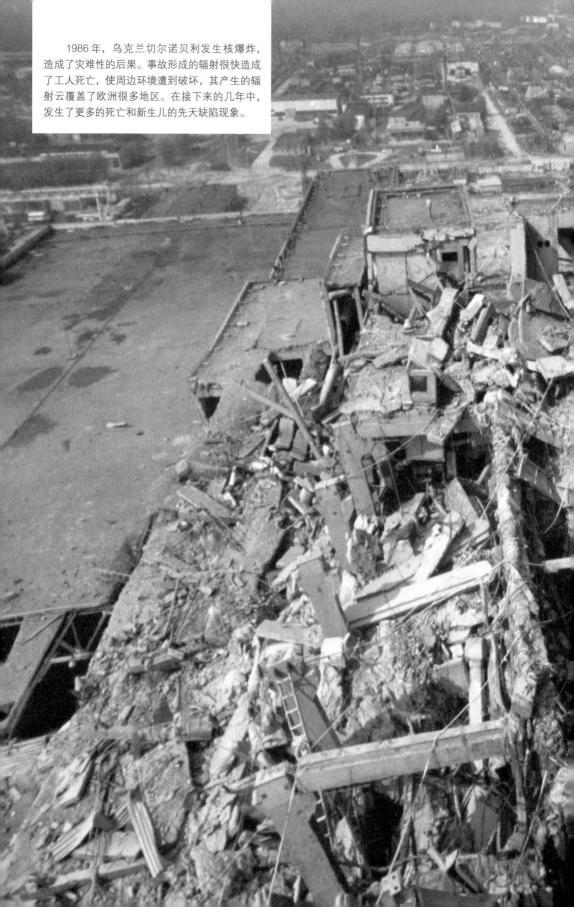

1986 年，乌克兰切尔诺贝利发生核爆炸，造成了灾难性的后果。事故形成的辐射很快造成了工人死亡，使周边环境遭到破坏，其产生的辐射云覆盖了欧洲很多地区。在接下来的几年中，发生了更多的死亡和新生儿的先天缺陷现象。

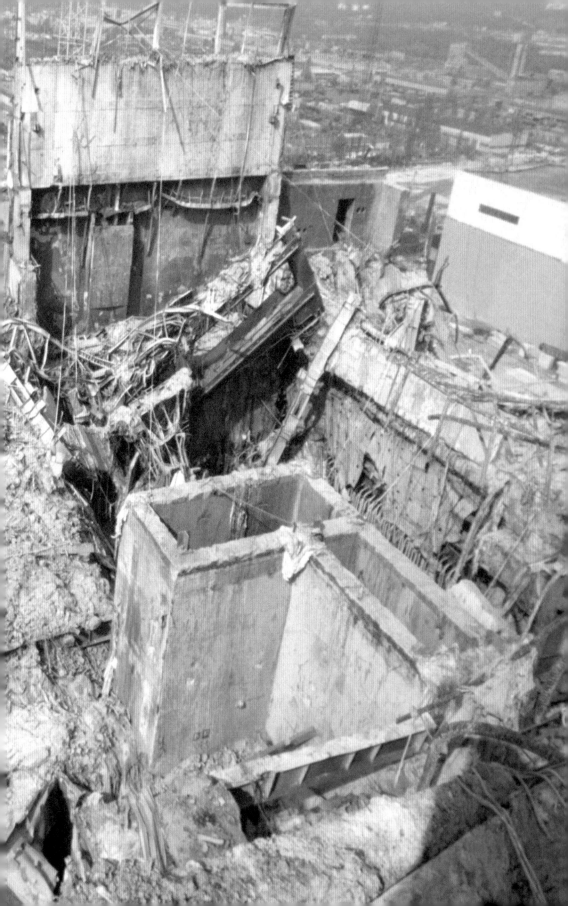

20世纪时，科学家开始重新审视这些观点，推断出外部因素和"生活方式因素"可能是癌症故事中的一部分，包括人们呼吸的空气，吃的食物，喝酒抽烟等。可能的致癌物质是无尽的。其中有些纯属臆测，另有一些，比如路上的沥青、汽车尾气、工业污染物、烟雾、化学染料、病毒、辐射和杀虫剂，则貌似很有道理。

20世纪，有关该病发病率和死亡原因的统计数据更为全面，人们可以审视癌症死亡率的长期趋势并把握不同癌症的地区分布，从而为寻找相关的环境和行为的风险因素提供了新的视角。最激动人心的发现出现在40年代末，流行病学家发现肺癌病例在之前的几十年间发生了急剧的增加：据记录，美国1900年死于肺癌的人数不足400人，到40年代中期已经增加到1.1万人以上。在英国，从20年代到40年代，死亡人数增加了6倍。那么，是什么导致了这一让人紧张的趋势呢？

美国和英国展开了大量的研究来寻找答案，到50年代初，一个关键的因素——吸烟开始浮出水面。英国流行病学家奥斯汀·布拉德福德·希尔和理查德·多尔在50年代初开始了最为全面的研究之一。他们给英国所有的医生写信，询问他们生活的各个方面，包括他们的吸烟习惯。当时很多医生都吸烟，通常还吸很多，他们并不认为这种高度成瘾的行为会有什么特别的风险。在接下来的很多年，他们追踪了4万名男医生，很快发现重度吸烟者发生肺癌的风险要明显高于非吸烟者。如果停止吸烟，肺癌的死亡率就会降下来，尽管其死亡率依然高于那些终生不吸烟的人。因而，他们第一次找到了一种可以预防癌症的方式。

进一步的研究也支持了这些发现，自70年代开始，越来越多的人开始害怕被动吸烟和主动吸烟，反对吸烟的游说团体开始致力于解决这个问题。20世纪末21世纪初，"吸烟有害健康"已经成为最广为人知的健康教育信息。很多国家都颁布了禁止烟草广告和在密闭公共场合吸烟的法令，并对烟草增加赋税，在烟草包装盒上印刷警告性的话语。

在整个20世纪，据估计，全世界有1亿人死于与吸烟相关的疾病。不过，在今天的美国和欧洲，肺癌的发病率和死亡率已经开始下降，但

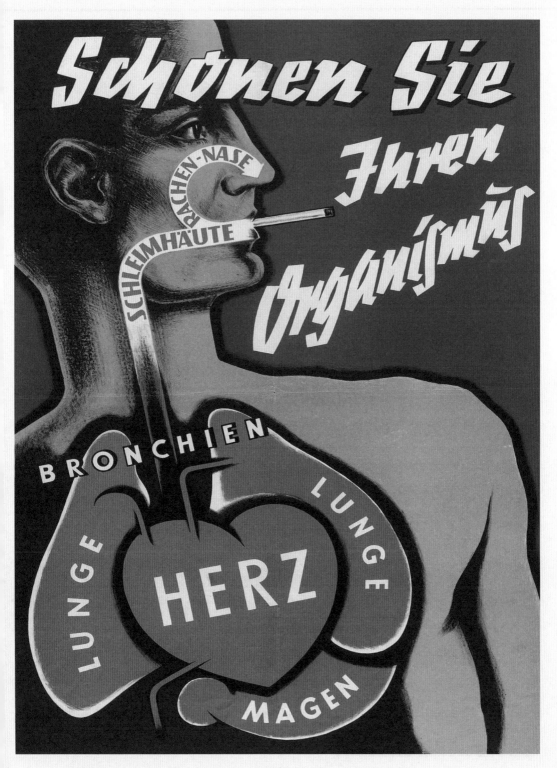

20 世纪初德国反对吸烟的海报，所画的是吸入的烟如何进入心脏和肺脏的。

在整个 90 年代,女性中肺癌的发病率和死亡率依然在上升,可见年轻女性中出现了更多的吸烟者,而且吸烟与患病之间有一定的时间间隔。在世界其他地方,这个信息产生效用的速度较为缓慢。在中国,50 年代每年香烟的消耗量为 1000 亿,到 90 年代已经超过 1.8 万亿。根据预测,在接下来的若干年中,与吸烟相关的疾病(包括肺癌以外 15 种其他的癌症,以及心脏病和呼吸道疾病)的死亡率在世界上很多地区还将会上升。

前方出路

吸烟是癌症最明确的生活方式上的危险因素,但癌症是一系列复杂多样的疾病,存在各种各样的病因,有些已经了解,有些还尚未明确。每天新闻上都在报道最为可怕的事例,或者最近的科学突破。如今认为癌症中三分之一是由于饮食所致,尽管有些信息(新鲜水果和蔬菜是好的,高盐摄入和饮酒过量是不好的)是清晰的,但这依然是一个非常多面和复杂的问题。过度暴露于紫外线照射是皮肤癌病例增加的一个重要因素,而且与吸烟一样是可以避免的。病毒、细菌微生物和慢性感染对于有些癌症也有影响,特别是宫颈癌、肝癌、伯基特淋巴瘤和胃癌。在发展中国家,25% 的恶性肿瘤与传染病有关,而在发达国家这一比例不足 10%。通过及时接种疫苗和使用抗生素可以预防此类癌症的发生。

1953 年 DNA 结构的发现,带来了分子生物学的大爆炸。特别是人类基因组项目的成功,通过国际合作破解了人类基因组 2 万至 2.5 万个基因。现在我们知道有些基因(致癌基因)会使某些个体比较容易发生癌症,我们也知道环境因素(比如辐射)可以

"可怕的地狱之烟"

1604 年,英格兰国王詹姆士一世(1566—1625 年)颁布《坚决抵制烟草》(*A Counterblaste to Tobacco*)法令,将吸烟描述为"对眼睛无益,对鼻子有害,对大脑有伤,对肺脏有危险,它黑色的恶臭味,与从无底的地狱冒出的可怕之烟无异"。詹姆士国王组织了首个公开辩论会,讨论烟草对牛津民众的影响,并展示了从吸烟者体内摘取的黑色大脑和黑色内脏。

导致基因突变，进而发展为癌症。这种理解也使得以癌细胞内分子异常为靶向的新的治疗方式成为可能。

伴随着早期检查、专业手术的广泛应用、筛查项目以及化疗放疗技术的进步，在过去的30年，癌症患者在很多西方国家的存活率已经翻倍。由于风险因素的降低，癌症的发病率在部分西方国家也已降低。

> 我们距离找到癌症的治疗办法已经非常接近。我们缺乏的不过是意志，以及把人类送上月球所花的资金和统筹规划。
>
> ——西德尼·法伯，1970年

癌症的很多方面依然是一个谜。"为什么是我？"，是病人在面对癌症时的经典反应，而这通常也是一个很难回答的问题。与过去相比，癌症的花费空前提高，包括生活损失，个人和家庭的悲惨遭遇，调查研究，健康促进运动，对高新技术诊断工具的资金支持，药物和姑息治疗等等。癌症曾经一度被认为是"西方的"疾病，如今在发展中国家也逐渐成为主要的问题。据估计，如今超过70%的癌症死亡发生在中低收入国家，因其用于预防、诊断和治疗的资源很有限，或者基本没有。正如世界卫生组织提醒我们，"癌症是一个全球问题，而且它的影响还在加剧"。不过，在将来找到癌症的预防策略、早期诊断和更有效的治疗办法依然有很大的希望。

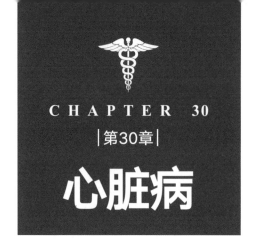

CHAPTER 30
|第30章|

心脏病

心脏病指的是一大类影响心脏及其相关血管的疾病问题。冠心病、先天性心脏病、风湿性心脏病、主动脉瘤、心绞痛和心律不齐都属最常见的心脏疾病，其中每一种都有不同的致病原因、症状、预后和结局。在过去的一个世纪中，心脏病在全球的患病率日益增高，是当今西方国家最重要的死亡原因。尽管在过去的50年中，人们在预防、修复乃至更换衰竭的心脏方面已经取得重大进展，但心脏病连同卒中（二者一起被称为心血管疾病）每年在全球造成1700万人死亡，而在发展中国家也已是严重的问题。

心脏的跳动被认为是生命的基本体征。宫内胎儿的心跳通常在受孕1个月后开始。在人的整个一生中，心脏每秒钟跳动1次，无止无休。若以70年计，一生要跳20亿次。一旦心跳停止，若未能在几分钟内逆转，生

大事表

公元 2 世纪　希腊医生盖伦提出很多有关身体解剖学（根据动物解剖）中，心脏、大脑和血液作用的理论。

公元 1000 年左右　一份古英语手稿描述了对"心痛"、肺病、肿瘤和肝病的治疗法。它指导心痛的病人服用 17 种草药，将其全部放在一起捣碎，做成麦芽酒，然后在需要时饮用一些。

15 世纪晚期　莱奥纳多·达·芬奇（Leonardo da Vinci, 1452—1519 年）观察到"由于管壁的加厚，老年人的血管会限制血液的运输"，这就是对我们现在所说的动脉硬化的早期描述。他根据对人和动物尸体进行解剖后的观察，非常精准地描绘了心脏的结构。

1628 年　英国医生威廉·哈维（William Harvey, 1578—1657 年）提出心脏将血液泵出，使之在全身各处循环。17 世纪 60 年代，哈维有关血液循环的理论被广泛接受。他对心脏作为"活体泵"的运动描述直到 19 世纪依然存有争议。

1761 年　奥地利医生约瑟夫·奥恩布鲁格（Joseph Auenbrugger, 1722—1809 年）描述了叩诊，通过在胸部轻拍来发现心脏的病理学改变。

1768 年　英国医生威廉·赫伯登（William Heberden, 1710—1801 年）描述了"心绞痛"，并将它与其他的胸痛进行区分。

1785 年　英国医生威廉·维瑟林（William Withering, 1741—1799 年）推荐使用洋地黄（来自毛地黄）治疗"心脏水肿"（充血性心力衰竭）。

1816 年　法国医生勒内·雷内克（René Laënnec, 1781—1826 年）发明了听诊器，被用来检查心音和心脏杂音。

1902 年　荷兰的威廉·埃因托芬（Willem Einthoven, 1860—1927 年）发明了心电图，用于诊断心律异常。

1908 年　苏格兰医生詹姆斯·麦肯齐（James Mackenzie, 1853—1925 年）及法国生理学家、电影摄影技术之父艾蒂安 - 朱尔斯·马雷（Étienne-Jules Marey, 1830—1904 年）等人共同研发了多导生理记录仪，用来记录脉搏及其与心血管疾病的关系。

1911—1912 年　英国医生托马斯·李维斯（Thomas Lewis, 1881—1945 年）是熟练使用心电图的第一人，他将心电图作为检测心脏功能紊乱的诊断工具。

1912 年　美国心脏病学家詹姆斯·赫里克（James Herrick, 1861—1954 年）描述了由于动脉硬化所致的心脏疾病，并且后来发现心电图可用于诊断心肌梗死。

1912 年　法国外科医生亚历克西·卡雷尔（Alexis Carrel, 1873—1944 年）因为他所开展的实验性心脏手术以及发明的血管手术缝合技术，获得诺贝尔奖。他从蕾丝编织工那里学习了如何有效地将血管缝合在一起。

1944 年　第一例"蓝婴"的治疗手术在美国巴尔的摩约翰·霍普金斯医院，由阿尔弗雷德·布莱洛克（Alfred Blalock, 1899—1964 年）和海伦·陶西格（Helen Taussig, 1898—1986 年）开展，成为心脏手术的一个里程碑。所谓蓝婴，是指出生时患有先天性心脏病的婴儿。

1948 年　"弗雷明汉心脏研究"对健康的男女进行队列追踪，以明辨美国心脏病增加的原因。

1953 年　首次应用心肺机成功开展手术。心肺机这一大创新使得在手术过程中，在患者自己的心脏停止跳动的情况下，心脏和肺脏的功能得以维持。

1960 年　澳大利亚免疫学家弗兰克·麦克法兰·伯内特（Frank Macfarlane Burnet, 1899—1985 年）和法国免疫学家彼得·梅达沃（Peter Medawar, 1915—1987 年）因发现"获得性免疫耐受"分享了诺贝尔奖。他们工作发现，受体对供体组织的排斥反应是机体免疫系统的体现。

1967 年　第一例从人到人的心脏移植手术，由克里斯蒂安·巴纳德（Christiaan Barnard, 1922—2001 年）在南非开普敦的格罗特·舒尔公立医院（Groote Schuur Hospital）进行。

阿根廷外科医生勒内·法瓦洛罗（Rene Favaloro, 1923—2000 年）在美国克里夫兰诊所进行冠脉搭桥手术。

1968 年　美国外科医生诺曼·莎姆维（Norman Shumway, 1923—2006 年）最早在美国开展了心脏直视移植手术。受体在手术 14 天后去世。莎姆维及其同事找到了防止器官移植后发生排斥反应的方法，带来了环孢菌素的诞生。

20 世纪 70 年代　心脏移植导致很多国家对死亡的法律定义发生了改变，即从心脏停止跳动到大脑功能丧失，使外科医生可以在心脏停止跳动之前将其摘除。

20 世纪 80 年代　环孢菌素引入，它是用于器官移植后防止排斥反应发生的免疫抑制剂。

1995 年　开创性的心脏外科医生马吉迪·雅各布（Magdi Yacoub, 生于 1935 年）成立了英国分部，加入法国的"希望之链"慈善机构（Chain of Hope, 又称希望长传项目，成立于 1992 年），每年向发展中国家派遣医疗队，免费为患心脏病的儿童提供治疗。

2000 年　首个世界心脏日，现已成为一个全球性的节日。

2004 年　世界卫生组织发布《对抗心脏病和卒中手册》（The Atlas of Heart Disease and Stroke），具体用图表描绘了这种全球流行病的情况：心脏病是全球人口最主要的死亡原因。

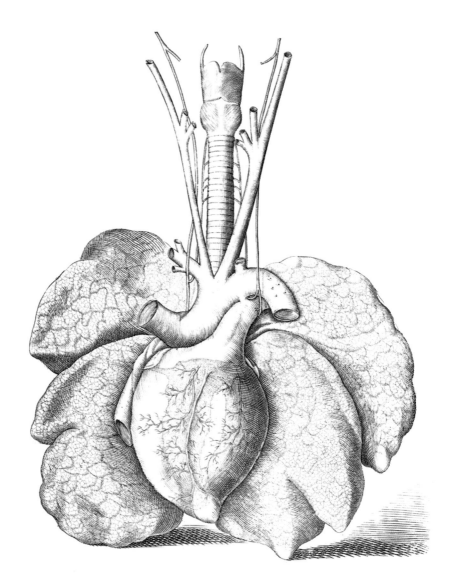

心脏（中）、肺脏以及部分相关的血管和神经，绘于 1695 年。

命就将走向终点。

　　心脏对我们理解人体的生理机制具有重要的作用，而且对于理解我们的情感也是核心的概念。事实上，在 20 世纪之前，人们更多的关注力被投入到心脏在文化、哲学和科学理论中所起的作用，而不是心脏病本身的发病率问题。直到上个世纪左右，与心脏功能紊乱有关的死亡或疾病才成为重要的议题，并且直到近几年，预防和修复心脏病的技术才有了重要的进步。

问题的核心

　　在古代不同文化之间，心脏、大脑和肝脏被赋予了不同程度的重要性。古巴比伦人认为肝脏是灵魂的所在和镜子，而对于古埃及人来说，心脏是智慧、情感、记忆和个性的源泉。当古埃及人用香料填塞尸体做成木乃伊时，尸体中主要的内脏器官——肝脏、小肠、肺脏和胃，都被摘除、风干，然后包裹在亚麻布中，放到特殊的容器即卡诺皮克罐（canopic jar，古埃及人制作木乃伊时用作保存内脏，以供来世使用的器具。——编者）中，埋在木乃伊尸体旁边。大脑被认为是不重要的，其唯一的功能是把黏液传到鼻子中。古埃及人用一根长钩子从鼻子伸到颅骨中将大脑掏出来，很可能将它扔掉了。心脏被赋予了特殊的重要性。通常被留在身体中，来世在冥府执行审判时，玛特（Ma'at，古埃及神话中的正义、整理、秩序之神）会将死者的心脏和他的羽毛一起放在天秤的两边称重。无牵累的心脏与羽毛一样重，将会获得永生。为了帮助心脏获得永生，可把一个心形的圣甲虫或护身符放在木乃伊的胸口，上面要刻上一段《死者之书》（Book of the Dead）的铭文。

　　古希腊和罗马禁止人体的解剖，因此他们有关人体解剖学和生理学的理论大多是思辨的，或者是根据动物解剖得来的。与古埃及人一样，包括哲学家亚里士多德（Aristotle，公元前 384—前 322 年）在内的绝大多数人都认为大脑不具有心理学意义，而心脏是智慧、情感和感觉的主要来源。英文中直到现在还会用与心脏有关的词语，诸如 heartbroken（心碎），disheartened（灰心），sweetheart（甜心，指爱人或亲人），heartfelt

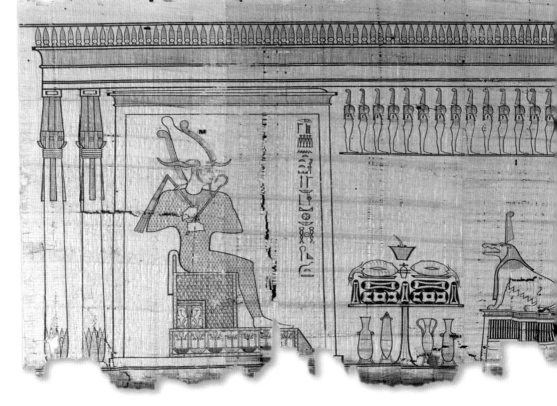

古埃及纸草书《死者之书》的插图，描绘的是埃及往生者在来世的心脏重量。

（真心），heart-to-heart（交心，会心），hard-hearted（硬心肠），from the bottom of my heart（从心底里面，衷心），可见当时人们认为情感与心脏之间存在着紧密的联系。

希腊哲学家柏拉图（Plato，公元前 427—约前 348/347 年）对"心脏中心说"提出了挑战。他支持灵魂和身体三位一体的解释，灵魂分为三部分：理智、精神和欲望，分别存在于大脑、心脏和肝脏。希腊—罗马医生盖伦重申了柏拉图的观点，认为心脏没有认知功能，大脑才是感觉、言语、智力和意识的中心。盖伦还对如何把脉做出了解释，如何对其节律进行分类，如何区分慵懒、竞赛、规则与古怪等各种异常。在古代，其他地方的医生会用手指来感觉病人的脉搏，并对其脉象是否规律或异常做出评判。但是，人们完全理解动脉的脉搏是心脏搏动的结果，则要等到很多个世纪之后了，而我们也很难估计心脏病或心力衰竭对古代人的影响程度有多大。

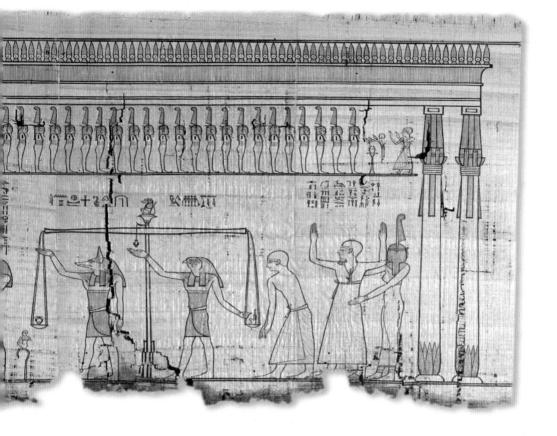

血液与内脏

　　尽管古代的作家仍在争论究竟是大脑还是心脏构成了个人的基本核心，但多数人都承认血液是"液体"，或者说是生命的"精华"，为健康的身体提供营养，若是紊乱、过多或"变坏"则会导致疾病。此外，盖伦提出了一个有关血液在全身运动的理论，具有很大的影响力。他认为静脉中运载着源于肝脏的静脉血。深色的血液在肝脏内"加工"或"混合"，将来自小肠的营养供应到血液中。然后，血液装载着营养物质沿静脉流动，在身体各处消耗。静

一阵怒气

　　盖伦理论认为愤怒是胆汁上扬冲到心脏所致。几个世纪之后，苏格兰外科医生约翰·亨特（John Hunter, 1728—1793年）描述了冠状动脉疾病。他对一位死于"突然而剧烈的怒气"的人进行了尸体解剖，之后称"我的生命就握在选择烦我的流氓手中"。他的话后来被证明是对的。1793年，他在与医院一位同事发生激烈的争论后不久，因主动脉瘤破裂而死亡。

输 血

在长达几个世纪的时间里，医生们都在以治病救人的理由为病人放血（即所谓的放血疗法）。在 17 世纪 60 年代，伦敦皇家学会的科学家试图寻找把血液输回人体的方法（输血术）。

1669 年，理查德·洛尔（Richard Lower, 1631—1691 年）完成论著《论心脏》（*Tractatus de Corde*）。早在 1666 年，他就开始进行狗之间的输血实验。在 1667 年的伦敦皇家学会会议（由塞缪尔·佩皮斯见证）上，他还将绵羊的血液输送到"一个贫穷堕落的人身上……头上裂开了一点"，认为这对一个疯狂之人来说，冷却一下血液是有好处的。接受输血的人叫作阿瑟·科伽（Arthur Coga），他活了下来。但后来，法国在将动物血液输入到人体的进一步实验时，一位受试者死了，输血从此被滞后了 150 年之久。

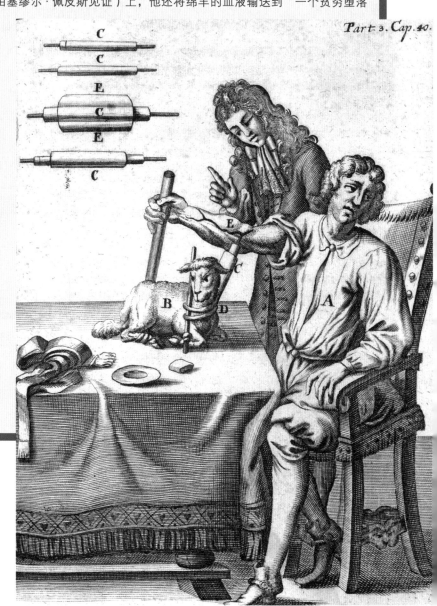

早期输血图，将血液从一只羊身上输到人身上。

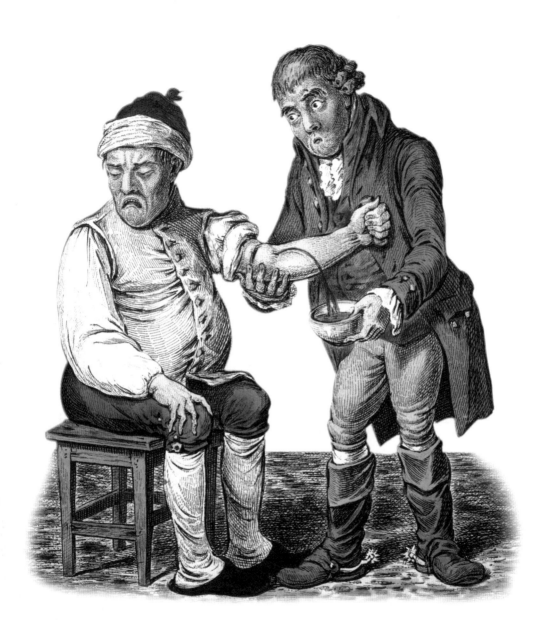

　　放血，绘于 1804 年。事实上，血液循环的发现使放血术的普及面扩大了。这种方法被用到病人（去除"坏血"）和健康人（大多数被看作与年度"春季扫除"一样平常的事情）身上。这项工作主要是由理发师—外科医生来完成，在很多理发店的外面依然可以看到挂着红白条的杆子，这便是从那个时候遗留下来的。

脉血也会抵达肺脏和心脏右心室，在那里被注入"生命精气"。"动脉血"或者红色的血液来自心脏的左心室，流经动脉，提供"生命和运动"，但不会返回心脏中。根据盖伦的理论，血液在全身运动靠的是动脉的推动而不是心脏。

不过，在这个理论中有一个疏漏：血液是如何从右心室流到左心室，从静脉流到动脉的？盖伦的理论告诉我们，心脏的左右心室之间有看不见的微孔（事实上并不存在），可供血液渗出。盖伦有关心脏和血液"循环"的理论维持了近1500年之久。

心脏——生命之泵

自 14 世纪起欧洲开始进行人体解剖，盖伦的旧理论才开始受到质疑，有关人体的新发现才开始出现。1628 年，英国医生威廉·哈维经过观察和实验，证明血液在人体内是不断循环的。他证明血

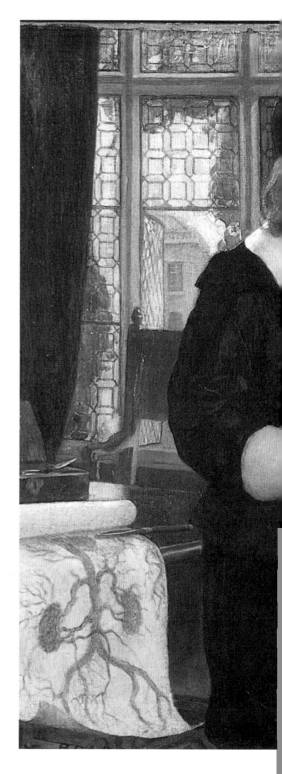

英国医生威廉·哈维在 1628 年提出心脏是一个"活的泵"，使血液在体内循环。图中所示是他在为统治者查理一世演示血液循环理论。

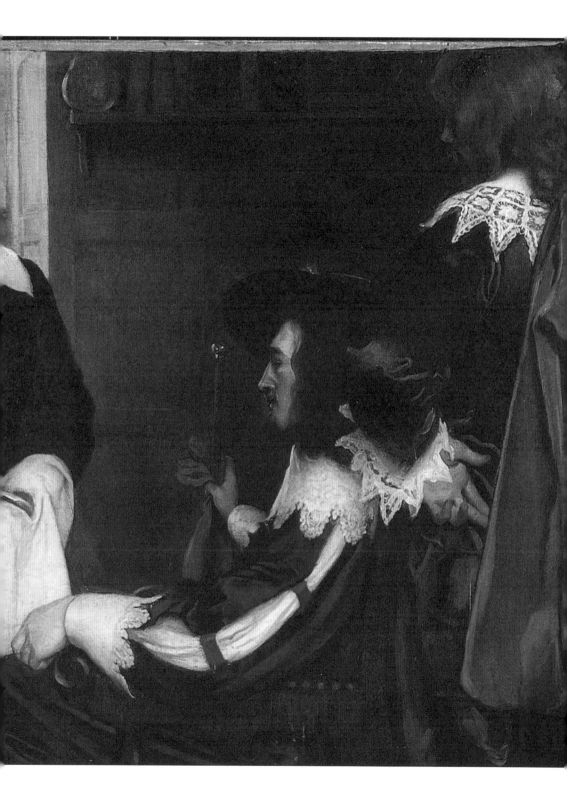

> 所有的一切都要依靠心脏的搏动：因此心脏是生命的起源……通过它的力量和搏动，血液得以运行、完善，保持新鲜，防止腐败和变质；它如同一家之主一般，兢兢业业地为全身提供营养，呵护着整个身体，是一切生命的基础，是所有生机的创造者。
>
> ——威廉·哈维，《动物心血运动的解剖研究》，1628 年

液的量实际上是保持不变的，而不是简单地从心脏和肝脏向外运输，在四肢被消耗，然后通过某种方式"再生"。它在动脉和静脉中循环运输，不断地回到心脏。颜色较深的静脉血流向右心室，颜色较鲜艳的静脉血从左心室流出。血液流经肺脏（而不是像盖伦思辨的那样，穿过心室之间的微孔）和左右心室之间的通道。哈维提出，心脏是一个泵，能够维持血液的循环。他说，这是"生命的基础，一切的主宰"。

当时的其他科学家也为哈维的血液循环理论注入了新的血液。不过，尽管这些理论颇具革命性，令人振奋，并且打开了现代医学科学的开端，但它们对心脏病的诊断和治疗几乎没有什么影响。

心碎而亡

1976 年 1 月 18 日，英格兰东南部一个年轻的女仆在读信的时候突然倒地死亡。她发现她的爱人（曾经和她一样都是仆人）结婚了，但新娘不是她。她的故事被登载在《绅士杂志》（*Gentleman's Magazine*）上。这位可怜的少女就这样悲剧地"死于心碎"。

在 17—19 世纪，不论是杂志、死亡记录、医生的病例记录，还是日记和信函里，关于疾病和死亡原因的记录中都有一些疾病诊断，其中有些就提示是心脏问题。

一些患者和这个少女一样，是死于"心碎"或"伤心"。还有一些是死于难过、虚弱、衰弱，或者是深受"意志消沉""苦思之病""肠闭塞症"之苦。有些人"猝死"或"英年早逝"，还有些人"被恒星侵扰"，遭遇"神灵光顾"或是"魔鬼的把戏"。有些人的死因很简单：疲惫不堪、丧失理智、"注意力不集中"或"呼吸短促"，再或者筋疲力尽、悲痛不

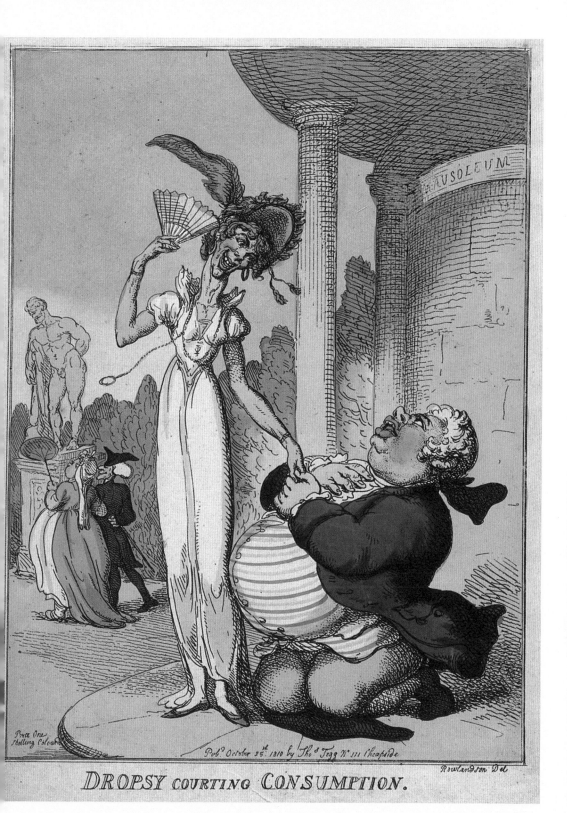

DROPSY COURTING CONSUMPTION.

一个肥胖的男人在陵墓外面追求一个苗条高挑的女人，这副彩色的蚀刻版画绘于 1810 年。插图所呈现的是浮肿（水肿）和消耗（结核病）两种病。

已、年老体衰。衰老或卧床不起，也是很多老年人死亡的原因。我们似乎很难知晓到底有多少人是突然死于或慢慢死于心脏病。

认识与治疗心脏

目前，我们认为最早有关心脏病的描述之一是由英国医生威廉·赫伯登做出的。1768 年，他发明了"心绞痛"一词，并将它与其他胸痛进行了鉴别：

> 患（心绞痛）者走路时会感到绞痛。（尤其是上坡时，以及进食后，）乳房处会感觉尤为不适，如果再疼得厉害一点或者时间更久一点，就要没命了。但一旦我们站住不动，所有的不适就都消失了。在发病之初，病人在其他时候都感觉无异……男性非常容易得病，尤其是在 50 多岁以后。

另一个被认识到的疾病是水肿（dropsy）。水肿病人中可能就有患先天性心脏病的患者。18 世纪，洋地黄被发现可以治疗"心脏水肿"，这是人类发现的最早治疗心脏病的药物之一（参见文本框"让心跳动起来：重磅炸弹药物与血栓消融药物"）。

防病重于治病

在 20 世纪之前，尽管有一些具体辨别心脏病的临床描述，但对于引发疾病和死亡的易感因素（如今可能叫作风险因素）的描述却寥寥无几。人们不断注意到，一些所谓的"粗"人，"身宽体胖，满面红光，嗜酒如命并且纵欲过度"，他们患病的风险显然高于那些"喜欢新鲜水果、绿色蔬菜以及低脂饮食"的人。当时英国最有名的医生乔治·切恩（George Cheyne, 1671—1743 年）曾经在很长的时间里与自己的病人一起吃喝，一度重达 448 磅（204 千克），浑身感觉"过胖，呼吸短促，恹恹欲睡、无精打采"，需要一个仆人拿着小凳跟在后面，每走几步就要坐下缓口气。后

让心跳动起来：重磅炸弹药物与血栓消融药物

Dropsy（浮肿、水肿）是一个过去很常用而现在却被废弃的医学术语。从字面来讲，其意思是液体过多，曾经适用于多种疾病；如果患者的肝脏或心脏中液体异常蓄积，可能会导致死亡。18 世纪，治疗"心脏水肿"的方法被人们所发现和推广。在英格兰伯明翰行医的威廉·维瑟林从一个老妪手中获得了一个治疗水肿的药方。药方中是不同植物的混合液，但维瑟林发现其中的有效成分是紫毛地黄，如果小剂量、谨慎服用（因为它含有剧毒），可以作为心脏的强效刺激物，并增加排尿量、缓解水肿（组织内液体的病理性潴留）。

1799 年，维瑟林离世，他的朋友在他的墓碑上刻了一束毛地黄。洋地黄和地高辛——紫毛地黄的活性成分——在今天依然被用于提高心脏收缩的速度和力度。

一种更为古老的草药治疗，是从柳树皮和叶子中提取而来，今天也依然被用来治疗心脏病，不过是采取合成的形式。罗马百科全书派医生塞尔苏斯描述了"用醋煮开柳树叶提取物可用来缓解疼痛"。1763 年，英格兰奇平诺顿的牧师埃德蒙·斯通（Edmund Stone，1700—1768 年）报告了柳树皮的价值，该树生长"在潮湿或湿润的土壤中"，树皮用来治疗"发热"（很可能是疟疾），这在潮湿的沼泽地区很常见。1899 年，制药企业拜耳公司注册了专利药物"阿司匹林"（乙酰水杨酸），它便是用柳树皮中发现的活性成分为基础合成的药物。拜耳公司的广告称药物不会影响心脏，目的是宣传阿司匹林的安全性。100 年后，医学科学已经认识到，低剂量阿司匹林可减少血栓和降低心脏病发作后发生卒中、心脏病和死亡的风险。

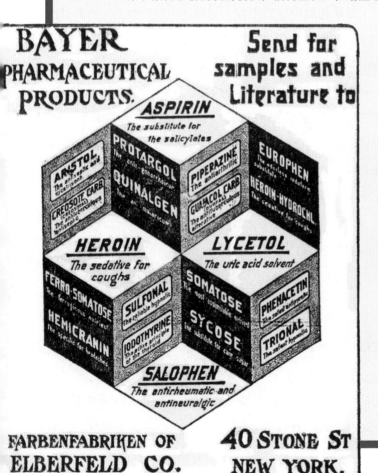

拜耳制药公司早期的广告，其生产的药片有海洛因和阿司匹林。

来，他变成素食主义者，积极锻炼，坚持呼吸新鲜空气；如果天气不好，不能从事户外活动，他会坚持骑一匹石马。

在近现代欧洲，有关预防疾病、维持健康的手册变得十分流行。手册会提供很多建议，包括膳食合理，多多进行体育锻炼，适度饮酒和保持均衡的生活方式。1763 年，詹姆斯·博斯维尔（James Boswell, 1740—1795 年），即约翰逊博士的传记作者，曾被医生嘱咐每天醒来后要围着屋子蹦两到三圈。博斯维尔说，这对他产生了"最和谐的作用"，并且把他"心脏里的黏液一扫而光"。

检测心脏的异常

"把脉""听诊"（倾听体内产生的声音）和振荡（摇晃病人，听其胸腔内发出的振水音）都可以追溯到古代。"叩诊法"是指用手指轻敲胸腔，然后用耳朵听回响，这种方法最早描述于 18 世纪中期。勒内·雷内克（参见第 7 章）发明了听诊器，从而改变了医生"听"与检查心脏异常和血管病的方式。

不过，人们需要更为复杂精深的工具。19 世纪下半叶，科学家试图用图像记录心脏的活动，尤其是 1908 年，苏格兰医生詹姆斯·麦肯齐发明了多导生理记录仪，用来记录脉搏及其与心脏病的关系。20 世纪初，人们发明了另外一种测量和记录心跳电信号的技术，即心电图（因拼写习惯不同，在美国叫作 EKG，在英国叫作 ECG）。该技术改变了疾病的诊断方式，成为"心脏病学"的科学基础。

治疗技术的改变

第一次正式使用"心脏病发作"（heart attack）一词是在 20 世纪初，而如今心脏病发作已成为冠心病死亡中很大的一部分。如果通往心脏的某根血管被血栓完全堵塞，就会引起心脏病发作，而动脉粥样硬化是由于脂肪和其他物质在动脉中蓄积导致血管狭窄所致。在 20 世纪上半叶，心脏

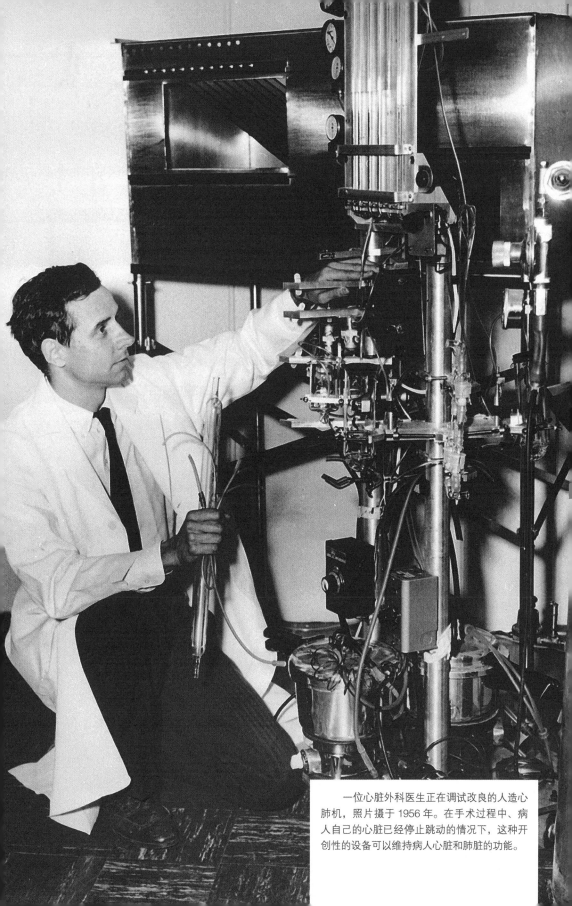

一位心脏外科医生正在调试改良的人造心肺机，照片摄于 1956 年。在手术过程中、病人自己的心脏已经停止跳动的情况下，这种开创性的设备可以维持病人心脏和肺脏的功能。

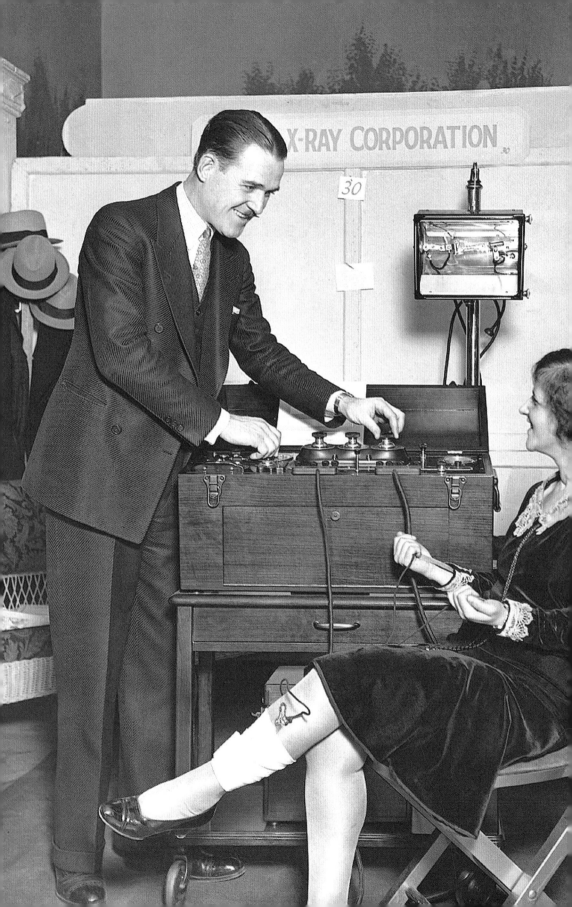

病发作导致死亡的风险已变得十分明显。1892年，加拿大医生威廉·奥斯勒（William Osler, 1849—1919年）将冠心病描述为"相对罕见"。不过到20年代，在西方世界，八分之一的死亡是由于心脏疾病。

在19世纪下半叶，随着麻醉术、防腐和无菌技术（参见第8章）的发展，外科学已经取得了巨大进展，但心脏依然是一个"无人区"。给心脏做手术似乎风险太高了，但的确也有一两个勇敢的外科医生尝试着去纠正心脏缺陷。

20世纪40年代，心外科医生开始尝试更为勇敢的心脏手术，1944年实施了第一例"蓝婴"（先天性心脏病患者）的外科干预手术。外科医生发现，快速的手术可以在依然跳动的心脏上进行，但更为复杂的手术则需要让心脏停止。心肺机是关键的技术创新，自50年代末开始用于常规手术。这一技术连同身体冷却技术，使得外科医生可以为心脏搭桥，人工维持血液循环和呼吸，与此同时在停跳的心脏上进行手术。

1967年，心脏手术发生了巨大的转机，克里斯蒂安·巴纳德在南非开普敦实施了第一例心脏移植手术。巴纳德将一个死于车祸的少妇的心脏缝合到路易·沃什坎斯基（Louis Washkansky）的身上，不过18天后，后者死于肺炎，手术引发了巨大的反响和争议。

随着有效的免疫抑制剂被发明，并用于防止移植手术后免疫排斥的发生，心脏移植成为常规手术。至20世纪80年代中期，已进行了几百例心脏移植手术，其中很多接受者存活了5年以上。如同其他器官移植一样，寻找足够多的匹配的供者依然是一个问题。在今天，全世界每年会开展3000例心脏移植手术。

20世纪20年代后期的心电图。这种器械可以测定心跳产生的电信号，然后在心电图上以图像的形式反映出来。最初的心电图是一个笨重的精妙仪器，使用时需要5位技师来操作，而且病人需要将双手和双脚放在水桶中。

过去如何诊病

过去的医生大多要靠五感，即触、视、嗅、尝、听，来检查和诊断病人患病的外在体征。

触：用手指来感觉病人的脉搏可追溯到古代，即医生对病人脉搏的规律性和异常做出评价。把脉似乎是医学行业的品质证明。触摸病人的前额（1714年温度计被用于临床之前）仍然被用来检查是否发热。通过触摸，找到病人哪里疼，有没有肿块、隆起，曾经是定位异常的经典方法，到现在也依然适用。但过多的触摸被认为是下流粗鄙的，而且对于有教养的医生来说，伸手到患者衣服下面触摸似乎也有失庄重。

视：医生总是需要敏锐的眼光来找到并诊断异常，如皮疹、疙瘩、丘疹、脓胞、脓疮、溃疡、肉粒和肤色的改变、尿液和粪便，以及舌头、喉咙、眼睛、耳朵、鼻子感染的明显体征，或身体的分泌物。"你看上去病了"，直到今天依然是常用语。

嗅：在过去，检查疾病的标准方法之一是闻一下病人的尿液、粪便、汗水或呼吸。不好的气味、口臭、含脓液的坏疽、粪便恶臭以及呕吐物都是病人不适的重要表现，医生的病案记录通常会有病人气味的详细描述。皮肤或呼吸有新烤好的面包味提示患有伤寒，羊骚味则与天花有关，有刚拔下的羽毛气味则与麻疹有关，而黄热病患者理应有屠夫肉店的气味。

尝：品尝尿液的味道不如观察或闻其气味常用，1776年，马修·道布森（Matthew Dobson, 1735—1784年）用这种方式证明糖尿病患者的尿液发甜与糖有关。

听：倾听身体的咯咯声、咳嗽声、咯吱声对于医生来说都是有用的指标。听诊（即听人体内产生的声响）可以追溯到古代。希波克拉底的著作中描述了"振荡法"——摇晃病人，然后听其胸腔内是否有溅水的声音。所谓叩诊是用手指敲打胸壁，再用耳朵听回响，这种方法描述于18世纪。1816年，听诊器的发明改变了"床边"医生检测心脏和胸腔异常的方法，意味着医生可以"听到"里面的情况，同时还可以与病人保持安全的距离。倾听病人自己的讲述，哪里疼痛，曾经是现在也依然是诊断疾病的重要方式。

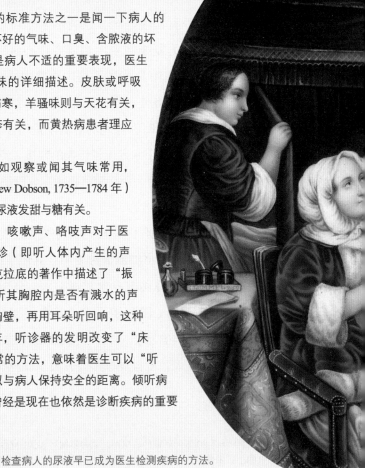

检查病人的尿液早已成为医生检测疾病的方法。

心脏修复术

在过去约 50 年的时间，其他很多新的技术也被引入，在不得不进行心脏移植手术之前，外科医生可以先对心脏进行修复。这些技术包括插入人造起搏器或除颤器（用来维持或恢复规律心跳的机器），气囊血管成形术（将一个气球状的器械穿进动脉中，撑开阻塞的部分），冠脉搭桥手术，瓣膜修复和替换，以及补片修补（修复心脏先天性的穿孔）。从超声到 CT 和 MRI，这些新的微创成像技术也改变了心脏病的早期诊断。

1896 年，英国外科医生史蒂芬·佩吉特（Stephen Paget, 1855—1926 年）写道：

> 心脏手术大概已经抵达自然界为所有外科手术设立的屏障；没有新的方法、新的发现能克服治疗心脏伤口的天然困难。

如果看到如此复杂的高新技术设备使得我们克服了"自然界设立的屏障"，佩吉特与那个时代的其他人肯定会感到非常惊奇。心脏受伤或衰竭已经不再像以前一样，不再与被判了死刑等同。

> 路易·沃什坎斯基的心脏完全呈现在视野中，如同孤立和愤怒的海洋般翻滚跳跃，经过半个世纪的风吹雨打已经变得发黄，但依然从深深的海底窜出蓝色的涌流，还能看到蓝色的静脉飘过起伏的废物和破烂不堪的心脏残骸。
>
> ——克里斯蒂安·巴纳德在 1967 年实施人类历史上第一例心脏移植手术，他描述了被移植者的状况

心随医嘱

最近几十年，外科技术取得了快速的发展，与此同时，人们也在积极地研究心脏病的病因和预防它的办法。至 20 世纪 40 年代，心脏病已经成为美国民众的第一杀手，于是，为什么会有如此多的人患上心脏病等问题被人们提了出来。40 年代，在美国马萨诸塞州弗雷明汉镇开展了一项重

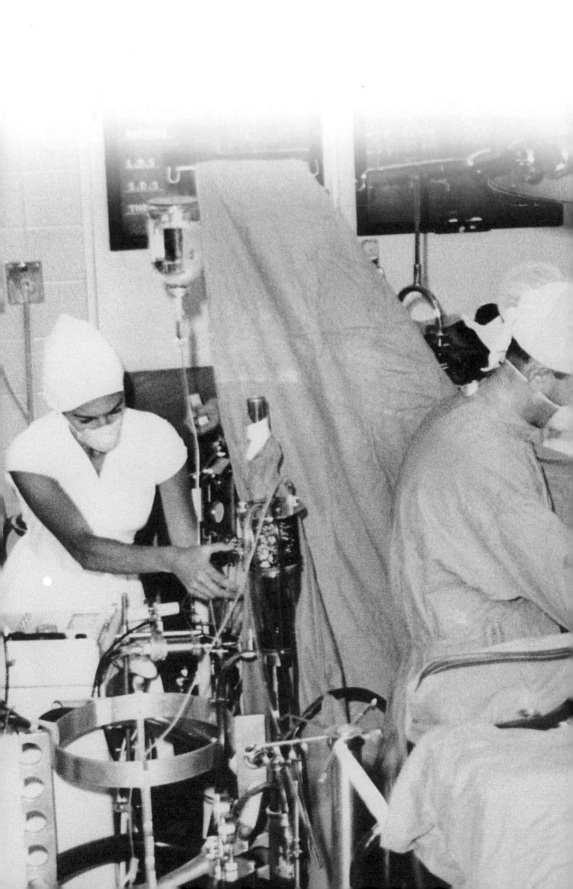

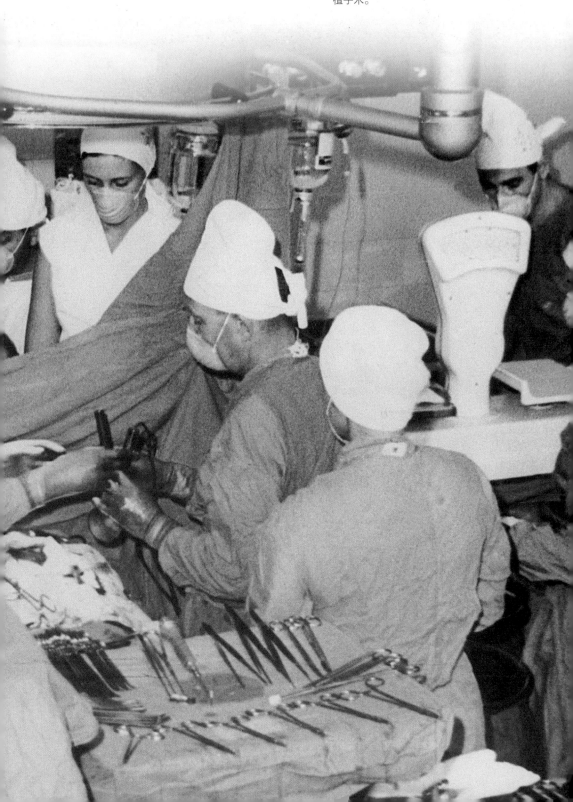

克里斯蒂安·巴纳德的外科团队在格罗特·舒尔公立医院的手术室开展了心脏直视手术，即 1967 年著名的沃什坎斯基心脏移植手术。

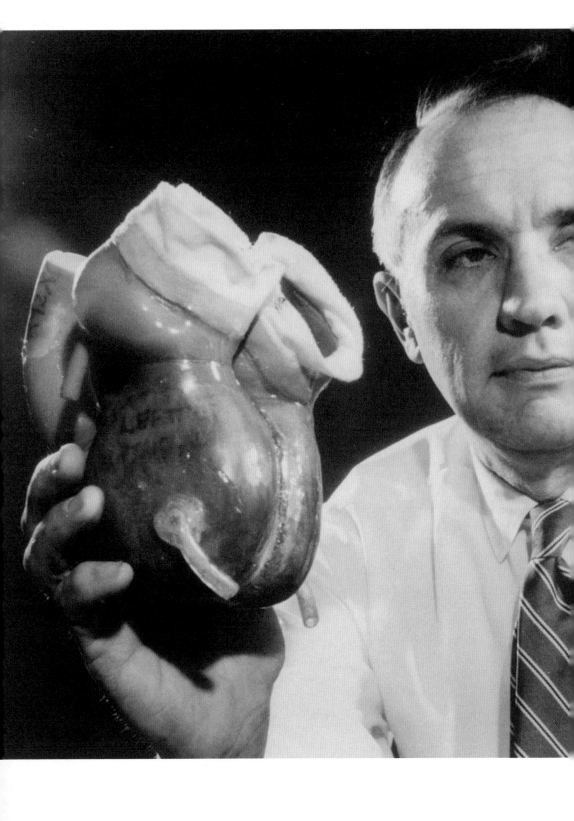

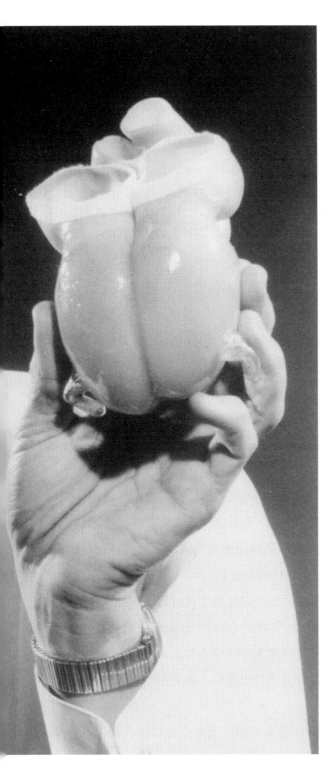

摄于 1968 年。右侧是一个尺寸很小的人工机械心脏，可以完全包裹在身体内，左侧是较早也较大的人工心脏。人的心脏是由心肌构成的，这是人体内最强壮的肌肉。在自主神经的控制下，心脏能有节律地收缩，将血液泵至全身各处。真实的心脏与"爱心"不同，是不对称的。

令人心碎的事实

一些令人担忧的统计数据能告诉我们心血管疾病（心脏病和卒中）的威力所在。

· 心脏病连同卒中（是大脑中动脉血栓或血管破裂引起大脑血液供应中断所致）是全世界最重要的死亡原因。

· 每年有 1750 万人死于心血管疾病，差不多是全球死亡人数的三分之一。

· 在美国，尽管心脏病发作的存活率有所提高，但依然每年有四分之一的男性和三分之一的女性死于心脏病发作。

· 现今从全球来看，心脏病 80% 的疾病负担落在中低收入国家。感染和营养疾病以及慢性病，比如心脏病、癌症和糖尿病，是发展中国家面临的严峻考验。

· 在美国，每年差不多有 65.2 万人死于心脏病——占全部死亡人数的 27%。在英国，每年有 12 万人死于心脏病。在印度，2002 年有超过 150 万例死亡是由心脏病引起，另外还有 77 万人死于卒中，10.3 万人死于风湿性心脏病。

· 在英国，每两到三分钟就有人死于心脏病。

· 1200 万人感染风湿热，这会导致风湿性心脏病。

· 在 1900 年，全球人口只有 1% 在 65 岁以上。据预测，到 2050 年，世界 20% 的人口在 65 岁以上，心脏病和癌症将成为老年人最主要的疾病，当然不会是唯一的疾病。

· 尽管目前的趋势已被遏制或逆转，但截至 21 世纪上半叶，估计有 10 亿人口将死于心脏病和卒中。

要的研究，对 5209 名健康居民进行了队列随访研究，每两年进行一次体检。该研究以及类似的一些研究强调，存在造成心脏病的风险因素，包括吸烟、缺乏体育锻炼、吃富含饱和脂肪酸的食物或高盐饮食、过量饮酒、压力大、肥胖、II 型糖尿病、高血压和高血脂。

媒体和健康教育不断地提醒人们，健康的生活方式对于降低心脏病或卒中的风险具有十分重要的意义；同时，各种针对心脏病和预防心脏病发作的药物（参见文本框"让心跳动起来：重磅炸弹药物与血栓消融药物"）也已存在。显然，心脏病的遗传易感性也起到一定的作用，科学家正在努力搜寻相关的风险基因。

近年，在很多国家，心脏病的死亡率已经降低，如过去的 30 年，在美国、英国、澳大利亚、加拿大和日本已经降低了 40%，一部分是医学治疗和急救干预手段发展的功劳，另一部分则要归功于主要风险因素的降低和心脏病预防措施的采纳。尽管如此，心血管疾病依然是全世界最重要的死亡原因，并且现在已经成为发展中国家面临的严重问题；在这些国家，高科技的救命设备无法获得，预防和筛查又做得不到位。此外，在西方国家，心脏病一般是非传染性疾病，而在发展中国家，比如南美的风湿热（一种链球菌感染）和恰加斯病（一种寄生虫病，参见第 12 章）都会导致儿童和成人的心脏病。"与其补救于已然，不如防患于未然"（"预防优于治疗"），是一句古老的谚语，但对于心脏病来说，这依然是值得全世界人民重视的讯息。

所有感觉，包括愉快的和痛苦的，都始于心，也终止于心。

——亚里士多德，《论动物部分》（公元前 4 世纪）

常用词语释义

急性（acute）　指的是疾病的症状在短期内加重和急剧发作。

贫血（anaemia）　指的是由于缺铁或者寄生虫触发所致的疾病状况。

抗生素（antibiotic）　包括青霉素等一系列药物的总称，可以有效治疗细菌性感染。

抗接触传染论者（anti-contagionist）　指的是 19 世纪一批科学家或医生，他们认为疾病不是由从人到人传播且具有接触传染性的颗粒所致。

细菌性（bacterial）　参见细菌。

细菌（bacterium）　显微镜下可以观察到的单细胞生物，在外部环境和人体中随处可见。细菌可能在人体中生存，但不造成伤害，不过也有部分细菌会造成严重的感染，包括鼠疫、霍乱和结核病等。

非性病性梅毒（bejel）　梅毒的一种非毒性类型，一种常见的儿童病，经由亲密接触传播，发生于北非、中东和东地中海地区的干旱地带。

肉毒中毒（botulism）　最早用于 19 世纪，指的是一种由于食用被污染的香肠而导致的疾病。现在认为是一种细菌产生的毒素所致；相对比较罕见，不过是致命性的。

支气管炎（bronchitis） 支气管（连接气管与肺的气道）的炎症，会导致严重的咳嗽。

腹股沟淋巴结炎（bubo） 腹股沟肿胀，是腺鼠疫的标志。

慢性（chronic） 通常指的是病程漫长、迁延、顽固的疾病。

接触传染性（contagious） 接触传染性疾病指的是经由亲密接触或者碰触感染病人而传播的疾病。

白喉（diphtheria） 一种严重的、具有高接触传染性的细菌性疾病，常见于儿童，会侵袭喉咙和鼻腔。

疾病（disease） 是身体健康的反义词。在实践中，疾病被用来指所有不适。

水肿（dropsy） 由于体液潴留，而导致身体组织肿胀的疾病。

痢疾（dysentery） 一种细菌或变形虫感染，会导致严重的疼痛，通常出现伴有血和黏液的腹泻。

地方性流行病（endemic） 疾病的一种，并不一定广泛发生，但通常在某个地区的人群中发现，并且是多发性的疾病。

流行病（epidemic） 在一段时间内累及大量人口的疾病。

流行病学（epidemiology） 研究流行病或不同人群的疾病状况的学问。

发烧（febrile） 即发热，指体温高于正常范围。

细菌理论（germ theory） 亦称病菌理论，通常指的是 19 世纪中后期形成的一种疾病理论，认为疾病是由于特异性的微生物所致。

甲状腺肿（goitre） 由于甲状腺肿大而导致脖子肿胀的疾病状况，可能是由多种因素（比如碘缺乏）所致。

血友病（haemophilia） 一种遗传性的出血性疾病，由于某种特殊的血红蛋白（即凝血因子 VIII，是血液凝集的关键成分）缺乏所致。

出血（haemorrhage） 指血液流失。出血热通常导致内部出血（从体内血管漏出）和外部出血（从嘴或其他腔道喷出）。

免疫学（immunology） 是研究免疫系统的科学。免疫系统对个人的预后和疾病结局具有至关重要的作用。

种人痘（inoculation） 最初指将天花病人的痘液注入病人体内，从而达到长期的保护作用。后来被牛痘接种所取代。

体外实验（in vitro） 一种在有机体外的对照环境中进行的实验技术。

拉沙热（Lassa fever） 急性病毒性出血热，是用尼日利亚拉沙镇的名字命名的。1969 年一位传教士护士死于该病。

潜伏期（latent） 指的是发生感染与症状完全表现出来之间的那段时间。

军团病（Legionnaires' disease） 一种类似肺炎的细菌性疾病，最早发现于 1976 年在费城召开美国退伍军人大会时的一些代表染病。

莱姆病（Lyme disease） 一种经由被感染的扁虱传播的细菌性疾病，因 1975 年最早于美国康涅狄格州莱姆镇发现大宗病例而被命名为莱姆病。

恶性（malignant） 最常用于癌症肿瘤，可能是严重的，或者可能转移或复发。

马尔堡热（Marburg fever） 或称马尔堡出血热，一种罕见但可能致命的病毒性感染，因 1967 年在德国的马尔堡（当地的实验室中处理被感染的猴子）发生最早的病例而得名。

瘴气论者（miasmatist） 指的是 19 世纪的一批科学家，他们认为疾病是由瘴气或有毒的气体所致。

腮腺炎（mumps） 一种病毒性疾病，通常发生于儿童身上，会导致某些腺体（特别是耳与下巴之间的部位）的肿胀。

古病理学（palaeopathology） 试图检测古代疾病征象的科学研究，通常是研究骨骼残骸。

世界大流行（pandemic） 指的是全球性的疾病，或者会累及全世界大部分人口的疾病。

帕金森氏病（Parkinson's disease） 一种中枢神经系统的退行性病变，通常会破坏机体的运动和语言能力。它是用英国医生帕金森（James Parkinson，1755—1824 年）的姓氏命名的，他在 1822 年将这种疾病状况描述为 shaking palsy。

巴氏消毒法（pasteurization） 通过加热去除液体中病菌的方法，是用法国化学家巴斯德的姓氏命名的。

瘟疫（pestilence） 一种严重疾病的流行，通常是传染病。

品他病（pinta） 一种非性病性梅毒，经由皮肤接触传播，通常发生在居住环境差的儿童身上。

肺炎（pneumonia） 一种肺部疾病，通常是由细菌感染所致。

精神病（psychotic） 精神病发作通常指的是一种严重的精神恶化，其标志是现实感的完全消失。

隔离检疫（quarantine） 原是意大利语，指的是将曾暴露于感染性疾病的个人进行隔离，目的是防止疾病的进一步传播。

回归热（relapsing fever） 一种经由虱子或扁虱传播的疾病。

风湿热（rheumatic fever） 链球菌感染后发生的一种炎症，会累及身体多个器官，包括心脏、神经系统、关节和皮肤。曾经是一种常见的儿童死亡原因，直到今天仍然是发展中国家一个主要的心脏病诱因。

佝偻病（rickets） 由于膳食中缺乏维生素 D 或晒太阳过少所导致的疾病，其患病特征是脊柱畸形、弯曲和双腿佝偻。

风疹（rubella） 一种病毒感染性疾病，通常发生于儿童，其患病特征为出红疹。又被命名为德国麻疹，可能因为它最早是在 18 世纪和 19 世纪初由德国医生描述和鉴别的。

疗养院（sanatorium） 一种针对慢性病患者（比如结核病病人）接受治疗和照顾的场所。

猩红热（scarlet fever） 一种常见的细菌性（链球菌）感染，尤其多发于儿童。其特点为红疹和喉咙酸痛。

昏睡（somnolent） 困倦，睡眠状态。

气管切开术（tracheotomy） 又称气管造口术（tracheostomy），一种外科手术技术，在脖子处将气管切开以实现直接通气。

结节（tubercle） 各种小的肿块，包括结核分枝杆菌感染所致在肺部形成的肿块。

接种（vaccination） 参见疫苗。

疫苗（vaccine） 在 19 世纪，vaccination 一词专指从牛痘中提取、用来预防天花的牛痘疫苗。后来其意义扩大，用来形容与此类似的通过接种而预防疾病的方法。

媒介（vector） 动物等中间介质，作为传染病的携带者，或者某种能够将病原体从一个宿主传播给另一个宿主的昆虫。

病毒（virus） 一类非常小的传染物质，会导致很多种疾病，包括常见的感冒、流感和艾滋病等。

百日咳（whooping cough） 一种具有高致病性的细菌性接触传染性疾病，伴有急剧的咳嗽，可能会导致死亡。

世界卫生组织（WHO） 创建于 1948 年，总部设于瑞士日内瓦，是联合国的专门机构，负责国际卫生领域的领导和协调。

雅司病（yaws） 一种皮肤、骨骼和关节的细菌性感染，该细菌与导致梅毒的病原微生物相同。

延伸阅读

　　要将 30 种疾病的历史浓缩到短短的几个章节，我只能高度笼统和提炼，纵然如此，也只能浅显地触及若干一直都存有历史和学术争议的问题。对于那些想要继续探索疾病史的读者来说，无论是在全世界各大图书馆和档案馆，还是在浩瀚的万维网，依然有很多优秀的资源可供参考。以此作为出发点，我想要推荐一下参考资料：

　　肯尼斯·基普尔（Kenneth Kiple）主编的 *The Cambridge World History of Human Disease*（Cambridge University Press, 1993）[①]，洋洋洒洒逾 1000 页，对人类所有重要的疾病都进行了详尽的描述。George Childs Kohn 主编的 *The Encyclopedia of Plague and Pestilence from Ancient Times to the Present*（Checkmark Books，2001），描述了主要的全球性流行病。Andrew Cliff，Peter Haggett 与 Matthew Smallman-Raynor 所著的 *The World Atlas of Epidemic Diseases*（Arnold，2004）则是一个知识的宝库，并配有描绘流行

---

① 中文版：《剑桥世界人类疾病史》，肯尼斯·基普尔主编，张大庆主译，上海科技教育出版社，2007 年。——译者

病地理分布和地域影响的地图。要想了解更多伟大的科学家和医学家，由 W. F. Bynum 和 Helen Bynum 主编的五卷本 *Dictionary of Medical Biography*（Greenwood Press，2007）是一套很有价值的参考书。Mark Harrison 所著 *Disease in the Modern World*（Polity，2004）独辟蹊径，用国际卫生的视角来审视疾病史。两卷本的 *Encyclopedia of Plague, Pestilence and Pandemics*（Greenwood Press, 2008）内容深刻，汇集了世界上众多著名医学史学家的心力。

罗伊·波特（Roy Porter）主编的 *The Cambridge Illustrated History of Medicine*（Cambridge University Press, 1996）[1]，Irvine Loudon 的 *Western Medicine: an Illustrated History*（Oxford University Press，1997）以及 F. E. G. Cox 的 *The Wellcome Trust Illustrated History of Tropical Disease*（The Wellcome Trust, 1996），都是就医学史大范围的某些方面进行了着墨探讨。此外，波特晚年也给我们留下了诸多深有启发的论著，包括 *The Greatest Benefit to Mankind: a Medical History from Antiquity to the Present*（Harper Collins, 1997）以及 *Blood and Guts: a Short History of Medicine*（Penguin Books, 2002）[2]都是非常值得一读的作品。由 Andrew Cunningham 编写和旁白的英国 BBC 广播节目"The Making of Modern Medicine"，时长 6 小时，将给听众带来极大的听觉享受。

关于传染病现状的科学和医学信息方面，由 David Heymann 主编和定期更新的 *Control of Communicable Diseases Manual*（美国公共卫生协会的官方报告），以及世界卫生组织的官网（www.who.int/）都提供了有关人类主要疾病的发病率、患病率和最新流行情况等信息。我在估计每种疾病的全球死伤人数时就参考了这两个资源。

目前，也有很多大众读物涉及了这一主题：从丹尼尔·笛福半虚

---

① 中文版：《剑桥插图医学史》，罗伊·波特主编，张大庆主译，山东画报出版社，2007 年。——译者

② 中文版：《极简医学史》，罗伊·波特著，王道还译，清华大学出版社，2016 年。——译者

构体小说 *A Journal of a Plague Year*（1722），保罗·克鲁伊夫的畅销书 *Microbe Hunters*（1926）[①] 和汉斯·辛瑟尔的经典作品 *Rats, Lice and History* (1935)[②]，一直到最近 Kenneth Kiple 的 *Plague, Pox and Pestilence*（Weidenfeld & Nicholson, 1997），劳里·加勒特的 *The Coming Plague—Newly Emerging Diseases in a World out of Balance*（Penguin, 1994）[③],John Playfair 的 *Living with Germs—in Sickness and in Health*（Oxford University Press, 2004）等。

此外，还有很多有趣的图书和文章值得发掘和研究，在此囿于篇幅不再赘述。

本书的大部分研究都是在英国伦敦惠康医学史图书馆完成的。这座图书馆堪称世界上最杰出的图书馆之一，收藏了逾 250 万本著作，几乎涵盖了前后 3000 年间医学史的各个方面。有生之前将这些馆藏读完，将是我最大的愿望！

[①] 中文版：《微生物猎人传》，保罗·克鲁伊夫著，饶晓红译，北方妇女儿童出版社，2009 年。——译者
[②] 中文版：《老鼠、虱子和历史》，汉斯·辛瑟尔著，谢桥、康睿超译，重庆出版社，2019 年。——译者
[③] 中文版：《逼近的瘟疫》，劳里·加勒特著，杨岐鸣、杨宁译，生活·读书·新知三联书店，2008 年。——译者

致　谢

　　我要对多年以来众多用渊博的知识和深邃的思想给我以启迪的好友、亲人和同事表示衷心的感恩。我特别要感谢在书稿完成的过程中，那些不吝时间与精力反复阅读，为本书的修改给予中肯意见的朋友们，他们是：Michael Alpers, Warwick Anderson, Virginia Berridge, Creg Bock, Linda Bryder, David Cantor, Andy Cliff, Frank Cooper, Frank Cox, Jacalyn Duffin, Peter Elwood, Myron Enchenberg, Tony Gould, Ian Glynn, Jenifer Glynn, Peter Haggett, Steven Hajdu, Anne Hardy, John Henderson, Rosemary Horrox, Margaret Humphreys, Kiheung Kim, Simone Kropf, David Lomas, Judith Lomas, Irvine Loudon, Maureen Malowany, John Manton, Malcolm Nicolson, Randall Packard, Steven Palmer, Janet Pickering, Carol Rawcliffe, Carole Reeves, Charlotte Roberts, John Skehel, Matthew Smallman-Raynor, Sue Smith, Patrick Wallis, Andrew Wear 以及 Michael Worboys。感谢你们慷慨的付出和及时的反馈，这些帮助都是无价的。如果我未能完全采纳您的意见和修改，也请接收我的歉意。当然，文中所有的疏漏和谬误之处，责任概由我

一人承担。

我还要感谢剑桥大学科学史与科学哲学系，以及伦敦大学学院（UCL）惠康信托（Wellcome Trust）医学史研究中心的诸位同行。这两个学术机构均位居医学史研究的前沿阵地，却十分慷慨地将我聘为副研究员，我不胜感激。在创作本书的过程中，剑桥大学圣约翰学院也为我提供了优渥的学术环境。我还要诚挚地感谢作家协会作家基金的支持，在其资助下，我得以完成相关的大量研究。

另外，我还要十分感谢 Quercus 出版社非虚构类图书出版总监 Richard Milbank，正是他不倦的努力和无比的耐心，让这本书得以开花结果，BCS 出版社的工作团队也为本书的完成助益良多，包括 Ian Crofton 对本书的校对，Derek Hall 和 Virginia Carter 对文字的最后订正和编辑，Steve McCurdy 和 Martin Anderson 对版式设计和图片遴选的帮助，Graham Bateman 对本项目从始至终的关照，惠康信托医学影像图书馆（Medical Photographic Library）的 Anna Smith 为本书的图片提供了大量的资源。再次感谢 Richard、Graham、Ian 和团队里的其他成员，你们的付出使本书的规划和筹备阶段变得如此顺利。

我还要真诚地感谢我的两位同行兼朋友——Anne Hardy 和 Maureen Malowany，给我的鼓励，为本书所做的贡献，都是我无法用言语形容的。谢谢你们，在各个方面都对我完成这本书起到了十分重要的作用。

最重要的是，我想要对我的父母 Derek 和 Vera Schove，我的姐妹 Ann 和 Hilary，我的朋友 Roz 和我的婆婆 Mabel 道一声感谢，你们都在我的学术生涯中给予了我无私的帮助。军功章上永远都有我的丈夫 Christopher 的一半，尽管耗费了大量的时间，但他还是通读了全书，并用自己的博闻强识和洞见学识为本书提出了许多建设性的意见。我还要谢谢我的两个儿子，Richard 和 William，用微笑和欢笑支持我完成了本书的写作。总之，我要把本书献给我的家人，我对你们亏欠良多！

玛丽·道布森

英汉词汇对照

A. albopictus 白纹伊蚊

Acquired Immune Deficiency Syndrome, AIDS
艾滋病

acquired immunological tolerance 获得性免疫
耐受

acute kwashiorkor 急性夸希奥科病

acute stage 急性期

albendazole 丙硫咪唑

Ancylostoma duodenale 十二指肠钩虫

angina 心绞痛

anthrax 炭疽

anti-contagionist 抗接触传染论者

atoxyl 氨基苯胂酸钠

azidothymidine, AZT 叠氮胸苷

Bacillus Calmette-Guérin, BCG 卡介苗

balloon angioplasty 气囊血管成形术

benzene hexachloride, BHC 六氯化苯

bovine spongiform encephalopathy, BSE 牛海
绵状脑病或疯牛病

British Empire Leprosy Relief Association,
BELRA 英帝国麻风病解救协会

British Leprosy Relief Association 英国麻风病
解救协会

broad-spectrum antibiotics 广谱抗生素

carbolic acid 石碳酸

central nervous system, CNS 中枢神经系统

cercariae 尾蚴

cerebrospinal fluid 脑脊液

chicken cholera 鸡霍乱

chloramphenicol 氯霉素

chloroform 氯仿

chloroquine 氯喹

clofazimine 氯法齐明

Clostridium difficile 艰难梭菌

collagen 胶原蛋白

computerized tomography, CT 计算机断层扫描

Computerized Axial Tomography, CAT 计算机轴向断层成像

connective tissue 结缔组织

consumption 消耗

contagionist 接触传染论者

coronary bypass operation 冠脉搭桥手术

culex 库蚊

cyclosporin 环孢菌素

dapsone 氨苯砜

dementia 痴呆

dengue haemorrhagic fever, DHF 登革出血热

dengue shock syndrome, DSS 登革休克综合征

deoxyribonucleic acid, DNA 脱氧核糖核酸

dermatitis 皮肤炎

dew poison 露水毒

diarrhoea 腹泻

dichloro-diphenyl-trichloroethane, DDT 二氯二苯三氯乙烷

diethylcarbamazine 乙胺嗪

digitalis 洋地黄

double-blind trial 双盲试验

Dracunculus medinensis(or Guinea worm) 麦地那龙线虫

Ebola haemorrhagic fever, EHF 埃博拉出血热

eflornithine 依洛尼塞

electrocardiogram 心电图

endemic 地方性流行病

erysipelas 丹毒

ether 乙醚

folic acid antagonists 叶酸拮抗剂

foxglove 毛地黄

gay-related immune deficiency, GRID 同性恋相关免疫缺陷

general paralysis of the insane, GPI 麻痹性痴呆

genome sequence 基因序列

germ theory 细菌理论

Global Alliance to Eliminate Lymphatic Filariasis, GAELF 全球消灭淋巴丝虫病联盟

Global Immunization Vision and Strategy, GIVS 全球免疫远景与战略

Global Programme to Eliminate Lymphatic Filariasis, GPELF 全球消灭淋巴丝虫病项目

gonorrhoea 淋病

gram-negative bacterium 革兰氏阴性细菌

graveyard cough 墓地咳

Great Stink 大恶臭

group-A streptococci A 群链球菌

heart-lung machine 心肺机

hexuronic acid 己糖醛酸

highly active anti-retroviral therapy, HAART 高效抗逆转录病毒治疗

Hippocratic Corpus《希波克拉底文集》

HIV/AIDS 人类免疫缺陷病毒 / 艾滋病

hospital gangrene 医院坏疽

Human Genome Project 人类基因组项目

Human Hookworm Vaccine Initiative, HHVI 人类钩虫病疫苗倡议

Human Immunodeficiency Virus, HIV 人类免疫缺陷病毒

immune response 免疫应答

immunosuppressive drugs 免疫抑制剂

insect vectors 虫媒

intermediate host 中间宿主

International AIDS Conference 国际艾滋病大会

International AIDS Vaccine Initiative, IAVI 国

际艾滋病疫苗倡议组织

International Committee on the Taxonomy of Viruses, ICTV 国际病毒分类委员会

isoniazid 异烟肼

ivermectin 伊佛霉素

Kaposi's Sarcoma 卡波西肉瘤

late effects of polio, LEP 脊髓灰质炎延迟效应

L-DOPA 左旋多巴

leishmaniasis 利什曼病

leukaemia 白血病

Liverpool School of Tropical Medicine 利物浦热带医学院

lumbar puncture 腰椎穿刺

lung fluke infection 肺吸虫病

lymphatic filariasis 淋巴丝虫病

macaca fascicularis 食蟹猴

magnetic resonance imaging, MRI 磁共振成像

methicillin-resistant Staphylococcus aureus 耐甲氧西林金黄色葡萄球菌

miasmatic theory 瘴气理论

microfilariae 微丝蚴

multi-drug therapy, MDT 联合化疗

multiple sclerosis 多发性硬化

muscular dystrophy 肌肉萎缩症

Mycobacterium bovis 牛结核分枝杆菌

Mycobacterium tuberculosis 结核分枝杆菌

myocardial infarction, MI 心肌梗死

necrotizing fasciitis 坏死性筋膜炎

niclosamide 氯硝柳胺

nitrogen mustard 氮芥

nitrous oxide 一氧化二氮

oculogyric crises 动眼神经危象

onchocerciasis control programme, OCP 盘尾丝虫病控制规划

open-heart surgery 心脏直视手术

oral rehydration therapy, ORT 口服补液疗法

organochlorine insecticide 有机氯杀虫剂

Orthodox Medicine 正统医学

Orthopoxvirus 正痘病毒

Pan American Health Organization 泛美卫生组织

para-amino-salicylic acid, PAS 对氨基水杨酸

parasitic protozoan 寄生原虫

Partners for Parasite Control Programme 寄生虫控制伙伴项目

Pasteurella pestis 鼠疫巴斯德杆菌

penicillin 盘尼西林（青霉素）

percussion 叩诊

phthisis 痨病

pigmented cysts 色素囊

plague bacillus 鼠疫杆菌

pneumonic plague 肺鼠疫

portal vein 门静脉

positron emission tomography, PET 正电子发射计算机断层扫描

post-polio syndrome, PPS 后脊髓灰质炎综合征

praziquantel 吡喹酮

prion 朊病毒

promin 普罗明

public-health campaigns 公共卫生运动

pyrethrum 除虫菊

quarantine 隔离检疫

Rickettsia prowazekii 普氏立克次氏体

rickettsia 立克次氏体

rifampicin 利福平

Rotary International 扶轮国际

S. japonicum 日本血吸虫
S. mansoni 曼氏血吸虫
S. haematobium 埃及血吸虫
salvarsan 砷凡纳明
Schistosoma 裂体吸虫属
Schistosoma intercalatum 间插血吸虫
scrofula 瘰疬
secondary bacterial and fungal infection 继发
　　性细菌和真菌感染
secondary bacterial pneumonia 继发性细菌性
　　肺炎
sexually transmitted infection, STI 性传播感染
sickle-cell anaemia 镰状细胞贫血
Simulium 蚋属
spinal TB 脊柱结核患者
spontaneous generation 自然发生说
Streptococcus pyogenes 酿脓链球菌
streptomycin, SM 链霉素
sulphonamides 磺胺类药物

thalassaemia 地中海贫血
The Global Fund to Fight AIDS, Tuberculosis
　　and Malaria, GFATM 抗击艾滋病、结核病
　　和疟疾全球基金
thymol 百里香酚

tracheotomy 气管切开术
trepanation 环钻术
Treponema pallidum 苍白密螺旋体
triatomine bug 锥蝽
tropical chlorosis 热带萎黄病
Trypanosoma cruzi 克氏锥形虫
tsetse fly 采采蝇
tuberculin 结核菌素
typhoid 伤寒

United Nations Children's Fund 联合国儿童
　　基金会

vaccine 疫苗
Venereal Disease, VD 性病
Vibrio cholerae 霍乱弧菌

Weekly Epidemiological Record 《疫情周报》
white death 白死病
World Health Assembly, WHA 世界卫生大会
Wuchereria bancrofti 班氏吴策线虫，简称
　　班氏丝虫

xenopsylla cheopis 印鼠客蚤

Yersinia pestis 鼠疫耶尔森杆菌

1901—2019 年
诺贝尔生理学或医学奖年表

年度	获奖者	国籍	获奖原因
1901	埃米尔·贝林（Emil Behring,1854—1917）	德国	利用血清疗法治疗白喉
1902	罗纳德·罗斯（Ronald Ross，1857—1932）	英国	关于疟疾的研究
1903	尼尔斯·吕贝里·芬森（Niels Ryberg Finsen，1860—1904）	丹麦	用紫外线照射治疗狼疮等疾病
1904	伊万·巴甫洛夫（Ivan Pavlov，1849—1936）	俄国	消化生理学上的贡献
1905	罗伯特·科赫（Robert Koch，1843—1910）	德国	对结核病的相关研究和发现
1906	卡米洛·高尔基（Camillo Golgi，1843—1926）	意大利	在神经系统结构研究上的贡献
1906	圣地亚哥·拉蒙—卡哈尔（Santiago Ramón y Cajal，1852—1934）	西班牙	在神经系统结构研究上的贡献
1907	夏尔·拉韦朗（Charles Laveran，1845—1922）	法国	原生动物在疾病发生中的作用
1908	伊拉·伊里奇·梅契尼科夫（Ilya Ilyich Mechnikov，1845—1916）	俄国	免疫研究上的贡献
1908	保罗·埃利希（Paul Ehrlich，1854—1915）	德国	免疫研究上的贡献
1909	埃米尔·特奥多尔·科赫尔（Emil Theodor Kocher，1841—1917）	瑞士	关于甲状腺生理学、病理学和外科学的研究
1910	阿尔布雷希特·科塞尔（Albrecht Kossel，1853—1927）	德国	细胞化学尤其是蛋白质和核酸方面的研究
1911	阿尔瓦·古尔斯特兰德（Allvar Gullstrand，1862—1930）	瑞典	眼的屈光学研究
1912	亚历克西·卡雷尔（Alexis Carrel，1873—1944）	法国	血管缝合，血管和器官移植
1913	夏尔·罗贝尔·里歇（Charles Robert Richet，1850—1935）	法国	过敏反应的研究
1914	罗伯特·巴拉尼（Róbert Bárány，1876—1936）	奥地利	内耳前庭器官的生理学与病理学研究
1915—1918	未颁奖		
1919	朱尔·博尔代（Jules Bordet，1870—1961）	比利时	对体液免疫学和血清学的贡献
1920	奥古斯特·克罗（Schack Krogh，1874—1949）	丹麦	发现毛细血管运动的调节机理
1921	未颁奖		
1922	阿奇博尔德·希尔（Archibald Hill，1886—1977）	英国	肌肉产热的研究
1922	奥托·迈尔霍夫（Otto Meyerhof，1884—1951）	德国	发现肌肉中耗氧与乳酸代谢之间相关性
1923	弗雷德里克·格兰特·班廷（Frederick Grant Banting，1891—1941）	加拿大	发现胰岛素
1923	约翰·麦克劳德（John Macleod，1876—1935）	加拿大	发现胰岛素
1924	威廉·埃因托芬（Willem Einthoven，1860—1927）	荷兰	发明了最早的心电图与量测装置
1925	未颁奖		
1926	约翰尼斯·菲比格（Johannes Fibiger，1867—1928）	丹麦	发现鼠癌
1927	朱利叶斯·瓦格纳-尧雷格（Julius von Wagner-Jauregg，1857—1940）	奥地利	用疟疾治疗梅毒
1928	夏尔·尼科尔（Charles Nicolle，1866—1936）	法国	斑疹伤寒的研究

年度	获奖者	国籍	获奖原因
1929	克里斯蒂安·艾克曼（Christiaan Eijkman, 1858—1930）	荷兰	发现脚气病是缺少维生素B₁所致
	弗雷德里克·霍普金斯（Frederick Hopkins, 1861—1947）	英国	发现促进生长的维生素
1930	卡尔·兰德施泰纳（Karl Landsteiner, 1868—1943）	奥地利	发现人的血型
1931	奥托·海因里希·瓦尔堡（Otto Heinrich Warburg, 1883—1970）	德国	发现呼吸酶的性质和作用方式
1932	查尔斯·斯科特·谢灵顿（Charles Scott Sherrington, 1857—1952）	英国	发现神经元功能的研究
	埃德加·阿德里安（Edgar Adrian, 1889—1977）	英国	
1933	托马斯·亨特·摩尔根（Thomas Hunt Morgan, 1866—1945）	美国	发现染色体在遗传中的作用
1934	乔治·惠普尔（George Whipple, 1878—1976）	美国	发现贫血的肝脏治疗法
	乔治·迈诺特（George Minot, 1885—1950）	美国	
	威廉·莫菲（William Murphy, 1892—1987）	美国	
1935	汉斯·斯佩曼（Hans Spemann, 1869—1941）	德国	发现胚胎发育中的诱导作用
1936	亨利·哈利特·戴尔（Henry Hallett Dale, 1875—1968）	英国	神经冲动的化学传递
	奥托·勒维（Otto Loewi, 1873—1961）	奥地利	
1937	阿尔伯特·冯·圣乔其（Albert von Szent-Györgyi, 1893—1986）	匈牙利	生物氧化，特别是维生素C和延胡索酸作用的研究
1938	柯奈尔·海门斯（Corneille Heymans, 1892—1968）	比利时	发现颈动脉窦和主动脉弓在呼吸调节中的作用
1939	格哈德·多马克（Gerhard Domagk, 1895—1964）	德国	发现百浪多息（一种磺胺类药物）的抗菌效果
1940—1942	未颁奖		
1943	亨利克·达姆（Henrik Dam, 1895—1976）	丹麦	发现维生素K
	爱德华·阿德尔伯特·多伊西（Edward Adelbert Doisy, 1893—1986）	美国	
1944	约瑟夫·厄尔兰格（Joseph Erlanger, 1874—1965）	美国	单根神经纤维功能的研究
	赫伯特·斯潘塞·加塞（Herbert Spencer Gasser, 1888—1963）	美国	
1945	亚历山大·弗莱明（Alexandaer Fleming, 1881—1955）	英国	发现青霉素及其对于一系列感染性疾病的治疗作用
	恩斯特·钱恩（Ernst Chain, 1906—1979）	英国	
	霍华德·弗洛里（Howard Flory, 1898—1968）	澳大利亚	
1946	赫尔曼·约瑟夫·穆勒（Hermann Joseph Muller, 1890—1967）	美国	发现X线照射引起基因突变
1947	卡尔·斐迪南·科里（Carl Ferdinand Cori, 1896—1984）	美国	糖代谢中的酶促反应
	格蒂·特蕾莎·科里（Gerty Theresa Cori, 1896—1957）	美国	
	贝尔纳多·奥赛（Bernardo Houssay, 1887—1971）	阿根廷	垂体激素对糖代谢的作用
1948	保罗·穆勒（Paul Muller, 1899—1965）	瑞士	DDT的杀虫作用
1949	沃特·鲁道夫·赫斯（Walter Rudolf Hess, 1881—1973）	瑞士	间脑的机能，特别是对内脏活动的调节
	安东尼奥·埃加斯·莫尼斯（António Egas Moniz, 1874—1955）	葡萄牙	前额叶切除治疗精神病
1950	菲利普·肖瓦特·亨奇（Philip Showalter Hench, 1896—1965）	美国	肾上腺皮质激素的结构和生物作用
	爱德华·卡尔文·肯德尔（Edward Calvin Kendall, 1886—1972）	美国	
	塔德乌什·赖希施泰因（Tadeusz Reichstein, 1897—1996）	瑞士	
1951	马克斯·泰勒（Max Theiler, 1899—1972）	南非	预防黄热病的疫苗
1952	赛尔曼·瓦克斯曼（Selman Wakesman, 1888—1973）	美国	链霉素
1953	汉斯·阿道夫·克雷布斯（Hans Adolf Krebs, 1900—1981）	英国	三羧酸循环的研究
	弗里茨·阿尔贝特·李普曼（Fritz Albert Lipmann, 1899—1986）	美国	发现辅酶A及其在代谢中的作用
1954	约翰·富兰克林·恩德斯（John Franklin Enders, 1897—1985）	美国	脊髓灰质炎病毒的组织培养
	弗雷德里克·查普曼·罗宾斯（Frederick Chapman Robbins, 1916—2003）	美国	
	托马斯·哈克尔·韦勒（Thomas Huckle Weller, 1915—2008）	美国	
1955	阿克塞烈·特奥雷尔（Axel Hugo Theodor Theorell, 1903—1982）	瑞典	发现氧化酶的本质和作用
1956	安德烈·弗雷德里克·考南德（André Frédéric Cournand, 1895—1988）	美国	心脏导管术及循环系统的病理学研究
	沃纳·福斯曼（Werner Forssmann, 1904—1979）	德国	
	迪金森·伍德拉夫·理查兹（Dickinson Woodruff Richards, 1895—1973）	美国	
1957	达尼埃尔·博韦（Daniel Bovet, 1907—1992）	意大利	在抗组胺药物和肌肉松弛剂研究上的贡献
1958	乔治·韦尔斯·比德尔（George Wells Beadle, 1903—1989）	美国	基因受到特定化学过程的调控
	爱德华·劳里·塔特姆（Edward Lawrie Tatum, 1909—1975）	美国	
	乔舒亚·莱德伯格（Joshua Lederberg, 1925—2008）	美国	发现细菌遗传物质和基因重组现象
1959	阿瑟·科恩伯格（Arthur Kornberg, 1918—2007）	美国	发现核糖核酸和脱氧核糖核酸的生物合成机制
	塞韦罗·奥乔亚·德阿沃诺斯（Severo Ochoa de Albornoz, 1905—1993）	美国	
1960	弗兰克·麦克法兰·伯内特（Frank Macfarlane Burnet, 1899—1985）	澳大利亚	发现获得性免疫耐受
	彼得·梅达沃（Peter Medawar, 1915—1987）	英国	
1961	盖欧尔格·冯·贝凯希（Georg von Békésy, 1899—1972）	美国	内耳耳蜗听觉生理的研究
1962	弗朗西斯·克里克（Francis Crick, 1916—2004）	英国	核酸分子结构及其在遗传信息传递中的作用
	詹姆斯·杜威·沃森（James Dewey Watson, 1928—　）	美国	
	莫里斯·威尔金斯（Maurice Wilkins, 1916—2004）	英国	

年度	获奖者	国籍	获奖原因
1963	约翰·卡鲁·埃克尔斯（John Carew Eccles, 1903—1997）	澳大利亚	神经元兴奋与抑制的离子机制
	艾伦·劳埃德·霍奇金（Alan Lloyd Hodgkin, 1914—1998）	英国	
	安德鲁·赫胥黎（Andrew Fielding Huxley, 1917—2012）	英国	
1964	康拉德·布洛赫（Konrad Emil Bloch, 1912—2000）	美国	胆固醇和脂肪酸的生物合成及其调节
	费奥多尔·吕嫩（Feodor Lynen, 1911—1979）	德国	
1965	弗朗索瓦·雅各布（François Jacob, 1920— ）	法国	酶和病毒遗传基因合成的控制
	安德列·利沃夫（André Lwoff, 1902—1994）	法国	
	雅克·莫诺（Jacques Monod, 1910—1976）	法国	
1966	裴顿·劳斯（Peyton Rous, 1870—1970）	美国	致癌病毒的发现
	查尔斯·布兰顿·哈金斯（Charles Brenton Huggins, 1901—1997）	美国	雌激素治疗前列腺癌
1967	拉格纳·格拉尼特（Ragnar Granit, 1900—1991）	瑞典	视觉的生理学和生物化学
	霍尔登·凯弗·哈特兰（Haldan Keffer Hartline, 1903—1983）	美国	
	乔治·沃尔德（George Wald, 1906—1997）	美国	
1968	罗伯特·霍利（Robert Holley, 1922—1993）	美国	破解遗传密码并阐释其在蛋白合成中的作用
	哈尔·葛宾·科拉纳（Har Gobind Khorana, 1922—2011）	美国	
	马歇尔·沃伦·尼伦伯格（Marshall Warren Nirenberg, 1927—2010）	美国	
1969	马克斯·德尔布吕克（Max Delbrück, 1906—1981）	美国	发现病毒的增殖机制和遗传基因结构
	阿弗雷德·赫希（Alfred Hershey, 1908—1997）	美国	
	萨尔瓦多·卢里亚（Salvador Luria, 1912—1991）	美国	
1970	朱利叶斯·阿克塞尔罗德（Julius Axelrod, 1912—2004）	美国	神经末梢的化学递质的发现及递质的储藏、释放、失活等机制的研究
	乌尔夫·冯·奥伊勒（Ulf Svante von Euler, 1905—1983）	瑞典	
	伯纳德·卡茨（Bernard Katz, 1911—2003）	英国	
1971	埃尔·威尔布尔·萨瑟兰（Earl Wilbur Sutherland Jr., 1915—1974）	美国	发现激素的作用机理
1972	杰拉尔德·埃德尔曼（Gerald Maurice Edelman, 1929— ）	美国	发现抗体的化学结构
	罗德尼·罗伯特·波特（Rodney Robert Porter, 1917—1985）	英国	
1973	卡尔·冯·弗里希（Karl Ritter von Frisch, 1886—1982）	奥地利	发现动物个体及群体的行为模式
	康拉德·洛伦兹（Konrad Lorenz, 1903—1989）	奥地利	
	尼可拉斯·庭伯根（Nikolaas Tinbergen, 1907—1988）	英国	
1974	阿尔伯特·克劳德（Albert Claude, 1899—1983）	比利时	细胞的结构和功能组织方面的发现
	克里斯汀·德·迪夫（Christian René de Duve, 1917—2013）	比利时	
	乔治·埃米尔·帕拉德（George Emil Palade, 1912—2008）	美国	
1975	戴维·巴尔的摩（David Baltimore, 1938— ）	美国	发现肿瘤病毒和细胞的遗传物质之间的相互作用
	罗纳托·杜尔贝科（Renato Dulbecco, 1914—2012）	美国	
	霍华德·马丁·特明（Howard Martin Temin, 1934—1994）	美国	
1976	巴鲁克·塞缪尔·布隆伯格（Baruch Samuel Blumberg, 1925—2011）	美国	发现传染性疾病新的传染源和传播机制
	丹尼尔·卡尔顿·盖杜谢克（Daniel Carleton Gajdusek, 1923—2008）	美国	
1977	罗加·吉尔曼（Roger Charles Louis Guillemin, 1924— ）	美国	下丘脑促垂体激素的研究
	安德鲁·沙利（Andrew V. Schally, 1926— ）	美国	
	罗莎琳·萨斯曼·耶洛（Rosalyn Sussman Yalow, 1921—2011）	美国	开发多肽类激素的放射免疫分析法
1978	沃纳·阿尔伯（Werner Arber, 1929— ）	瑞士	限制性核酸内切酶的发现及其在分子遗传学中的应用
	丹尼尔·内萨恩斯（Daniel Nathans, 1928—1999）	美国	
	汉弥尔顿·史密斯（Hamilton Smith, 1931— ）	美国	
1979	阿兰·麦克莱德·科马克（Allan MacLeod Cormack, 1924—1998）	美国	计算机断层扫描（CT）的发明
	高弗雷·亨斯菲尔德（Godfrey Newbold Hounsfield, 1919—2004）	英国	
1980	巴茹·贝纳塞拉夫（Baruj Benacerraf, 1920— ）	美国	免疫系统的遗传学与免疫反应有密切关系的基因的发现
	让·多塞（Jean Dausset, 1916—2009）	法国	
	乔治·斯内尔（George Snell, 1903—1996）	美国	
1981	罗杰·斯佩里（Roger Sperry, 1913—1994）	美国	关于大脑两半球功能特异性的研究
	大卫·休伯尔（David Hunter Hubel, 1926—2013）	美国	视觉系统信息处理过程的研究
	托斯坦·威塞尔（Torsten Nils Wiesel, 1924— ）	瑞典	
1982	苏恩·伯格斯特龙（Sune Karl Bergström, 1916—2004）	瑞典	关于前列腺素和有关活性物质的发现
	本格特·萨米埃尔松（Bengt Ingemar Samuelsson, 1934— ）	瑞典	
	约翰·范恩（John Robert Vane, 1927—2004）	英国	
1983	巴巴拉·麦克林托克（Barbara McClintock, 1902—1992）	美国	能自发转移的遗传基因"转座因子"的发现
1984	尼尔斯·杰尼（Niels Kaj Jerne, 1911—1994）	丹麦	抗原选择抗体学说
	乔治斯·克勒（Georg Kohler, 1946—1995）	德国	单克隆抗体技术
	色萨·米尔斯坦（César Milstein, 1927—2002）	阿根廷	
1985	麦可·布朗（Michael Brown, 1941— ）	美国	关于胆固醇的研究
	约瑟夫·里欧纳德·戈尔茨坦（Joseph Leonard Goldstein, 1940— ）	美国	

年度	获奖者	国籍	获奖原因
1986	斯坦利·科恩（Stanley Cohen，1922— ）	美国	发现生长因子
	丽塔·列维–蒙塔尔奇尼（Rita Levi-Montalcini，1909—2012）	美国	
1987	利根川进（Tonegawa Susumu，1939— ）	日本	发现产生抗体多样性的遗传原理
1988	詹姆斯·布莱克（James Black，1924—2010）	英国	β受体阻滞剂的发现
	格特鲁德·贝利·伊莱昂（Gertrude Belle Elion，1918—1999）	美国	研制出治疗癌症、痛风、疟疾、疱疹等的药物
	乔治·希钦斯（George Herbert Hitchings，1905—1998）	美国	
1989	迈克尔·毕晓普（Michael Bishop，1936— ）	美国	分离出引起动物肿瘤的致癌基因
	哈罗德·瓦尔姆斯（Harold Varmus，1939— ）	美国	
1990	约瑟夫·默里（Joseph Murray，1919—2012）	美国	发明应用于人类疾病治疗的器官和细胞移植术
	唐纳尔·托马斯（Edward Donnall Thomas，1920—2012）	美国	
1991	厄温·内尔（Erwin Neher，1944— ）	德国	发明小片膜电压钳技术，研究证明离子通道的存在和作用机制
	伯特·萨克曼（Bert Sakmann，1942— ）	德国	
1992	埃德蒙·费希尔（Edmond Fischer，1920— ）	美国	关于蛋白质可逆磷酸化作为一种生物调节机制的研究
	埃德温·克雷布斯（Edwin Gerhard Krebs，1918—2009）	美国	
1993	理查德·罗伯茨（Richard John Roberts，1943— ）	美国	发现断裂基因
	菲利普·夏普（Phillip Allen Sharp，1944— ）	美国	
1994	艾尔弗列·古曼·吉尔曼（Alfred Goodman Gilman，1941— ）	美国	发现G蛋白及其在细胞中传导与调节信息的作用
	马丁·罗德贝尔（Martin Rodbell，1925—1998）	美国	
1995	爱德华·路易斯（Edward Lewis，1918—2004）	美国	发现早期胚胎发育中的遗传调控机理
	克里斯汀·纽斯林–福尔哈德（Christiane Nüsslein-Volhard，1942— ）	德国	
	艾瑞克·威斯乔斯（Eric Wieschaus，1947— ）	美国	
1996	彼得·杜赫提（Peter Doherty，1940— ）	澳大利亚	发现细胞介导的免疫防御特性
	罗夫·辛克纳吉（Rolf Zinkernagel，1944— ）	瑞士	
1997	斯坦利·普鲁西纳（Stanley Prusiner，1942— ）	美国	发现朊病毒——传染病的一种新的生物学原理
1998	罗伯特·佛契哥特（Robert Furchgott，1916— ）	美国	因发现一氧化氮在心血管系统中起信号分子作用
	路易斯·伊格纳罗（Louis Ignarro，1941— ）	美国	
	费瑞·慕拉德（Ferid Murad，1936— ）	美国	
1999	古特·布洛伯尔（Günter Blobel，1936— ）	美国	发现蛋白质具有控制其在细胞内转运和定位的内在信号
2000	阿尔维德·卡尔森（Arvid Carlsson，1923— ）	瑞典	关于神经系统信号传导方面的研究
	保罗·格林加德（Paul Greengard，1925— ）	美国	
	艾瑞克·坎德尔（Eric Kandel，1929— ）	美国	
2001	利兰·哈特韦尔（Leland Hartwell，1939— ）	美国	发现细胞周期的关键调节因子
	蒂莫希·亨特（Timothy Hunt，1943— ）	英国	
	保罗·纳斯（Paul Nurse，1949— ）	英国	
2002	悉尼·布伦纳（Sydney Brenner，1927—2019）	南非	发现器官发育和细胞程序性死亡的遗传调控机理
	罗伯特·霍维茨（Robert Horvitz，1947— ）	美国	
	约翰·苏尔斯顿（John Sulston，1942— ）	英国	
2003	保罗·劳特伯（Paul Lauterbur，1929—2007）	美国	关于核磁共振成像的研究
	彼得·曼斯菲尔德（Peter Mansfield，1933— ）	英国	
2004	理查·阿克塞尔（Richard Axel，1946— ）	美国	关于嗅觉的研究
	琳达·巴克（Linda Buck，1947— ）	美国	
2005	巴里·马歇尔（Barry Marshall，1951— ）	澳大利亚	发现幽门螺旋杆菌以及该细菌对消化性溃疡病的致病机理
	罗宾·沃伦（Robin Warren，1937— ）	澳大利亚	
2006	安德鲁·法尔（Andrew Fire，1959— ）	美国	发现RNA（核糖核酸）干扰机制
	克雷格·梅洛（Craig Mello，1960— ）	美国	
2007	马里奥·卡佩奇（Mario Capecchi，1937— ）	美国	在涉及胚胎干细胞和哺乳动物DNA重组方面的一系列突破性发现
	马丁·埃文斯（Martin Evans，1941— ）	英国	
	奥利弗·史密斯（Oliver Smithies，1925— ）	美国	
2008	哈拉尔德·楚尔·豪森（Harald zur Hausen，1936— ）	德国	发现导致子宫颈癌的人乳头状瘤病毒
	弗朗索瓦丝·巴尔–西诺西（Françoise Barré-Sinoussi，1947— ）	法国	发现人类免疫缺陷病毒（即艾滋病毒）
	吕克·蒙塔尼（Luc Montagnier，1932— ）	法国	
2009	伊丽莎白·布莱克本（Elizabeth Blackburn，1948— ）	澳大利亚	发现端粒和端粒酶保护染色体的机制
	卡罗尔·格雷德（Carol Greider，1961— ）	美国	
	杰克·绍斯塔克（Jack Szostak，1952— ）	英国	
2010	罗伯特·爱德华兹（Robert Edwards，1925—2013）	英国	对试管婴儿技术的贡献

年度	获奖者	国籍	获奖原因
2011	布鲁斯·巴特勒（Bruce Beutler，1957—）	美国	在先天免疫激活方面的发现
	朱尔斯·霍尔曼（Jules Hoffmann，1941—）	法国	
	拉尔夫·斯坦曼（Ralph Steinman，1943—）	美国	发现树突细胞及其在获得性免疫中的作用
2012	约翰·格登（John Gurdon，1933—）	英国	发现成熟细胞可被重编程变为多能性
	山中伸弥（Shinya Yamanaka，1962—）	日本	
2013	詹姆斯·罗斯曼（James Rothman，1950—）	美国	在主要的细胞运输系统即囊泡运输调控机制方面的发现
	兰迪·谢克曼（Randy Schekman，1948—）	美国	
	托马斯·聚德霍夫（Thomas Südhof，1955—）	德国	
2014	约翰·奥基夫（John O'Keefe，1939—）	英国	发现构成大脑定位系统的细胞
	迈–布里特·莫泽（May-Britt Moser，1963—）	挪威	
	爱德华·莫泽（Edvand Moser，1962—）	挪威	
2015	威廉·坎贝尔（William Campbell，1930—）	爱尔兰	在治疗盘尾丝虫症和淋巴丝虫病（象皮病）方面做出的贡献
	大村智（Satoshi ō mura，1935—）	日本	
	屠呦呦（1930—）	**中国**	**发现青蒿素治疗疟疾的新疗法**
2016	大隅良典（Yoshinori Ohsumi，1945—）	日本	发现了细胞自噬机制
2017	杰弗里·霍尔（Jeffrey C. Hall，1945—）	美国	发现了控制昼夜节律的分子机制
	迈克尔·罗斯巴什（Michael Rosbash，1944—）	美国	
	迈克尔·杨（Michael W. Young，1949—）	美国	
2018	詹姆斯·艾利森（James Allison，1948—）	美国	发现了负性免疫调节治疗癌症的疗法
	本庶佑（Tasuku Honjo，1942—）	日本	
2019	威廉·凯林（William G. Kaelin，1957—）	美国	发现了细胞如何感知以及对氧气供应的适应性
	彼得·拉特克利夫（Peter J. Ratcliffe，1954—）	英国	
	格雷格·塞门扎（Gregg L. Semenza，1956—）	美国	

历史图文系列
用图片和文字记录人类文明轨迹

金城出版社
GOLD WALL PRESS

策划：朱策英
Email：gwpbooks@yahoo.com

武士图文史：影响日本社会的700年

[日]吴光雄/著　陈烨/译

通过丰富的图片和详细的文字，本书生动讲述了公元12至19世纪日本武士阶层从诞生到消亡的过程，跨越了该国封建时代的最后700年。全书穿插了盔甲、兵器、防御工事、战术、习俗等各种历史知识，并呈现了数百幅彩照、古代图画、示意图、手绘图、组织架构图等等。本书堪称一部日本古代军事史，一部另类的日本冷兵器简史。

太平洋战争图文史：通往东京湾的胜利之路

[澳]罗伯特•奥尼尔/主编　傅建一/译

本书精选了二战中太平洋战争的10场经典战役，讲述了各自的起因、双方指挥官、攻守对抗、经过、结局等等，生动刻画了盟军从珍珠港到冲绳岛的血战历程。全书由7位世界知名二战史学家共同撰稿，澳大利亚社科院院士、牛津大学战争史教授担纲主编，图片丰富，文字翔实，堪称一部立体全景式太平洋战争史。

纳粹兴亡图文史：希特勒帝国的毁灭

[英]保罗•罗兰/著　晋艳/译

本书以批判的视角讲述了纳粹运动在德国的发展过程，以及希特勒的人生浮沉轨迹。根据大量史料，作者试图从希特勒的家庭出身、成长经历等分析其心理与性格特点，描述了他及其党羽如何壮大纳粹组织，并最终与第三帝国一起走向灭亡的可悲命运。

潜艇图文史：无声杀手和水下战争

[美]詹姆斯•德尔加多/著　傅建一/译

本书讲述了从1578年人类首次提出潜艇的想法，到17世纪20年代初世界上第一艘潜水器诞生，再到1776年用于战争意图的潜艇出现，直至现代核潜艇时代的整个发展轨迹。它呈现了一场兼具视觉与思想的盛宴，一段不屈不挠的海洋开拓历程，一部妙趣横生的人类海战史。

狙击图文史：影响人类战争的400年

[英]帕特•法里　马克•斯派塞/著　傅建一/译

本书讲述了自17至21世纪的狙击发展史。全书跨越近400年的历程，囊括了战争历史、武器装备、技术水平、战术战略、军事知识、枪手传奇以及趣闻逸事等等。本书堪称一部图文并茂的另类世界战争史，也是一部独具特色的人类武器演进史，还是一部通俗易懂的军事技术进化史。

医学图文史：改变人类历史的7000年

[英]玛丽•道布森/著　苏静静/译

本书运用通俗易懂的文字和丰富的配图，以医学技术的发展为线，穿插了大量医学小百科，着重讲述了重要历史事件和人物的故事，论述了医学怎样改变人类历史的进程。这不是一本科普书，而是一部别样的世界人文史。

疾病图文史：影响世界历史的7000年

[英]玛丽•道布森/著　苏静静/译

本书运用通俗易懂的文字和丰富的配图，以人类疾病史为线，着重讲述了30类重大疾病背后的故事和发展脉络，论述了疾病怎样影响人类历史的进程。这是一部生动刻画人类7000年的疾病抗争史，也是世界文明的发展史。

间谍图文史：世界情报战5000年

[美]欧内斯特•弗克曼/著　李智　李世标/译

本书叙述了从古埃及到"互联网+"时代的间谍活动的历史，包括重大谍报事件的经过，间谍机构的演变，间谍技术的发展过程等，文笔生动，详略得当，语言通俗，适合大众阅读。

二战图文史：战争历程完整实录（全2册）

[英]理查德•奥弗里/著　朱鸿飞/译

本书讲述了从战前各大国的政治角力，到1939年德国对波兰的闪电战，再到1945年日本遭原子弹轰炸后投降，直至战后国际大审判及全球政治格局。全书共分上下两册，展现了一部全景式的二战图文史。

第三帝国图文史：纳粹德国浮沉实录

[英]理查德•奥弗里/著　朱鸿飞/译

本书用图片和文字还原了纳粹德国真实的命运轨迹。这部编年体史学巨著通过简洁有力的叙述，辅以大量绝密的历史图片，珍贵的私人日记、权威的官方档案等资料，把第三帝国的发展历程（1933—1945）完整立体呈现出来。

世界战役史：还原50个历史大战场

[英]吉尔斯•麦克多诺/著　巩丽娟/译

人类的历史，某种意义上也是一部战争史。本书撷取了人类战争史中著名大战场，通过精练生动的文字，珍贵的图片资料，以及随处可见的战术思维、排兵布阵等智慧火花，细节性地展现了一部波澜壮阔的世界战役史。

世界海洋军事史系列

战舰图文史

FIGHTING SHIPS
FROM THE ANCIENT WORLD TO 1950

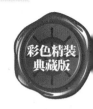
彩色精装
典藏版

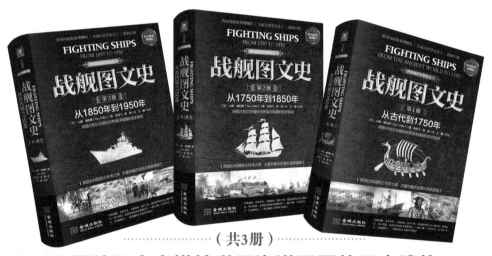

·········· （共3册） ··········

用图片和文字描绘世界海洋强国的历史脉络

英国皇家历史学会（RHS）
会士，英国收藏家协会
（SA）会员，BBC海洋史顾
问——山姆·威利斯（Sam
Willis）担纲执笔

世界最大海事博物机构
——英国国家海事博物
馆（NMM）特别供图

英国社科院院士作序力荐　大量珍藏历史图片独家披露

内容简介
经典战舰、重要事件、关键战役、技术手段、建造图样和代表人物介绍，航海知识、设计思想、武器装备和
战术战略沿革……前后3册，3100多年，近100万文字，500幅图片，一部激荡的人类海洋争霸史！

全书要点
人物描述：既有重要人物的传记档案、传奇经历，还有普通海员的海上生活；
航海知识：轮船设计、建造图样、战舰技术、航海图、海战策略、枪炮细节等；
经典战舰：史上标志性战舰的诞生背景、建造过程、船体细节和最终命运等；
重要事件：航海史上的重大事件、军事行动、关键战役等的背景、经过和结果；
历史沿革：航海技术、航海知识、科学技术、武器装备等的动因、发展和影响。

全书特色
图片丰富：500幅珍藏图画、手绘图、设计图、地图、照片等；
时间为序：内容和图片以时间为主线，前后跨度3100多年；
学术专业：作为海洋史的知名学者，作者观点专业，论证严谨；
文风清新：史料、知识和理论外，各种故事穿插其间，雅俗共赏。